国家卫生健康委员会"十四五"规划教材

全国高等中医药教育教材

供中医学、针灸推拿学、中西医临床医学、康复治疗学等专业用

针灸学

第4版

中醫

主　编　赵吉平　李　瑛

副主编　倪光夏　崔　瑾　尚秀葵　邹　伟　裴　建

主　审　石学敏　梁繁荣

人民卫生出版社

·北京·

图书在版编目（CIP）数据

针灸学 / 赵吉平，李瑛主编 . —4 版 . —北京：
人民卫生出版社，2021.8 （2024.8重印）
ISBN 978–7–117–31492–3

Ⅰ. ①针… Ⅱ. ①赵…②李… Ⅲ. ①针灸学 —中医
学院 —教材 Ⅳ. ①R245

中国版本图书馆 CIP 数据核字（2021）第 161518 号

人卫智网	www.ipmph.com	医学教育、学术、考试、健康，购书智慧智能综合服务平台
人卫官网	www.pmph.com	人卫官方资讯发布平台

针 灸 学
Zhenjiuxue
第 4 版

主　　编：赵吉平　李　瑛
出版发行：人民卫生出版社（中继线 010-59780011）
地　　址：北京市朝阳区潘家园南里 19 号
邮　　编：100021
E - mail：pmph @ pmph.com
购书热线：010-59787592　010-59787584　010-65264830
印　　刷：三河市国英印务有限公司
经　　销：新华书店
开　　本：850×1168　1/16　印张：26　插页：3
字　　数：681 千字
版　　次：2002 年 12 月第 1 版　 2021 年 8 月第 4 版
印　　次：2024 年 8 月第 6 次印刷
标准书号：ISBN 978-7-117-31492-3
定　　价：79.00 元
打击盗版举报电话：010-59787491　E-mail：WQ @ pmph.com
质量问题联系电话：010-59787234　E-mail：zhiliang @ pmph.com

数字增值服务编委会

主　编　赵吉平　李　瑛

副主编　倪光夏　崔　瑾　尚秀葵　邹　伟　裴　建

编　委　（按姓氏笔画排序）

王　军（北京中医药大学）　　　　邹　伟（黑龙江中医药大学）

王　朋（北京中医药大学）　　　　沈　峰（湖北中医药大学）

王　鹏（首都医科大学）　　　　　张学君（福建中医药大学）

王洪峰（长春中医药大学）　　　　陈　晟（北京中医药大学）

付　勇（江西中医药大学）　　　　尚秀葵（天津中医药大学）

白　鹏（北京中医药大学）　　　　周思远（成都中医药大学）

朱　英（广西中医药大学）　　　　赵中亭（甘肃中医药大学）

任　珊（河南中医药大学）　　　　赵吉平（北京中医药大学）

刘　密（湖南中医药大学）　　　　倪光夏（南京中医药大学）

刘宝林（黑龙江中医药大学）　　　黄日龙（安徽中医药大学）

衣华强（山东中医药大学）　　　　崔　海（首都医科大学）

苏　妆（辽宁中医药大学）　　　　崔　瑾（贵州中医药大学）

杜　旭（陕西中医药大学）　　　　韩德雄（浙江中医药大学）

李　瑛（成都中医药大学）　　　　裴　建（上海中医药大学）

杨卓欣（广州中医药大学）　　　　薛　聆（山西中医药大学）

◇◇◇ 修 订 说 明 ◇◇◇

为了更好地贯彻落实《中医药发展战略规划纲要(2016—2030年)》《中共中央国务院关于促进中医药传承创新发展的意见》《教育部 国家卫生健康委 国家中医药管理局关于深化医教协同进一步推动中医药教育改革与高质量发展的实施意见》《关于加快中医药特色发展的若干政策措施》和新时代全国高等学校本科教育工作会议精神,做好第四轮全国高等中医药教育教材建设工作,人民卫生出版社在教育部、国家卫生健康委员会、国家中医药管理局的领导下,在上一轮教材建设的基础上,组织和规划了全国高等中医药教育本科国家卫生健康委员会"十四五"规划教材的编写和修订工作。

为做好新一轮教材的出版工作,人民卫生出版社在教育部高等学校中医学类专业教学指导委员会、中药学类专业教学指导委员会和第三届全国高等中医药教育教材建设指导委员会的大力支持下,先后成立了第四届全国高等中医药教育教材建设指导委员会和相应的教材评审委员会,以指导和组织教材的遴选、评审和修订工作,确保教材编写质量。

根据"十四五"期间高等中医药教育教学改革和高等中医药人才培养目标,在上述工作的基础上,人民卫生出版社规划、确定了第一批中医学、针灸推拿学、中医骨伤科学、中药学、护理学5个专业100种国家卫生健康委员会"十四五"规划教材。教材主编、副主编和编委的遴选按照公开、公平、公正的原则进行。在全国50余所高等院校2 400余位专家和学者申报的基础上,2 000余位申报者经教材建设指导委员会、教材评审委员会审定批准,聘任为主编、副主编、编委。

本套教材的主要特色如下:

1. **立德树人,思政教育** 坚持以文化人,以文载道,以德育人,以德为先。将立德树人深化到各学科、各领域,加强学生理想信念教育,厚植爱国主义情怀,把社会主义核心价值观融入教育教学全过程。根据不同专业人才培养特点和专业能力素质要求,科学合理地设计思政教育内容。教材中有机融入中医药文化元素和思想政治教育元素,形成专业课教学与思政理论教育、课程思政与专业思政紧密结合的教材建设格局。

2. **准确定位,联系实际** 教材的深度和广度符合各专业教学大纲的要求和特定学制、特定对象、特定层次的培养目标,紧扣教学活动和知识结构。以解决目前各院校教材使用中的突出问题为出发点和落脚点,对人才培养体系、课程体系、教材体系进行充分调研和论证,使之更加符合教改实际、适应中医药人才培养要求和社会需求。

3. **夯实基础,整体优化** 以科学严谨的治学态度,对教材体系进行科学设计、整体优化,体现中医药基本理论、基本知识、基本思维、基本技能;教材编写综合考虑学科的分化、交叉,既充分体现不同学科自身特点,又注意各学科之间有机衔接;确保理论体系完善,知识点结合完备,内容精练、完整,概念准确,切合教学实际。

4. **注重衔接,合理区分** 严格界定本科教材与职业教育教材、研究生教材、毕业后教育教材的知识范畴,认真总结、详细讨论现阶段中医药本科各课程的知识和理论框架,使其在教材中得以凸显,既要相互联系,又要在编写思路、框架设计、内容取舍等方面有一定的区分度。

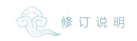

5. 体现传承，突出特色 本套教材是培养复合型、创新型中医药人才的重要工具，是中医药文明传承的重要载体。传统的中医药文化是国家软实力的重要体现。因此，教材必须遵循中医药传承发展规律，既要反映原汁原味的中医药知识，培养学生的中医思维，又要使学生中西医学融会贯通，既要传承经典，又要创新发挥，体现新版教材"传承精华、守正创新"的特点。

6. 与时俱进，纸数融合 本套教材新增中医抗疫知识，培养学生的探索精神、创新精神，强化中医药防疫人才培养。同时，教材编写充分体现与时代融合、与现代科技融合、与现代医学融合的特色和理念，将移动互联、网络增值、慕课、翻转课堂等新的教学理念和教学技术、学习方式融入教材建设之中。书中设有随文二维码，通过扫码，学生可对教材的数字增值服务内容进行自主学习。

7. 创新形式，提高效用 教材在形式上仍将传承上版模块化编写的设计思路，图文并茂、版式精美；内容方面注重提高效用，同时应用问题导入、案例教学、探究教学等教材编写理念，以提高学生的学习兴趣和学习效果。

8. 突出实用，注重技能 增设技能教材、实验实训内容及相关栏目，适当增加实践教学学时数，增强学生综合运用所学知识的能力和动手能力，体现医学生早临床、多临床、反复临床的特点，使学生好学、临床好用、教师好教。

9. 立足精品，树立标准 始终坚持具有中国特色的教材建设机制和模式，编委会精心编写，出版社精心审校，全程全员坚持质量控制体系，把打造精品教材作为崇高的历史使命，严把各个环节质量关，力保教材的精品属性，使精品和金课互相促进，通过教材建设推动和深化高等中医药教育教学改革，力争打造国内外高等中医药教育标准化教材。

10. 三点兼顾，有机结合 以基本知识点作为主体内容，适度增加新进展、新技术、新方法，并与相关部门制订的职业技能鉴定规范和国家执业医师(药师)资格考试有效衔接，使知识点、创新点、执业点三点结合；紧密联系临床和科研实际情况，避免理论与实践脱节、教学与临床脱节。

本轮教材的修订编写，教育部、国家卫生健康委员会、国家中医药管理局有关领导和教育部高等学校中医学类专业教学指导委员会、中药学类专业教学指导委员会等相关专家给予了大力支持和指导，得到了全国各医药卫生院校和部分医院、科研机构领导、专家和教师的积极支持和参与，在此，对有关单位和个人表示衷心的感谢！希望各院校在教学使用中，以及在探索课程体系、课程标准和教材建设与改革的进程中，及时提出宝贵意见或建议，以便不断修订和完善，为下一轮教材的修订工作奠定坚实的基础。

人民卫生出版社

2021 年 3 月

◇◇ 前　言 ◇◇

　　为了适应新形势下全国高等院校中医药类专业教育教学改革和发展的需要，培养传承中医药文明、创新中医药事业的复合型、创新型高等中医药专业人才，按照全国高等院校中医药类各专业的培养目标，在全国高等中医药教育教材建设指导委员会的组织规划下，确立本课程的教学内容并编写了本教材。

　　本次修订坚持继承与创新相结合的编写思路，在吸取以往各版教材优点的基础上，强调精品意识，充分体现"三基"（基本知识、基本理论、基本技能），保持教材的"五性"（思想性、科学性、先进性、启发性、适用性），注重体现医教研学术成果。

　　本教材分为绪论、上篇经络腧穴、中篇刺灸法、下篇针灸治疗及附篇参考资料。本次修订主要体现在：①注重教材思政，增加思政元素模块。②在3版基础上增加了新内容，如刺灸法部分增加了职业暴露防护，引入了《灵枢·官针》刺法内容、《金针赋》飞经走气四法；治疗各论增加了筋瘤。③依据国际标准、国家标准、针灸团体标准对相关内容做了进一步补充，治疗各论部分参考了《循证针灸临床实践指南》T/CAAM—2019的内容。④注重经典理论的引用。⑤修改了上版表述不当及错误的图文内容。⑥增加了近年来代表性的科研成果。

　　通过修订，本教材特色更加鲜明：①涵盖了国家执业医师考试、研究生考试相关考试大纲所要求的全部知识点，并注重知识点、创新点、执业点的三点结合。②全书各部分内容前后兼顾，系统性强。经脉内容丰富，繁简相宜；腧穴主治基于理论，联系临床；针灸技术描述简明、操作规范，临床实用；治疗部分较好地体现了针灸理、法、方、穴、术环环相扣的诊治特点。③编写形式上，通过章前学习目标，章后学习小结及复习思考题等明示了学习重点和教学要求。④纸质内容与数字多媒体资源相结合，展现了较丰富的知识资源。

　　本教材具有良好的启发性和可读性，能让教师好教，学生好学，临床好用。适用于中医类、中西医结合类专业的本专科学生使用，也适用于广大从事针灸教学、医疗、科研的工作人员学习参考。

　　本教材的绪论、经络腧穴总论由李瑛编写；经络腧穴各论由倪光夏、衣华强、苏妆、周思远编写；刺灸法由裴建、王洪峰、朱英、邹伟编写；治疗总论由赵吉平编写；治疗各论由尚秀葵、韩德雄、黄日龙、张学君、刘宝林、任珊、王军、杨卓欣、赵中亭、杜旭、崔海、薛聆、付勇、沈峰编写；附篇由崔瑾、刘密编写。全书由赵吉平、李瑛、王军统稿，石学敏院士、梁繁荣教授进行最后的审定。

　　在编写过程中，我们虽然强调精品意识，突出临床特色，但限于水平，难免有疏漏之处，恳请各位读者提出宝贵意见，以便今后修订提高。

编者
2021年3月

◇◇◇ 目　录 ◇◇◇

上篇　经　络　腧　穴

中篇 刺 灸 法

下篇　针灸治疗

◇◇◇ 绪论 ◇◇◇

笔记栏 📝

PPT 课件

📝 **学习目标**

1. 掌握针灸学发展史上代表性的著作及作者。
2. 熟悉针灸学理论体系的形成与发展。
3. 了解针灸学的概念、针灸疗法的特点。
4. 了解针灸学的基本内容和学习方法。

针灸学是中医学的重要组成部分,是以中医理论为指导,研究经络腧穴和刺灸方法,探讨运用针灸防治疾病规律的一门学科。中医针灸历史悠久,独具特色,其学术发展凝聚着中华人民的智慧和贡献。针法起源于古代的砭针,灸法起源于古代的生活用火。针灸学的主要内容包括经络、腧穴、刺灸技术及针灸治疗。针灸疗法具有适应证广、疗效显著、应用方便、经济安全等优点,数千年来深受广大人民的欢迎,为中华民族的繁衍昌盛做出了巨大贡献,并正在为世界人民的医疗保健事业发挥着越来越大的作用。

一、针灸学发展简史

针灸学起源于我国远古时代的氏族公社制度时期。根据考古史料记载,伏羲"尝味百药而制九针""尝草治砭,以制民疾"。伏羲所处的时代为新石器时代的仰韶文化时期,因此最早的针具和针灸疗法大约诞生于我国新石器时代。另外,在距今两千多年以前的古书中,提到原始的针刺工具是砭石。"美疢不如恶石"(《左传》),"高氏之山,有石如玉,可以为箴"(《山海经》),"制砭石小大"(《素问·宝命全形论》)等,都是远古人类以砭石治病的佐证。砭石最初用于刺破脓肿,作为刺络泻血之用。产生的地域主要在我国东部沿海一带。《素问·异法方宜论》记载:"其民食鱼而嗜咸,皆安其处,美其食,鱼者使人热中,盐者胜血,故其民皆黑色疏理,其病皆为痈疡,其治宜砭石,故砭石者,亦从东方来。"这里所说的"东方",相当于我国山东一带。在当地曾经发现过一批以针砭为题材的汉画像石,画像石上雕刻着半人半鸟形的神医正在用砭石或细针给人治病。在山东省日照市新石器时代晚期的一个墓葬里,出土过两根殉葬的砭石,长度分别为 8.3cm、9.1cm,尖端为三棱锥形和圆锥形,可用于放血。另外,在内蒙古自治区多伦县的新石器时代遗址中发现过一根 4.5cm 长的砭石,一端扁平有弧形刃,可用于切开脓肿,另一端为四棱锥形,可用于放血。砭石实物的发现,为针刺起源于新石器时代提供了有力的证据。

灸法起源是在人类开始使用火以后。《素问·异法方宜论》记载:"北方者,天地所闭藏之域也。其地高陵居,风寒冰冽,其民乐野处而乳食,脏寒生满病,其治宜灸焫,故灸焫者,亦从北方来。"说明灸法的起源与寒冷的环境和先民的生活习惯关系密切。栖息在北方的人们因为天气寒冷,离不开烤火取暖,加上他们野居乳食的习惯,容易患腹部寒痛、胀满等症,

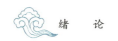

适合用热疗方法。经过长期的经验积累,他们发明了灸法和熨热疗法。据考察,先民们钻木取火或敲击燧石取火,往往用艾绒作为引火材料。此外,起源于原始社会晚期的骨卜,也是用艾绒烧灼动物骨骼而制成的。这些用艾绒点火的方法,也为艾灸的发明提供了必要条件。

（一）春秋战国至秦汉时期（公元前 770—公元 220）

随着社会的发展,生产力的提高和社会制度的变革,在春秋战国至秦汉时期,针灸学从实践经验深化发展到理论高度。针刺工具由砭石、骨针、竹针发展为金属针,从而扩大了针灸疗法的适用范围。在此期间还有相关的临床记载,如《左传》中春秋战国时期的医缓、医和都擅长针灸。先秦名医扁鹊(秦越人)在给虢太子治尸厥时,让其弟子子阳取外三阳五会而使太子复苏,又令弟子子豹药熨两胁下,继而使太子坐起。1973 年在长沙马王堆三号汉墓出土的医学帛书中,有两本古代关于经脉的著作——《足臂十一脉灸经》和《阴阳十一脉灸经》,书中记载了 11 条经脉的循行、病候和灸法治疗等内容,其足臂、阴阳的命名特点,反映了针灸学核心理论经络学说的早期面貌。

针灸学理论体系形成于战国至秦汉时期,以《黄帝内经》的成书为标志。此时的医学家们不但已构筑起以经络学说为核心的理论框架,而且已卓有成效地运用刺法、灸法等技术防病治病,并善于理论联系实践,在实践中不断发展和更新理论,初步形成了以理、法、方、穴、术为一体的独特的针灸学理论体系。

《黄帝内经》约成书于战国至秦汉时期,东汉至隋唐仍有修订和补充。《黄帝内经》包括《素问》和《灵枢》两部分,共 18 卷,162 篇,其中《灵枢》记载了丰富和系统的针灸理论,故又称为《针经》。《黄帝内经》以阴阳、五行、脏腑、经络、腧穴、精神、气血、津液等为基本理论,以针灸为主要医疗技术,从整体观念出发,论述了人体的生理、病理、诊断要领和防病治病原则,标志着针灸学理论体系的形成。

《黄帝内经》对十二经脉的循行走向、络属脏腑及其所主病证都有详细记载,对奇经八脉、十二经别、十五络脉、十二经筋、十二皮部的走向、分布、功能,以及和经络系统相关的根结、标本、气街、四海等亦有描述,尤其在经络方面论述精辟。对腧穴理论也有较多论述,全书载有 160 多个穴位,对特定穴理论阐述较详,其中对五输穴理论阐述较全面,对原穴、下合穴、十五络穴、背俞穴等也有记载。刺法方面论述比较详尽,在补泻手法上提出了迎随补泻、徐疾补泻、呼吸补泻、开阖补泻等。在针灸治疗方面,提出了"盛则泻之,虚则补之"等治疗原则;还提出了俞募配穴法、远道取穴法等取穴配穴的具体方法;记载了 100 多种病证,其中绝大多数都应用针灸治疗。

《难经》大约成书于汉代,相传系秦越人(扁鹊)所作,是一部可与《黄帝内经》相媲美的古典医籍,丰富和充实了针灸学理论体系。其中关于奇经八脉和原气的论述,更补充了《黄帝内经》之不足。同时,还提出了八会穴,并详细阐述了五输穴配属五行的理论。

这一时期,对针灸学理论体系形成有影响的,还有张仲景撰写的《伤寒杂病论》,该书不仅在方药方面给后人留下了宝贵的经验,在针灸学术上也有许多独到的见解和贡献。另外,同期还有已失传的书籍《明堂孔穴针灸治要》(即《黄帝明堂经》),提出了"华佗夹脊穴"的医家华佗撰写的《枕中灸刺经》,三国时期擅长灸法的曹翕所著的《曹氏灸经》等,都丰富了针灸学的理论体系。

（二）魏晋南北朝时期（公元 220—581）

在针灸学发展史上起到承先启后作用的,当推魏晋时代皇甫谧所著的《针灸甲乙经》,它是在《素问》《灵枢》和《明堂孔穴针灸治要》三书的基础上编撰而成的。全书收录 349 个腧穴,按脏腑、气血、经络、腧穴、脉诊、刺灸法和临床各科病证针灸治疗为次序加以编纂,是现存最早的针灸专书,是继《黄帝内经》之后针灸学术史上的又一次总结。这一时代,还有晋代名医葛洪的《肘后备急方》,记载针灸医方109条,其中99条为灸方,使灸法得到了进一步的发展。其妻鲍姑,亦擅长用灸。另外,晋末到南北朝的徐熙一族,包括其子孙徐秋夫、徐文伯和徐叔响等,都是针灸史上的有名人物,对针灸学的发展起到很大的促进作用。

(三) 隋唐五代时期(公元581—960)

在隋至初唐时期,有名医甄权和孙思邈,都精通中医各科。甄权著有《针方》《针经钞》和《明堂人形图》等(均佚)。孙思邈撰有《备急千金要方》和《千金翼方》等书,首载阿是穴和指寸法,广泛地收集了前代各家的针灸临床经验,并绘制了历史上最早的彩色经络腧穴图《明堂三人图》(佚)。另外,还有杨上善在《黄帝明堂经》的基础上,按十二经脉和奇经八脉的次序,论列穴位,编撰成的《黄帝内经明堂类成》;有王焘编入《外台秘要》的诸家灸法。同时,这一时期还有针对专病的著作,如崔知悌介绍灸治痨病方法的《骨蒸病灸方》,以及刊于公元862年以前的,我国最早雕版印刷的医书《新集备急灸经》,专论用灸法治疗急症。唐代为针灸学的学校教育开了先河,唐太医署掌管医药教育,分设了4个医学专业和1个药学专业,针灸是医学专业之一,设"针博士一人,针助教一人,针师十人,针工二十人,针生二十人"。

(四) 宋金元时期(公元960—1368)

宋金元时期,由于社会的发展和印刷术的广泛应用,促进了针灸学的传播与发展。著名针灸学家王惟一,在北宋政府支持下,于公元1026年撰成《铜人腧穴针灸图经》,重新考订厘正了354个腧穴的位置及所属经脉,增补了腧穴的主治病证,并雕印刻碑,由政府颁行。公元1027年,王惟一设计的两具铜人模型制成,外刻经络腧穴,内置脏腑,作为教学和考试之用。这一时期,还有南宋的针灸家王执中的《针灸资生经》。元代著名医学家滑寿,在元代忽泰必烈《金兰循经取穴图解》(已佚)基础上编撰而成的《十四经发挥》,首次把任督脉和十二经脉并称为"十四经"。也有《备急灸法》《膏肓腧穴灸法》《痈疽神秘灸经》等书问世,标志着针灸在各科的深入发展。南宋初期席弘的《席弘赋》特别讲究刺法;窦材著《扁鹊心书》,极力推崇烧灼灸法,每灸数十壮乃至数百壮。还有杨介、张济亲自观察尸体解剖,主张用解剖学知识指导针灸取穴。金代著有《流注指微论》《流注指微赋》的何若愚和撰《子午流注针经》的阎明广,均提倡按时取穴法。金元名医窦默既推崇子午流注,又提倡八法流注,按时取穴,其编撰的《标幽赋》是针灸歌赋中的名篇。

(五) 明代时期(公元1368—1644)

明代是针灸学发展的高潮时期,名家辈出。明代初期的陈会、中期的凌云、后期的杨继洲,都对针灸学术的发展影响重大。这一时期针灸学发展的主要成就包括:第一,广泛搜集整理了明代以前的针灸文献,出版了汇总历代针灸文献的著作,有朱橚的《普济方·针灸门》、徐凤的《针灸大全》、高武的《针灸聚英发挥》、吴崑的《针方六集》、张介宾的《类经图翼》,以及杨继洲在家传著作《卫生针灸玄机秘要》基础上编撰而成的《针灸大成》(收录经穴359个)等,其中《针灸大成》被认为是针灸学术史上的第三次总结。第二,深入研究针刺手法,在单式手法的基础上形成了20多种复式手法。其中《针灸大全·金针赋》《针灸大成·三衢杨氏补泻》、李梴的《医学入门·针灸》、汪机的《针灸问对》等,都是载述针刺手法的代表作。第三,灸法从痛发展到不痛,即从艾炷的烧灼灸法向艾卷的温热悬灸发展。14世纪开始出现艾卷灸法,后来发展为加入药物的"雷火神针""太乙神针"等实按灸法。第四,在腧穴分类中增加了"奇穴"。

(六) 清初至鸦片战争时期(公元1644—1840)

清初到鸦片战争这一时期,针灸学发展进入低潮,医者重药而轻针,此期著述虽多,但影响不大。有吴谦等奉敕撰《医宗金鉴·刺灸心法要诀》,以歌诀和插图为主,实用于临床。李

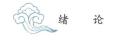

学川撰《针灸逢源》，强调辨证取穴，针药并重，记载了361个经穴。1822年，清政府以"针刺火灸，究非奉君之所宜"为由，下令太医院停止使用针灸，废除针灸科。

（七）鸦片战争至新中国成立时期（公元1840—1949）

从鸦片战争到新中国成立前的1个世纪中，针灸学发展进入停滞时期。但由于针灸治病的有效性，针灸得以在民间继续流传。同时，为了保留和发展针灸学术，也有针灸学社成立、针灸书刊的编印以及针灸函授教育的出现。近代中国针灸事业的复兴者与传播者承淡安先生，为振兴针灸学术做出了很大贡献，是这一时期著名的针灸学家。

（八）中华人民共和国成立以来（1949—　）

新中国成立以来，由于党和政府的高度重视，各级政府采取了一系列措施发展中医事业，使针灸学术得到了前所未有的普及和提高。全国各省、市、自治区先后成立了中医院校、中医医院、针灸经络研究所等教学、医疗和科研机构，设置了针灸专业或针灸科，并建立了专门的针灸学院或针灸系，促使针灸学在教学、医疗和科研等方面都获得了蓬勃发展。20世纪50年代，侧重在推广普及针灸的知识，编写针灸读物和一般性的临床研究总结，是针灸发展的第一阶段；20世纪60年代，侧重在广泛地进行针灸临床和针刺麻醉研究，开展了初步的针灸治病原理与针刺麻醉原理的研究，是针灸发展的第二阶段；20世纪70年代，大规模有组织地深入开展了经络现象、针刺麻醉临床和针刺镇痛机制的研究，是针灸发展的第三阶段；20世纪80年代以来，针灸临床与针刺麻醉机制和经络实质的研究更加深入，进入了有组织有计划的巩固发展和提高阶段，是针灸发展的第四阶段。1979年6月、1984年8月，在北京先后召开了两次全国针灸针麻学术研讨会；1987年11月，在北京召开了世界针灸学会联合会成立大会暨第一届世界针灸学术大会。在这三次大会上，我国代表的论文多达1745篇，比较全面地反映了我国20世纪90年代以前针灸、针刺麻醉和经络研究的成就。2006年中国针灸学会成立了针灸"标准化工作委员会"，在国家标准化委员会下建立了"全国针灸标准化技术委员会"，至今已制定和发布了针灸国家标准23项和中国针灸学会28项针灸临床实践指南，2006年颁布的中华人民共和国国家标准《腧穴名称与定位》（GB/T 12346—2006），将印堂归于督脉，经穴总数增至362个。2010年11月16日，联合国教科文组织审议通过了我国申报项目《中医针灸》，将其列入人类非物质文化遗产代表作名录。

二、针灸学术的对外传播与国际交流

从6世纪起，针灸陆续传到朝鲜、日本等亚洲国家。梁武帝在公元541年曾派医师和工匠赴百济并将针灸疗法传入朝鲜半岛；公元693年，朝鲜的新罗王朝开设针博士教授针生；公元552年，我国以《针经》赠日本钦明天皇，公元562年吴人知聪携《明堂图》等医书赴日，7世纪时日本多次派人来我国学医，公元702年日本颁布大宝律令，仿唐朝的医学教育制度，设置针灸专业。我国针灸传到朝鲜和日本以后，一直被作为该国传统医学的重要组成部分，流传至今。随后针灸也传到了东南亚及印度大陆。14世纪，针灸医师邹庚到越南为诸王侯治病，被誉为神医。大约从17世纪开始，针灸陆续传到欧洲，此后针灸从业者逐渐增多，其中法国是在欧洲传播针灸学术较早的国家。

新中国成立以来，我国针灸学术对国际的影响进一步扩大。20世纪50年代曾帮助苏联和东欧国家的医师学习针灸。1975年以来与世界卫生组织（WHO）合作，在北京、上海、南京等地举办国际针灸班，为许多国家培训了针灸人才。世界卫生组织还支持建立世界针灸学会联合会。1980年WHO向全世界提出了适用针灸治疗的43种病证，1996年WHO通过的针灸适应病证增加到64种，还制定了《经络穴位名称的国际标准》及《针灸临床研究规范》等。目前,全世界已有183个国家和地区开展了针灸医疗。一些国家和地区还开展了针灸教育和针灸研究工作。1997年11月,美国国立卫生院(NIH)举行了针刺疗法听证会,明确指出,起源于中国的针刺疗法对许多疾病具有显著疗效,作用确切而副作用极小,可以广泛应用,对针灸学在世界范围的普及和推广起到了重要推动作用。

2013年5月14日,世界针灸学会联合会在北京发布《针灸针》《耳穴名称与定位》《艾灸操作规范》和《头针操作规范》等4项行业标准。2014年2月3日国际标准化组织(ISO)发布《一次性使用无菌针灸针》标准,该标准为首个在世界传统医学领域发布的ISO国际标准。2014年7月25日,全国针灸标准化技术委员会联合中国针灸学会、中国中医科学院针灸研究所,共同发布包括6项国家标准和12项行业组织标准在内的18项针灸标准。这18项针灸标准的应用范围涉及针灸学科各领域,按照针灸标准体系类目分类,包括2项基础标准、5项技术操作规范、10项临床诊疗标准与1项管理标准。

为适应21世纪中医药国际化发展趋势的需要,全国多所中医院校在本科及研究生的专业中增设了针灸推拿学国际交流方向,旨在培养具备扎实的针灸专业知识、实践技能和熟练外语能力的应用型外向型人才。近年来,各中医院校与西方各国在针灸教育领域开展了广泛合作,招收留学生来华学习针灸或开展短期培训,并先后派出针灸专家赴德国、美国、英国、法国、葡萄牙、泰国等地授课,开展针灸教学工作,培养了大批的针灸专门人才。成立于1987年的世界针灸学会联合会,现有团体会员246个,代表着70个国家和地区的40余万名针灸工作者,举办了40余次世界针灸学术大会和国际针灸专题学术研讨会,建立了13个中医药针灸国际传承教育基地,2个中医药中心,拥有"一带一路"中医药针灸风采行等品牌活动,搭建的国际针灸病例注册登记研究平台,开展的国际针灸专业人员水平考试和国际多中心科研项目,得到积极响应。2017年1月18日,国家主席习近平在日内瓦,代表中国向世界卫生组织赠送针灸铜人雕塑。以上工作的开展均促进了世界范围内针灸领域的广泛合作与交流,极大推动了针灸的国际化进程,对中国针灸的传承、保护和发展具有重要和深远的意义。

三、针灸学的学习理念、基本内容和学习方法

思政元素

崇尚"大医精神",医德医术双修

针灸临床中医术与医德相辅相成,均是提高临床疗效的重要手段。学习针灸,要崇尚《大医精诚》中"精诚"之理念,既要努力掌握精湛的医术,深刻理解与体会针灸为"至精至微之事",刻苦学习,"博极医源,精勤不倦";又要具有高尚的品德修养,以"见彼苦恼,若己有之"感同身受的爱心,策发"大慈恻隐之心""普救含灵之苦"。术德双修,精诚俱备,方可谓之大医。

针灸学的基本内容包括针灸理论、针灸技术和针灸临床应用。

针灸理论主要包括经络理论和腧穴理论。学习经络理论必须重点掌握经络的概念、经络系统的组成、经脉的循行规律及分布特点。古人云:"学医不知经络,开口动手便错。"腧穴理论部分要掌握腧穴的概念、主治特点,熟记常用穴位尤其是特定穴的定位、主治及临床应用,训练准确取穴定位的能力及操作技巧;腧穴的定位要善于通过在自己

笔记栏

或他人身上揣穴来记忆,切忌只死记硬背而不实际操作;腧穴的主治特点要善于总结、分析和归纳。

针灸技术主要包括刺法和灸法,操作性强,需要在掌握基本知识的同时,以操作练习为主。刺法练习首先是指力练习。指力是持针之手的力量,是手部小肌肉群的力量和协调能力综合作用的结果,只有经过长期不懈的训练才能达到要求。指力是操作针具、施行手法的基本要素。进针和手法操作与疗效密切相关,要认真训练,善于在自己身上练习和体会。诸如无痛进针法、行针得气、针刺补泻、气至病所等都只有通过严格的训练才能掌握。灸法、拔罐法等其他针灸技法的操作,也需要通过规范的、反复的练习,才能熟练掌握。

针灸临床应用是综合运用上述知识和技能,根据经络、腧穴理论,通过"四诊"获取病情资料,进行辨证、处方,依法施术,或针或灸,或针灸药并用,从而达到治疗疾病的目的。由于针灸临床部分是阐述运用针灸治疗疾病的具体内容,所以要重视在实践中学习,做到早临床、多临床、反复临床,在见习、实习课中多动手、勤思考。这样才能掌握针灸临床运用的知识与技能。

针灸既是一种医疗手段,针灸学包含着丰富的辨证论治理论和扎实的基础知识,是一门独具特色的专门学科。随着人类科学技术的进步和发展,针灸学与其他多学科的融合和沟通,必将为针灸学的发展提供更大的空间。

(李 瑛)

学习小结

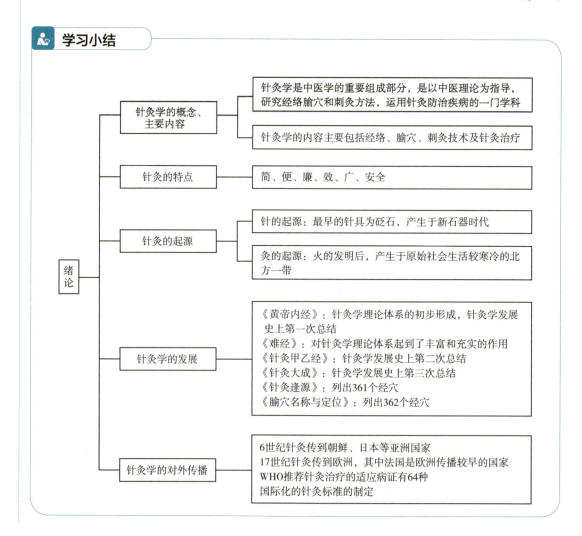

复习思考题

1. 何谓针灸学? 针灸疗法的特点有哪些?
2. 针灸学理论体系的形成以何书为标志?
3. 《针灸甲乙经》对针灸学的贡献有哪些?
4. 明清时期载述针刺手法的代表作有哪些?
5. 针灸学发展史上的三次大总结的代表性著作是哪些?

上篇

经 络 腧 穴

◇◇◇ 第一章 ◇◇◇

经 络 总 论

学习目标

1. 掌握经络系统的组成、分布特点、功能作用和临床应用等。
2. 熟悉经络的概念。
3. 了解经络的标本、根结、气街、四海。

经络是经脉和络脉的总称,是人体内运行气血的通道。经,有路径的含义,经脉贯通上下,沟通内外,是经络系统中的主干;络,有网络的含义,络脉是经脉别出的分支,较经脉细小,纵横交错,遍布全身。络脉又包括浮络、孙络,难以计数。如《灵枢·脉度》记载:"经脉为里,支而横者为络,络之别者为孙。"《灵枢·经脉》记载:"经脉者,常不可见也","诸脉之浮而常见者,皆络脉也"。

经络学说是阐述人体经络系统的循行分布、生理功能、病理变化及其与脏腑相互关系的一门学说,是中医理论体系的重要组成部分,贯穿于中医学的生理、病理、诊断、治疗中,几千年来一直指导着针灸临床,也指导着中医其他各科的临床实践,在针灸临床中的地位尤为突出。《灵枢·经别》说:"夫十二经脉者,人之所以生,病之所以成,人之所以治,病之所以起,学之所始,工之所止也。"强调经络在生理、病理、诊断、治疗等方面的重要性,并被历代医家所重视。

经络学说是古代医家通过长期的医疗实践,不断观察总结逐步形成的。在长期的临床实践中,古代医家观察到主治范围基本相同的穴位往往有规律地排列在一条路线上,即由"点"的认识发展到"线"的概念。古人还发现针灸刺激存在感应传导现象,其中重复的部位、路线较多之处,便形成了经络的部分主干。至西汉时期,灸法盛行,灸感的循经感传现象常常为多条路线。随着砭石和金针的兴起,针灸在治疗中逐渐占据了主导地位,因其作用部位精确,人们开始研究两经之间的交会穴位。至东汉时,这些研究的结果便形成了较完整的经络腧穴系统理论,即由"线"到"点"。另外,气功的"行气"、体表病理现象的规律性、解剖生理知识的启示等,也为经络学说的形成奠定了基础。

第一节　经络系统的组成

经络系统由经脉和络脉组成(图 1-1),其中经脉包括十二经脉、奇经八脉以及附属于十二经脉的十二经别、十二经筋、十二皮部;络脉包括十五络脉和难以计数的浮络、孙络等。

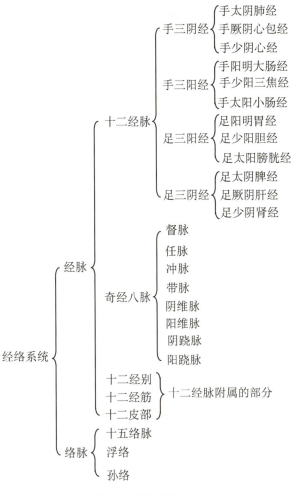

图 1-1　经络系统组成

一、十二经脉

十二经脉是手三阴经(手太阴肺经、手厥阴心包经、手少阴心经)、手三阳经(手阳明大肠经、手少阳三焦经、手太阳小肠经)、足三阳经(足阳明胃经、足少阳胆经、足太阳膀胱经)、足三阴经(足太阴脾经、足厥阴肝经、足少阴肾经)的总称,是经络系统的主体,故又称之为"正经"。

(一) 十二经脉的名称

十二经脉的名称是根据手足、阴阳、脏腑来命名的。循行分布在上肢的为手经,循行分布于下肢的为足经。阴阳的确定,一是根据中医理论,内属阴,外属阳,脏属阴,腑属阳,因此隶属于五脏,分布于四肢内侧的经脉称为阴经;隶属于六腑,分布于四肢外侧的经脉称为阳经。二是根据古人对阴阳消长衍化的认识、阴阳气的多寡,分为三阴经三阳经,三阴即太阴、少阴、厥阴;三阳为阳明、太阳、少阳。十二经脉与脏腑有联属的关系,根据经脉联属的脏腑进行命名,如隶属于肺脏的为肺经,隶属于大肠腑的为大肠经。

(二) 十二经脉在体表的分布规律

十二经脉左右对称地分布于人体体表的头面、躯干和四肢(图 1-2)。以传统取穴姿势,即自然直立,两手下垂,掌心向内,拇指向前为标准体位。十二经脉中 6 条阳经分布于四肢外侧和头面、躯干,其中手三阳经分布于上肢外侧,足三阳经分布于下肢外侧,其分布规律是阳明在前,少阳在中(侧),太阳在后;6条阴经分布于四肢内侧和胸腹,其中手三阴经分布于上肢内侧,足三阴经分布于下肢内侧。手三阴经的分布规律是太阴在前、厥阴在中、少阴在后;足三阴经在小腿下半部及足背的分布规律是厥阴在前、太阴在中、少阴在后,在内踝上8寸处,足厥阴经同足太阴经交叉后,分布规律为太阴在前、厥阴在中、少阴在后。

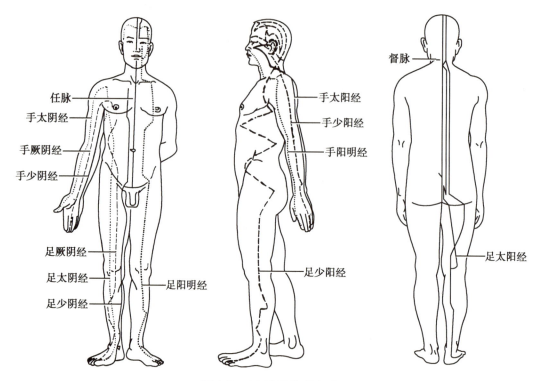

图 1-2　十四经循行分布图

(三) 十二经脉的表里属络关系

十二经脉"内属于府藏,外络于肢节",在体内与脏腑有明确的属络关系。其中阴经属脏络腑,阳经属腑络脏。手太阴肺经属肺络大肠,手阳明大肠经属大肠络肺,足阳明胃经属胃络脾,足太阴脾经属脾络胃,手少阴心经属心络小肠,手太阳小肠经属小肠络心,足太阳膀胱经属膀胱络肾,足少阴肾经属肾络膀胱,手厥阴心包经属心包络三焦,手少阳三焦经属三焦络心包,足少阳胆经属胆络肝,足厥阴肝经属肝络胆。

十二经脉之间存在着表里相合关系。如《素问·血气形志》所载:"足太阳与少阴为表里,少阳与厥阴为表里,阳明与太阴为表里,是为足阴阳也。手太阳与少阴为表里,少阳与心主为表里,阳明与太阴为表里,是为手之阴阳也。"即手太阴肺经与手阳明大肠经相表里,足阳明胃经与足太阴脾经相表里,手少阴心经与手太阳小肠经相表里,足太阳膀胱经与足少阴肾经相表里,手厥阴心包经与手少阳三焦经相表里,足少阳胆经与足厥阴肝经相表里。互为表里的经脉在生理上有密切联系,病变时会相互影响,治疗时可相互为用。

(四) 十二经脉的循行走向与交接规律

十二经脉循行走向的规律是:手三阴经从胸走手,手三阳经从手走头,足三阳经从头走足,足三阴经从足走腹(胸)。如《灵枢·逆顺肥瘦》所载:"手之三阴,从脏走手;手之三阳,从手走头;足之三阳,从头走足;足之三阴,从足走腹。"

十二经脉循行交接的规律是:①相表里的阴经与阳经在四肢末端交接。如手太阴肺经在食指端与手阳明大肠经交接,手少阴心经在小指端与手太阳小肠经交接,手厥阴心包经在无名指端与手少阳三焦经交接,足阳明胃经在足大趾内端与足太阴脾经交接,足太阳膀胱经在足小趾端与足少阴肾经交接,足少阳胆经从足跗上斜趋足大趾外端与足厥阴肝经交接。②同名的阳经与阳经在头面部交接。如手阳明大肠经和足阳明胃经交接于鼻旁,手太阳小肠经与足太阳膀胱经在目内眦交接,手少阳三焦经与足少阳胆经均通于目外眦。③相互衔接的阴经与阴经在胸中交接。如足太阴脾经与手少阴心经交接于心中,足少阴肾经与手厥阴心包经交接于胸中,足厥阴肝经与手太阴肺经交接于肺中(图1-3)。

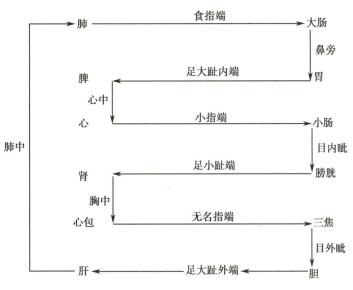

图1-3　十二经脉循行走向与交接规律

(五) 十二经脉的气血流注规律

十二经脉气血流注顺序有一定规律。中焦受纳、腐熟水谷,化生水谷精微而生气血,所以十二经脉气血源于中焦。气血的运行,有赖于肺气的输送,因此十二经脉气血流注从手太阴肺经开始,逐经相传,至足厥阴肝经而终,再由足厥阴肝经复传于手太阴肺经,形成周而复始、如环无端的循环流注系统,将气血周流全身,营养和维持各组织器官的功能活动。流注次序是:气血流注始于手太阴肺经,然后交手阳明大肠经,再交足阳明胃经、足太阴脾经,继交手少阴心经、手太阳小肠经、足太阳膀胱经、足少阴肾经、手厥阴心包经、手少阳三焦经、足少阳胆经、足厥阴肝经,自肝经上注肺,返回至肺经,重新再循环,周而复始。如《灵枢·卫气》载:"阴阳相随,外内相贯,如环之无端。"(图1-4)

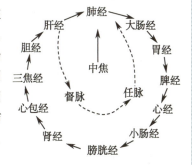

图1-4　十二经脉气血流注

(六) 十二经脉与脏腑器官的联络

十二经脉除了属络五(六)脏六腑外,还与其循行分布部位的其他组织器官有着密切的联络(表1-1)。临床上辨证分经,循经取穴,多以此为依据。

二、奇经八脉

奇经八脉指督脉、任脉、冲脉、带脉、阴维脉、阳维脉、阴跷脉、阳跷脉八条经脉,又因与十二经脉不同而别道奇行,故称为奇经八脉。

表1-1　十二经脉与脏腑器官联络

经脉名称	联络的脏腑	联络的器官
手太阴肺经	肺、大肠、中焦、胃口	肺系
手阳明大肠经	大肠、肺	下齿、口、鼻孔
足阳明胃经	胃、脾	鼻、上齿、口唇、耳、喉咙
足太阴脾经	脾、胃、心	咽、舌
手少阴心经	心、小肠、肺	心系、咽、目系
手太阳小肠经	小肠、心、胃	咽、耳、目内外眦、鼻
足太阳膀胱经	膀胱、肾	目内眦、耳、脑
足少阴肾经	肾、膀胱、肝、肺、心	喉咙、舌
手厥阴心包经	心包、三焦	
手少阳三焦经	三焦、心包	耳、目锐眦
足少阳胆经	胆、肝	目锐眦、耳
足厥阴肝经	肝、胆、胃、肺	阴器、喉咙、颃颡、目系、唇

（一）奇经八脉的命名、分布与特点

奇经之"奇"含义有二，一读为 qí（音骑），指奇特、奇异，不同于一般的意思。它们与十二正经不同，既不直属脏腑，除任、督脉外又无专属穴位，"别道奇行"，故称"奇经"。一读为 jī（音基），单也，因奇经没有表里对应关系。

督脉、任脉、冲脉皆起于胞中，同出会阴而异行，称为"一源三歧"。督脉之"督"有总督之意。督脉行于腰背正中，上至头面，总督六阳经。任脉之"任"有妊养的意思。任脉循行于腹胸正中，上抵颏部。冲脉之"冲"为要冲，冲脉与足少阴肾经相并上行，环绕口唇。带脉之"带"为腰带，带脉起于胁下，绕行腰间一周。维脉之"维"，有维系、主持之意。阴维脉起于小腿内侧，沿腿股内侧上行，至咽喉与任脉会合。阳维脉起于足跗外侧，沿腿膝外侧上行，至项后与督脉相会。蹻脉之"蹻"有足跟、蹻捷之意。阴蹻脉起于足跟内侧，随足少阴等经上行，至目内眦与阳蹻脉会合。阳蹻脉起于足跟外侧，伴足太阳等经上行，至目内眦与阴蹻脉会合，再沿足太阳经上额，于项后会合足少阳经。

（二）奇经八脉的作用与临床意义

奇经八脉交错地循行分布于十二经之间，具有以下作用：

一是统率、主导作用。奇经八脉将部位相近、功能相似的经脉联系起来，达到统率相关经脉气血，协调阴阳的作用。督脉督领诸阳经，统摄全身阳气和真元，为"阳脉之海"。任脉妊养诸阴经，总调全身阴气和精血，为"阴脉之海"。冲脉起于胞中，与督脉、任脉、足阳明、足少阴等经关系密切，具有涵蓄十二经气血的作用，故有"十二经脉之海""血海"之称。带脉约束了纵行躯干部的诸条经脉。阳维脉主一身之表，阴维脉主一身之里，两者共同维系一身阳经和阴经。阴阳蹻脉主肢体两侧的阴阳，调节下肢运动与痿痹。

二是沟通、联络作用。奇经八脉在循行分布过程中，与其他各经相互交会沟通，加强了十二经脉之间的相互联系。如手足三阳经共会督脉于大椎，任脉关元、中极穴为与足三阴经之交会穴，冲脉加强了足阳明与足少阴经之间的联系，带脉横绕腰腹，联系着纵行于躯干的各条经脉等。

三是蓄积、渗灌作用。奇经八脉纵横交错循行于十二经脉之间,当十二经脉和脏腑之气旺盛时,奇经加以储蓄;当十二经脉生理功能需要时,奇经又能渗灌和供应。如《难经·二十八难》所说:"比于圣人图设沟渠,沟渠满溢,流于深湖,故圣人不能拘通也。而人脉隆盛,入于八脉,而不环周,故十二经亦不能拘之。"(表 1-2)

表 1-2 奇经八脉循行分布和功能

奇经八脉	循行分布概况	功能
任脉	腹、胸、颏下正中	妊养六阴经,调节全身阴气和精血,为"阴脉之海"
督脉	腰、背、头面正中	督领六阳经,调节全身阳气和真元,为"阳脉之海"
冲脉	与足少阴经并行,环绕口唇,且与任脉、督脉、足阳明经等有联系	涵蓄十二经气血,故称"十二经之海""血海"
带脉	起于胁下,环腰一周,状如束带	约束纵行躯干的诸条经脉
阴维脉	起于小腿内侧,并足太阴、厥阴上行,至咽喉合于任脉	主一身之里,维系全身阴经
阳维脉	起于足跗外侧,并足少阳经上行,至项后会于督脉	主一身之表,维系全身阳经
阴跷脉	起于足跟内侧,伴足少阴等经上行,至目内眦与阳跷脉会合	共同调节下肢运动;司寤寐
阳跷脉	起于足跟外侧,伴足太阳等经上行,至目内眦与阴跷脉会合	共同调节下肢运动;司寤寐

奇经八脉中的任脉和督脉,各有其所属的腧穴,故与十二经相提并论合称"十四经",其他 6 条奇经没有专属的腧穴。

奇经八脉理论是经络理论的重要内容之一。在临床实践中,该理论不论是对针灸诊断,还是对针灸治疗以及中医辨证施治,都有重要意义。"八脉交会穴""灵龟八法""飞腾八法",都是这一理论的具体运用。

三、十五络脉

十二经脉和任脉、督脉各自别出一络,加上脾之大络,总计 15 条,称为十五络脉,分别以其所别出处的腧穴命名。另有"胃之大络,名曰虚里,贯膈络肺,出于左乳下,其动应衣,脉宗气也",故有"十六络"之说。

(一)十五络脉的分布概况

十二经别络在四肢肘膝关节以下本经络穴分出后,均走向其相表里的经脉;任脉的别络,从胸骨剑突下鸠尾分出后,散布于腹部;督脉的别络,从尾骨下长强分出后,散布于头部,并走向背部两侧的足太阳经;脾的大络,出于腋下大包穴,散布于胸胁部。全身络脉中,十五络脉较大,络脉中浮行于浅表部位的称为"浮络"。络脉最细小的分支称为"孙络",遍布全身,难以计数。

(二)十五络脉的作用与临床意义

十二经别络有沟通表里两经,加强十二经脉表里两经之间联系的作用。其中阴经别络走向阳经,阳经别络走向阴经,加强了表里两经的联系。

十五络脉为大络,有统属全身浮络、孙络,以渗灌血液,营养周身,贯通营卫的作用。根据络脉的分布特点,可以使十二经脉气血由线状流行逐渐扩展为面状弥散。十二经络穴的部位,即是各络脉脉气的汇聚点和枢纽;任脉之络、督脉之络和脾之大络,沟通腹、背和身侧的经气,输布气血以濡养全身。孙络、浮络横行交错,网络周身,行于外者为"阳络",行于内者为"阴络";内而脏腑,外而五官九窍、四肢百骸,无处不到,输布气血以濡养全身。《灵枢·本脏》记载:"经脉者,所以行血气而营阴阳,濡筋骨,利关节者也。"循行于经脉中的营卫气血,正是通过络脉中布散全身的浮络、孙络,以温养、濡润全身,维持人体的正常生理功能。

络脉理论为经络理论的重要组成部分,对中医临床特别是针灸临床有重要的指导意义。根据络脉病候和络脉沟通表里两经的特点,可以选用络穴治疗络脉的虚实病证和相表里两经的病变;络脉理论还用于诊察疾病,如通过诊察络脉颜色的变化,可测知脏腑经脉有关方面的病变;络脉理论还可以指导针刺放血,治疗相应疾病,如刺络拔罐,通过放出少许血液,能祛除络脉中的瘀积,达到通畅气血、治疗疾病的目的。

四、十二经别

十二经别是十二正经别行深入体腔的支脉。由于经别均由十二经脉分出,故其名称也依十二经脉而定,即有手三阴经别、手三阳经别、足三阳经别和足三阴经别。

(一)十二经别的特点和分布概况

十二经别的循行分布具有离、入、出、合的特点,多从四肢肘膝关节附近的正经别出(离),经过躯干深入体腔与相关的脏腑联系(入),再浅出体表上行头项部(出),在头项部,阳经经别合于本经的经脉,阴经经别合于其相表里的阳经经脉(合),由此十二经别按阴阳表里关系汇合成六组,称为"六合"。

根据《灵枢·经别》,足太阳、足少阴经别从腘部分出,入走肾与膀胱,上出于项,合于足太阳膀胱经;足少阳、足厥阴经别从下肢分出,行至毛际,入走肝胆,上系于目,合于足少阳胆经;足阳明、足太阴经别从髀部分出,入走脾胃,上出鼻颊,合于足阳明胃经;手太阳、手少阴经别从腋部分出,入走心与小肠,上出目内眦,合于手太阳小肠经;手少阳、手厥阴经别分别从所属正经分出,进入胸中,入走三焦,上出耳后,合于手少阳三焦经;手阳明、手太阴经别从所属正经分出,入走肺与大肠,上出缺盆,合于手阳明大肠经。

(二)十二经别的作用与临床意义

十二经别有加强表里两经联系的作用,其阴经经别,多走向阳经经脉,并与之会合,从而使十二经脉表里两经之间增加了联系;有加强经脉与脏腑联系的作用,经别进入体腔以后,大多数都循行于该经脉所属脏腑,特别是阳经经别全部联系到其本经有关的脏和腑,使体内脏腑的配合以及表里两经在内行部分的联系更加密切,也为临床常用的表里配穴法提供了理论依据;有加强十二经脉与头部联系的作用,不仅阳经经别到达头部,阴经经别也合于头面,由于经别加强了十二经脉对头面的联系,从而突出了头面部经脉和腧穴的重要性及其主治作用,也为手足三阴经中部分腧穴能够治疗头面和五官疾病,以及近代发展起来的头针、面针、耳针等奠定了理论基础。

通过十二经别的分布循行,使经脉对肢体、内脏各部分之间的联系更趋周密。十二经别将十二经脉脉气没有分布到的某些部位和脏器联系起来,使机体增加了联系径路,密切了人体各部分之间的关系。经别无所属穴位和独立的病证,但由于其循行补充了十二经脉的不足,从而扩大了经穴的主治范围。如十二经脉中足阳明胃经没有联系到心脏,手少阴心经也没有循行到胃腑,而足阳明经别的循行是属于胃,散络于脾,又上通于心,沟通了心与胃之间的联系,从而为中医和胃气以安心神的治法提供了理论依据。足太阳膀胱经的承山穴能够治疗肛肠疾患,也是因为其经别"别入于肛"。

五、十二经筋

十二经筋是十二经脉之气结聚散络于筋肉关节的体系,是附属于十二经脉的筋肉系统。十二经筋皆隶属于十二经脉,并随其所属经脉而命名。

(一)十二经筋的分布概况和特点

十二经筋的循行分布,与其所辖经脉体表通路基本一致,其循行走向均从四肢末端走向头身,行于体表,不入内脏。在循行分布过程中有结、聚、散、络的特点。结聚部位多在关节及肌肉丰厚处,并与邻近的他经相联结。其中足三阳经筋起于足趾,循股外上行结于顺(面部);足三阴经筋起于足趾,循股内上行结于阴器(腹部);手三阳经筋起于手指,循臑外上行结于角(头部);手三阴经筋起于手指,循臑上行结于贲(胸部)。前阴是宗筋所聚,足三阴与足阳明经筋都在该处聚合。散,主要在胸腹;络,足厥阴肝经除结于阴器外,还能总络诸筋。此外,经筋还有刚筋、柔筋之分。刚(阳)筋分布于项背和四肢外侧,以手足阳经经筋为主;柔(阴)筋分布于胸腹和四肢内侧,以手足阴经经筋为主。

(二)十二经筋的作用与临床意义

经筋的作用主要是约束骨骼,利于关节屈伸活动,以保持人体正常的运动功能。《素问·痿论》曰:"宗筋主束骨而利机关也。"

经筋为病,多为筋肉组织的病证和运动功能的异常,如筋痛、转筋、弛纵等表现。如《灵枢·经筋》指出:"寒则反折筋急,热则筋弛纵不收","阳急则反折,阴急则俯不伸"。针灸治疗多"以痛为腧(输)",即在病患局部取穴,古时多用燔针劫刺。如《灵枢·经筋》云:"治在燔针劫刺,以知为数,以痛为输(腧)。"如肩背腰腿疼痛或活动不利以及肌肉痉挛、瘫痪等症,皆属于经筋病的范畴。此外,经筋为病,还产生某些与脏腑、五官九窍相关的特殊病证,如"维筋相交,目不开"的足少阳经筋病,"耳中鸣痛"的手太阳经筋病,"阴缩不用"的足厥阴经筋病。

六、十二皮部

十二皮部是十二经脉功能活动反映于体表的部位,也是络脉之气在皮肤所散布的部位。《素问·皮部论》说:"皮者,脉之部也。""凡十二经络脉者,皮之部也。"

(一)十二皮部的分布概况

十二皮部的分布区域,是以十二经脉体表的分布范围为依据,是十二经脉在皮肤上分属的部位。《素问·皮部论》指出:"欲知皮部以经脉为纪者,诸经皆然。"

(二)十二皮部的作用与临床意义

十二皮部居于人体最外层,与经络气血相通,是络脉之气(卫气)散布之处,所以是机体的卫外屏障,有保卫机体、抗御外邪和反映病证的作用。

皮部理论临床应用广泛,中医临床辨证诊断常以皮部理论为依据,如观察浮络的色泽变化,检查皮下结节、皮肤感觉等是望诊、按诊的重要内容;各种外治法离不开皮部理论的指导,针灸临床选穴和刺法的操作也离不开皮部理论,如传统刺法中的"半刺""毛刺",各种灸法、拔罐法、穴位贴敷法以及近代兴起的各种皮肤针法等,均与皮部的关系十分密切。

第二节 经络的标本、根结、气街、四海

经络的标本、根结、气街、四海理论是经络理论的重要内容。掌握这些理论,可以加深对

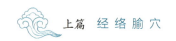

经络分布及经气运行特殊规律的认识,从而有效地指导临床实践。

一、标本

标本中"标"原意指树梢,引申为上部,与人体头面胸背的位置相应;"本"原意指树根,引申为下部,与人体四肢下端相应。主要指经脉腧穴分布部位的上下对应关系。

十二经脉都有"标"部与"本"部。本在四肢肘膝以下的一定部位,标在头、胸背部。如足太阳之本,在足跟以上5寸中,穴为跗阳,标在两络命门(目),穴为睛明。根据《灵枢·卫气》所载,十二经脉标本的位置及相应的腧穴列表如下(表1-3)。

表1-3 十二经脉标本

十二经脉	本		标	
	部位	相应腧穴	部位	相应腧穴
足太阳	跟以上5寸	跗阳	两络命门(目)	睛明
足少阳	窍阴之间	足窍阴	窗笼(耳)之前	听会
足阳明	厉兑	厉兑	颊下,夹颃颡	人迎
足少阴	内踝下上3寸中	交信、复溜	背俞与舌下两脉	肾俞、廉泉
足厥阴	行间上5寸所	中封	背俞	肝俞
足太阴	中封前上4寸中	三阴交	背俞与舌本	脾俞、廉泉
手太阳	外踝之后	养老	命门(目)之上1寸	攒竹
手少阳	小指次指之间上2寸	中渚	耳后上角,下外眦	丝竹空
手阳明	肘骨中,上至别阳	曲池	颜下合钳上	迎香
手太阴	寸口之中	太渊	腋内动脉	中府
手少阴	锐骨之端	神门	背俞	心俞
手厥阴	掌后两筋之间2寸	内关	腋下3寸	天池

二、根结

根结中"根"指根本、开始,即四肢末端井穴;"结"指结聚、归结,即头、胸、腹部。《标幽赋》指出:"更穷四根三结,依标本而刺无不痊。"此处"四根三结"指十二经脉以四肢为"根",以头、胸、腹三部为"结"。主要反映经气的所起与所归以及经气上下两极间的关系。根据《灵枢·根结》所载,足三阴三阳之根与结列表如下(表1-4)。

表1-4 足三阴三阳根结部位

经脉	根(井穴)	结
太阳	至阴	命门(目)
阳明	厉兑	颡大(钳耳)
少阳	窍阴	窗笼(耳)
太阴	隐白	太仓(胃)
厥阴	大敦	玉英(玉堂),络膻中
少阴	涌泉	廉泉(舌下)

十二经脉的"根"与"本","结"与"标"位置相近或相同,意义也相似。"根"有"本"意,"结"有"标"意。"根"与"本"部位在下,皆经气始生始发之地,为经气所出;"结"与"标"部位在上,皆为经气所结、所聚之处,为经气之所归。但它们在具体内容上又有所区别,即"根之上有本","结之外有标","标本"的范围较"根结"为广。"标本"理论强调经脉分布上下部位的相应关系,而"根结"理论则强调经气两极间的联系。

标本根结理论补充说明了经气的流注运行状况,即经气循行的多样性和弥散作用,强调了人体四肢与头身的密切联系,为四肢肘膝以下的腧穴治疗远隔部位的脏腑及头面五官疾病提供了又一理论依据。

三、气街

气街是经气聚集运行的共同通路。《灵枢·卫气》记载:"请言气街:胸气有街,腹气有街,头气有街,胫气有街。"《灵枢·动输》又指出:"四街者,气之径路也。"说明了头、胸、腹、胫部有经脉之气聚集循行的通路。

《灵枢·卫气》对气街的部位有较详细记载:"故气在头者,止之于脑。气在胸者,止之膺与背腧。气在腹者,止之背腧,与冲脉于脐左右之动脉者。气在胫者,止之于气街,与承山踝上以下。"由此可见,气街具有横向为主、上下分部、紧邻脏腑、前后相连的特点,横贯脏腑经络,纵分头、胸、腹、胫是其核心内容。气街理论从另一个角度阐述了经气运行的规律,为临床配穴处方提供了理论依据。

四、四海

四海即髓海、血海、气海、水谷之海的总称,"海"是江河之水归聚之处。四海为人体气血精髓等精微物质汇聚之所。经络学说认为,十二经脉内流行的气血像大地上的水流一样,百川归海。故《灵枢·海论》指出:"人有髓海,有血海,有气海,有水谷之海,凡此四者,以应四海也。"

四海的部位与气街的部位类似,髓海位于头部,气海位于胸部,水谷之海位于上腹部,血海位于下腹部,各部之间相互联系。

四海主持全身的气血、津液,其中脑部髓海为元神之府,是神气的本源,脏腑经络活动的主宰;胸部为气海,宗气所聚之处,贯心脉而行呼吸;胃为水谷之海,是营气、卫气的化源之地,即气血生化之源;冲脉为十二经之海,又称"血海",起于胞宫,与原气关系密切,为原气之所出,是人体生命活动的原动力。

四海理论进一步明确了经气的组成和来源。四海病变,主要分为有余、不足两大类,对临床辨证施治有指导意义。

第三节 经络的作用和经络学说的临床应用

经络密切联系周身的组织和脏器,在生理功能和病理变化方面有着重要的作用。

一、经络的作用

《灵枢·经脉》记载:"经脉者,所以能决死生,处百病,调虚实,不可不通。"说明了经络在生理、病理和疾病的防治等方面的作用。其所以能决死生,是因为经络具有联系人体内外,运行气血的作用;处百病,是因为经络具有抗御病邪,反映证候的作用;调虚实,是因为刺激

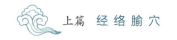

经络,有传导感应的作用。

(一) 联系脏腑,沟通内外

人体的五脏六腑、四肢百骸、五官九窍、皮肉筋骨等组织器官通过经络的联系而构成一个有机的整体,完成正常的生理活动。十二经脉及其分支等纵横交错、入里出表、通上达下联系了脏腑器官,奇经八脉沟通于十二经之间,经筋皮部联结了肢体筋肉皮肤,从而使人体的各脏腑组织器官有机地联系起来。正如《灵枢·海论》说:"夫十二经脉者,内属于腑脏,外络于肢节。"

(二) 运行气血,协调阴阳

气血必须通过经络的传注,才能输布全身,以濡润全身各脏腑组织器官,维持机体的正常功能。如营气之和调于五脏,洒陈于六腑,这就为五脏藏精、六腑传化的功能活动提供了物质条件。所以《灵枢·本脏》说:"经脉者,所以行血气而营阴阳,濡筋骨,利关节者也。"表明经络具有运行气血、协调阴阳和营养全身的作用。

(三) 抗御病邪,反映病候

《素问·气穴论》说"孙络"能"以溢奇邪,以通荣卫",这是因为孙络的分布范围很广,最先接触到病邪。当疾病侵犯时,孙络和卫气发挥了重要的抗御作用。

经络是传注病邪的途径,当体表受到病邪侵犯时,可通过经络由表及里,由浅入深。《素问·缪刺论》载:"夫邪之客于形也,必先舍于皮毛,留而不去,入舍于孙脉,留而不去,入舍于络脉,留而不去,入舍于经脉,内连五脏,散于肠胃。"此为外邪侵入人体,由表传里的发病过程的描述,在此过程中,经络抗邪于外,起到了卫外为固的作用。

内脏病变可通过经络反映到体表组织器官。如《灵枢·邪客》说:"肺心有邪,其气留于两肘;肝有邪,其气留于两腋;脾有邪,其气留于两髀;肾有邪,其气留于两腘。"《素问·脏气法时论》也说"肝病者,两胁下痛引少腹","心病者,胸中痛,胁支满,胁下痛,膺背肩胛间痛,两臂内痛"等。说明经络既是病邪传注的通路,又是反映病候的途径。

(四) 传导感应,调整虚实

针刺过程中的得气和行气现象都是经络传导感应的功能表现。人身经络之气发于周身腧穴,《灵枢·九针十二原》说"节之交,三百六十五会……所言节者,神气之所游行出入也"。所以针刺操作的关键在于调气,所谓"刺之要,气至而有效"。当经络或内脏功能失调时,通过针、灸等刺激体表的穴位,经络可以将其治疗性刺激传导到有关的部位和脏腑,从而发挥调节人体脏腑气血的作用,使阴阳平复,达到治疗疾病的目的。

二、经络学说的临床应用

经络学说的临床应用,主要表现在指导诊断和治疗两个方面。

(一) 指导诊断

1. 经络辨证　经络辨证是以经络学说为理论依据,辨析经络及其相关脏腑在病理情况下的临床表现,通过综合分析判断病属何经、何脏、何腑,从而进一步确定病因、病性及病机的一种辨证方法,是中医诊断学的重要组成部分。经络有一定的循行部位和脏腑属络,可以反映经络本身及所属脏腑器官的病证,所以在临床上,根据疾病所出现的症状、体征,结合经脉循行的部位及所联系的脏腑器官,可以确定病变所在的经脉,进行辨证归经。如头痛,痛在前额部多与阳明经有关,痛在侧头部多与少阳经有关,痛在后头部多与太阳经有关,痛在颠顶部多与厥阴经有关。另外,临床上还可以根据所出现的证候进行辨证归经,如咳嗽、鼻流清涕、胸痛、上肢内侧前沿痛等,与手太阴肺经有关。

2. 经络腧穴诊察

(1)经络腧穴望诊：是通过观察经络所过部位体表所发生的各种异常变化来诊断疾病的方法。主要观察经络腧穴色泽、形态的变化，如皮肤的皱缩、隆陷、松弛以及颜色的改变、光泽的明晦、色素的沉着和斑疹的有无等。《灵枢·经脉》说："凡诊络脉，脉色青则寒且痛，赤则有热。胃中寒，手鱼之络多青矣；胃中有热，鱼际络赤。其暴黑者，留久痹也；其有赤有黑有青者，寒热气也；其青短者，少气也。"说明诊察络脉所表现的各种不同颜色，是诊断病证的重要依据之一。

(2)经络腧穴按诊：是在经络腧穴部位上运用触摸、按压等方法来寻找异常变化，如压痛、麻木、硬结、索条状物、肿胀、凹陷等，借以诊断疾病的方法。这一诊法常可为针灸临床治疗提供选穴的直接依据。《灵枢·经水》说："审切循扪按，视其寒温盛衰而调之。"即是对经络部位进行诊察的方法。经络按诊的部位多为背俞穴、募穴、原穴、郄穴、合穴或阿是穴等。

(3)切脉：也是经络腧穴按诊的重要组成部分。《灵枢·九针十二原》指出："凡将用针，必先诊脉，视气之剧易，乃可以治也。"目前临床切脉，独取手太阴肺经寸口，但在遇到危重患者时，除了寸口之外，还须结合切趺阳、太溪二脉，以验胃气、肾气之存亡。《素问·三部九候论》所说的对人身上、中、下各部经穴的遍诊法以及《伤寒论》提出的人迎、寸口、趺阳上中下三部合参诊脉法，都是以经络学说为依据的。

(4)现代诊察仪器检测

经络腧穴电测定：是利用经络腧穴测定仪检测经络腧穴部位的电参数，借以判断各经气血盛衰的方法。测定内容主要包括经络穴位皮肤的电阻或电位。由于人体腧穴具有低电阻特性，且受疾病等因素的影响而发生变化，因此，测定其电阻电位的变化，对于诊断经络脏腑疾病和处方取穴，都有一定参考价值。此外，也有利用红外热像仪、压痛仪、单光子计数探测仪等从热、力、光、声等多角度对经络腧穴的生物物理学特性进行研究。

(二) 指导治疗

1. 指导针灸治疗　首先，指导针灸循经选穴。针灸临床，常根据经脉循行分布及与器官的联系而循经取穴。当某一经络或脏腑有病，便选用该经或该脏腑的所属经脉或相关经脉的腧穴来治疗。例如上病下取，下病上取，中病旁取，左右交叉取以及前后互取等。如胃痛近取中脘，循经远取足三里、梁丘；胁痛循经选取阳陵泉、太冲；前额头痛，循经选取合谷、内庭等。《四总穴歌》"肚腹三里留，腰背委中求，头项寻列缺，面口合谷收"，就是循经取穴的具体体现。其次，指导刺灸方法的选用。如根据皮部与经络脏腑的密切联系，可用皮肤针叩刺皮肤，皮内针埋藏皮内来治疗脏腑经脉的病证；根据"菀陈则除之"的治疗原则，使用刺络出血的方法来治疗一些常见病，如目赤肿痛刺太阳出血，咽喉肿痛刺少商出血，急性腰扭伤刺委中出血等；经筋病候多表现为疼痛、拘挛等症，治疗以局部取穴为主。以上均是经络理论在针灸临床上的应用。

2. 指导药物归经　药物按其主治性能归入某经或某几经，简称药物归经，它是在分经辨证的基础上发展起来的。因病证可以分经，主治某些病证的药物也就成为某经或某几经之药。徐灵胎《医学源流论》说："如柴胡治寒热往来，能愈少阳之病；桂枝治畏寒发热，能愈太阳之病；葛根治肢体大热，能愈阳明之病。盖其止寒热、已畏寒、除大热，此乃柴胡、桂枝、葛根专长之事。因其能治何经之病，后人即指为何经之药。"

此外，中医各科也可以经络理论为依据进行施治，如目病可不治目而用补肝之法，因为肝经联系于目；心火上炎的口舌生疮，可清泻小肠，导火下行，是因为心与小肠相表里，在体内通过经络相联系。

学习小结

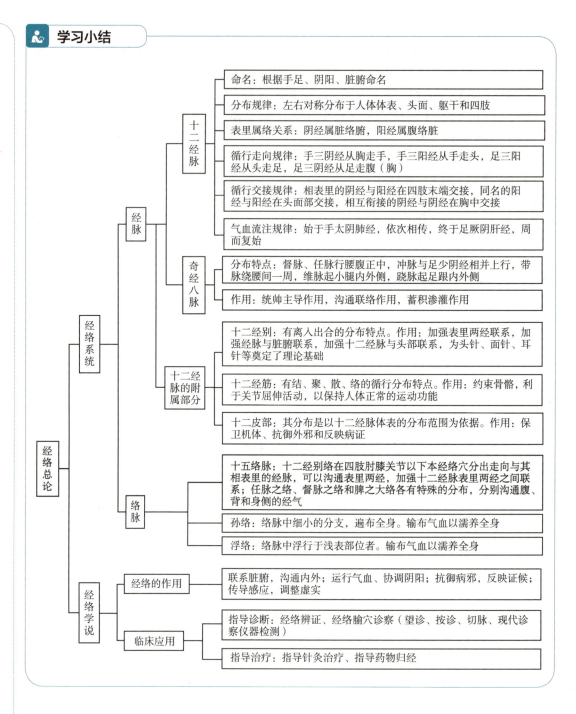

经络总论

经络系统
- 经脉
  - 十二经脉
    - 命名：根据手足、阴阳、脏腑命名
    - 分布规律：左右对称分布于人体体表、头面、躯干和四肢
    - 表里属络关系：阴经属脏络腑，阳经属腑络脏
    - 循行走向规律：手三阴经从胸走手，手三阳经从手走头，足三阳经从头走足，足三阴经从足走腹（胸）
    - 循行交接规律：相表里的阴经与阳经在四肢末端交接，同名的阳经与阳经在头面部交接，相互衔接的阴经与阴经在胸中交接
    - 气血流注规律：始于手太阴肺经，依次相传，终于足厥阴肝经，周而复始
  - 奇经八脉
    - 分布特点：督脉、任脉行腰腹正中，冲脉与足少阴经相并上行，带脉绕腰间一周，维脉起小腿内外侧，跷脉起足跟内外侧
    - 作用：统帅主导作用，沟通联络作用，蓄积渗灌作用
  - 十二经脉的附属部分
    - 十二经别：有离入出合的分布特点。作用：加强表里两经联系，加强经脉与脏腑联系，加强十二经脉与头部联系，为头针、面针、耳针等奠定了理论基础
    - 十二经筋：有结、聚、散、络的循行分布特点。作用：约束骨骼，利于关节屈伸活动，以保持人体正常的运动功能
    - 十二皮部：其分布是以十二经脉体表的分布范围为依据。作用：保卫机体、抗御外邪和反映病证
- 络脉
  - 十五络脉：十二经别络在四肢肘膝关节以下本经络穴分出走向与其相表里的经脉，可以沟通表里两经，加强十二经脉表里两经之间联系；任脉之络、督脉之络和脾之大络各有特殊的分布，分别沟通腹、背和身侧的经气
  - 孙络：络脉中细小的分支，遍布全身。输布气血以濡养全身
  - 浮络：络脉中浮行于浅表部位者。输布气血以濡养全身
- 经络学说
  - 经络的作用
    - 联系脏腑，沟通内外；运行气血、协调阴阳；抗御病邪，反映证候；传导感应，调整虚实
  - 临床应用
    - 指导诊断：经络辨证、经络腧穴诊察（望诊、按诊、切脉、现代诊察仪器检测）
    - 指导治疗：指导针灸治疗、指导药物归经

（李 瑛）

复习思考题

1. 十二经脉的命名、气血流注和属络表里关系是怎样的？
2. 奇经八脉的特点有哪些？临床应用有哪些？
3. 十二经脉的附属部分有哪些？试述其各自的分布规律、病候及治疗特点。
4. 经络的作用有哪些？
5. 十二经筋的作用与临床意义是什么？
6. 经络学说的临床应用主要包括哪些？

扫一扫
测一测

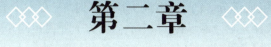

第二章
腧穴总论

PPT 课件

学习目标

1. 掌握腧穴的概念、分类,腧穴的主治特点和主治规律。
2. 掌握腧穴的定位方法。
3. 熟悉特定穴的概念。
4. 了解腧穴的命名。

腧穴是人体脏腑经络之气血输注于体表的特殊部位。腧,又作"俞",通"输",有输注、转输的意思;穴,原义为"土室",引申指孔隙、空窍、凹陷处。"腧""俞""输"三者在古代通用,现在各有所指。腧穴是对穴位的总称,输穴指特定穴五输穴中的输穴,而俞穴则指特定穴中的背俞穴。腧穴的称谓在历代也有所不同,在《黄帝内经》中称为"节""会""气穴""气府""骨空"等;在《针灸甲乙经》中称为"孔穴",在《太平圣惠方》中称为"穴道",在《铜人腧穴针灸图经》中通称"腧穴",在《神灸经纶》中则称为"穴位"。

《素问·气府论》将腧穴解释为"脉气所发"。《灵枢·九针十二原》曰:"节之交,三百六十五会……所言节者,神气之所游行出入也,非皮肉筋骨也。"《灵枢·小针解》曰:"节之交三百六十五会者,络脉之渗灌诸节者也。"均说明腧穴与经络气血密切相关,不能仅看作是皮肉筋骨的局部形质。《素问·调经论》曰:"五脏之道,皆出于经隧,以行血气。"《灵枢·海论》曰:"夫十二经脉者,内属于腑脏,外络于肢节。"则指出脏腑-经络-腧穴之间的密切关系,说明腧穴归于经络,经络属于脏腑,故腧穴与脏腑脉气相通。

腧穴又是疾病的反应点和针灸的施术部位。《灵枢·九针十二原》曰:"五脏有疾也,应出十二原,十二原各有所出,明知其原,睹其应,而知五脏之害矣。"说明脏腑病变可以从经络反应到相应的腧穴。《千金翼方》进一步指出:"凡孔穴者,是经络所行往来处,引气远入抽病也。"说明如果在体表的穴位上施以针或灸,就能够"引气远入"而治疗病证。

第一节　腧穴的分类和命名

一、腧穴的分类

腧穴分为经穴、奇穴和阿是穴三类。

(一) 经穴

经穴是指分布在十二经脉和任、督脉上的腧穴,称为"十四经穴",简称"经穴"。经穴具有固定的名称和固定的位置,分布在十四经循行路线上,具有主治本经及相应脏腑病证的共同作用,是腧穴的主要组成部分。《黄帝内经》多处提到"三百六十五穴"之数,但实际载有穴名者约 160 穴;《针灸甲乙经》载 349 穴(《千金翼方》所载相同);宋代《铜人腧穴针灸图经》《十四经发挥》穴数有所增加,穴名数达 354 个;明代《针灸大成》载有 359 穴;至清代《针灸逢源》,经穴总数达 361 个。2006 年颁布的中华人民共和国国家标准《腧穴名称与定位》(GB/T 12346—2006),将印堂归于督脉,经穴总数增至 362 个。

(二) 奇穴

奇穴是指既有一定的名称,又有明确的位置,但尚未列入或不便归入十四经系统的腧穴,又称"经外奇穴",简称"奇穴"。奇穴是在"阿是穴"的基础上发展起来的,这类腧穴的主治范围比较单一,多数对某些病证有特殊疗效,如百劳穴治瘰疬,四缝穴治小儿疳积等。

奇穴的分布较为分散,有的在十四经循行路线上;有的虽不在十四经循行路线上,但却与经络系统有着密切联系;有的并不是一个穴点,而是多个穴点的组合,如十宣、八邪、八风、夹脊等;有的虽名为奇穴,但实际上也是经穴,如胞门、子户,即是水道穴,四花即是胆俞、膈俞两穴,灸痨穴即是心俞穴(据《针灸聚英》)。

(三) 阿是穴

阿是穴,又称天应穴、不定穴、压痛点等,指既无固定名称,亦无固定位置,而是以压痛点或其他反应点作为针灸施术部位的一类腧穴。阿是穴多位于病变附近,也可在与病变距离较远处。阿是穴无一定数目。

"阿是"之名见于唐代《备急千金要方·灸例》:"有阿是之法,言人有病痛,即令捏(掐)其上,若里(果)当其处,不问孔穴,即得便快成(或)痛处,即云阿是,灸刺皆验,故曰阿是穴也。"因其没有固定的部位,故《扁鹊神应针灸玉龙经》称"不定穴",《医学纲目》称"天应穴"。《灵枢·五邪》曰:"以手疾按之,快然,乃刺之。"《素问·缪刺论》曰:"疾按之应手如痛,刺之。"《素问·骨空论》曰:"切之坚痛如筋者灸之。"说明或痛,或快,或特殊反应处,都有阿是之意。

二、腧穴的命名

《素问·阴阳应象大论》曰:"气穴所发,各有处名。"《千金翼方·针灸下》载:"凡诸孔穴,名不徒设,皆有深意。"说明腧穴的名称都有一定的意义。古人对腧穴的命名,常采用取类比象的方法,而且取义十分广泛。常见命名有依天象地理命名、用人事物象命名及从形态功能命名。结合腧穴的分布特点、作用、主治等内容赋予相应的名称,对熟悉、记忆腧穴的部位和作用,有一定帮助。

(一) 依天象地理命名

1. 日月星辰　如日月、上星、璇玑、华盖、太乙、太白、天枢等。

2. 山谷丘陵　如承山、合谷、大陵、梁丘、丘墟等。

3. 大小水流　如后溪、支沟、四渎、少海、尺泽、曲池、曲泉、经渠、太渊等。

4. 交通要冲　如气冲、水道、关冲、内关、风市等。

（二）用人事物象命名

1. 动植物名　如鱼际、鸠尾、伏兔、犊鼻、攒竹、禾髎等。

2. 建筑居处　如天井、玉堂、巨阙、曲垣、库房、府舍、天窗、地仓、梁门、紫宫、内庭、气户等。

3. 生活用具　如大杼、地机、颊车、阳辅、缺盆、天鼎、悬钟等。

4. 人事活动　如人迎、百会、归来、三里等。

（三）从形态功能命名

1. 解剖部位　如腕骨、完骨、大椎、曲骨、京骨、巨骨等。

2. 脏腑功能　如背俞穴、神堂、魄户、魂门、意舍、志室等。

3. 经络阴阳　如三阴交、三阳络、阴都（腹）、阳纲（背）、阴陵泉、阳陵泉等。

4. 穴位作用　如承浆、承泣、听会、迎香、廉泉、劳宫、气海、血海、光明、水分等。

第二节　腧穴的主治特点和主治规律

一、腧穴的主治特点

腧穴的主治特点主要有以下三个方面。

（一）近治作用

指腧穴都能治疗其所在部位及邻近脏腑、组织、器官的病证。这是所有腧穴主治作用所具有的共同特点，即"腧穴所在，主治所在"。如眼区的睛明、承泣、四白等穴，均能治疗眼病；胃脘部的中脘、建里、梁门等穴，均能治疗胃病；肘关节附近的曲池、曲泽、小海，均治疗肘部疼痛；阿是穴可以治疗所在部位局部的病证等。

（二）远治作用

指某些腧穴不仅能治疗局部病证，而且能治疗本经循行所到达的远隔部位的脏腑、组织、器官的病证。具有远治作用的腧穴，主要是十二经脉在四肢肘、膝关节以下的经穴，即"经脉所通，主治所及"。越是远端穴，治疗范围越广。如合谷穴，不仅能治上肢病证，而且能治颈部和头面部病证等；足三里不仅能治疗下肢痿痹，还能治疗胃脘疼痛。

（三）特殊作用

指某些腧穴具有双向的良性调整作用、整体调整作用和相对特异的治疗作用。腧穴双向的良性调整作用，表现在同一腧穴对机体的不同病理状态，可以起到两种相反而有效的治疗作用，如泄泻时针刺天枢能止泻，便秘时针刺则能通便；心动过速时针刺内关能减慢心率，心动过缓时针刺则可加快心率。整体调整作用，表现在某些穴位对全身性的病证有整体调节作用，如合谷、曲池、大椎可治外感发热；足三里、关元、膏肓俞能补益正气。相对特异的治疗作用，指本经穴比他经穴、本经特定穴比非特定穴、经穴比非经穴在治疗作用方面具有相对的特异性，如内关穴治疗心脏病，至阴穴治疗胎位不正等。

二、腧穴的主治规律

腧穴的主治规律，可以归纳为分经主治规律和分部主治规律。

（一）分经主治规律

分经主治，是指某一经脉所属的经穴均可治疗该经循行部位及其相应脏腑的病证。十二经脉在四肢部的五输穴、原穴、络穴、郄穴等，对于头身部及脏腑病证有特殊治疗作用，是腧穴分经主治的基础，也是古人所总结的"四根三结"主治规律的由来。四肢是经脉的"根"和"本"部，对于头身的"结"和"标"部有远道主治作用。各经腧穴有各自的分经主治规律，邻经的腧穴又有某些主治上的共同点（表2-1~表2-5）。

表2-1　手三阴经腧穴分经主治规律

经名	本经主治	二经相同主治	三经相同主治
手太阴经	肺、喉病		
手厥阴经	心、胃病		胸部病
手少阴经	心病	神志病	

表2-2　手三阳经腧穴分经主治规律

经名	本经主治	二经相同主治	三经相同主治
手阳明经	前头、鼻、口齿病		
手少阳经	侧头、胁肋病		眼病、咽喉病、热病
手太阳经	后头、肩胛病，神志病	耳病	

表2-3　足三阳经腧穴分经主治规律

经名	本经主治	二经相同主治	三经相同主治
足阳明经	前头、口齿、咽喉病，胃肠病		
足少阳经	侧头、耳病、项、胁肋病，胆病		神志病、热病
足太阳经	后头、项、背腰病，肛肠病	眼病	

表2-4　足三阴经腧穴分经主治规律

经名	本经主治	二经相同主治	三经相同主治
足太阴经	脾胃病		
足厥阴经	肝病		腹部病、妇科病
足少阴经	肾、肺、咽喉病	前阴病	

表2-5　任脉、督脉腧穴分经主治规律

经名	本经主治	二经相同
任脉	中风脱证、虚寒、下焦病	
督脉	中风昏迷、热病、头部病	神志病、脏腑病、妇科病

（二）分部主治规律

分部主治，是指处于身体某一部位的腧穴均可治疗该部位的病证及某类病证。由于每一条经脉所属的腧穴分布位置不同，其主治作用的范围也有差异。临床实践证明，腧穴的主治作用与腧穴的部位密切相关。如颈项和肩胛区的腧穴，主治局部病证，颈项当头与背之间的腧穴，还可主治咽喉、热病和上肢病证；背腰部的腧穴，大多可以治疗背部病、脏腑病、慢性疾患；小腹部的腧穴，除能治疗脏腑疾病外，还能治疗全身性的疾病；胁部的腧穴治疗肝胆病，侧腹的腧穴治疗脾胃病；腰骶部的腧穴，除治疗下焦脏腑病之外，主要用治下肢病证。腧穴的分部主治规律主要与气街、四海的功能相关。各部经穴主治规律见列表和图（表2-6、表2-7，图2-1~图2-6）。

表 2-6　头面颈项部经穴主治规律

分部	主治
前头、侧头区	眼、鼻病
后头区	神志、头部病
项区	神志、咽喉、眼、头项病
眼区	眼病
鼻区	鼻病
颈区	舌、咽喉、气管、颈部病

表 2-7　胸腹背腰部经穴主治规律

前	后	主治
胸膺部	上背部	肺、心病（上焦病）
胁腹部	下背部	肝、胆、脾、胃病（中焦病）
少腹部	腰尻部	前后阴、肾、肠、膀胱病（下焦病）

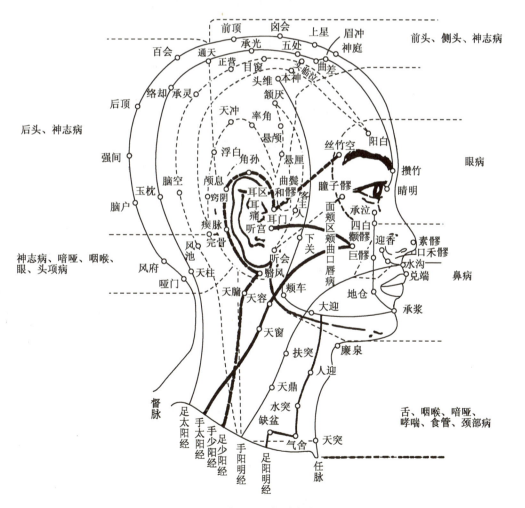

图 2-1　头面颈项部腧穴主治图

27

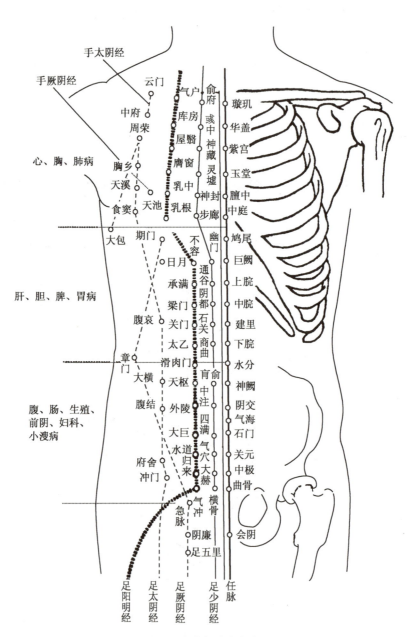

图 2-2 胸腹部腧穴主治图

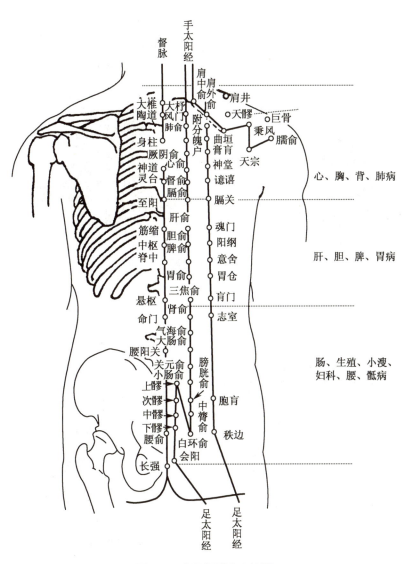

图 2-3 背腰部腧穴主治图

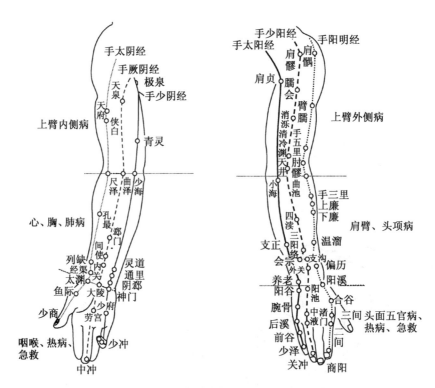

图 2-4　上肢内外侧腧穴主治图

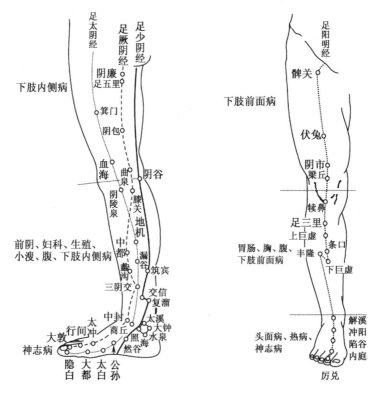

图 2-5　下肢内侧、前面腧穴主治图

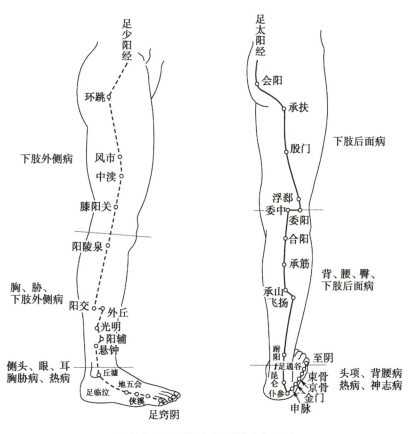

图 2-6　下肢外侧、后面腧穴主治图

第三节　特　定　穴

特定穴是指在十四经中具有特殊治疗作用,并有特定名称的腧穴。包括在四肢肘、膝以下的五输穴、原穴、络穴、郄穴、八脉交会穴、下合穴;在胸腹、背腰部的募穴、背俞穴;在躯干、四肢的八会穴以及分布于全身的交会穴。特定穴在十四经腧穴中不仅在数量上占有相当大的比例,而且是临床最常用的腧穴,其主治规律强,应用范围广,有着极其重要的临床意义。

一、五输穴

五输穴是指十二经脉分布在肘膝关节以下,被称为井、荥、输、经、合的 5 个腧穴。五输穴首见于《灵枢·九针十二原》,其记载为:"所出为井,所溜为荥,所注为腧,所行为经,所入为合。"这是古人采用取类比象的方法,把经气运行过程用自然界的水流由小到大,由浅入深的变化来比喻形容。《灵枢·本输》详细载述了各经井、荥、输、经、合各穴的名称和具体位置,独缺手少阴心经的五输穴,至《针灸甲乙经》才补充完备。

五输穴是按井、荥、输、经、合的顺序,从四肢末端向肘、膝方向依次排列。"井"穴多位于手足之端,喻作水的源头,是经气所出的部位,即"所出为井"。"荥"穴多位于掌指或跖趾关节之前,喻作水流尚微,萦迂未成大流,是经气流行的部位,即"所溜为荥"。"输"穴多位于掌指或跖趾关节之后,喻作水流由小而大,由浅注深,是经气渐盛,由此注彼的部位,即

笔记栏

"所注为腧"。"经"穴多位于腕踝关节以上,喻作水流变大,畅通无阻,是经气正盛运行经过的部位,即"所行为经"。"合"穴位于肘膝关节附近,喻作溪流河水最后汇入大江大海,是经气由此深入,进而会合于脏腑的部位,即"所入为合"。

由于每条经有 5 个穴位属于五输穴,故人体共有五输穴 60 个。

二、原穴、络穴

原穴是指脏腑原气输注、经过和留止于十二经脉四肢部的腧穴,又称"十二原"。十二经脉在腕、踝关节附近各有的一个原穴。"原"指本原、原气之意,是人体生命活动的原动力。原穴名称首载于《灵枢·九针十二原》。阴经的原穴与五输穴中的输穴为同一穴,所谓"阴经之输并于原"(《类经图翼》),或称作"以输为原"。而阳经则除输穴外,还另有一个原穴。《难经·六十二难》指出:"三焦行诸阳,故置一输名曰原。"

络穴是指络脉在经脉分出之处的穴位。"络",是联络的意思。络穴名称首载于《灵枢·经脉》。十二经在肘膝关节以下各有一络穴,加上位于上腹部任脉的络穴、尾骶部督脉的络穴和胸胁部的脾之大络,合称"十五络穴"。

三、背俞穴、募穴

背俞穴是指脏腑之气输注于背腰部的腧穴,又称为"俞穴"。"俞"有输注、转输之意。背俞穴的名称首见于《灵枢·背腧》。背俞穴分布于背腰部膀胱经第一侧线上,大体依脏腑所处位置的高低而上下排列。六脏六腑(加上心包)各有一相应的背俞穴,共 12 个,主要依据脏腑的名称来命名。

募穴是指脏腑之气结聚于胸腹部的腧穴,又称为"腹募穴"。"募",有聚集、汇合之意。募穴的名称首见于《素问·奇病论》。募穴分布在胸腹部相关经脉上,均位于相应脏腑的附近。六脏六腑(加上心包)各有一相应的募穴,共 12 个。

四、八会穴

八会穴是指脏、腑、气、血、筋、脉、骨、髓所会聚的 8 个腧穴。"会",是聚会的意思。八会穴首载于《难经·四十五难》。八会穴分布在躯干部和四肢部,其中脏、腑、气、血、骨之会穴位于躯干部,筋、脉、髓之会穴位于四肢部。

五、郄穴

郄穴是指十二经脉和奇经八脉中的阴维脉、阳维脉、阴跷脉、阳跷脉经气深聚的部位。郄与"隙"通,是空隙、间隙的意思,其名称和位置首载于《针灸甲乙经》。郄穴大多分布于四肢肘膝关节以下,共有 16 个郄穴。

六、下合穴

下合穴是指六腑之气下合于下肢足三阳经的 6 个腧穴,又称"六腑下合穴"。下合穴首见于《灵枢·邪气脏腑病形》。其中胃、胆、膀胱的下合穴,与本经五输穴中的合穴为同一穴位;大肠、小肠的下合穴位于胃经,三焦的下合穴位于膀胱经。6 个穴位都分布在足三阳经膝关节附近及以下部位。

七、八脉交会穴

八脉交会穴是指奇经八脉与十二经脉之气相通的 8 个腧穴,原称"交经八穴""流注八穴"八脉八穴"。首见于窦默《针经指南》。八脉交会穴均分布于腕踝关节附近。

八、交会穴

交会穴是指两经或数经相交会合的腧穴。其记载始见于《针灸甲乙经》。交会穴多分布于头面、躯干部。历代文献对交会穴的记载略有不同,但绝大部分内容出自《针灸甲乙经》。

第四节 腧穴定位法

腧穴定位法是指确定腧穴位置的基本方法,又称"取穴法"。准确定位腧穴与针灸临床疗效关系密切。常用的定位方法有:体表解剖标志定位法、骨度分寸定位法、手指同身寸定位法和简便取穴定位法。

一、体表解剖标志定位法

是以人体的各种体表解剖标志为依据来确定腧穴位置的方法,又称"自然标志定位法"。体表标志,主要指分布于全身体表的骨性标志和肌性标志,可分为固定标志和活动标志两类,分述如下。

(一) 固定标志

是指各部位由骨节、肌肉所形成的突起、凹陷,以及五官轮廓、发际、爪甲、乳头、肚脐等,是自然姿势下可见的标志,可以借助这些标志确定腧穴的位置。如鼻尖取素髎,两眉中间取印堂,两乳中间取膻中,脐旁2寸取天枢,腓骨小头前下方凹陷中取阳陵泉,俯首显示最高的第7颈椎棘突下取大椎等。此外,背腰部穴的取穴标志,如肩胛冈平第3胸椎棘突,肩胛骨下角平第7胸椎棘突,髂嵴平第4腰椎棘突等。

(二) 活动标志

是指各部位的关节、肌肉、肌腱、皮肤随着活动而出现空隙、凹陷、皱纹、尖端等,是在活动姿势下才会出现的标志,据此可确定腧穴的位置。如微张口,耳屏正中前缘凹陷中听宫;屈肘于横纹头处取曲池;外展上臂时肩峰前下方的凹陷中取肩髃;拇指翘起,当拇长、短伸肌腱之间的凹陷中取阳溪等。

人体的体表解剖标志,尤其是骨性标志的位置比较恒定,临床应用体表标志取穴法准确性最高,是确定腧穴位置的主要依据。但此法临床应用有一定的局限性,因为只有部分穴位分布于体表标志处。

二、骨度分寸定位法

是指以患者体表骨节为主要标志测量周身各部的长度和宽度,定出分寸,用于腧穴定位的方法,古称"骨度法"。杨上善说:"以此为定分,立经脉,并取空穴。"折量分寸是以患者本人的身材为依据的。《灵枢·骨度》所测量的人体高度为7尺5寸,其横度(两臂外展,两手平伸,以中指端为准)也是7尺5寸。取用时,将设定的骨节两端之间的长度折成为一定的等份,每一等份为1寸。不论男女老幼、高矮胖瘦,一概以此标准折量作为量取腧穴的依据。常用全身各部骨度折量寸如下(表2-8,图2-7)。

表 2-8 常用骨度折量寸表

部位	起止点	折量寸	度量法	说明
头面部	前发际正中至后发际正中	12	直寸	用于确定头部腧穴的纵向距离
	眉间(印堂)至前发际正中	3	直寸	用于确定前发际及其头部腧穴的纵向距离
	第7颈椎棘突下(大椎)至后发际正中	3	直寸	用于确定后发际及其头部腧穴的纵向距离
	两额角发际(头维)之间	9	横寸	用于确定头前部腧穴的横向距离
	耳后两乳突(完骨)之间	9	横寸	用于确定头后部腧穴的横向距离
胸腹胁部	胸骨上窝(天突)至剑胸结合中点(歧骨)	9	直寸	用于确定胸部任脉穴的纵向距离
	剑胸结合中点(歧骨)至脐中	8	直寸	用于确定上腹部腧穴的纵向距离
	脐中至耻骨联合上缘(曲骨)	5	直寸	用于确定下腹部腧穴的纵向距离
	腋窝顶点至第11肋游离端(章门)	12	直寸	用于确定胁肋部腧穴的纵向距离
	两肩胛骨喙突内侧缘之间	12	横寸	用于确定胸部腧穴的横向距离
	两乳头之间	8	横寸	用于确定胸腹部腧穴的横向距离
背腰部	肩胛骨内侧缘至后正中线	3	横寸	用于确定背腰部腧穴的横向距离
	大椎以下至尾骶	21椎		用于确定背腰部腧穴的纵向距离
上肢部	腋前、后纹头至肘横纹(平尺骨鹰嘴)	9	直寸	用于确定上臂部腧穴的纵向距离
	肘横纹(平尺骨鹰嘴)至腕掌(背)侧远端横纹	12	直寸	用于确定前臂部腧穴的纵向距离
下肢部	耻骨联合上缘至髌底	18	直寸	用于确定大腿部腧穴的纵向距离
	髌底至髌尖	2	直寸	
	髌尖(膝中)至内踝尖	15	直寸	用于确定小腿内侧部腧穴的纵向距离
	胫骨内侧髁下方(阴陵泉)至内踝尖	13	直寸	用于确定小腿内侧部腧穴的纵向距离
	股骨大转子至腘横纹(平髌尖)	19	直寸	用于确定大腿部前外侧部腧穴的纵向距离
	臀沟至腘横纹	14	直寸	用于确定大腿后部腧穴的纵向距离
	腘横纹(平髌尖)至外踝尖	16	直寸	用于确定小腿外侧部腧穴的纵向距离
	内踝尖至足底	3	直寸	用于确定足内侧部腧穴的纵向距离

骨度分寸定位法通常是以体表标志为基准,测量全身各部的长度或宽度,临床常配合体表标志定位法使用,适用穴位多,准确性较高,并可补充体表标志定位法的局限性。

三、手指同身寸定位法

是指以患者本人的手指所规定的尺寸来定取穴位的定位方法,又称"手指比量法"和"指寸法"。常用的有中指同身寸、拇指同身寸和横指同身寸3种。

(一) 中指同身寸

以患者中指屈曲时中节桡侧两端纹头之间的距离为1寸(图2-8)。

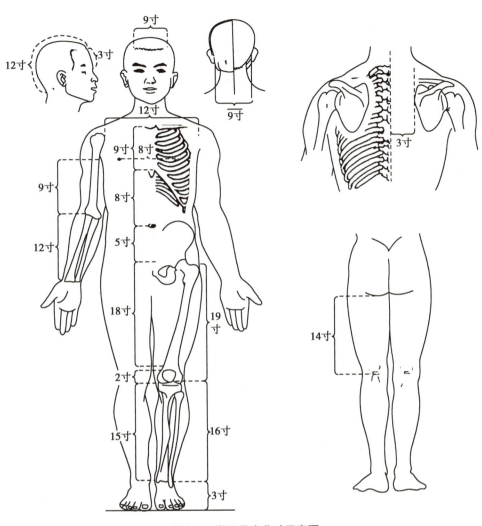

图 2-7　常用骨度分寸示意图

(二) 拇指同身寸

以患者拇指指间关节之宽度为 1 寸 (图 2-9)。

(三) 横指同身寸

令患者第 2~5 指并拢,以中指中节横纹为准,其 4 指的宽度作为 3 寸 (图 2-10),四指相并名曰 "一夫",故又称 "一夫法"。

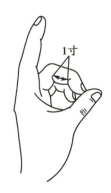

图 2-8　中指同身寸

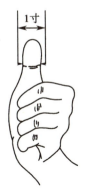

图 2-9　拇指同身寸

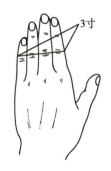

图 2-10　横指同身寸
（一夫法）

四、简便取穴定位法

简便取穴法是一种简便易行的腧穴定位方法。常用的简便取穴方法有：两手伸开，虎口自然平直交叉，一手食指压在另一手腕后高骨，当食指端处取列缺；半握拳，当中指端所指处取劳宫；立正姿势，两手自然下垂，于中指端处取风市；垂肩屈肘，于平肘尖处取章门；两耳角直上连线中点取百会等。简便取穴法是一种辅助取穴方法。

学习小结

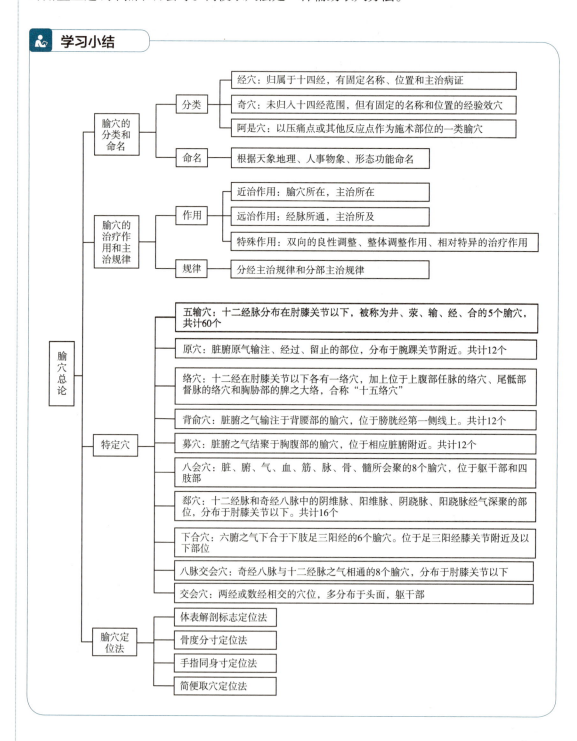

- 腧穴的分类和命名
  - 分类
    - 经穴：归属于十四经，有固定名称、位置和主治病证
    - 奇穴：未归入十四经范围，但有固定的名称和位置的经验效穴
    - 阿是穴：以压痛点或其他反应点作为施术部位的一类腧穴
  - 命名
    - 根据天象地理、人事物象、形态功能命名

- 腧穴的治疗作用和主治规律
  - 作用
    - 近治作用：腧穴所在，主治所在
    - 远治作用：经脉所通，主治所及
    - 特殊作用：双向的良性调整、整体调整作用、相对特异的治疗作用
  - 规律
    - 分经主治规律和分部主治规律

- 腧穴总论
  - 特定穴
    - 五输穴：十二经脉分布在肘膝关节以下，被称为井、荥、输、经、合的5个腧穴，共计60个
    - 原穴：脏腑原气输注、经过、留止的部位，分布于腕踝关节附近。共计12个
    - 络穴：十二经在肘膝关节以下各有一络穴，加上位于上腹部任脉的络穴、尾骶部督脉的络穴和胸胁部的脾之大络，合称"十五络穴"
    - 背俞穴：脏腑之气输注于背腰部的腧穴，位于膀胱经第一侧线上。共计12个
    - 募穴：脏腑之气结聚于胸腹部的腧穴，位于相应脏腑附近。共计12个
    - 八会穴：脏、腑、气、血、筋、脉、骨、髓所会聚的8个腧穴，位于躯干部和四肢部
    - 郄穴：十二经脉和奇经八脉中的阴维脉、阳维脉、阴跷脉、阳跷脉经气深聚的部位，分布于肘膝关节以下。共计16个
    - 下合穴：六腑之气下合于下肢足三阳经的6个腧穴。位于足三阳经膝关节附近及以下部位
    - 八脉交会穴：奇经八脉与十二经脉之气相通的8个腧穴，分布于肘膝关节以下
    - 交会穴：两经或数经相交的穴位，多分布于头面、躯干部
  - 腧穴定位法
    - 体表解剖标志定位法
    - 骨度分寸定位法
    - 手指同身寸定位法
    - 简便取穴定位法

（李 瑛）

笔记栏

扫一扫
测一测

复习思考题

1. 什么是腧穴？腧穴在防治疾病方面主要有哪些作用？
2. 什么是腧穴的远治作用？试举例说明。
3. 腧穴一般分为几类？各有什么特点？
4. 何谓特定穴？简述各类特定穴的概念。
5. 什么是骨度分寸定位法？如何运用？

◇◇◇　　第三章　　◇◇◇

经络腧穴各论

学习目标

1. 掌握十四经脉的循行分布及与脏腑、器官的联系,重点腧穴的定位、主治和操作要求。
2. 掌握十四经腧穴的主治概要。
3. 熟悉十四经脉的主要病候。
4. 熟悉络脉、经筋的循行及主要病候;经别的循行。

03章01节PPT

PPT 课件

第一节　手太阴经络及其腧穴

一、手太阴经络

(一)经脉循行及其主要病候

手太阴肺经,起于中焦,向下联络大肠,回绕过来沿胃上口,穿过横膈,入属于肺脏。从"肺系"[1]向下横行至腋下,向下沿上臂内侧前缘,行手少阴经和手厥阴经前面,下行至肘窝中,沿前臂内侧桡骨尺侧缘下行,入寸口(桡动脉搏动处),经过鱼际,再沿大鱼际桡侧循行,止于拇指桡侧端。

手腕后方的支脉:从腕后列缺分出,沿食指桡侧走向食指桡侧端,与手阳明大肠经相接。

《灵枢·经脉》:肺手太阴之脉,起于中焦,下络大肠,还循胃口,上膈属肺。从肺系横出腋下,下循臑[2]内,行少阴、心主之前,下肘中,循臂内上骨下廉,入寸口,上鱼,循鱼际,出大指之端。其支者,从腕后直出次指内廉,出其端(图3-1)。

是动则病[3]肺胀满膨膨而喘咳,缺盆中痛,甚则交两手而瞀[4],此为臂厥[5]。是主肺所生病[6]者,咳,上气喘渴,烦心胸满,臑臂内前廉痛厥,掌中热。气盛有余,则肩背痛风寒,汗出中风,小便数而欠[7]。气虚则肩背痛寒,少气不足以息,溺色变。

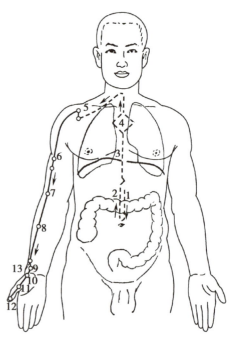

图 3-1　手太阴经脉循行图

38

【注释】[1]肺系：肺与喉咙相联系的组织。[2]臑：自肩至肘前侧靠近腋部的隆起的肌肉。[3]是动则病：本经经气异常所引起的病变。[4]瞀：眼睛昏花。[5]臂厥：前臂部气血阻逆所引起的厥冷、麻木、疼痛等病证。[6]是主肺所生病：肺经腧穴所能治疗的病证。[7]欠：张口出气。

（二）络脉循行及其主要病候

《灵枢·经脉》：手太阴之别，名曰列缺。起于腕上分间，并太阴之经直入掌中，散入于鱼际。其病：实则手锐掌热，虚则欠㰦，小便遗数。取之去腕一寸半，别走阳明也。

（三）经别循行

《灵枢·经别》：手太阴之正，别入渊腋少阴之前，入走肺，散之大肠，上出缺盆，循喉咙，复合阳明。

（四）经筋循行及其主要病候

《灵枢·经筋》：手太阴之筋，起于大指之上，循指上行，结于鱼后。行寸口外侧，上循臂，结肘中。上臑内廉，入腋下，出缺盆，结肩前髃。上结缺盆，下结胸里，散贯贲，合贲下，抵季胁。其病：当所过者支转筋痛，甚成息贲，胁急吐血。

（五）主治概要

1. 肺、胸、咽喉部等肺系相关病证　咳嗽、气喘、咯血、咽喉肿痛、胸痛等。
2. 经脉循行部位的其他病证　肩背痛、肘臂挛痛、手腕痛等。

二、手太阴肺经腧穴（11 穴）

（一）中府*（Zhōngfǔ，LU1）　肺募穴；手、足太阴经交会穴（标"*"者为要求重点掌握的穴位，下同）

【定位】在胸部，横平第 1 肋间隙，锁骨下窝外侧，前正中线旁开 6 寸（图 3-2）。

【局部解剖】浅层布有锁骨上中间神经、第 1 肋间神经外侧皮支、头静脉等。深层有胸肩峰动、静脉和胸内、外侧神经。

【主治】①咳嗽、胸痛、咯血、肺胀满、胸中烦满、气喘等肺胸病证；②肩臂痛。

【操作】向外斜刺或平刺 0.5~0.8 寸，不可向内侧深刺，以免伤及肺脏。

（二）云门（Yúnmén，LU2）

【定位】在胸部，锁骨下窝凹陷中，肩胛骨喙突内缘，前正中线旁开 6 寸（图 3-2）。

【局部解剖】浅层有头静脉、锁骨上中间神经。深层有胸肩峰动、静脉支，腋神经肌支、胸内、外侧神经的分支。

【主治】①咳嗽、胸痛、胸中烦热、气喘等肺胸病证；②肩臂痛。

【操作】向外斜刺 0.5~0.8 寸，不可向内侧深刺，以免伤及肺脏。

图 3-2　中府等穴位图

（三）天府（Tiānfǔ，LU3）

【定位】在臂前区，腋前纹头下 3 寸，肱二头肌桡侧缘处（图 3-3）。

【局部解剖】浅层有头静脉、臂外侧皮神经。深层布有肱动、静脉的肌支和肌皮神经的分支。

【主治】①咳嗽、气喘、鼻衄等肺系病证；②瘿气；③上臂内侧疼痛。

【操作】直刺 0.5~1 寸。

（四）侠白（Xiábái，LU4）

【定位】在臂前区，腋前纹头下 4 寸，肱二头肌桡侧缘处（图 3-3）。

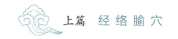

【局部解剖】浅层有头静脉,臂外侧皮神经。深层布有肱动、静脉的肌支和肌皮神经的分支。

【主治】①咳嗽、气喘等肺系病证;②烦满,干呕;③上臂内侧痛。

【操作】直刺 0.5~1 寸。

(五) 尺泽*(Chǐzé,LU5) 合穴

【定位】在肘区,肘横纹上,肱二头肌腱桡侧缘凹陷中(图 3-4)。

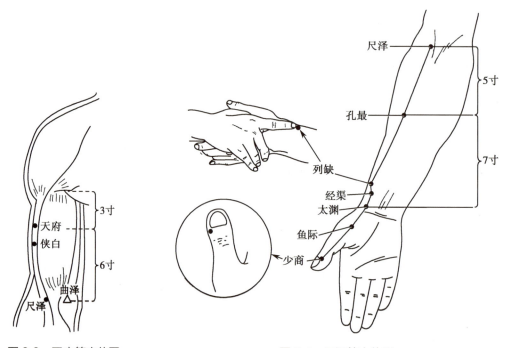

图 3-3 天府等穴位图　　　　图 3-4 尺泽等穴位图

【局部解剖】浅层有头静脉,前臂外侧皮神经等。深层有桡神经,桡侧副动、静脉前支,肌皮神经支,桡侧返动、静脉等。

【主治】①咳嗽、气喘、咽喉肿痛、咯血等肺系病证;②潮热;③胸部胀满;④肘臂挛痛;⑤小儿惊风、急性腹痛、吐泻等急症。

【操作】直刺 0.8~1.2 寸,或点刺出血。

(六) 孔最*(Kǒngzuì,LU6) 郄穴

【定位】在前臂前区,腕掌侧远端横纹上 7 寸,尺泽(LU5)与太渊(LU9)连线上(图 3-4)。

【局部解剖】浅层内布有头静脉和前臂外侧皮神经的分支。深层有桡动、静脉,桡神经浅支等。

【主治】①咳嗽、气喘、咯血、鼻衄、咽喉肿痛等肺系病证;②失音;③热病无汗;④痔血;⑤肘臂挛痛。

【操作】直刺 0.5~1 寸。

(七) 列缺*(Lièquē,LU7) 络穴;八脉交会穴,通任脉

【定位】在前臂,腕掌侧远端横纹上 1.5 寸,拇短伸肌腱与拇长展肌腱之间,拇长展肌腱沟的凹陷中(图 3-4)。

简便取穴法:两手虎口自然平直交叉,一手食指按在另一手桡骨茎突上,指尖下凹陷中是穴。

【局部解剖】浅层布有头静脉前臂外侧皮神经和桡神经浅支。深层有桡动、静脉的分支。

【主治】①咳嗽、气喘、咽喉肿痛等肺系病证；②外感头痛、项强、齿痛、口㖞等头面五官疾患；③手腕痛。

【操作】斜刺 0.5~0.8 寸。

(八) 经渠(Jīngqú,LU8) 经穴

【定位】在前臂前区，腕掌侧远端横纹上 1 寸，桡骨茎突与桡动脉之间(图 3-4)。

【局部解剖】浅层布有前臂外侧皮神经和桡神经浅支。深层有桡动、静脉。

【主治】①咳嗽、气喘、胸痛、喉痹等肺系病证；②手腕痛。

【操作】避开桡动脉，直刺 0.3~0.5 寸。

(九) 太渊*(Tàiyuān,LU9) 输穴；原穴；八会穴之脉会

【定位】在腕前区，桡骨茎突与手舟骨之间，拇长展肌腱尺侧凹陷中(图 3-4)。

【局部解剖】浅层有前臂外侧皮神经，桡神经浅支和桡动脉掌浅支等分布。深层有桡动、静脉等。

【主治】①咳嗽、气喘、咯血、喉痹等肺系病证；②无脉症；③胸痛，缺盆中痛，腕臂痛。

【操作】避开桡动脉，直刺 0.3~0.5 寸。

(十) 鱼际*(Yújì,LU10) 荥穴

【定位】在手外侧，第 1 掌骨桡侧中点赤白肉际处(图 3-4)。

【局部解剖】浅层有正中神经掌皮支及桡神经浅支等分布。深层有正中神经肌支和尺神经肌支。

【主治】①咳嗽、气喘、咯血、失音、喉痹、咽干等肺系病证；②外感发热，掌中热；③小儿疳积。

【操作】直刺 0.5~0.8 寸。

(十一) 少商*(Shàoshāng,LU11) 井穴

【定位】在手指，拇指末节桡侧，指甲根角侧上方 0.1 寸(图 3-4)。

【局部解剖】有正中神经的指掌侧固有神经之指背支和拇主要动、静脉与第 1 掌背动、静脉分支所形成的动、静脉网。

【主治】①咳嗽、气喘、咽喉肿痛、鼻衄等肺系病证；②中暑，发热；③昏迷，癫狂；④指肿，麻木。

【操作】浅刺 0.1 寸，或点刺出血。

手太阴肺经腧穴总图见图 3-5。

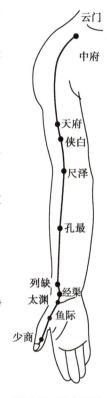

图 3-5 手太阴肺经腧穴图

第二节 手阳明经络及其腧穴

一、手阳明经络

(一) 经脉循行及其主要病候

手阳明大肠经，起于食指桡侧端，沿食指桡侧，经过第 1、2 掌骨之间，上行至腕后拇长伸肌腱和拇短伸肌腱之间，沿前臂外侧前缘，至肘部外侧，再沿上臂外侧前缘上行至肩上，经肩峰前，向上循行至背部的大椎处，再向前行进入缺盆，络于肺，下行穿过横膈，属于大肠。其

PPT 课件

支脉：从缺盆上行至颈部，经面颊进入下齿中，又返回经口角至上口唇，交会于人中，止于对侧鼻孔旁。

《灵枢·经脉》：大肠手阳明之脉，起于大指次指之端，循指上廉，出合谷两骨之间，上入两筋之中，循臂上廉，入肘外廉，上臑外前廉，上肩，出髃骨[1]之前廉，上出于柱骨之会上[2]，下入缺盆[3]，络肺，下膈，属大肠。其支者，从缺盆上颈，贯颊，入下齿中，还出挟口，交人中，左之右、右之左，上挟鼻孔（图3-6）。

是动则病齿痛颈[4]肿。是主津液[5]所生病者，目黄[6]口干，鼽衄[7]，喉痹[8]，肩前臑痛，大指次指痛不用。气有余，则当脉所过者热肿；虚，则寒栗不复[9]。

【注释】[1]髃骨：肩胛骨肩峰部。[2]柱骨之会上："柱骨"意指颈椎，柱骨之"会上"指大椎。[3]缺盆：指锁骨上窝部。[4]颈：《太素》卷八、《脉经》卷六第八、《素问·至真要大论》新校正引《甲乙》并作颔。《千金》卷十八作"颊"。[5]津液：《太素》卷十八、《脉经》卷六第八、《千金》卷十八、《图经》卷一"津"下并无"液"字。[6]目黄：指眼睛黄昏，不同于黄疸。[7]鼽衄：鼽为鼻流清涕。衄为鼻出血。[8]喉痹：咽喉肿痛，闭塞不通。[9]寒栗不复：发冷颤抖，难以回温。

（二）络脉循行及其主要病候

《灵枢·经脉》：手阳明之别，名曰偏历，去腕三寸，别入太阴；其别者，上循臂，乘肩髃，上曲颊偏齿；其别者，入耳，合于宗脉。实则龋、聋；虚则齿寒、痹膈，取之所别也。

（三）经别循行

《灵枢·经别》：手阳明之正，从手循膺乳，别于肩髃，入柱骨，下走大肠，属于肺，上循喉咙。出缺盆，合于阳明也。

（四）经筋循行及其主要病候

《灵枢·经筋》：手阳明之筋，起于大指次指之端，结于腕，上循臂，上结于肘外；上臑，结于髃。其支者，绕肩胛，挟脊；直者，从肩髃上颈；其支者，上颊，结于頄；直者，上出手太阳之前，上左角，络头，下右颔。其病：当所过者支痛及转筋，肩不举，颈不可左右视。

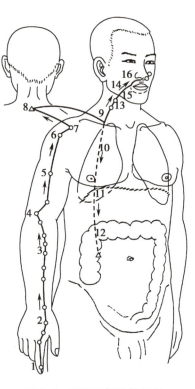

图3-6　手阳明经脉循行图

（五）主治概要

1. 头面五官病证　头痛、鼻衄、齿痛、咽喉肿痛、口眼㖞斜、耳聋等。
2. 肠腑病证　腹胀、腹痛、肠鸣、泄泻等。
3. 皮肤病证　湿疹、瘾疹、荨麻疹、痤疮等。
4. 神志病证　昏迷、癫狂等。
5. 热病　热病汗出。
6. 经脉循行部位的其他病证　手臂肩部酸痛麻木、上肢不遂等。

二、手阳明大肠经腧穴（20穴）

（一）商阳*（Shāngyáng，LI1）　井穴

【定位】在手指，食指末节桡侧，指甲根角侧上方0.1寸（图3-7）。

【局部解剖】有正中神经的指掌侧固有神经之指背支和食指桡侧动、静脉与第1掌背动、静脉分支所形成的动、静脉网。

【主治】①热病，昏迷；②耳聋、青盲、咽喉肿痛、颐颔肿、齿痛等五官病证；③手指麻木。

【操作】浅刺 0.1 寸,或点刺出血。

(二) 二间(Èrjiān,LI2)　荥穴

【定位】在手指,第 2 掌指关节桡侧远端赤白肉际处(图 3-7)。

【局部解剖】浅层神经有桡神经的指背神经与正中神经的指掌侧固有神经双重分布,血管有第 1 掌背动、静脉的分支和食指桡侧动、静脉的分支。深层有正中神经的肌支。

【主治】①热病;②咽喉肿痛、鼻衄、目痛、齿痛等五官病证;③手指屈伸不利,食指疼痛。

【操作】直刺 0.2~0.3 寸。

(三) 三间(Sānjiān,LI3)　输穴

【定位】在手背,第 2 掌指关节桡侧近端凹陷中(图 3-7)。

【局部解剖】浅层神经有桡神经的指背神经与正中神经的指掌侧固有神经双重分布,血管有手背静脉网,第 1 掌背动、静脉和食指桡侧动、静脉的分支。深层布有尺神经深支和正中神经肌支。

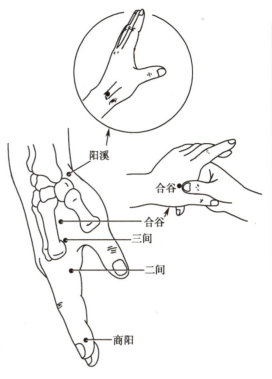

图 3-7　商阳等穴位图

【主治】①身热;②目痛、齿痛、咽喉肿痛等五官病证;③手指及手背麻木、肿痛;④腹胀、腹痛、肠鸣、泄泻、痢疾等肠腑病证。

【操作】直刺 0.5~0.8 寸。

(四) 合谷*(Hégǔ,LI4)　原穴

【定位】在手背,第 2 掌骨桡侧的中点处(图 3-7)。

简便取穴法:以一手的拇指指间关节横纹,放在另一手拇、食指之间的指蹼缘上,当拇指尖下是穴。

【局部解剖】浅层布有桡神经浅支,手背静脉网的桡侧部和第 1 掌背动、静脉的分支或属支。深层有尺神经深支的分支等结构。

【主治】①头痛、齿痛、目赤肿痛、咽喉肿痛、牙关紧闭、口㖞、鼻衄、耳聋、痄腮等头面五官病证;②热病;③无汗或多汗;④经闭、滞产、月经不调、痛经、胎衣不下、恶露不止、乳少等妇科病证;⑤上肢疼痛、不遂;⑥皮肤瘙痒、荨麻疹等皮肤科病证;⑦小儿惊风,痉证;⑧腹痛、痢疾、便秘等肠腑病证;⑨牙拔除术、甲状腺手术等面口五官及颈部手术的针麻常用穴。

【操作】直刺 0.5~1 寸。孕妇禁针。

(五) 阳溪*(Yángxī,LI5)　经穴

【定位】在腕区,腕背侧远端横纹桡侧,桡骨茎突远端,解剖学"鼻烟壶"凹陷中(图 3-7)。

【局部解剖】浅层布有头静脉和桡神经浅支等。深层有桡动、静脉的分支或属支。

【主治】①头痛、目赤肿痛、咽喉肿痛、齿痛、耳聋、耳鸣等头面五官病证;②手腕痛,手指拘急。

【操作】直刺 0.5~0.8 寸。

（六）偏历*（Piānlì，LI6） 络穴

【定位】在前臂，腕背侧远端横纹上 3 寸，阳溪（LI5）与曲池（LI11）连线上（图 3-8）。

【局部解剖】浅层布有头静脉的属支，前臂外侧皮神经和桡神经浅支等结构。深层有桡神经的骨间后神经分支。

【主治】①目赤、咽喉肿痛、耳聋、鼻衄等五官病证；②水肿，小便不利；③手臂酸痛；④腹部胀满。

【操作】直刺或斜刺 0.3~0.5 寸。

（七）温溜（Wēnliū，LI7） 郄穴

【定位】在前臂，腕背侧远端横纹上 5 寸，阳溪（LI5）与曲池（LI11）连线上（图 3-8）。

【局部解剖】浅层布有头静脉、前臂外侧皮神经和前臂后皮神经。深层，在桡侧腕长伸肌和桡侧腕短伸肌腱之前有桡神经浅支。

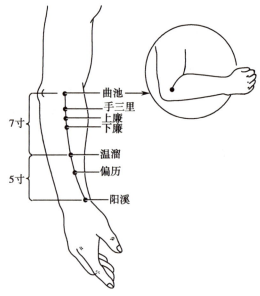

图 3-8 偏历等穴位图

【主治】①头痛、面肿、口舌肿痛、咽喉肿痛等头面五官病证；②肠鸣、腹痛等肠腑病证；③上肢及肩臂痛。

【操作】直刺 0.5~0.8 寸。

（八）下廉（Xiàlián，LI8）

【定位】在前臂，肘横纹下 4 寸，阳溪（LI5）与曲池（LI11）连线上（图 3-8）。

【局部解剖】浅层有前臂外侧皮神经，前臂后皮神经和浅静脉等分布。深层有桡神经深支穿旋后肌。

【主治】①头痛，眩晕，目痛；②腹胀、腹痛、肠鸣等肠腑病证；③肘臂酸痛，上肢不遂。

【操作】直刺 0.5~1 寸。

（九）上廉（Shànglián，LI9）

【定位】在前臂，肘横纹下 3 寸，阳溪（LI5）与曲池（LI11）连线上（图 3-8）。

【局部解剖】浅层有前臂外侧皮神经，前臂后皮神经和浅静脉等分布。深层有桡神经深支穿旋后肌。

【主治】①肩臂酸痛、麻木，半身不遂；②腹痛、肠鸣、泄泻等肠腑病证。

【操作】直刺 0.5~1 寸。

（十）手三里*（Shǒusānlǐ，LI10）

【定位】在前臂，肘横纹下 2 寸，阳溪（LI5）与曲池（LI11）连线上（图 3-8）。

【局部解剖】浅层布有前臂外侧皮神经，前臂后皮神经。深层有桡侧返动、静脉的分支或属支以及桡神经深支。

【主治】①手臂麻痛、肘挛不伸、上肢不遂等上肢病证；②腹胀、泄泻等肠腑病证；③齿痛颊肿。

【操作】直刺 0.8~1.2 寸。

（十一）曲池*（Qūchí，LI11） 合穴

【定位】在肘区，尺泽（LU5）与肱骨外上髁连线的中点处（图 3-8）。

【局部解剖】浅层布有头静脉的属支和前臂后皮神经。深层有桡神经，桡侧返动、静脉和桡侧副动、静脉间的吻合支。

【主治】①目赤肿痛、齿痛、咽喉肿痛等五官病证；②热病；③手臂肿痛、上肢不遂等上肢病证；④瘾疹、湿疹、丹毒、瘰疬等皮外科病证；⑤腹痛、吐泻、痢疾等肠腑病证；⑥头痛，眩晕，癫狂等神志病证；⑦月经不调。

【操作】直刺1~1.5寸。

(十二) 肘髎 (Zhǒuliáo, LI12)

【定位】在肘区，肱骨外上髁上缘，髁上嵴的前缘（图3-9）。

【局部解剖】浅层有前臂后皮神经。深层有桡侧副动、静脉的分支或属支。

【主治】①肘臂疼痛、拘挛、麻木；②瘰疬。

【操作】直刺1~1.5寸。

(十三) 手五里 (Shǒuwǔlǐ, LI13)

【定位】在臂部，肘横纹上3寸，曲池(LI11)与肩髃(LI15)连线上（图3-9）。

【局部解剖】浅层有臂外侧下皮神经和前臂后皮神经。深层有桡侧副动、静脉和桡神经。

【主治】①肩臂挛痛，上肢麻木、肿胀、痿软；②瘰疬。

【操作】直刺0.5~1寸。

(十四) 臂臑 * (Bìnào, LI14)

【定位】在臂部，曲池(LI11)上7寸，三角肌前缘处（图3-9）。

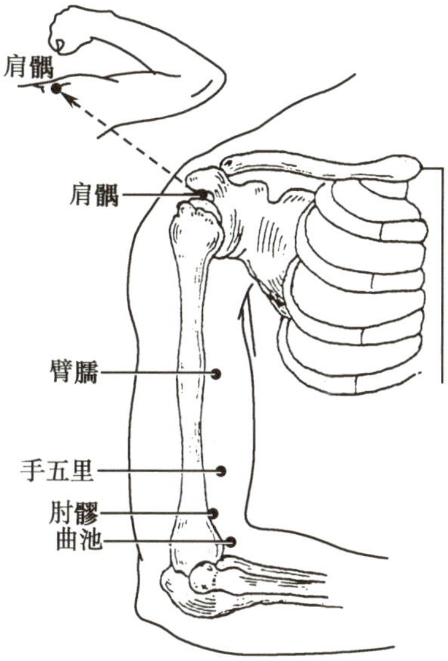

【局部解剖】浅层有臂外侧上、下皮神经等分布。深层有桡神经本干和肱动脉的肌支。

【主治】①肩臂疼痛，颈项拘挛；②瘰疬；③目赤肿痛，目不明。

【操作】直刺或斜刺0.8~1.5寸。

(十五) 肩髃 * (Jiānyú, LI15)　手阳明经与阳跷脉的交会穴

【定位】在三角肌区，肩峰外侧缘前端与肱骨大结节两骨间凹陷中（图3-9）。

简便取穴法：屈臂外展，肩峰外侧缘呈现前后两个凹陷，前下方较深凹陷即是本穴。

【局部解剖】浅层有锁骨上外侧神经、臂外侧上皮神经分布。深层有旋肱后动、静脉和腋神经的分支。

【主治】①肩痛不举，上肢不遂；②瘰疬；③瘾疹。

【操作】直刺或向下斜刺0.8~1.5寸。

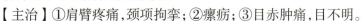

图3-9　肘髎等穴位图

(十六) 巨骨 (Jùgǔ, LI16)　手阳明经与阳跷脉的交会穴

【定位】在肩胛区，锁骨肩峰端与肩胛冈之间凹陷中（图3-10）。

【局部解剖】浅层有锁骨上外侧神经及副神经的分支等分布。深层布有肩胛上神经的分支和肩胛上动、静脉的分布或属支。

【主治】①肩臂挛痛，上肢不遂；②瘰疬，瘿气。

【操作】直刺0.4~0.8寸；或向外下方斜刺0.5~1寸；不可深刺，以免刺入胸腔造成气胸。

(十七) 天鼎 (Tiāndǐng, LI17)

【定位】在颈部，横平环状软骨，胸锁乳突肌后缘（图3-11）。

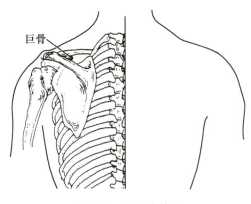

图 3-10 巨骨穴位图

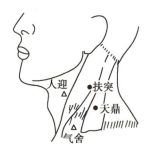

图 3-11 天鼎等穴位图

【局部解剖】浅层内有颈横神经、副神经、耳大神经、枕小神经,颈外静脉和颈阔肌等结构。深层为膈神经的起点,有颈升动、静脉分支或属支,在斜角肌间隙内有臂丛等结构。

【主治】①咽喉肿痛、气哽暴喑、吞咽困难等咽喉病证;②瘰疬,瘿气。

【操作】直刺 0.5~0.8 寸。

(十八) 扶突 *(Fútū,LI18)

【定位】在胸锁乳突肌区,横平喉结,胸锁乳突肌前、后缘中间(图 3-11)。

【局部解剖】浅层有颈横神经、颈阔肌等结构。深层有颈血管鞘。

【主治】①咽喉肿痛、暴喑、吞咽困难等咽喉病证;②呃逆;③瘿气,瘰疬;④咳嗽,气喘;⑤颈部手术针麻用穴。

【操作】直刺 0.5~0.8 寸。针刺要避开颈动脉,不可深刺。一般不使用电针,以免引起迷走神经反应。

(十九) 口禾髎 (Kǒuhéliáo,LI19)

【定位】在面部,横平人中沟上 1/3 与下 2/3 交点,鼻孔外缘直下(图 3-12)。

【局部解剖】浅层有上颌神经的眶下神经分支。深层有上唇动、静脉,眶下动静脉分支和面神经颊支等分布。

【主治】①鼻衄、鼻塞、鼻渊等鼻部疾病;②口㖞、口噤等口部病证。

【操作】直刺或斜刺 0.3~1 寸。

(二十) 迎香 *(Yíngxiāng,LI20)

【定位】在面部,鼻翼外缘中点旁,鼻唇沟中(图 3-12)。

【局部解剖】浅层布有上颌神经的眶下神经分支。深层布有面神经颊支,面动、静脉的分支或属支。

图 3-12 口禾髎等穴位图

【主治】①鼻塞、鼻衄、鼻渊等鼻病;②口㖞、面痒、面肿等口面部病证;③胆道蛔虫病。

【操作】略向内上方斜刺或平刺 0.3~0.5 寸。

手阳明大肠经腧穴总图见图 3-13。

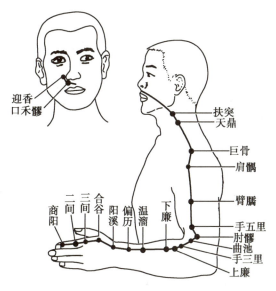

图 3-13　手阳明大肠经腧穴图

（倪光夏）

第三节　足阳明经络及其腧穴

PPT 课件

一、足阳明经络

（一）经脉循行及其主要病候

足阳明胃经,起于鼻旁,上行至鼻根部,与足太阳经脉交会,向下沿鼻外侧,进入上齿龈中,回出环绕口唇,向下交会于颏唇沟承浆穴,再向后沿下颌下缘至大迎穴,沿下颌角至颊车穴,上行耳前,经过上关穴,沿发际到达前额;面部支脉:从大迎前向下到人迎穴,沿喉咙进入缺盆部,向下通过横膈,属于胃,联络脾;胸部支脉:从缺盆沿乳房内侧下行,经脐旁到少腹两侧气冲穴;腹部支脉:从胃口分出,沿腹里向下至气冲会合。再由此下行至髀关,直抵伏兔部,下至膝关节中。沿胫骨外侧前缘,下经足跗,进入第二足趾外侧端;胫部支脉:从膝下 3 寸分出,下行进入足中趾外侧;足部支脉:从足背分出,沿足大趾内侧端直行出末端与足太阴脾经相接。

《灵枢·经脉》:胃足阳明之脉,起于鼻之交頞[1]中,旁纳太阳之脉,下循鼻外,入上齿中,还出挟口,环唇,下交承浆,却循颐[2]后下廉,出大迎,循颊车,上耳前,过客主人[3],循发际,至额颅。其支者,从大迎前下人迎,循喉咙,入缺盆,下膈,属胃络脾。其直者,从缺盆下乳内廉,下挟脐,入气街[4]中。其支者,起于胃口[5],下循腹里,下至气街中而合,以下髀关,抵伏兔,下膝膑中,下循胫外廉,下足跗,入中指内间[6]。其支者,下廉三寸而别,下入中指外间。其支者,别跗上,入大指间,出其端(图 3-14)。

是动则病洒洒[7]振寒,善呻,数欠,颜黑,病至则恶人与火,闻木声则惕然而惊,心欲动,独闭户塞牖而处,甚则欲上高而歌,弃衣而走,贲响[8]腹胀,是为骭厥[9]。是主血所生病[10]者,狂,疟,温淫[11],汗出,鼽衄,口㖞,唇胗,颈肿,喉痹,大腹水肿,膝膑肿痛,循膺、乳、气街、股、伏兔、骭外廉、足跗上皆痛,中指不用。气盛则身以前皆热,其有余于胃,则消谷善饥,溺色黄;气不足,则身以前皆寒栗,胃中寒则胀满。

47

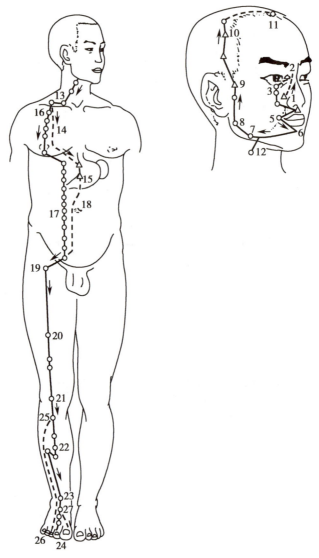

图 3-14　足阳明经脉循行图

【注释】[1]頞(è):鼻根。[2]颐:口角后,下颌部。[3]客主人:指上关穴。[4]气街:指气冲部,当股动脉搏动处。[5]胃口:指胃下口,即幽门部。[6]中指内间:内间指内侧趾缝,实则止于第2趾侧端。[7]洒洒:恶寒貌。[8]贲响:指肠鸣。[9]骭厥:足胫部气血阻逆。[10]是主血所生病:张介宾注:"中焦受谷,变化而赤为血,故阳明为多气多血之经,而主血所生病者。"[11]温淫:指热性病证。

(二)络脉循行及其主要病候

《灵枢·经脉》:足阳明之别,名曰丰隆。去踝八寸,别走太阴;其别者,循胫骨外廉,上络头项,合诸经之气,下络喉嗌。其病:气逆则喉痹瘁瘖。实则狂癫,虚则足不收,胫枯。取之所别也。

(三)经别循行

《灵枢·经别》:足阳明之正,上至髀,入于腹里,属胃,散之脾,上通于心,上循咽,出于口,上頞䪼,还系目系,合于阳明也。

(四)经筋循行及其主要病候

《灵枢·经筋》:足阳明之筋,起于中三指,结于跗上,邪外上加于辅骨,上结于膝外廉,直上结于髀枢,上循胁,属脊。其直者,上循骬,结于膝;其支者,结于外辅骨,合少阳。其直者,上循伏兔,上结于

48

髀,聚于阴器,上腹而布,至缺盆而结,上颈,上挟口,合于顺,下结于鼻,上合于太阳。太阳为目上网,阳明为目下网;其支者,从颊结于耳前。其病:足中指支,胫转筋,脚跳坚,伏兔转筋,髀前肿,㿉疝,腹筋急,引缺盆及颊,卒口僻,急者目不合,热则筋纵,目不开。颊筋有寒则急引颊移口;有热则筋弛纵缓不胜收,故僻。

(五) 主治概要

1. 脾胃病证　胃痛、呕吐、腹痛、腹胀、肠鸣、泄泻、便秘等。
2. 头面五官病证　头痛、眩晕、面痛、口㖞、眼睑瞤动、齿痛、目赤肿痛、近视等。
3. 神志病证　癫狂、谵语、吐舌。
4. 热病。
5. 妇科病证　经闭、痛经、月经不调等。
6. 经脉循行部位的其他病证　下肢痿痹、中风瘫痪、足背肿痛、乳痈等。

二、足阳明胃经腧穴 (45 穴)

(一) 承泣 *(Chéngqì,ST1)　足阳明经与任脉的交会穴

【定位】在面部,眼球与眶下缘之间,瞳孔直下(图 3-15)。

【局部解剖】浅层分布有眶下神经的分支,面神经的颧支。深层分布有动眼神经的分支,眼动、静脉的分支或属支。

【主治】①目赤肿痛、迎风流泪、近视、夜盲等眼病;②口㖞、眼睑瞤动等面部病证。

【操作】以左手拇指向上轻推固定眼球,右手持针紧靠眶缘缓慢直刺 0.5~1 寸,不宜提插和大幅度捻转,以防刺破血管引起血肿。出针时稍加按压,以防出血;禁灸。

(二) 四白 *(Sìbái,ST2)

【定位】在面部,眶下孔处(图 3-15)。

【局部解剖】浅层布有眶下神经。深层有面神经颧支,眶下神经,眶下动、静脉。

【主治】①目赤肿痛、目翳、近视等眼病;②口㖞、眼睑瞤动、头痛、眩晕、面痛等头面部病证。

【操作】直刺或向上斜刺 0.3~0.5 寸。

承泣
四白
巨髎
地仓

图 3-15　承泣等穴位图

承泣穴针刺操作

(三) 巨髎(Jùliáo,ST3)　足阳明经与阳跷脉的交会穴

【定位】在面部,横平鼻翼下缘,瞳孔直下(图 3-15)。

【局部解剖】有上颌神经的眶下神经,面神经颊支,面动、静脉等。

【主治】①目赤痛痒、目翳等眼病;②口㖞、眼睑瞤动、眩晕、头痛、面痛、齿痛、颊肿等头面口齿病证。

【操作】直刺或向上斜刺 0.3~0.5 寸。

(四) 地仓 *(Dìcāng,ST4)　手足阳明经与任脉的交会穴

【定位】在面部,口角旁开 0.4 寸(指寸)(图 3-15)。

【局部解剖】有三叉神经的颊支和眶下支,面动、静脉的分支或属支。

【主治】口㖞、眼睑瞤动、流涎、齿痛、颊肿等头面五官病证。

【操作】斜刺或平刺 0.3~0.8 寸,可向颊车穴透刺。

(五) 大迎(Dàyíng,ST5)

【定位】在面部,下颌角前方,咬肌附着部的前缘凹陷中,面动脉搏动处(图 3-16)。

【局部解剖】浅层有三叉神经第 3 支下颌神经的颊神经,面神经的下颌缘支。深层有

面动、静脉。

【主治】口㖞、面颊肿胀、齿痛、牙关紧闭、面痛等面口病证。

【操作】避开动脉,斜刺或平刺0.3~0.5寸。

(六) 颊车 *(Jiáchē, ST6)

【定位】在面部,下颌角前上方一横指(中指)(图3-16)。

简便取穴法:沿下颌角角平分线上一横指,闭口咬紧牙时咬肌隆起,放松时按之有凹陷处。

【局部解剖】布有耳大神经分支,面神经下颌缘支的分支。

【主治】口㖞、口噤、齿痛、面痛等面口病证。

【操作】直刺0.3~0.5寸,或向地仓穴透刺1.5~2寸。

(七) 下关 *(Xiàguān, ST7)

【定位】在面部,颧弓下缘中央与下颌切迹之间凹陷中(图3-16)。

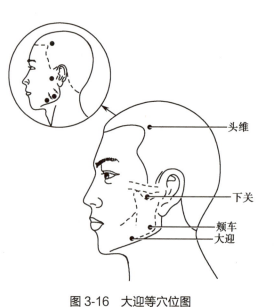

图3-16 大迎等穴位图

【局部解剖】浅层有耳颞神经的分支,面神经的颧支,面横动、静脉等。深层有上颌动、静脉,舌神经,下牙槽神经,脑膜中动脉和翼丛等。

【主治】①牙关不利、面痛、齿痛、口㖞等面口病证;②耳鸣、耳聋、聤耳等耳部病证。

【操作】直刺0.5~1寸。

(八) 头维 *(Tóuwéi, ST8) 足阳明经与足少阳经、阳维脉的交会穴

【定位】在头部,额角发际直上0.5寸,头正中线旁开4.5寸(图3-16)。

【局部解剖】有耳颞神经的分支,面神经的颞支,颞浅动、静脉的额支等。

【主治】头痛、眩晕、目痛、迎风流泪、眼睑瞤动等头面五官病证。

【操作】平刺0.5~1寸。

(九) 人迎 *(Rényíng, ST9)

【定位】在颈部,横平喉结,胸锁乳突肌前缘,颈总动脉搏动处(图3-17)。

【局部解剖】浅层布有颈横神经,面神经颈支,颈前静脉。深层布有副神经、舌下神经,甲状腺上动、静脉分支或属支等。

【主治】①咽喉肿痛、瘿气、瘰疬等咽喉颈部病证;②胸满,气喘;③原发性高血压;④假性延髓性麻痹。

【操作】避开颈总动脉,直刺0.3~0.8寸。

(十) 水突(Shuǐtū, ST10)

【定位】在颈部,横平环状软骨,胸锁乳突肌前缘(图3-17)。

【局部解剖】浅层有颈横神经,深层有甲状腺。

【主治】①咽喉肿痛、瘿瘤、瘰疬等咽喉颈部病证;②咳嗽,气喘。

人迎
水突

气舍 缺盆

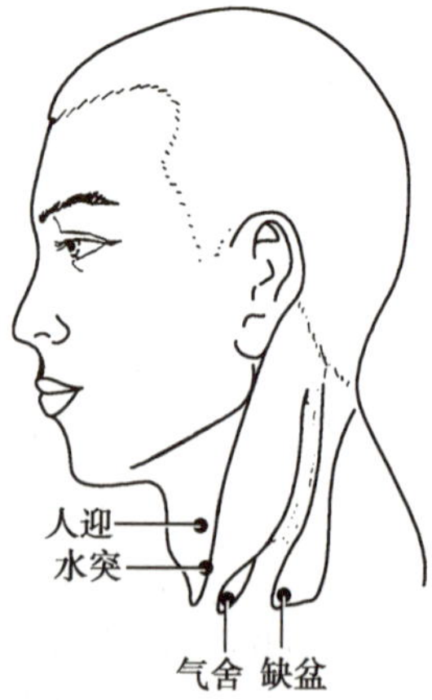

图3-17 人迎等穴位图

【操作】直刺0.3~0.8寸。

(十一) 气舍(Qìshè, ST11)

【定位】在胸锁乳突肌区,锁骨上小窝,锁骨胸骨端上缘,胸锁乳突肌胸骨头与锁骨头中间的凹陷中(图3-17)。

【局部解剖】浅层有锁骨神经内侧支,颈横神经等。深层有联络两侧颈前静脉和颈前

静脉弓,头臂静脉。

【主治】①咽喉肿痛、瘿瘤、瘰疬等咽喉颈部病证;②咳嗽,气喘;③呃逆。

【操作】直刺 0.3~0.5 寸。

(十二) 缺盆 (Quēpén,ST12)

【定位】在颈外侧区,锁骨上大窝,锁骨上缘凹陷中,前正中线旁开 4 寸(图 3-17)。

【局部解剖】浅层布有锁骨上中间神经。深层有颈横动、静脉,臂丛的锁骨上部等结构。

【主治】①咳嗽,气喘;②咽喉肿痛、瘰疬、缺盆中痛等咽喉颈部病证。

【操作】直刺或斜刺 0.3~0.5 寸。

(十三) 气户 (Qìhù,ST13)

【定位】在胸部,锁骨下缘,前正中线旁开 4 寸(图 3-18)。

【局部解剖】浅层有锁骨上神经中间支。深层有腋动脉及其分支,胸肩峰动脉。

【主治】①咳嗽,气喘;②胸胁胀满、疼痛等胸胁部病证;③呃逆。

【操作】斜刺或平刺 0.5~0.8 寸。

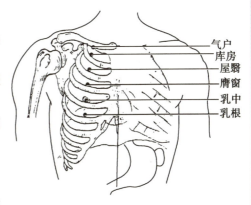

图 3-18　气户等穴位图

(十四) 库房 (Kùfáng,ST14)

【定位】在胸部,第 1 肋间隙,前正中线旁开 4 寸(图 3-18)。

【局部解剖】浅层布有锁骨上神经,肋间神经的皮支。深层有肩峰动、静脉分支与属支,胸内外侧神经的分支。

【主治】①咳嗽、气喘、咳唾脓血等肺系病证;②胸胁胀满、疼痛等胸胁部病证。

【操作】直刺或斜刺 0.3~0.5 寸。

(十五) 屋翳 (Wūyì,ST15)

【定位】在胸部,第 2 肋间隙,前正中线旁开 4 寸(图 3-18)。

【局部解剖】浅层有第 2 肋间神经外侧皮支,深层有胸肩峰动、静脉分支与属支,胸内、外侧神经的分支。

【主治】①咳嗽,气喘;②胸胁胀满;③乳痈、乳癖等乳房病证。

【操作】直刺或斜刺 0.3~0.5 寸。

(十六) 膺窗 (Yīngchuāng,ST16)

【定位】在胸部,第 3 肋间隙,前正中线旁开 4 寸(图 3-18)。

【局部解剖】浅层有肋间神经外侧皮支,胸腹壁静脉的属支。深层有胸内、外侧神经,胸肩峰动、静脉分支与属支,第 3 肋间神经和第 3 肋间后动、静脉。

【主治】①咳嗽,气喘;②胸胁胀痛;③乳痈、乳癖等乳房病证。

【操作】直刺或斜刺 0.3~0.5 寸。

(十七) 乳中 (Rǔzhōng,ST17)

【定位】在胸部,乳头中央(图 3-18)。

【局部解剖】浅层有第 4 肋间神经外侧皮支。深层布有胸内、外侧神经分支,胸外侧动、静脉的分支或属支。

【操作】不刺不灸,只作为胸腹部腧穴的定位标志。

(十八) 乳根 (Rǔgēn,ST18)

【定位】在胸部,第 5 肋间隙,前正中线旁开 4 寸(图 3-19)。

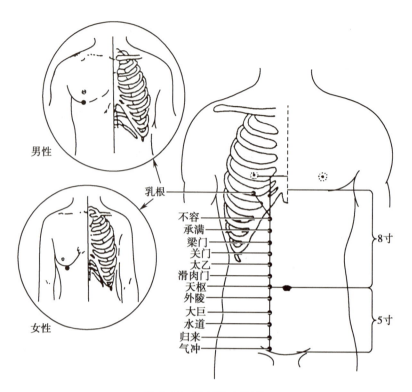

图 3-19 乳根等穴位图

【局部解剖】浅层有第 5 肋间神经外侧皮支,胸腹壁静脉的属支。深层有胸内、外侧神经的分支,胸外侧动、静脉分支与属支,第 5 肋间神经和第 5 肋间动、静脉。

【主治】①乳痈、乳癖、乳少等乳房病证;②咳嗽,气喘;③胸闷,胸痛;④呃逆。

【操作】直刺或斜刺 0.3~0.5 寸。

(十九) 不容 (Bùróng, ST19)

【定位】在上腹部,脐中上 6 寸,前正中线旁开 2 寸 (图 3-19)。

【局部解剖】浅层有第 6~8 胸神经前支的外侧皮支和前皮支,腹壁浅静脉。深层有腹壁上动、静脉分支与属支,第 6、7 胸神经前支的肌支。

【主治】呕吐、胃痛、食欲不振、腹胀等脾胃病证。

【操作】直刺 0.5~1 寸。

(二十) 承满 (Chéngmǎn, ST20)

【定位】在上腹部,脐中上 5 寸,前正中线旁开 2 寸 (图 3-19)。

【局部解剖】浅层有第 6~8 胸神经前支的外侧皮支和前皮支,腹壁浅静脉。深层有腹壁上动、静脉分支与属支,第 6~8 胸神经前支的肌支。

【主治】胃痛、呕吐、腹胀、肠鸣、食欲不振等脾胃病证。

【操作】直刺 0.8~1 寸。

(二十一) 梁门*(Liángmén, ST21)

【定位】在上腹部,脐中上 4 寸,前正中线旁开 2 寸 (图 3-19)。

【局部解剖】浅层有第 6~8 胸神经前支的外侧皮支和前皮支及腹壁浅静脉,深层有腹壁上动、静脉的分支或属支,第 7~9 胸神经前支的肌支。

【主治】纳少、胃痛、呕吐、腹胀等脾胃病证。

【操作】直刺 0.8~1.2 寸。

（二十二）关门（Guānmén，ST22）

【定位】在上腹部，脐中上 3 寸，前正中线旁开 2 寸（图 3-19）。

【局部解剖】浅层有第 7~9 胸神经前支的外侧皮支和前皮支及腹壁浅静脉，深层有腹壁上动、静脉的分支或属支，第 7~9 胸神经前支的肌支。

【主治】腹胀、腹痛、肠鸣、泄泻、食欲不振等脾胃病证。

【操作】直刺 0.8~1.2 寸。

（二十三）太乙（Tàiyǐ，ST23）

【定位】在上腹部，脐中上 2 寸，前正中线旁开 2 寸（图 3-19）。

【局部解剖】浅层有第 8~10 胸神经前支的外侧皮支和前皮支及腹壁浅静脉，深层有腹壁上动、静脉的分支或属支，第 8~10 胸神经前支的肌支。

【主治】①胃痛，不思饮食；②心烦；③癫狂。

【操作】直刺 0.8~1.2 寸。

（二十四）滑肉门（Huáròumén，ST24）

【定位】在上腹部，脐中上 1 寸，前正中线旁开 2 寸（图 3-19）。

【局部解剖】浅层有第 8~10 胸神经前支的外侧皮支和前皮支及脐周静脉网。深层有腹壁上动、静脉的分支或属支，第 8~10 胸神经前支的肌支。

【主治】①胃痛，呕吐；②癫狂、吐舌等神志病证。

【操作】直刺 0.8~1.2 寸。

（二十五）天枢*（Tiānshū，ST25） 大肠之募穴

【定位】在腹部，横平脐中，前正中线旁开 2 寸（图 3-19）。

【局部解剖】浅层有第 9~11 胸神经前支的外侧皮支和前皮支及脐周静脉网。深层有腹壁上、下动、静脉的吻合支，第 9~11 胸神经前支的肌支。

【主治】①绕脐腹痛、腹胀、便秘、泄泻、痢疾等脾胃肠病证；②癥瘕、月经不调、痛经等妇科病证。

【操作】直刺 1~1.5 寸。

（二十六）外陵（Wàilíng，ST26）

【定位】在下腹部，脐中下 1 寸，前正中线旁开 2 寸（图 3-19）。

【局部解剖】浅层有第 10~12 胸神经前支的外侧皮支和前皮支及腹壁浅静脉。深层有腹壁上、下动、静脉的分支或属支，第 9~11 胸神经前支的肌支。

【主治】①腹痛；②疝气；③痛经。

【操作】直刺 1~1.5 寸。

（二十七）大巨（Dàjù，ST27）

【定位】在下腹部，脐中下 2 寸，前正中线旁开 2 寸（图 3-19）。

【局部解剖】浅层有第 10~12 胸神经前支的外侧皮支和前皮支及腹壁浅动脉和浅静脉。深层有腹壁上、下动、静脉的分支或属支，第 10~12 胸神经前支的肌支。

【主治】①小腹胀满；②小便不利；③遗精、早泄等男科病证。

【操作】直刺 1~1.5 寸。

（二十八）水道*（Shuǐdào，ST28）

【定位】在下腹部，脐中下 3 寸，前正中线旁开 2 寸（图 3-19）。

【局部解剖】浅层有第 11、12 胸神经前支第 1 腰神经前支的前皮支和外侧皮支，腹壁浅动脉和浅静脉。深层第 11、12 胸神经前支的肌支。

【主治】①小腹胀满；②小便不利；③痛经、不孕等妇科病证。

【操作】直刺 1~1.5 寸。

(二十九) 归来 *(Guīlái,ST29)

【定位】在下腹部,脐中下 4 寸,前正中线旁开 2 寸(图 3-19)。

【局部解剖】浅层有第 11、12 胸神经前支和第 1 腰神经前支的外侧皮支及前皮支,腹壁浅动、静脉的分支或属支。深层有腹壁下动、静脉的分支或属支和第 11、12 胸神经前支的肌支。

【主治】①小腹胀痛;②疝气;③月经不调、经闭、痛经、带下、阴挺等妇科病证。

【操作】直刺 1~1.5 寸。

(三十) 气冲(Qìchōng,ST30) 足阳明经与冲脉的交会穴

【定位】在腹股沟区,耻骨联合上缘,前正中线旁开 2 寸,动脉搏动处(图 3-19)。

【局部解剖】浅层有第 12 胸神经前支和第 1 腰神经前支的外侧皮支及前皮支,腹壁浅动、静脉。深层下外侧在腹股沟管内有精索或子宫圆韧带,髂腹股沟神经和生殖股神经生殖支。

【主治】①肠鸣,腹痛;②月经不调、不孕、阴肿等妇科病证;③阳痿。

【操作】直刺 0.5~1 寸;不宜灸。

(三十一) 髀关(Bìguān,ST31)

【定位】在股前区,股直肌近端、缝匠肌与阔筋膜张肌 3 条肌肉之间凹陷中(图 3-20)。

【局部解剖】浅层有股外侧皮神经。深层有股神经肌支,旋股外侧动、静脉的升支。

【主治】①下肢痿痹、膝冷、足麻不仁等下肢病证;②腰痛。

【操作】直刺 1~2 寸。

(三十二) 伏兔 *(Fútù,ST32)

【定位】在股前区,髌底上 6 寸,髂前上棘与髌底外侧端的连线上(图 3-20)。

【局部解剖】浅层有股外侧静脉,股神经前皮支及股外侧皮神经。深层有旋股外侧动、静脉的降支,股神经的肌支。

【主治】①下肢痿痹、膝冷等下肢病证;②腰痛。

【操作】直刺 1~2 寸。

(三十三) 阴市(Yīnshì,ST33)

【定位】在股前区,髌底上 3 寸,股直肌肌腱外侧缘(图 3-20)。

【局部解剖】浅层有股神经前皮支,股外侧皮神经。深层有股神经肌支,旋股外侧动、静脉的降支。

【主治】腿膝痿痹、屈伸不利等下肢病证。

【操作】直刺 1~1.5 寸。

(三十四) 梁丘 *(Liángqiū,ST34) 郄穴

【定位】在股前区,髌底上 2 寸,股外侧肌与股直肌肌腱之间(图 3-20)。

【局部解剖】浅层有股神经的前皮支和股外侧皮神经。深层有旋股外侧动、静脉的降支和股神经的肌支。

【主治】①急性胃痛;②膝肿痛、下肢不遂等下肢病证;③乳痈、乳痛等乳房病证。

【操作】直刺 1~1.2 寸。

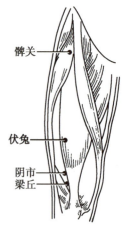

图 3-20 髀关等穴位图

(三十五) 犊鼻 *(Dúbí, ST35)

【定位】在膝前区, 髌韧带外侧凹陷中(图 3-21)。

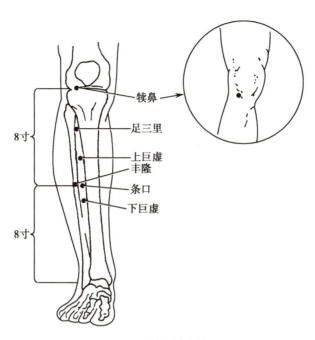

图 3-21 犊鼻等穴位图

【局部解剖】浅层有腓肠外侧皮神经, 股神经前皮支, 隐神经的髌下支和膝关节动、静脉网。深层有膝关节腔。

【主治】膝肿疼痛、屈伸不利、下肢痿痹等下肢病证。

【操作】屈膝, 向后内斜刺 0.5~1 寸。

(三十六) 足三里 *(Zúsānlǐ, ST36) 合穴; 胃之下合穴

【定位】在小腿外侧, 犊鼻(ST35)下 3 寸, 犊鼻(ST35)与解溪(ST41)连线上(图 3-21)。

【局部解剖】浅层有腓肠外侧皮神经。深层有胫前动、静脉的分支或属支。

【主治】①胃痛、呕吐、腹胀、泄泻、痢疾、便秘、肠痈等脾胃肠病证; ②膝痛、下肢痿痹、中风瘫痪等下肢病证; ③癫狂、不寐等神志病证; ④气喘, 痰多; ⑤乳痈; ⑥虚劳诸证, 保健要穴。

【操作】直刺 1~2 寸。

(三十七) 上巨虚 *(Shàngjùxū, ST37) 大肠之下合穴

【定位】在小腿外侧, 犊鼻(ST35)下 6 寸, 犊鼻(ST35)与解溪(ST41)连线上(图 3-21)。

【局部解剖】浅层有腓肠外侧皮神经。深层有胫前动、静脉和腓深神经。深刺可能刺中胫后动、静脉和胫神经。

【主治】①肠鸣、腹中切痛、泄泻、便秘、肠痈等肠腑病证; ②下肢痿痹、中风瘫痪等下肢病证。

【操作】直刺 1~2 寸。

(三十八) 条口 *(Tiáokǒu, ST38)

【定位】在小腿外侧, 犊鼻(ST35)下 8 寸, 犊鼻(ST35)与解溪(ST41)连线上(图 3-21)。

【局部解剖】浅层有腓肠外侧皮神经。深层有胫前动、静脉和腓深神经。深刺可能刺中腓动、静脉。

【主治】①下肢痿痹、跗肿、转筋等下肢病证；②肩臂痛；③脘腹疼痛。

【操作】直刺 1~1.5 寸。

(三十九) 下巨虚 *（Xiàjùxū，ST39） 小肠之下合穴

【定位】在小腿外侧，犊鼻（ST35）下 9 寸，犊鼻（ST35）与解溪（ST41）连线上（图 3-21）。

【局部解剖】浅层有腓肠外侧皮神经。深层有胫前动、静脉和腓深神经。

【主治】①泄泻、痢疾、小腹痛等肠腑病证；②下肢痿痹；③腰脊痛引睾丸；④乳痈。

【操作】直刺 1~1.5 寸。

(四十) 丰隆 *（Fēnglóng，ST40） 络穴

【定位】在小腿外侧，外踝尖上 8 寸，胫骨前肌的外缘（图 3-21）。

简便取穴法：条口外侧一横指处。

【局部解剖】浅层布有腓肠外侧皮神经。深层有胫前动、静脉的分支或属支和腓深神经的分支。

【主治】①头痛、眩晕等头部病证；②癫狂；③咳嗽、哮喘、痰多等肺系病证；④下肢痿痹。

【操作】直刺 1~1.5 寸。

(四十一) 解溪 *（Jiěxī，ST41） 经穴

【定位】在踝区，踝关节前面中央凹陷中，踇长伸肌腱与趾长伸肌腱之间（图 3-22）。

【局部解剖】浅层有足背内侧皮神经及足背皮下静脉。深层有腓深神经和胫前动、静脉。

【主治】①腹胀，便秘；②头痛、眩晕等头部病证；③癫狂、谵语等神志病证；④下肢痿痹、足踝肿痛、足下垂等下肢病证。

【操作】直刺 0.5~1 寸。

(四十二) 冲阳（Chōngyáng，ST42） 原穴

【定位】在足背，第 2 跖骨基底部与中间楔状骨关节处，可触及足背动脉（图 3-22）。

【局部解剖】浅层有足背内侧皮神经，足背静脉网。深层有腓深神经，足背动、静脉。

【主治】①胃痛、腹胀等脾胃病；②口喎、面肿、齿痛等面齿病证；③足背肿痛；④足痿无力；⑤癫狂痫等神志病证。

【操作】避开动脉，直刺 0.3~0.5 寸。

(四十三) 陷谷（Xiàngǔ，ST43） 输穴

【定位】在足背，第 2、3 跖骨间，第 2 跖趾关节近端凹陷中（图 3-22）。

【局部解剖】浅层有足背内侧皮神经，足背静脉网。深层有第 2 跖背动、静脉。

【主治】①面目浮肿；②足背肿痛；③肠鸣，泄泻。

【操作】直刺或斜刺 0.3~0.5 寸。

(四十四) 内庭 *（Nèitíng，ST44） 荥穴

【定位】在足背，第 2、3 趾间，趾蹼缘后方赤白肉际处（图 3-22）。

【局部解剖】浅层有足背内侧皮神经的趾背神经和足背静脉网。深层有趾背动、静脉。

【主治】①胃痛、吐酸、泄泻、痢疾、便秘等胃肠病证；②足背肿痛；③齿痛、咽喉肿痛、鼻衄等五官病证；④热病。

【操作】直刺或斜刺 0.5~0.8 寸，可灸。

(四十五) 厉兑 *（Lìduì，ST45） 井穴

【定位】在足趾，第 2 趾末节外侧，趾甲根角侧后方 0.1 寸（指寸）（图 3-22）。

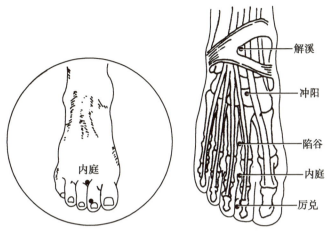

图 3-22　解溪等穴位图

【局部解剖】有足背内侧皮神经的趾背神经,趾背动、静脉网。

【主治】①齿痛、咽喉肿痛、鼻衄等五官病证;②热病;③梦魇不宁、癫狂等神志病证。

【操作】浅刺 0.1 寸。

足阳明胃经腧穴总图见图 3-23。

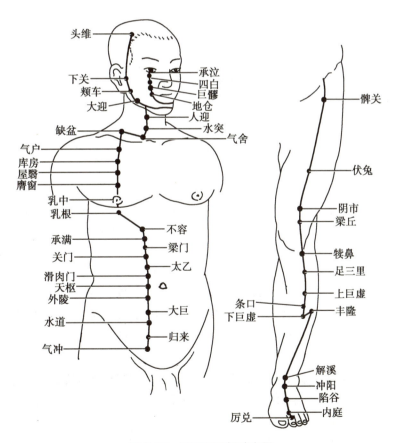

图 3-23　足阳明胃经腧穴图

PPT 课件

第四节 足太阴经络及其腧穴

一、足太阴经络

(一)经脉循行及其主要病候

足太阴脾经,起于足大趾末端,沿大趾内侧赤白肉际,经过第 1 跖趾关节后,上行至内踝前,再沿小腿内侧胫骨后缘上行,至内踝上 8 寸交出足厥阴经前,经膝、股内侧前缘上行,进入腹部,属于脾,联络胃,通过横膈上行,夹咽部两旁,连系舌根,分散于舌下。胸腹部支脉:从胃向上通过横膈,流注于心中,与手少阴心经相接。

《灵枢·经脉》:脾足太阴之脉,起于大指之端,循指内侧白肉际,过核骨[1]后,上内踝前廉,上腨[2]内,循胫骨后,交出厥阴[3]之前,上膝骨内前廉,入腹,属脾络胃,上膈,挟咽[4],连舌本,散舌下。其支者,复从胃,别上膈,注心中(图 3-24)。(脾之大络,名曰大包,出渊腋下三寸,布胸胁)

是动则病舌本强,食则呕,胃脘痛,腹胀善噫,得后与气[5],则快然如衰[6],身体皆重。是主脾所生病者,舌本痛,体不能动摇,食不下,烦心,心下急痛,溏瘕[7]泄,水闭[8],黄疸,不能卧,强立[9]股膝内肿、厥,足大指不用。

【注释】[1]核骨:第 1 跖骨的头部突起。[2]腨:小腿肚,即腓肠肌部。[3]厥阴:指足厥阴肝经。[4]咽:兼指食管而言。[5]得后与气:后,指大便,气,指矢气。[6]快然如衰:感到病情缓解。[7]瘕:腹部忽聚忽散的痞块。[8]水闭:小便不通,亦称癃闭。[9]强立:勉强站立。

(二)络脉循行及其主要病候

《灵枢·经脉》:足太阴之别,名曰公孙。去本节之后一寸,别走阳明。其别者,入络肠胃。厥气上逆则霍乱。实则肠中切痛,虚则鼓胀,取之所别也。

(三)经别循行

《灵枢·经别》:足太阴之正,上至髀,合于阳明。与别俱行,上结于咽,贯舌中。

(四)经筋循行及其主要病候

《灵枢·经筋》:足太阴之筋,起于大指之端内侧,上结于内踝。其直者,络于膝内辅骨,上循阴股结于髀,聚于阴器。上腹,结于脐,循腹里,结于肋,散于胸中。其内者,著于脊。其病:足大指支、内踝痛,转筋痛,膝内辅骨痛,阴股引髀而痛,阴器纽痛,上引脐与两胁痛,引膺中与脊内痛。

(五)主治概要

1. 脾胃病证　腹满、腹胀、食不化、胃痛、呕吐、腹痛、泄泻、痢疾等。

2. 妇科病证　月经不调、痛经、经闭、崩漏、阴挺等。

3. 男科病证　阳痿、遗精等。

4. 前阴病证　遗尿、癃闭、疝气等。

5. 经脉循行部位的其他病证　胸胁胀痛、下肢痿痹、足踝肿痛等。

图 3-24　足太阴经脉
循行图

二、足太阴脾经腧穴（21 穴）

（一）隐白 *（Yǐnbái，SP1）　井穴

【定位】在足趾，大趾末节内侧，趾甲根角侧后方 0.1 寸（指寸）（图 3-25）。

【局部解剖】布有足背内侧皮神经的分支，趾背神经和趾背动、静脉。

【主治】①月经过多、崩漏等妇科病证；②鼻衄、便血、尿血等出血症；③腹满、呕吐、泄泻等脾胃病证；④癫狂、多梦、惊风等神志病证。

【操作】浅刺 0.1 寸。

（二）大都（Dàdū，SP2）　荥穴

【定位】在足趾，第 1 跖趾关节远端赤白肉际凹陷中（图 3-25）。

【局部解剖】有足底内侧神经的趾足底固有神经、浅静脉网，足底内侧动、静脉的分支或属支。

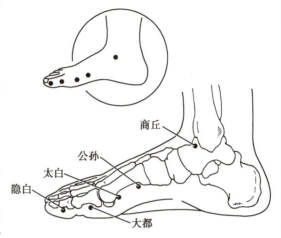

图 3-25　隐白等穴位图

【主治】①腹胀、泄泻、便秘、胃痛、食不化、呕吐等脾胃病证；②体重肢肿；③心烦，不得卧。

【操作】直刺 0.3~0.5 寸。

（三）太白 *（Tàibái，SP3）　输穴；原穴

【定位】在跖区，第 1 跖趾关节近端赤白肉际凹陷中（图 3-25）。

【局部解剖】浅层有隐神经、浅静脉网等。深层有足底内侧动、静脉的分支或属支，足底内侧神经的分支。

【主治】①肠鸣、腹胀、泄泻、胃痛、便秘等脾胃病证；②足痛、足肿等足部病证；③体重节痛。

【操作】直刺 0.5~0.8 寸。

（四）公孙 *（Gōngsūn，SP4）　络穴；八脉交会穴，通冲脉

【定位】在跖区，第 1 跖骨底的前下缘赤白肉际处（图 3-25）。

【局部解剖】浅层有隐神经的足内缘支，足背静脉弓的属支。深层有足底内侧动、静脉的分支或属支，足底内侧神经的分支。

【主治】①胃痛、呕吐、肠鸣腹胀、腹痛、痢疾等脾胃病证；②心烦不寐、狂证等神志病证；③逆气里急，气上冲心（奔豚气）。

【操作】直刺 0.6~1.2 寸。

（五）商丘（Shāngqiū，SP5）　经穴

【定位】在踝区，内踝前下方，舟骨粗隆与内踝尖连线中点凹陷中（图 3-25）。

【局部解剖】浅层有隐神经，大隐静脉。深层有内踝前动、静脉的分支或属支。

【主治】①腹胀、泄泻、便秘、痔疾等脾胃肠腑病证；②黄疸；③足踝肿痛。

【操作】直刺 0.5~0.8 寸。

（六）三阴交 *（Sānyīnjiāo，SP6）　足太阴经、足少阴经、足厥阴经的交会穴

【定位】在小腿内侧，内踝尖上 3 寸，胫骨内侧缘后际（图 3-26）。

【局部解剖】浅层有隐神经的小腿内侧皮支，大隐静脉的属支。深层有胫神经和胫后动、静脉。

【主治】①肠鸣腹胀、泄泻、便秘等脾胃肠病证；②月经不调、经闭、痛经、带下、阴挺、不孕、滞产等妇科病证；③心悸、不寐、癫狂等神志病证；④小便不利、遗尿等前阴病证；⑤遗精、阳痿等男科病证；⑥疝气；⑦下肢痿痹；⑧眩晕；⑨水肿；⑩脚气。⑪皮肤病。

【操作】直刺 1~1.5 寸；孕妇禁针。

(七) 漏谷(Lòugǔ, SP7)

【定位】在小腿内侧，内踝尖上 6 寸，胫骨内侧缘后际（图 3-26）。

【局部解剖】浅层有隐神经的小腿内侧皮支和大隐静脉。深层有胫神经和胫后动、静脉。

【主治】①腹胀、肠鸣、腹痛等脾胃肠病证；②小便不利，遗精；③下肢痿痹；④腿膝踝肿。

【操作】直刺 1~1.5 寸。

(八) 地机 *(Dìjī, SP8)　郄穴

【定位】在小腿内侧，阴陵泉(SP9)下 3 寸，胫骨内侧缘后际（图 3-26）。

【局部解剖】浅层有隐神经的小腿内侧皮支和大隐静脉。深层有胫神经和胫后动、静脉。

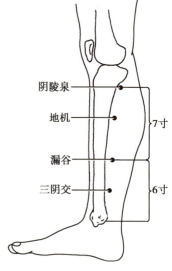

图 3-26　三阴交等穴位图

【主治】①痛经、崩漏、月经不调、癥瘕等妇科病证；②腹胀、腹痛、泄泻等脾胃肠病证；③小便不利，遗精；④水肿；⑤下肢痿痹。

【操作】直刺 1~2 寸。

(九) 阴陵泉 *(Yīnlíngquán, SP9)　合穴

【定位】在小腿内侧，胫骨内侧髁下缘与胫骨内侧缘之间的凹陷中（图 3-26）。

【局部解剖】浅层有隐神经的小腿内侧皮支、大隐静脉和膝降动脉分支。深层有膝下内侧动、静脉。

【主治】①腹痛，泄泻；②水肿；③黄疸；④小便不利、癃闭等前阴病证；⑤遗精、阴茎痛等男科病证；⑥带下、妇人阴痛等妇科病证；⑦膝痛。

【操作】直刺 1~2 寸。

(十) 血海 *(Xuèhǎi, SP10)

【定位】在股前区，髌底内侧端上 2 寸，股内侧肌隆起处（图 3-27）。

简便取穴法：患者屈膝，医者以左手掌心按于患者右膝髌骨上缘(或者右手掌心按于患者左膝髌骨上缘)，第 2~5 指向上伸直，拇指约成 45° 斜置，拇指尖下是穴。

【局部解剖】浅层有股神经前皮支、大隐静脉的属支。深层有股动、静脉的肌支和股神经的肌支。

【主治】①月经不调、痛经、经闭、崩漏等妇科病证；②湿疹、瘾疹、丹毒、皮肤瘙痒等皮肤科病证；③膝股内侧痛。

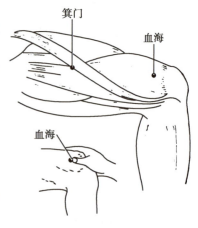

图 3-27　血海等穴位图

【操作】直刺 1~1.5 寸。

(十一) 箕门(Jīmén, SP11)

【定位】在股前区，髌底内侧端与冲门(SP12)的连线上 1/3 与下 2/3 交点，长收肌和缝

匠肌交角的动脉搏动处(图3-27)。

【局部解剖】浅层有股神经前皮支、大隐静脉的属支。深层有股动、静脉,隐神经和股神经的肌支。

【主治】①小便不利、癃闭、遗尿、淋证等;②腹股沟肿痛。

【操作】避开动脉,直刺0.5~1寸。

(十二) 冲门(Chōngmén,SP12) 足太阴经与足厥阴经的交会穴

【定位】在腹股沟区,腹股沟斜纹中,髂外动脉搏动处的外侧(图3-28)。

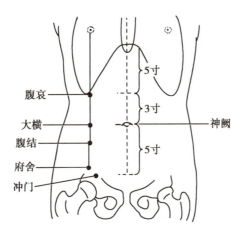

图3-28 冲门等穴位图

【局部解剖】浅层有旋髂浅动、静脉的分支或属支,第11、12胸神经前支和第1腰神经前支的外侧皮支。深层有股神经,第11、12胸神经前支和第1腰神经前支的肌支,旋髂深动、静脉。

【主治】①腹痛;②疝气;③崩漏、带下、胎气上冲等妇科病证。

【操作】避开动脉,直刺0.5~1寸。

(十三) 府舍(Fǔshè,SP13) 足太阴经与足厥阴经的交会穴

【定位】在下腹部,脐中下4.3寸,前正中线旁开4寸(图3-28)。

【局部解剖】浅层有旋髂浅动、静脉的分支或属支,第11、12胸神经前支和第1腰神经前支的外侧皮支。深层有第11、12胸神经前支和第1腰神经前支的肌支及伴行的动、静脉。

【主治】①腹痛;②疝气;③腹满积聚。

【操作】直刺1~1.5寸。

(十四) 腹结(Fùjié,SP14)

【定位】在下腹部,脐中下1.3寸,前正中线旁开4寸(图3-28)。

【局部解剖】浅层有第10~12胸神经前支的外侧皮支,胸腹壁静脉的属支。深层有第10~12胸神经前支的肌支及伴行的动静脉。

【主治】①腹痛、泄泻、痢疾、便秘等脾胃肠病证;②疝气。

【操作】直刺1~1.5寸。

(十五) 大横*(Dàhéng,SP15) 足太阴脾经与阴维脉的交会穴

【定位】在腹部,脐中旁开4寸(图3-28)。

【局部解剖】浅层有第9~11胸神经前支的外侧皮支和胸腹壁静脉的属支。深层有第9~11胸神经前支的肌支及伴行的动、静脉。

【主治】①腹痛、泄泻、便秘等脾胃肠病证;②肥胖症。

【操作】直刺 1~2 寸。

（十六）腹哀（Fùāi, SP16） **足太阴脾经与阴维脉的交会穴**

【定位】在上腹部，脐中上 3 寸，前正中线旁开 4 寸（图 3-28）。

【局部解剖】浅层有第 7~9 胸神经前支的外侧皮支和胸腹壁静脉的属支。深层有第 7~9 胸神经前支的肌支及伴行的动、静脉。

【主治】腹胀、肠鸣、腹痛、便秘、痢疾等脾胃肠病证。

【操作】直刺 1~1.5 寸。

（十七）食窦（Shídòu, SP17）

【定位】在胸部，第 5 肋间隙，前正中线旁开 6 寸（图 3-29）。

【局部解剖】浅层有第 5 肋间隙神经外侧皮支和胸腹壁静脉。深层有胸长神经的分支，第 5 肋间神经和第 5 肋间动、静脉。

【主治】①胸胁胀痛；②噫气、腹胀、反胃、食入即吐等脾胃病证；③水肿。

【操作】斜刺或向外平刺 0.5~0.8 寸。

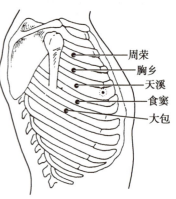

图 3-29 食窦等穴位图

（十八）天溪（Tiānxī, SP18）

【定位】在胸部，第 4 肋间隙，前正中线旁开 6 寸（图 3-29）。

【局部解剖】浅层有第 4 肋间神经外侧皮支和胸腹壁静脉的属支。深层有胸内、外侧神经的分支，胸肩峰动、静脉的胸肌支和胸外侧动、静脉的分支和属支。

【主治】①胸胁疼痛；②咳逆上气；③乳痈、乳少等乳房病证。

【操作】斜刺或向外平刺 0.5~0.8 寸。

（十九）胸乡（Xiōngxiāng, SP19）

【定位】在胸部，第 3 肋间隙，前正中线旁开 6 寸（图 3-29）。

【局部解剖】浅层有第 3 肋间神经外侧皮支和胸腹壁静脉的属支。深层有胸内、外侧神经的分支，胸肩峰动、静脉的胸肌支，胸外侧动、静脉的胸肌支和胸外侧动、静脉的分支或属支。

【主治】①胸胁胀痛；②咳嗽。

【操作】斜刺或向外平刺 0.5~0.8 寸。

（二十）周荣（Zhōuróng, SP20）

【定位】在胸部，第 2 肋间隙，前正中线旁开 6 寸（图 3-29）。

【局部解剖】浅层有第 2 肋间神经外侧皮支和浅静脉。深层有胸内、外侧神经和胸肩峰动、静脉的胸肌支。

【主治】①咳喘，气逆；②胸胁胀满疼痛。

【操作】斜刺或向外平刺 0.5~0.8 寸。

（二十一）大包 *（Dàbāo, SP21）

【定位】在胸外侧区，第 6 肋间隙，在腋中线上（图 3-29）。

【局部解剖】浅层有第 6 肋间神经外侧皮支和胸腹壁静脉的属支。深层有胸长神经的分支和胸背动、静脉的分支或属支。

【主治】①咳喘；②胸胁痛；③周身疼痛、四肢无力。

【操作】斜刺或向外平刺 0.5~0.8 寸。

足太阴脾经腧穴总图见图 3-30。

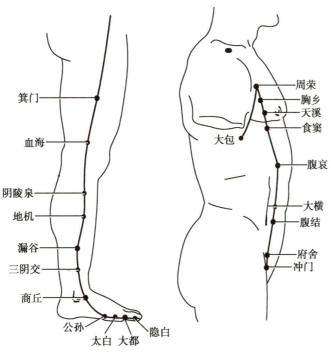

图 3-30　足太阴脾经腧穴图

第五节　手少阴经络及其腧穴

一、手少阴经络

（一）经脉循行及其主要病候

　　手少阴心经,起于心中,出属"心系",下行通过横膈,联络小肠。其支脉:从心系向上,夹食管上行,联系目系。其直行支脉:从心系上行于肺部,再向下出于腋窝部,沿上臂内侧后缘,行于手太阴经和手厥阴经后,到达肘窝,沿前臂内侧后缘,至掌后豌豆骨部,进入掌内,沿小指内侧至末端,与手太阳小肠经相接。

　　《灵枢·经脉》:心手少阴之脉,起于心中,出属心系[1],下膈,络小肠。其支者,从心系,上挟咽,系目系[2]。其直者,复从心系,却上肺,下出腋下,下循臑内后廉,行太阴、心主之后,下肘内,循臂内后廉,抵掌后锐骨[3]之端,入掌内后廉,循小指之内,出其端(图3-31)。

　　是动则病嗌干[4],心痛,渴而欲饮,是为臂厥[5]。是主心所生病者,目黄,胁痛,臑臂内后廉痛、厥,掌中热痛。

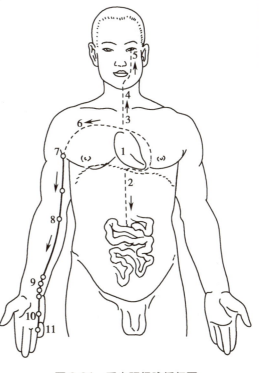

图 3-31　手少阴经脉循行图

PPT 课件

63

【注释】[1]心系:指心与其他脏器相连的组织。[2]目系:指眼球与脑相连的组织。[3]掌后锐骨:指腕后之豌豆骨部。[4]嗌干:咽干。[5]臂厥:前臂部气血阻逆所引起的厥冷、麻木、疼痛等病证。

(二) 络脉循行及其主要病候

《灵枢·经脉》:手少阴之别,名曰通里。去腕一寸,别而上行,循经入于心中,系舌本,属目系。其实则支膈,虚则不能言,取之掌后一寸,别走太阳也。

(三) 经别循行

《灵枢·经别》:手少阴之正,别入于渊腋两筋之间,属于心,上走喉咙,出于面,合目内眦。

(四) 经筋循行及其主要病候

《灵枢·经筋》:手少阴之筋,起于小指之内侧,结于锐骨,上结肘内廉,上入腋,交太阴,挟乳里,结于胸中,循臂,下系于脐。其病:内急,心承伏梁,下为肘网。其病当所过者支转筋,筋痛。

(五) 主治概要

1. 心系病证　心痛、心悸、怔忡等。

2. 神志病证　癫狂痫、癔症、不寐等。

3. 经脉循行部位的其他病证　肩臂疼痛、胸胁痛、肘臂挛痛、小指疼痛等。

二、手少阴心经腧穴(9 穴)

(一) 极泉 *(Jíquán, HT1)

【定位】在腋区,腋窝中央,腋动脉搏动处(图 3-32)。

【局部解剖】浅层有肋间神经分布。深层有臂丛与其分支及腋动、静脉分布。

【主治】①心痛、心悸等心疾;②胁肋疼痛;③肩臂疼痛、肘臂冷痛、上肢不遂等上肢病证;④瘰疬;⑤上肢针麻用穴。

【操作】避开腋动脉,直刺或斜刺 0.5~0.8 寸。

(二) 青灵(Qīnglíng, HT2)

【定位】在臂前区,肘横纹上 3 寸,肱二头肌的内侧沟中(图 3-33)。

【局部解剖】浅层有臂内侧神经、贵要静脉。深层有前臂内侧皮神经、正中神经、尺神经及肱动、静脉等。

【主治】①肩臂痛;②腋下肿痛;③胁痛;④头痛;⑤目视不明。

【操作】直刺 0.5~1 寸。

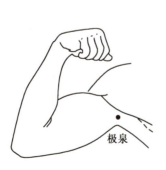

图 3-32　极泉穴位图

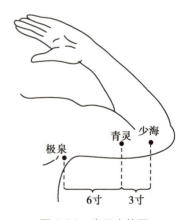

图 3-33　青灵穴位图

（三）少海 *（Shàohǎi，HT3）　合穴

【定位】在肘前区，横平肘横纹，肱骨内上髁前缘（图 3-34）。

【局部解剖】浅层有前臂内侧皮神经、贵要静脉。深层有正中神经及尺侧返动、静脉和尺侧下副动、静脉的吻合支。

【主治】①心痛；②癔症、癫狂、痫病等神志病证；③肘臂挛痛、麻木；④手颤；⑤腋胁痛；⑥头项痛；⑦瘰疬。

【操作】直刺 0.5~1 寸。

（四）灵道（Língdào，HT4）　经穴

【定位】在前臂前区，腕掌侧远端横纹上 1.5 寸，尺侧腕屈肌腱的桡侧缘（图 3-34）。

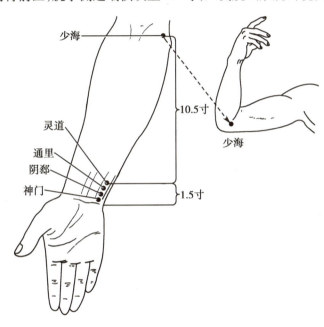

图 3-34　少海等穴位图

【局部解剖】浅层有前臂内侧皮神经、贵要静脉属支分布。深层有尺神经及尺动、静脉。

【主治】①心悸、怔忡、心痛悲恐等心疾；②癔症；③肘臂挛痛；④手麻不仁；⑤腋胁部痛；⑥头项痛；⑦瘰疬。

【操作】直刺 0.5~1 寸。

（五）通里 *（Tōnglǐ，HT5）　络穴

【定位】在前臂前区，腕掌侧远端横纹上 1 寸，尺侧腕屈肌腱的桡侧缘（图 3-34）。

【局部解剖】浅层有前臂内侧皮神经、贵要静脉属支分布。深层有尺神经及尺动、静脉。

【主治】①心悸、怔忡等心疾；②暴喑、舌强不语等舌窍病证；③癔症；④肘臂挛痛、麻木、手颤等上肢病证；⑤腋胁部痛；⑥头项痛；⑦瘰疬；⑧小儿遗尿。

【操作】直刺 0.5~1 寸。

（六）阴郄 *（Yīnxì，HT6）　郄穴

【定位】在前臂前区，腕掌侧远端横纹上 0.5 寸，尺侧腕屈肌腱的桡侧缘（图 3-34）。

【局部解剖】浅层有前臂内侧皮神经、贵要静脉属支分布。深层有尺神经及尺动、静脉。

【主治】①心痛、心悸、惊恐等心疾；②吐血、衄血等血证；③骨蒸盗汗。

【操作】直刺 0.3~0.5 寸。

（七）神门*（Shénmén, HT7）输穴；原穴

【定位】在腕前区，腕掌侧远端横纹尺侧端，尺侧腕屈肌腱的桡侧缘（图3-34）。

【局部解剖】浅层有前臂内侧皮神经、贵要静脉属支分布。深层有尺神经及尺动、静脉。

【主治】①心痛、心烦、惊悸、怔忡等心疾；②不寐、健忘、痴呆、癫狂痫等神志病证；③胸胁痛。

【操作】直刺0.3~0.5寸。

（八）少府*（Shàofǔ, HT8）荥穴

【定位】在手掌，横平第5掌指关节近端，第4、5掌骨之间（图3-35）。

【局部解剖】浅层有尺神经掌支分布。深层有第4指掌侧固有神经及指掌侧总动、静脉。

【主治】①心痛、心烦、惊悸、怔忡等心疾；②不寐、健忘、痴呆、癫狂痫等神志病证；③掌中热；④小便不利、遗尿、阴痒痛等前阴病证；⑤小指挛痛。

【操作】直刺0.3~0.5寸。

（九）少冲*（Shàochōng, HT9）井穴

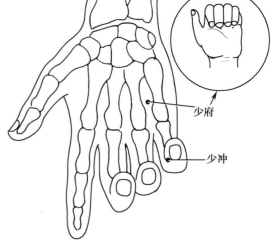

图3-35 少府等穴位图

【定位】在手指，小指末节桡侧，指甲根角侧上方0.1寸（指寸）（图3-35）。

【局部解剖】有指掌侧固有神经及指掌侧固有动、静脉指背支所形成的动、静脉网。

【主治】①心悸、心痛等心疾；②癫狂、昏迷等神志病证；③目赤；④热病；⑤胸胁痛。

【操作】浅刺0.1寸，或点刺出血。

手少阴心经腧穴总图见图3-36。

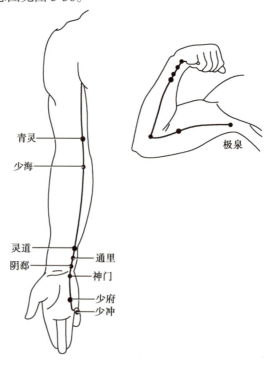

图3-36 手少阴心经腧穴图

第六节 手太阳经络及其腧穴

一、手太阳经络

(一) 经脉循行及其主要病候

手太阳小肠经,起于手小指外侧端,沿手背外侧至腕部,出于尺骨茎突,直上沿前臂外侧后缘,经尺骨鹰嘴与肱骨内上髁之间,沿上臂外侧后缘,出于肩关节,绕行肩胛部,交会于大椎,向下进入缺盆部,联络心脏,沿食管,通过横膈到胃部,属于小肠。其支脉:从缺盆分出,沿颈部上达面颊部,至目外眦,转入耳中。其支脉:从颊部分出,上行目眶下,抵于鼻旁,至目内眦,斜行络于颧骨部,与足太阳膀胱经相接。

《灵枢·经脉》:小肠手太阳之脉,起于小指之端,循手外侧上腕,出踝[1]中,直上循臂骨[2]下廉,出肘内侧两骨[3]之间,上循臑外后廉,出肩解[4],绕肩胛,交肩上,入缺盆,络心,循咽,下膈,抵胃,属小肠。其支者,从缺盆循颈,上颊,至目锐眦[5],却入耳中。其支者,别颊上䪼[6],抵鼻,至目内眦,斜络于颧(图3-37)。

是动则病嗌痛,颔[7]肿,不可以顾,肩似拔,臑似折。是主液[8]所生病者,耳聋,目黄,颊肿,颈、颔、肩、臑、肘臂外后廉痛。

【注释】[1]踝:此指手腕后方小指侧的高骨,即尺骨头隆起部。[2]臂骨:指尺骨。[3]两骨:指尺骨鹰嘴与肱骨内上髁。[4]肩解:张介宾注:"肩后骨缝曰肩解。"指肩关节部。[5]目锐眦:指目外眦。[6]䪼:音拙。眼眶的下方,包括颧骨内连及上牙床的部位。滑伯仁注:"目下为䪼。"[7]颔:音汗。指颏下结喉上两侧肉之软处。[8]液:与手阳明经主"津"相对。

(二) 络脉循行及其主要病候

《灵枢·经脉》:手太阳之别,名曰支正,上腕五寸,内注少阴;其别者,上走肘,络肩髃。实,则节弛肘废;虚,则生肬,小者如指痂疥。取之所别也。

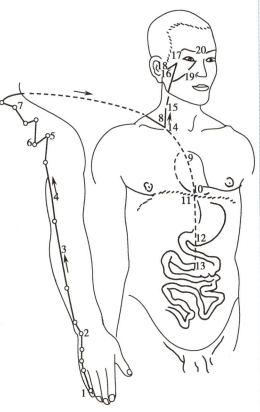

图 3-37 手太阳经脉循行图

(三) 经别循行

《灵枢·经别》:手太阳之正,指地,别于肩解,入腋,走心,系小肠也。

(四) 经筋循行及其主要病候

《灵枢·经筋》:手太阳之筋,起于小指之上,结于腕;上循臂内廉,结于肘内锐骨之后,弹之应小指之上;入结于腋下。其支者,后走腋后廉,上绕肩胛,循颈,出走太阳之前,结于耳后完骨。其支者,入耳中;直者,出耳上,下结于颔,上属目外眦。其病,小指支,肘内锐骨后廉痛;循臂阴,入腋下,腋下痛,腋后廉痛,绕肩胛引颈而痛,应耳中鸣,痛引颔,目瞑良久乃得视。颈筋急则为筋瘘,颈肿,寒热在颈者。

(五) 主治概要

1. 头面五官病证 头痛、眩晕、目翳、耳鸣、耳聋、咽喉肿痛等。

2. 热病　热病汗出等。

3. 神志病　癫狂病等。

4. 经脉循行部位的其他病证　肩臂酸痛、肘臂疼痛、颈项强痛、小指麻木疼痛等。

二、手太阳小肠经腧穴（19 穴）

（一）少泽*（Shàozé, SI1）　井穴

【定位】在手指，小指末节尺侧，指甲根角侧上方 0.1 寸（指寸）（图 3-38）。

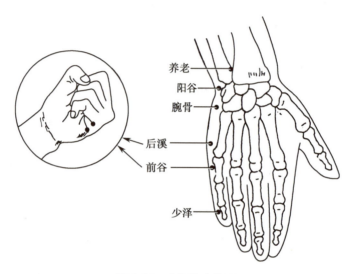

图 3-38　少泽等穴位图

【局部解剖】布有尺神经指掌侧固有神经的指背支和小指尺掌侧动、静脉指背支形成的动、静脉网。

【主治】①肩臂后侧痛、小指麻木疼痛等上肢病证；②乳痈、乳少、产后缺乳等乳房病证；③热病；④中风；⑤昏迷、癫狂等神志病证；⑥瘰疬；⑦头痛、咽喉肿痛、目翳、胬肉攀睛、耳聋、耳鸣等头面五官病证。

【操作】浅刺 0.1 寸或点刺出血。孕妇慎用。

（二）前谷（Qián'gǔ, SI2）　荥穴

【定位】在手指，第 5 掌指关节尺侧远端赤白肉际凹陷中（图 3-38）。

【局部解剖】有尺神经的指背神经、尺神经的指掌侧固有神经和小指尺掌侧动、静脉。

【主治】①热病；②头痛、目痛、耳鸣耳聋、咽喉肿痛等头面五官病证；③乳痈、乳少等乳房病证。

【操作】直刺 0.3~0.5 寸。

（三）后溪*（Hòuxī, SI3）　输穴；八脉交会穴，通于督脉

【定位】在手内侧，第 5 掌指关节尺侧近端赤白肉际凹陷中（图 3-38）。

【局部解剖】浅层有尺神经手背支、尺神经掌支和皮下浅静脉等。深层有小指尺掌侧固有动、静脉和指掌侧固有神经以及小指功能肌。

【主治】①头项强痛、腰背痛、手指及肘臂挛痛等手足太阳经、督脉循行所过部位病证；②耳聋、目赤、咽喉肿痛等五官病证；③眩晕；④癫狂痫等神志病证；⑤热病；⑥盗汗；⑦疟疾。

【操作】直刺 0.5~1 寸。治手指挛痛可透刺合谷穴。

（四）腕骨 *（Wàngǔ，SI4） 原穴**

【定位】在腕区，第5掌骨底与三角骨之间的赤白肉际凹陷中（图3-38）。

【局部解剖】浅层布有前臂内侧皮神经、尺神经掌支、尺神经手背支和浅静脉等。深层布有尺动、静脉的分支及小指展肌和韧带。

【主治】①指挛腕痛；②头项强痛；③耳鸣、耳聋、目翳等头面五官病；④黄疸；⑤消渴；⑥热病汗不出；⑦疟疾。

【操作】直刺0.3~0.5寸。

（五）阳谷（Yánggǔ，SI5） 经穴

【定位】在腕后区，尺骨茎突与三角骨之间的凹陷中（图3-38）。

【局部解剖】浅层布有尺神经手背支、贵要静脉等结构。深层布有尺动脉的腕背支。

【主治】①臂外侧痛、腕痛、颈颌肿等本经脉循行所过部位病证；②热病；③头痛、眩晕、耳鸣、耳聋等头面五官病证；④癫狂痫等神志病证。

【操作】直刺0.3~0.5寸。

（六）养老 *（Yǎnglǎo，SI6） 郄穴**

【定位】在前臂后区，腕背横纹上1寸，尺骨头桡侧凹陷中（图3-38）。

【局部解剖】浅层有前臂内侧皮神经、前臂后皮神经、尺神经手背支和贵要静脉属支等。深层布有腕背动、静脉网，腕伸肌腱等。

【主治】①肩、背、肘、臂酸痛，项强等经脉循行所过部位病证；②急性腰痛；③目视不明。

【操作】直刺或斜刺0.5~0.8寸。

（七）支正 *（Zhīzhèng，SI7） 络穴**

【定位】在前臂后区，腕背侧远端横纹上5寸，尺骨尺侧与尺侧腕屈肌之间（图3-39）。

【局部解剖】浅层布有前臂内侧皮神经、贵要静脉属支。深层布有尺动、静脉和尺神经。

【主治】①头痛、眩晕、项强等头项病证；②肘臂酸痛；③热病；④消渴；⑤癫狂；⑥疣症。

【操作】直刺或斜刺0.5~0.8寸。

（八）小海 *（Xiǎohǎi，SI8） 合穴**

【定位】在肘后区，尺骨鹰嘴与肱骨内上髁之间凹陷处（图3-40）。

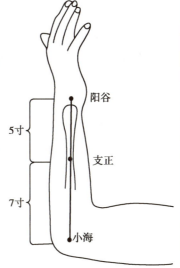

图3-39 支正穴位图

【局部解剖】浅层布有前臂内侧皮神经尺侧支、臂内侧皮神经、贵要静脉属支等结构。深层在尺神经沟内有尺神经，尺神经的后外侧有尺侧上副动、静脉与尺动、静脉的尺侧返动、静脉后支吻合成的动、静脉网。

【主治】①肘臂疼痛、麻木、手颤等上肢病证；②耳聋、耳鸣、目黄、牙龈肿痛等五官病证；③癫痫。

【操作】直刺0.3~0.5寸。

（九）肩贞 *（Jiānzhēn，SI9）*

【定位】在肩胛区，肩关节后下方，腋后纹头直上1寸（图3-40）。

【局部解剖】浅层布有第2肋间神经的外侧皮支和臂外侧上皮神经分布。针刺进入腋腔可刺及桡神经干等结构。

【主治】①肩臂疼痛；②上肢不遂；③瘰疬；④耳鸣。

【操作】直刺 1~1.5 寸。不宜向胸侧深刺。

(十)臑俞(Nàoshū,SI10)

【定位】在肩胛区,腋后纹头直上,肩胛冈下缘凹陷中(图 3-40)。

【局部解剖】浅层布有锁骨上外侧神经。深层布有肩胛上动、静脉的分支或属支,旋肱后动、静脉的分支或属支。

【主治】①肩臂疼痛;②瘰疬。

【操作】直刺或斜刺 0.5~1.5 寸。不宜向胸侧深刺。

(十一)天宗 *(Tiānzōng,SI11)

【定位】在肩胛区,肩胛冈中点与肩胛骨下角连线的上 1/3 与下 2/3 交点凹陷中(图 3-40)。

【局部解剖】浅层布有第 3~5 胸神经后支的皮支重叠分布及其伴行的动、静脉。深层布有肩胛上神经的分支和旋肩胛动、静脉的分支或属支。

【主治】①肩胛疼痛;②气喘;③乳痈、乳癖等乳房病证。

【操作】直刺或斜刺 0.5~1 寸。遇到阻力不可强行进针。

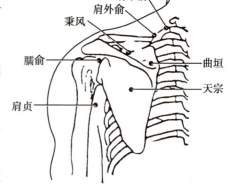

图 3-40 肩贞等穴位图

(十二)秉风(Bǐngfēng,SI12)

【定位】在肩胛区,肩胛冈中点上方冈上窝中(图 3-40)。

【局部解剖】浅层布有第 2 胸神经后支的皮支和伴行的动、静脉的分支或属支分布。深层布有肩胛上神经的分支和肩胛上动、静脉的分支或属支。

【主治】①肩胛疼痛、上肢酸麻等上肢病证;②气喘,咳嗽。

【操作】直刺或斜刺 0.5~1 寸。宜向锁骨上窝上方刺,不宜向胸部深刺。

(十三)曲垣(Qūyuán,SI13)

【定位】在肩胛区,肩胛冈内侧端上缘凹陷中(图 3-40)。

【局部解剖】浅层布有第 2、3 胸神经后支的皮支和伴行的动、静脉。深层布有肩胛上神经的肌支和肩胛上动、静脉,肩胛背动、静脉的分支或属支。

【主治】肩胛背项疼痛。

【操作】直刺或斜刺 0.5~1 寸。宜向锁骨上窝上方刺,不宜向胸部深刺。

(十四)肩外俞(Jiānwàishū,SI14)

【定位】在脊柱区,第 1 胸椎棘突下,后正中线旁开 3 寸(图 3-40)。

【局部解剖】浅层布有第 1、2 胸神经后支的皮支和伴行的动、静脉。深层布有颈横动、静脉的分支或属支,肩胛背神经的肌支,副神经。

【主治】①肩背疼痛;②颈项强急。

【操作】斜刺 0.5~0.8 寸。不宜深刺。

(十五)肩中俞(Jiānzhōngshū,SI15)

【定位】在脊柱区,第 7 颈椎棘突下,后正中线旁开 2 寸(图 3-40)。

【局部解剖】浅层布有第 8 颈神经后支以及第 1 胸神经后支的皮支分布。深层布有副神经,肩胛背神经的分支和颈横动、静脉等结构。

【主治】①咳嗽、气喘、唾血等肺疾;②肩背疼痛;③目视不明。

【操作】斜刺 0.5~0.8 寸。不宜深刺。

(十六) 天窗 (Tiānchuāng, SI16)

【定位】在颈部,横平喉结,胸锁乳突肌的后缘(图3-41)。

【局部解剖】浅层布有耳大神经、枕小神经以及颈外静脉等结构。深层布有颈升动、静脉的分支或属支。

【主治】①耳鸣、耳聋等耳病;②咽喉肿痛、暴喑等咽喉部病证;③颈项强痛。

【操作】直刺0.5~1寸。

(十七) 天容 (Tiānróng, SI17)

【定位】在颈部,下颌角后方,胸锁乳突肌的前缘凹陷中(图3-41)。

【局部解剖】浅层布有耳大神经和颈外浅静脉。深层布有面动、静脉,颈外动脉,副神经,迷走神经,舌下神经,颈上神经节等重要结构。

【主治】①耳鸣、耳聋等耳病;②头痛、颈项强痛等头项病证;③咽喉肿痛。

【操作】直刺0.5~1寸。注意避开血管。

(十八) 颧髎 *(Quánliáo, SI18)

【定位】在面部,颧骨下缘,目外眦直下的凹陷中(图3-42)。

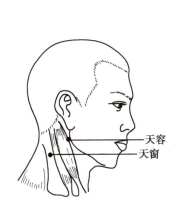

图3-41 天窗等穴位图

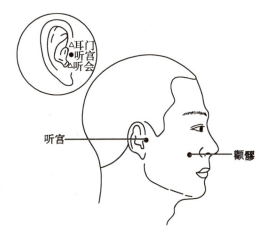

图3-42 颧髎等穴位图

【局部解剖】浅层布有上颌神经的眶下神经分支,面神经的颧支、颊支,面横动、静脉的分支或属支。深层布有三叉神经的下颌神经分支。

【主治】口㖞、眼睑𥆧动、齿痛、面痛等头面五官病证。

【操作】直刺0.3~0.5寸,斜刺或平刺0.5~1寸。

(十九) 听宫 *(Tīnggōng, SI19)

【定位】在面部,耳屏正中与下颌骨髁状突之间的凹陷中(图3-42)。

【局部解剖】布有耳颞神经,颞浅动、静脉耳前支的分支或属支等结构。

【主治】①耳鸣、耳聋、聤耳等耳部病证;②面痛、齿痛等口面病证;③癫狂痫等神志病。

【操作】张口,直刺1~1.5寸。

手太阳小肠经腧穴总图见图3-43。

笔记栏

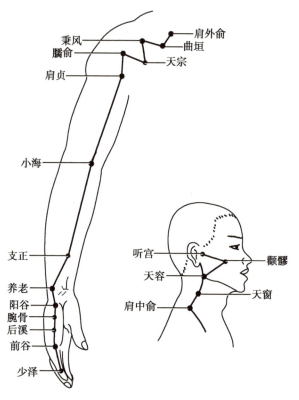

图 3-43 手太阳小肠经腧穴图

（衣华强）

第七节 足太阳经络及其腧穴

PPT 课件

一、足太阳经络

（一）经脉循行及其主要病候

　　足太阳膀胱经，起于目内眦，上额交会于颠顶。颠顶部支脉：从头顶到颞颥部。颠顶部直行支脉：从头顶入里联络于脑，回出分开下行项后，沿肩胛部内侧，夹脊柱，到达腰部，从脊旁肌肉进入体腔，联络于肾，属于膀胱。腰部支脉：向下夹脊旁，通过臀部，进入腘窝中。后项支脉：通过肩胛内缘直下，夹脊下行，经过臀部下行，沿大腿后外侧，与腰部下来的支脉会合于腘窝中。从此向下，通过腓肠肌，出于外踝后，沿第 5 跖骨粗隆，至小趾外侧端，与足少阴经相接。

　　《灵枢·经脉》：膀胱足太阳之脉，起于目内眦，上额，交巅[1]。其支者，从巅至耳上角。其直者，从巅入络脑，还出别下项[2]，循肩髆[3]内，挟脊，抵腰中，入循膂，络肾，属膀胱。其支者，从腰中下挟脊，贯臀，入腘中。其支者，从髆内左右，别下贯胛，挟脊内，过髀枢[4]，循髀外从后廉，下合腘中，以下贯腨[5]内，出外踝之后，循京骨，至小指外侧（图 3-44）。

　　是动则病冲头痛，目似脱，项如拔，脊痛，腰似折，髀不可以曲，腘如结，腨如裂，是为踝厥[6]。是主筋所生病[7]者，痔，疟，狂，癫疾，头囟项痛，目黄，泪出，鼽衄，项、背、腰、尻、腘、腨、脚皆痛，小指不用。

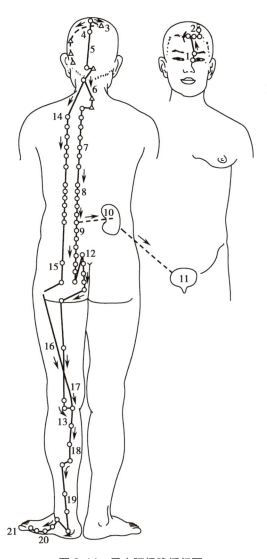

图 3-44 足太阳经脉循行图

【注释】[1]交巅:当百会穴处,与督脉相交会。[2]还出别下项:原文指经脉从脑后浅出,并从天柱穴分别而下。目前认为足太阳经脉在头顶至后枕部有一外行线。[3]肩髆:指肩胛区。[4]髀枢:当股骨大转子处,环跳穴所在。[5]腨:腓肠肌部。[6]踝厥:指经脉循行小腿部气血厥逆的见症。[7]主筋所生病:太阳为巨阳,行身之后,经筋即以足太阳之筋为首,所以主筋所生的病症。

(二)络脉循行及其主要病候

《灵枢·经脉》:足太阳之别,名曰飞阳,去踝七寸,别走少阴。实则鼽窒,头背痛;虚则鼽衄。取之所别也。

(三)经别循行

《灵枢·经别》:足太阳之正,别入于腘中,其一道下尻五寸,别入于肛,属于膀胱,散之肾,循膂,当心入散;直者,从膂上出于项,复属于太阳。

(四)经筋循行及其主要病候

《灵枢·经筋》:足太阳之筋,起于足小指,上结于踝;邪上结于膝;其下循足外踝,结于踵;上循跟,结于腘;其别者,结于腨外。上腘中内廉,与腘中并,上结于臀。上挟脊上项;其支者,别入结于舌本。其直者,结于枕骨;上头下颜,结于鼻。其支者,为目上网,下结于烦。其支者,从腋后外廉,结于肩髃。其支者,入腋下,上出缺盆,上结于完骨。其支者,出缺盆,邪上出于頄。其病:小指支,跟肿痛,腘挛,脊反折,项筋急,肩不举,腋支,缺盆中纽痛,不可左右摇。

(五) 主治概要

1. 脏腑病证　背部第一侧线的背俞及第二侧线相平的腧穴,主治与其相关的脏腑病证和有关的组织器官病证。

2. 神志病证　癫、狂、痫等。

3. 头面五官病证　头痛、鼻塞、鼻衄、目视不明等。

4. 经脉循行部位的其他病证　项、背、腰、下肢痹痛等。

二、足太阳膀胱经腧穴(67 穴)

(一) 睛明 *(Jīngmíng, BL1)

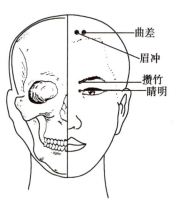

图 3-45　睛明等穴位图

【定位】在面部,目内眦内上方眶内侧壁凹陷中(图 3-45)。

【局部解剖】浅层有三叉神经眼支的滑车上神经,内眦动、静脉的分支或属支。深层有眼动、静脉的分支或属支,视神经,动眼神经的分支,内直肌等。

【主治】①目赤肿痛、流泪、视物不明、目眩、近视、夜盲、色盲、目翳等眼病;②急性腰痛,坐骨神经痛;③心悸、怔忡等心疾。

【操作】嘱患者闭目,医者用一手手指轻推眼球向外侧固定,另一手持针缓慢进针,紧靠眶缘直刺 0.5~1 寸。遇到阻力时,不宜强行进针,应改变进针方向或退针。不捻转,不提插(或只轻微地捻转和提插)。出针后按压针孔片刻,以防出血。针具宜细,消毒宜严。禁直接灸。

(二) 攒竹 *(Cuánzhú, BL2)

【定位】在面部,眉头凹陷中,额切迹处(图 3-45)。

【局部解剖】浅层布有额神经的滑车上神经,眶上动、静脉的分支或属支。深层有面神经的颞支和颧支。

【主治】①头痛、面痛、眉棱骨痛、面瘫等头面病证;②眼睑𬸚动、眼睑下垂、目视不明、流泪、目赤肿痛等眼病;③呃逆;④急性腰扭伤。

【操作】可向眉中或向眼眶内缘平刺或斜刺 0.5~0.8 寸,或直刺 0.2~0.3 寸。禁直接灸。

(三) 眉冲 (Méichōng, BL3)

【定位】在头部,额切迹直上入发际 0.5 寸(图 3-45)。

【局部解剖】浅层有滑车上神经和滑车上动、静脉。深层为腱膜下疏松组织和颅骨外膜。

【主治】①头痛,目眩;②鼻塞、鼻衄等鼻病;③癫痫。

【操作】平刺 0.3~0.5 寸。

(四) 曲差 (Qūchā, BL4)

【定位】在头部,前发际正中直上 0.5 寸,旁开 1.5 寸(图 3-45)。

【局部解剖】浅层有滑车上神经和滑车上动、静脉。深层为腱膜下疏松组织和颅骨外膜。

【主治】头痛、目视不明、鼻塞、鼻衄等头面五官病证。

【操作】平刺 0.3~0.5 寸。

(五) 五处 (Wǔchù, BL5)

【定位】在头部,前发际正中直上 1 寸,旁开 1.5 寸 (图 3-46)。

【局部解剖】浅层布有滑车上神经和滑车上动、静脉。深层为腱膜下疏松组织和颅骨外膜。

【主治】①头痛,目眩,目视不明;②癫痫,小儿惊风。

【操作】平刺 0.5~0.8 寸。

(六) 承光 (Chéngguāng, BL6)

【定位】在头部,前发际正中直上 2.5 寸,旁开 1.5 寸 (图 3-46)。

【局部解剖】浅层有眶上神经和眶上动、静脉。深层为腱膜下疏松组织和颅骨外膜。

【主治】①头痛、目眩、鼻塞等;②癫痫;③热病。

【操作】平刺 0.3~0.5 寸。

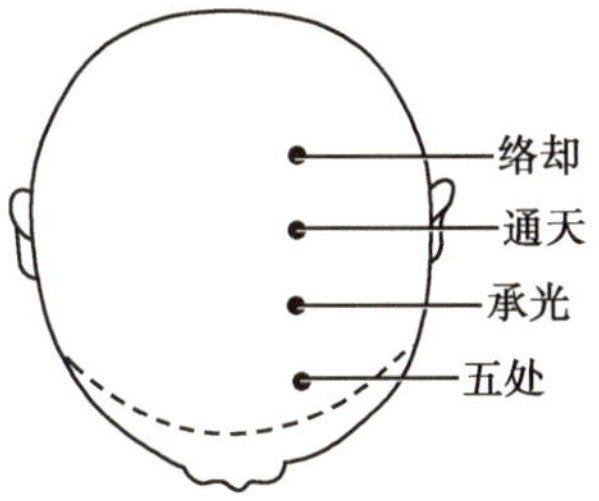

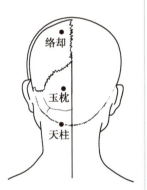

图 3-46　五处等穴位图

(七) 通天 (Tōngtiān, BL7)

【定位】在头部,前发际正中直上 4 寸,旁开 1.5 寸 (图 3-46)。

【局部解剖】浅层有眶上神经,眶上动、静脉和枕大神经,枕动、静脉与耳颞神经,颞浅动、静脉的神经间吻合和血管间的吻合网。深层为腱膜下疏松组织和颅骨外膜。

【主治】①头痛,眩晕;②鼻塞、鼻衄、鼻渊等鼻病。

【操作】平刺 0.3~0.5 寸。

(八) 络却 (Luòquè, BL8)

【定位】在头部,前发际正中直上 5.5 寸,旁开 1.5 寸 (图 3-46)。

【局部解剖】浅层有枕大神经和枕动、静脉。深层为腱膜下疏松组织和颅骨外膜。

【主治】①头晕、目视不明、耳鸣、鼻塞等头面五官病证;②癫狂痫。

【操作】平刺 0.3~0.5 寸。

(九) 玉枕 (Yùzhěn, BL9)

【定位】在头部,横平枕外隆凸上缘,后发际正中旁开 1.3 寸 (图 3-47)。

【局部解剖】浅层有枕大神经,枕动、静脉。深层为腱膜下疏松结缔组织和颅骨外膜。

【主治】①头项痛;②目痛、目视不明、鼻塞等;③不寐。

【操作】平刺 0.3~0.5 寸。

(十) 天柱 * (Tiānzhù, BL10)

【定位】在颈后区,横平第 2 颈椎棘突上际,斜方肌外缘凹陷中 (图 3-47)。

图 3-47　玉枕等穴位图

【局部解剖】浅层有第 3 颈神经后支的内侧支和皮下静脉。深层有枕大神经。

【主治】①后头痛,项强,肩背痛;②眩晕、咽喉肿痛、鼻塞、目赤肿痛、近视等头面五官病证;③热病;④癫狂痫。

【操作】直刺或斜刺 0.5~0.8 寸,不可向内上方深刺,以免伤及延髓。

(十一) 大杼 * (Dàzhù, BL11)　八会穴之骨会

【定位】在脊柱区,第 1 胸椎棘突下,后正中线旁开 1.5 寸 (图 3-48)。

【局部解剖】浅层有第 1、2 胸神经后支的内侧皮支和伴行的肋间后动、静脉背侧支的内侧皮支。深层布有第 1、2 胸神经后支的肌支和相应的肋间后动、静脉背侧支的分支等结构。

笔记栏

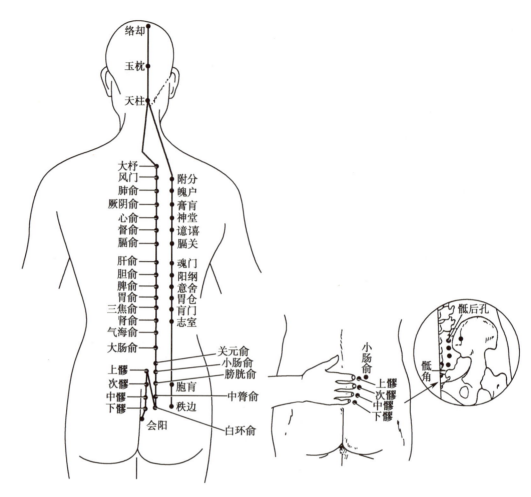

图 3-48　大杼等躯干部穴位图

【主治】①咳嗽，发热；②项强，肩背痛；③颈椎病、腰椎病、膝骨关节炎、齿痛等骨病。

【操作】斜刺 0.5~0.8 寸。本经背部诸穴，不宜深刺，以免伤及内部重要脏器。

（十二）风门[*]（Fēngmén，BL12）

【定位】在脊柱区，第 2 胸椎棘突下，后正中线旁开 1.5 寸（图 3-48）。

【局部解剖】浅层布有第 2、3 胸神经后支的内侧皮支和伴行的肋间后动、静脉背侧支的内侧皮支。深层布有第 2、3 胸神经后支的肌支和相应的肋间后动、静脉背侧支的分支及斜方肌、菱形肌等结构，更深层为胸腔。

【主治】①感冒、发热、头痛等外感病证；②咳嗽、哮喘等肺系病证；③项强，胸背痛。

【操作】斜刺 0.5~0.8 寸。热证宜点刺放血。

（十三）肺俞[*]（Fèishū，BL13）　肺之背俞穴

【定位】在脊柱区，第 3 胸椎棘突下，后正中线旁开 1.5 寸（图 3-48）。

【局部解剖】浅层布有第 3、4 胸神经后支的内侧皮支和伴行的肋间后动、静脉背侧支的内侧皮支。深层布有第 3、4 胸神经后支的肌支和相应的肋间后动、静脉背侧支的分支及斜方肌、菱形肌等结构，更深层为胸腔。

【主治】①鼻塞、咳嗽、气喘、咯血等肺系病证；②骨蒸潮热、盗汗等阴虚病证；③背痛；④皮肤瘙痒、瘾疹。

【操作】斜刺 0.5~0.8 寸。热证宜点刺放血。

ER-3-2

肺俞穴针刺
操作

（十四）厥阴俞（Juéyīnshū，BL14） 心包之背俞穴

【定位】在脊柱区，第4胸椎棘突下，后正中线旁开1.5寸（图3-48）。

【局部解剖】浅层布有第4、5胸神经后支的内侧皮支和伴行的肋间后动、静脉背侧支。深层布有第4、5胸神经后支的肌支和相应的肋间后动、静脉背侧支的分支及斜方肌、菱形肌等结构，更深层为胸腔。

【主治】①心痛、心悸等心疾；②胸闷、胸痛、咳嗽等胸肺病证；③呕吐。

【操作】斜刺0.5~0.8寸。

（十五）心俞*（Xīnshū，BL15） 心之背俞穴

【定位】在脊柱区，第5胸椎棘突下，后正中线旁开1.5寸（图3-48）。

【局部解剖】浅层布有第5、6胸神经后支的内侧皮支及伴行的动、静脉。深层布有第5、6胸神经后支的肌支和相应肋间后动、静脉背侧支的分支及斜方肌、菱形肌等结构，更深层为胸腔。

【主治】①心痛、惊悸、不寐、健忘、癫痫等心神病证；②胸闷、胸痛、咳嗽、吐血等胸肺病证；③遗精、白浊等男科病证；④盗汗。

【操作】斜刺0.5~0.8寸。

（十六）督俞（Dūshū，BL16）

【定位】在脊柱区，第6胸椎棘突下，后正中线旁开1.5寸（图3-48）。

【局部解剖】浅层布有第6、7胸神经后支的内侧皮支及伴行的动、静脉。深层布有第6、7胸神经后支的肌支和相应的肋间后动、静脉背侧支的分支及斜方肌、竖脊肌，更深层为胸腔。

【主治】①心痛、胸闷、气喘等心胸病证；②胃痛、呃逆、腹胀、腹痛等脾胃病证；③热病，气喘。

【操作】斜刺0.5~0.8寸。

（十七）膈俞*（Géshū，BL17） 八会穴之血会

【定位】在脊柱区，第7胸椎棘突下，后正中线旁开1.5寸（图3-48）。

【局部解剖】浅层布有第7、8胸神经后支的内侧皮支和伴行的动、静脉。深层布有第7、8胸神经后支的肌支和相应肋间后动、静脉背侧支的分支及斜方肌、背阔肌等，更深层为胸腔。

【主治】①胃痛；②呕吐、呃逆、咳嗽、气喘等气逆之证；③贫血、吐血、便血等血证；④瘾疹、皮肤瘙痒等皮肤病证；⑤潮热、盗汗等阴虚证。

【操作】斜刺0.5~0.8寸。

（十八）肝俞*（Gānshū，BL18） 肝之背俞穴

【定位】在脊柱区，第9胸椎棘突下，后正中线旁开1.5寸（图3-48）。

【局部解剖】浅层布有第9、10胸神经后支的皮支及伴行的动、静脉。深层布有第9、10胸神经后支的肌支和相应的肋间后动、静脉的分支及斜方肌、背阔肌等，更深层为胸腔。

【主治】①胁痛、黄疸等肝胆病证；②目赤、目视不明、夜盲、迎风流泪等目疾；③眩晕，癫狂痫；④脊背痛，角弓反张，转筋。

【操作】斜刺0.5~0.8寸。

（十九）胆俞*（Dǎnshū，BL19） 胆之背俞穴

【定位】在脊柱区，第10胸椎棘突下，后正中线旁开1.5寸（图3-48）。

【局部解剖】浅层布有第10、11胸神经后支的皮支和伴行的动、静脉。深层布有第10、11胸神经后支的肌支和相应的肋间后动、静脉的分支及斜方肌、背阔肌等，更深层为胸腔。

【主治】①胁痛、黄疸、口苦等肝胆病证；②肺痨，潮热。

【操作】斜刺 0.5~0.8 寸。

(二十) 脾俞*(Píshū,BL20) 脾之背俞穴

【定位】在脊柱区，第 11 胸椎棘突下，后正中线旁开 1.5 寸（图 3-48）。

【局部解剖】浅层布有第 11、12 胸神经后支的皮支和伴行的动、静脉。深层布有第 11、12 胸神经后支的肌支和相应肋间、肋下动、静脉的分支及背阔肌、腱膜等。

【主治】①腹胀、纳呆、呕吐、泄泻、痢疾、便血、多食善饥、身体消瘦等脾胃病证；②黄疸，水肿；③背痛。

【操作】斜刺 0.5~0.8 寸。

(二十一) 胃俞*(Wèishū,BL21) 胃之背俞穴

【定位】在脊柱区，第 12 胸椎棘突下，后正中线旁开 1.5 寸（图 3-48）。

【局部解剖】浅层布有第 12 胸神经和第 1 腰神经后支的皮支和伴行的动、静脉。深层布有第 12 胸神经和第 1 腰神经后支的肌支和相应的动、静脉的分支及背腰筋膜、竖脊肌等。

【主治】胃痛、呕吐、腹胀、肠鸣、多食善饥、身体消瘦等脾胃病证。

【操作】斜刺 0.5~0.8 寸。

(二十二) 三焦俞*(Sānjiāoshū,BL22) 三焦之背俞穴

【定位】在脊柱区，第 1 腰椎棘突下，后正中线旁开 1.5 寸（图 3-48）。

【局部解剖】浅层布有第 1、2 腰神经后支的皮支和伴行的动、静脉。深层布有第 1、2 腰神经后支的肌支和相应腰动、静脉背侧支的分支及背腰筋膜、竖脊肌等。

【主治】①腹胀、呕吐、肠鸣、泄泻、痢疾等脾胃肠病证；②小便不利、水肿等三焦气化不利病证。③腰背强痛。

【操作】直刺 0.5~1 寸。

(二十三) 肾俞*(Shènshū,BL23) 肾之背俞穴

【定位】在脊柱区，第 2 腰椎棘突下，后正中线旁开 1.5 寸（图 3-48）。

【局部解剖】浅层布有第 2、3 腰神经后支的皮支和伴行的动、静脉。深层布有第 2、3 腰神经后支的肌支和相应腰动、静脉背侧支的分支及背腰筋膜、竖脊肌等。

【主治】①头晕、耳鸣、耳聋、慢性腹泻、气喘、腰酸痛、遗精、阳痿、不育等肾虚病证；②遗尿、癃闭等前阴病证；③月经不调、带下、不孕等妇科病证；④消渴。

【操作】直刺 0.5~1 寸。

(二十四) 气海俞(Qìhǎishū,BL24)

【定位】在脊柱区，第 3 腰椎棘突下，后正中线旁开 1.5 寸（图 3-48）。

【局部解剖】浅层布有第 3、4 腰神经后支的皮支和伴行的动、静脉。深层布有第 3、4 腰神经后支的肌支和相应腰动、静脉的分支及背腰筋膜、竖脊肌等。

【主治】①肠鸣、腹胀、痔疾等肠腑病证；②腰痛；③痛经，阳痿。

【操作】直刺 0.5~1 寸。

(二十五) 大肠俞*(Dàchángshū,BL25) 大肠之背俞穴

【定位】在脊柱区，第 4 腰椎棘突下，后正中线旁开 1.5 寸（图 3-48）。

【局部解剖】浅层布有第 4、5 腰神经后支的皮支和伴行的动、静脉。深层布有第 4、5 腰神经后支的肌支和有关动、静脉的分支及背腰筋膜、竖脊肌等。

【主治】①腰痛；②腹胀、泄泻、便秘等肠腑病证。

【操作】直刺 0.8~1.2 寸。

(二十六) 关元俞(Guānyuánshū,BL26)

【定位】在脊柱区，第 5 腰椎棘突下，后正中线旁开 1.5 寸（图 3-48）。

【局部解剖】浅层布有第 5 腰神经和第 1 骶神经后支的皮支和伴行的动、静脉。深层布有第 5 腰神经后支的肌支及背腰筋膜、竖脊肌等。

【主治】①腹胀,泄泻;②小便频数或不利,遗尿;③腰痛。

【操作】直刺 0.8~1.2 寸。

(二十七) 小肠俞(Xiǎochángshū,BL27) 小肠之背俞穴

【定位】在骶区,横平第 1 骶后孔,骶正中嵴旁开 1.5 寸(图 3-48)。

【局部解剖】浅层布有臀中皮神经。深层布有臀下神经的属支和相应脊神经后支的肌支及背腰筋膜、竖脊肌肌腱等。

【主治】①遗尿,尿血,尿痛,带下病等泌尿生殖病证;②泄泻、痢疾等肠腑病证;③腰骶痛;④疝气。

【操作】直刺或斜刺 0.8~1.2 寸。

(二十八) 膀胱俞 *(Pángguāngshū,BL28) 膀胱之背俞穴

【定位】在骶区,横平第 2 骶后孔,骶正中嵴旁开 1.5 寸(图 3-48)。

【局部解剖】浅层布有臀中皮神经。深层布有臀下神经的属支和相应脊神经后支的肌支及臀大肌、竖脊肌腱等。

【主治】①石淋、癃闭、遗尿等膀胱气化功能失调病证;②腰骶痛;③腹泻,便秘等肠腑病。

【操作】直刺或斜刺 0.8~1.2 寸。

(二十九) 中膂俞(Zhōnglǚshū,BL29)

【定位】在骶区,横平第 3 骶后孔,骶正中嵴旁开 1.5 寸(图 3-48)。

【局部解剖】浅层布有臀中皮神经。深层布有臀上、下动、静脉的分支或属支及臀下神经的属支及臀大肌等。

【主治】①泄泻;②疝气;③腰脊痛。

【操作】直刺 1~1.5 寸。

(三十) 白环俞(Báihuánshū,BL30)

【定位】在骶区,横平第 4 骶后孔,骶正中嵴旁开 1.5 寸(图 3-48)。

【局部解剖】浅层布有臀中和臀下皮神经。深层布有臀上、下动、静脉的分支或属支,骶神经丛和骶静脉丛。

【主治】①遗尿、遗精等泌尿男科病证;②月经不调、带下病等妇科病证;③疝气;④腰、背、骶痛。

【操作】直刺 1~1.5 寸。

(三十一) 上髎(Shàngliáo,BL31)

【定位】在骶区,正对第 1 骶后孔中(图 3-48)。

【局部解剖】浅层布有臀中皮神经。深层布有第 1 骶神经和骶外侧动、静脉的后支。若取穴准确,针正好刺入第 1 骶后孔,刺及第 1 骶神经后支,若继续深刺,可到达骶前孔,刺到第 1 骶神经本干,产生强烈的触电感。

【主治】①月经不调、带下病、阴挺等妇科病证;②遗精、阳痿等男科病证;③腰骶痛;④大小便不利。

【操作】直刺 1~1.5 寸。

(三十二) 次髎 *(Cìliáo,BL32)

【定位】在骶区,正对第 2 骶后孔中(图 3-48)。

【局部解剖】浅层布有臀中皮神经。深层布有第 2 骶神经和骶外侧动、静脉的后支。

若取穴准确,针正好刺入第 2 骶后孔,刺及第 2 骶神经后支,若继续深刺,可到达骶前孔,刺到第 2 骶神经本干,产生强烈的触电感。

【主治】①月经不调、痛经、阴挺、带下等妇科病证;②遗精、阳痿等男科病证;③小便不利、癃闭、遗尿等泌尿系统病证;④疝气;⑤腰骶痛,下肢痿痹。

【操作】直刺 1~1.5 寸。

(三十三) 中髎 (Zhōngliáo, BL33)

【定位】在骶区,正对第 3 骶后孔中(图 3-48)。

【局部解剖】浅层布有臀中皮神经。深层布有第 3 骶神经骶外侧动、静脉的后支。若取穴准确,针正好刺入第 3 骶后孔,刺及第 3 骶神经后支,若继续深刺,可到达骶前孔,刺到第 3 骶神经本干,产生强烈的触电感。

【主治】①小便不利、便秘、泄泻等二阴病证;②月经不调、带下病等妇科病证;③腰骶痛。

【操作】直刺 1~1.5 寸。

(三十四) 下髎 (Xiàliáo, BL34)

【定位】在骶区,正对第 4 骶后孔中(图 3-48)。

【局部解剖】浅层布有臀中皮神经。深层布有骶外侧动、静脉的后支,臀上、下动、静脉的分支或属支,臀下神经,第 4 骶神经。若取穴准确,针正好刺入第 4 骶后孔,刺及第 4 骶神经后支,若继续深刺,可到达骶前孔,刺到第 4 骶神经本干,产生强烈的触电感。

【主治】①癃闭、便秘、泄泻等二阴病证;②月经不调、带下病等妇科病证;③腰骶痛。

【操作】直刺 1~1.5 寸。

(三十五) 会阳 (Huìyáng, BL35)

【定位】在骶区,尾骨端旁开 0.5 寸(图 3-48)。

【局部解剖】浅层布有臀中皮神经。深层布有臀下动、静脉的分支或属支,臀下神经及臀大肌、提肛肌腱等。

【主治】①痔疾,泄泻,便血;②阳痿、早泄等男科病证;③月经不调、带下病等妇科病证。

【操作】直刺 1~1.5 寸。

(三十六) 承扶 * (Chéngfú, BL36)

【定位】在股后区,臀沟的中点(图 3-49)。

【局部解剖】浅层布有股后皮神经及臀下皮神经的分支。深层布有股后皮神经本干,坐骨神经及其并行动、静脉,臀大肌、股二头肌长头及半腱肌等。

【主治】①腰腿痛、下肢痿痹等下肢病证;②痔疾。

【操作】直刺 1~2 寸。

(三十七) 殷门 (Yīnmén, BL37)

【定位】在股后区,臀沟下 6 寸,股二头肌与半腱肌之间(图 3-49)。

【局部解剖】浅层布有股后皮神经。深层布有坐骨神经及并行动、静脉,股深动脉穿支,股二头肌长头及半腱肌等。

【主治】腰痛,下肢痿痹。

【操作】直刺 1~2 寸。

(三十八) 浮郄 (Fúxì, BL38)

【定位】在膝后区,腘横纹上 1 寸,股二头肌腱的内侧缘(图 3-49)。

【局部解剖】浅层布有股后皮神经。深层布有腓总神经,腓肠外侧皮神经和膝上外侧动、静脉,股二头肌腱内侧,腓肠肌外侧头等。

【主治】①股、腘部疼痛、麻木;②便秘。

【操作】直刺 1~2 寸。

(三十九) 委阳[*](Wěiyáng,BL39) 三焦之下合穴

【定位】在膝部,腘横纹上,股二头肌腱的内侧缘(图 3-49)。

【局部解剖】浅层布有股后皮神经。深层布有腓总神经和腓肠外侧皮神经及股二头肌腱、腓肠肌外侧头、腘肌起始腱、腘肌等。

【主治】①腹满,癃闭;②腰脊强痛,腿足挛痛。

【操作】直刺 1~1.5 寸。

(四十) 委中[*](Wěizhōng,BL40) 合穴;膀胱之下合穴

【定位】在膝后区,腘横纹中点(图 3-49)。

【局部解剖】浅层布有股后皮神经和小隐静脉。深层布有胫神经、腘动、静脉和腓肠动脉等结构。

【主治】①腰背痛、下肢痿痹等;②急性腹痛,急性吐泻等;③癃闭、遗尿等泌尿系病证;④丹毒、瘾疹、皮肤瘙痒、疔疮等血热病证。

【操作】直刺 1~1.5 寸,或用三棱针点刺腘静脉出血。针刺不宜过快,过强、过深,以免损伤血管和神经。

(四十一) 附分(Fùfēn,BL41)

【定位】在脊柱区,第 2 胸椎棘突下,后正中线旁开 3 寸(图 3-48)。

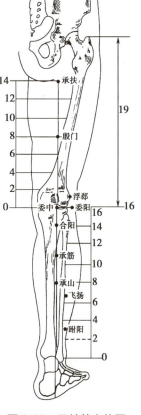

图 3-49 承扶等穴位图

【局部解剖】浅层布有第 2、3 胸神经后支的皮支和伴行的动、静脉。深层布有肩胛背神经,肩胛背动、静脉,第 2、3 胸神经后支的肌支和相应的肋间后动、静脉背侧支的分支及斜方肌、菱形肌等结构。

【主治】颈项强痛、肩背拘急、肘臂麻木等痹证。

【操作】斜刺 0.5~0.8 寸。

(四十二) 魄户(Pòhù,BL42)

【定位】在脊柱区,第 3 胸椎棘突下,后正中线旁开 3 寸(图 3-48)。

【局部解剖】浅层布有第 3、4 胸神经后支的皮支和伴行的动、静脉。深层布有肩胛背神经,肩胛背动、静脉,第 3、4 胸神经后支的肌支和相应的肋间后动、静脉背侧支的分支或属支及斜方肌、菱形肌等结构。

【主治】①咳嗽、气喘、肺痨等肺疾;②项强,肩背痛;③潮热。

【操作】斜刺 0.5~0.8 寸。

(四十三) 膏肓[*](Gāohuāng,BL43)

【定位】在脊柱区,第 4 胸椎棘突下,后正中线旁开 3 寸(图 3-48)。

【局部解剖】浅层布有第 4、5 胸神经后支的皮支和伴行的动、静脉。深层布有肩胛背神经,肩胛背动、静脉,第 4、5 胸神经后支的肌支和相应的肋间后动、静脉背侧支的分支或属支及斜方肌、菱形肌等结构。

【主治】①咳嗽、气喘、肺痨等肺脏虚损病证;②健忘、遗精、盗汗、羸瘦等虚劳诸证;③肩胛痛。

【操作】斜刺 0.5~0.8 寸。此穴多用灸法,每次 7~15 壮,或温灸 15~30 分钟。

笔记栏

(四十四) 神堂 (Shéntáng, BL44)

【定位】在脊柱区，第5胸椎棘突下，后正中线旁开3寸(图3-48)。

【局部解剖】浅层布有第5、6胸神经后支的皮支和伴行的动、静脉。深层布有肩胛背神经，肩胛背动、静脉，第5、6胸神经后支的肌支和相应的肋间后动、静脉背侧支的分支或属支及斜方肌、菱形肌等结构。

【主治】①咳嗽、气喘、胸闷、心痛、心悸等肺胸病证；②脊背强痛。

【操作】斜刺0.5~0.8寸。

(四十五) 谵语 (Yìxǐ, BL45)

【定位】在脊柱区，第6胸椎棘突下，后正中线旁开3寸(图3-48)。

【局部解剖】浅层布有第6、7胸神经后支的皮支和伴行的动、静脉。深层布有肩胛背神经，肩胛背动、静脉，第6、7胸神经后支的肌支和相应的肋间后动、静脉背侧支的分支或属支及斜方肌、菱形肌等结构。

【主治】①咳嗽、气喘等肺疾；②肩背痛；③疟疾，热病。

【操作】斜刺0.5~0.8寸。

(四十六) 膈关 (Géguān, BL46)

【定位】在脊柱区，第7胸椎棘突下，后正中线旁开3寸(图3-48)。

【局部解剖】浅层布有第7、8胸神经后支的皮支和伴行的动、静脉。深层布有肩胛背神经，肩胛背动、静脉，第7、8胸神经后支的肌支和相应的肋间后动、静脉背侧支的分支或属支及斜方肌、菱形肌等结构。

【主治】①胸闷、呃逆、嗳气、呕吐、食不下、噎闷等气逆病证；②脊背强痛。

【操作】斜刺0.5~0.8寸。

(四十七) 魂门 (Húnmén, BL47)

【定位】在脊柱区，第9胸椎棘突下，后正中线旁开3寸(图3-48)。

【局部解剖】浅层布有第9、10胸神经后支的外侧皮支和伴行的动、静脉。深层布有第9、10胸神经后支的肌支和相应肋间后动、静脉背侧支的分支或属支及背阔肌、竖脊肌等结构。

【主治】①胸胁痛，背痛；②呕吐，嗳气，泄泻；③黄疸。

【操作】斜刺0.5~0.8寸。

(四十八) 阳纲 (Yánggāng, BL48)

【定位】在脊柱区，第10胸椎棘突下，后正中线旁开3寸(图3-48)。

【局部解剖】浅层布有第10、11胸神经后支的外侧皮支和伴行的动、静脉。深层布有第10、11胸神经后支的肌支和相应肋间后动、静脉背侧支的分支或属支及背阔肌、竖脊肌等结构。

【主治】①肠鸣、腹痛、泄泻等肠腑病证；②黄疸；③消渴。

【操作】斜刺0.5~0.8寸。

(四十九) 意舍 (Yìshè, BL49)

【定位】在脊柱区，第11胸椎棘突下，后正中线旁开3寸(图3-48)。

【局部解剖】浅层布有第11、12胸神经后支的外侧皮支和伴行的动、静脉。深层布有第11、12胸神经后支的肌支和相应肋间后动、静脉背侧支的分支或属支及背阔肌、竖脊肌等结构。

【主治】①腹胀、呕吐、肠鸣、泄泻等脾胃肠病证；②脊背疼痛。

【操作】斜刺0.5~0.8寸。

(五十) 胃仓 (Wèicāng, BL50)

【定位】在脊柱区, 第12胸椎棘突下, 后正中线旁开3寸(图3-48)。

【局部解剖】浅层布有第12胸神经和第1腰神经后支的外侧皮支和伴行的动、静脉。深层布有第12胸神经和第1腰神经后支的肌支和相应的肋间后动、静脉背侧支的分支或属支及背阔肌、竖脊肌等结构。

【主治】①胃痛、腹胀、小儿食积等脾胃病证; ②水肿; ③脊背疼痛。

【操作】斜刺0.5~0.8寸。

(五十一) 肓门 (Huāngmén, BL51)

【定位】在腰区, 第1腰椎棘突下, 后正中线旁开3寸(图3-48)。

【局部解剖】浅层布有第1、2腰神经后支的外侧皮支和伴行的动、静脉。深层布有第1、2腰神经后支的肌支和第1腰动、静脉背侧支的分支或属支及背阔肌腱膜、竖脊肌、腰方肌等, 更深层接近肾脏。

【主治】①腹痛、胃痛、痞块、便秘等脾胃肠病证; ②乳疾。

【操作】斜刺0.5~0.8寸。

(五十二) 志室 *(Zhìshì, BL52)

【定位】在腰区, 第2腰椎棘突下, 后正中线旁开3寸(图3-48)。

【局部解剖】浅层布有第1、2腰神经后支的外侧皮支和伴行的动、静脉。深层布有第1、2腰神经后支的肌支和相应的腰动、静脉背侧支的分支或属支及背阔肌腱膜、竖脊肌、腰方肌等, 更深层接近肾脏。

【主治】①遗精、阳痿、癃闭、遗尿、水肿等肾虚病证; ②腰脊强痛。

【操作】斜刺0.5~0.8寸。

(五十三) 胞肓 (Bāohuāng, BL53)

【定位】在骶区, 横平第2骶后孔, 骶正中嵴旁开3寸(图3-48)。

【局部解剖】浅层布有臀上皮神经和臀中皮神经。深层布有臀上动、静脉, 臀上神经及臀大肌、臀中肌等结构。

【主治】①肠鸣, 腹胀, 便秘; ②小便不利, 癃闭; ③腰脊强痛。

【操作】直刺1~1.5寸。

(五十四) 秩边 *(Zhìbiān, BL54)

【定位】在骶区, 横平第4骶后孔, 骶正中嵴旁开3寸(图3-48)。

【局部解剖】浅层布有臀中皮神经和臀下皮神经。深层布有臀上、下动、静脉和臀上、下神经及臀肌等。

【主治】①腰骶痛, 下肢痿痹; ②癃闭、便秘、痔疾、阴痛等二阴病证。

【操作】直刺1.5~3寸。

(五十五) 合阳 (Héyáng, BL55)

【定位】在小腿后区, 腘横纹下2寸, 腓肠肌内、外侧头之间(图3-50)。

【局部解剖】浅层布有小隐静脉, 股后皮神经和腓肠内侧皮神经。深层布有动、静脉和胫神经及腓肠肌、腘肌等。

【主治】①腰脊强痛, 下肢痿痹; ②疝气, 崩漏。

【操作】直刺1~2寸。

(五十六) 承筋 (Chéngjīn, BL56)

【定位】在小腿后区, 腘横纹下5寸, 腓肠肌两肌腹之间(图3-50)。

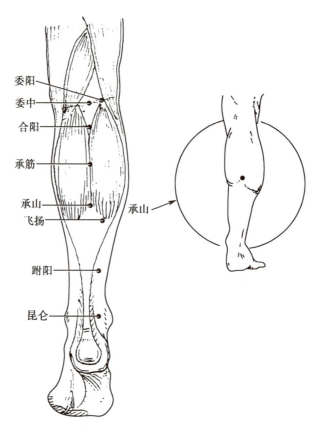

图 3-50　合阳等穴位图

【局部解剖】浅层布有小隐静脉,腓肠内侧皮神经。深层布有胫后动、静脉,腓动、静脉和胫神经及腓肠肌、比目鱼肌等。

【主治】①腰腿拘急、疼痛;②痔疾。

【操作】直刺 1~1.5 寸。

(五十七) 承山 *(Chéngshān, BL57)

【定位】在小腿后区,腓肠肌两肌腹与肌腱交角处(图 3-50)。

【局部解剖】浅层布有小隐静脉和腓肠内侧皮神经。深层布有胫神经和胫后动、静脉及腓肠肌、比目鱼肌等。

【主治】①腰腿拘急,疼痛;②痔疾,便秘;③腹痛,疝气。

【操作】直刺 1~2 寸。不宜过强地刺激,以免引起腓肠肌痉挛。

(五十八) 飞扬 *(Fēiyáng, BL58)　络穴

【定位】在小腿后区,昆仑(BL60)直上 7 寸,腓肠肌外下缘与跟腱移行处(图 3-50)。

【局部解剖】浅层布有腓肠外侧皮神经。深层布有胫神经和胫后动、静脉及小腿三头肌、踇长屈肌等。

【主治】①头痛,眩晕,鼻塞,鼻衄;②颈痛,腰腿痛;③痔疾。

【操作】直刺 1~1.5 寸。

(五十九) 跗阳(Fūyáng, BL59)　阳跷脉郄穴;足太阳经与阳跷脉的交会穴

【定位】在小腿后区,昆仑(BL60)直上 3 寸,腓骨与跟腱之间(图 3-50)。

【局部解剖】浅层布有腓肠神经和小隐静脉。深层布有胫神经的分支和胫后动、静脉的肌支及腓骨短肌、踇长屈肌等。

【主治】①腰骶痛、下肢痿痹、外踝肿痛等腰、下肢病证；②头痛，头重。

【操作】直刺0.8~1.2寸。

（六十）昆仑*（Kūnlún，BL60）　经穴

【定位】在踝区，外踝尖与跟腱之间的凹陷中（图3-51）。

【局部解剖】浅层布有腓肠神经和小隐静脉。深层布有腓动、静脉的分支或属支。若透刺太溪穴可刺到位于跟腱与内踝之间的胫神经和胫后动、静脉。

【主治】①后头痛、目眩、项强等头项病证；②腰骶疼痛，足踝肿痛；③癫痫；④滞产。

【操作】直刺0.5~0.8寸。孕妇禁用，经期慎用。

（六十一）仆参（Púcān，BL61）

【定位】在跟区，昆仑（BL60）直下，跟骨外侧，赤白肉际处（图3-51）。

【局部解剖】布有小隐静脉属支，腓肠神经的跟骨外侧支，腓动、静脉的跟骨外侧支等结构。

【主治】①下肢痿痹，足跟痛；②癫痫。

【操作】直刺0.3~0.5寸。

（六十二）申脉*（Shēnmài，BL62）　八脉交会穴，通于阳跷脉；足太阳经与阳跷脉的交会穴

【定位】在踝区，外踝尖直下，外踝下缘与跟骨之间凹陷中（图3-51）。

【局部解剖】布有小隐静脉，腓肠神经的分支，以及外踝前动、静脉及腓骨长肌腱、腓骨短肌腱、距跟外侧韧带等。

【主治】①头痛、眩晕等头部病证；②癫狂痫等神志病证；③嗜睡、不寐、眼睛开合不利、下肢运动不利等跷脉病证；④腰腿酸痛。

【操作】直刺0.3~0.5寸。

（六十三）金门（Jīnmén，BL63）　郄穴；足太阳经与阳维脉的交会穴

【定位】在足背，外踝前缘直下，第5跖骨粗隆后方，骰骨下缘凹陷中（图3-51）。

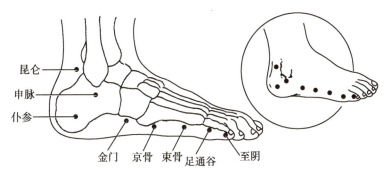

图3-51　昆仑等穴位图

【局部解剖】布有足背外侧皮神经，足外侧缘静脉（小隐静脉起始部）及腓骨长肌腱、小趾展肌等结构。

【主治】①头痛、腰痛、下肢痿痹、外踝痛等痛证；②癫痫；③小儿惊风。

【操作】直刺0.3~0.5寸。

（六十四）京骨（Jīnggǔ，BL64）　原穴

【定位】在跖区，第5跖骨关节粗隆前下方，赤白肉际处（图3-51）。

【局部解剖】布有足背外侧皮神经，足外侧缘静脉等结构。

【主治】①头痛，项强；②腰腿痛；③癫痫。④目翳。

【操作】直刺 0.3~0.5 寸。

（六十五）束骨*（Shùgǔ，BL65） 输穴

【定位】在跖区，第 5 跖趾关节的近端，赤白肉际处（图 3-51）。

【局部解剖】浅层布有足背外侧皮神经，足背静脉弓的属支。深层主要有趾足底固有神经和趾底固有动、静脉等结构。

【主治】①头痛、项强、目眩等头项部病证；②腰腿痛；③癫狂。

【操作】直刺 0.3~0.5 寸。

（六十六）足通谷（Zútōnggǔ，BL66） 荥穴

【定位】在跖区，第 5 跖趾关节的远端，赤白肉际处（图 3-51）。

【局部解剖】布有足背外侧皮神经，足背静脉弓的属支，趾足底固有动、静脉等结构。

【主治】①头痛、项强、目眩等头项病证；②鼻衄；③癫狂。

【操作】直刺 0.2~0.3 寸。

（六十七）至阴*（Zhìyīn，BL67） 井穴

【定位】在足趾，小趾末节外侧，趾甲根角侧后方 0.1 寸（指寸）（图 3-51）。

【局部解剖】布有足背外侧皮神经的趾背神经和趾背动、静脉网等结构。

【主治】①胎位不正、滞产、胞衣不下等胎产病证；②头痛、目痛、鼻塞、鼻衄等头面五官病证。

【操作】浅刺 0.1 寸。胎位不正用灸法。

足太阳膀胱经腧穴总图见图 3-52。

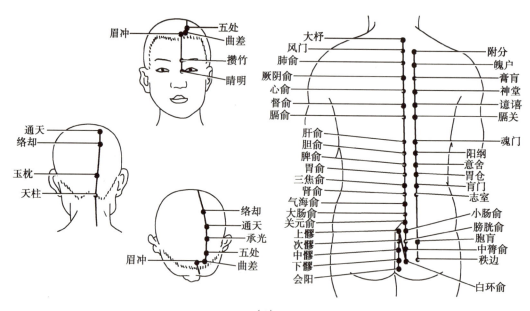

（1）

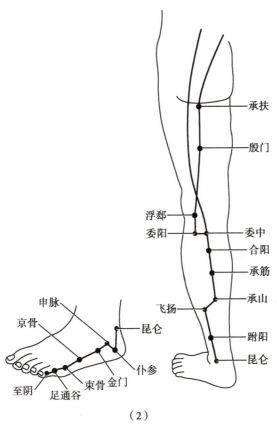

（2）

图 3-52　足太阳膀胱经腧穴图

第八节　足少阴经络及其腧穴

PPT 课件

一、足少阴经络

（一）经脉循行及其主要病候

足少阴肾经，起于足小趾之下，斜向足心，出于舟骨粗隆下，沿内踝后，进入足跟，沿小腿内侧上行，经腘窝内侧，沿大腿内侧后缘上行，通向脊柱，属肾，络于膀胱。其直行支脉：从肾向上经过肝、膈，进入肺中，沿着喉咙，夹于舌根部。肺部支脉：从肺分出，联络心，流注于胸中，与手厥阴心包经相接。

《灵枢·经脉》：肾足少阴之脉，起于小指之下，邪[1]走足心，出于然骨[2]之下，循内踝之后，别入跟中[3]，以上腨内，出腘内廉，上股内后廉，贯脊[4]属肾，络膀胱。其直者，从肾上贯肝膈，入肺中，循喉咙，挟舌本。其支者，从肺出，络心，注胸中（图 3-53）。

是动则病饥不欲食，面如漆柴[5]，咳唾则有血，喝喝[6]而喘，坐而欲起，目䀮䀮[7]如无所见，心如悬若饥状，气不足则善恐，心惕惕如人将捕之，是为骨厥[8]。是主肾所生病者，口热、舌干、咽肿，上气，嗌干及痛，烦心，心痛，黄疸，肠澼，脊、股内后廉痛，痿、厥[9]，嗜卧，足下热而痛。

【注释】[1]邪：通斜。指从小趾下斜行走向足心涌泉穴。[2]然骨：指内踝前突起的舟骨粗隆。[3]别入跟中：指分支进入脚跟中。[4]贯脊：从长强穴沿着脊柱上行，贯穿脊柱。[5]漆柴：形容面色发黑干枯,如漆如炭。[6]喝喝:指气喘声。[7]肮肮:音荒,指视物不清。[8]骨厥:肾主骨,指本经脉经过部出现的证候。[9]厥:指厥冷。

(二)络脉循行及其主要病候

《灵枢·经脉》:足少阴之别,名曰大钟,当踝后绕跟,别走太阳;其别者,并经上走于心包,下外贯腰脊。其病:气逆则烦闷;实则闭癃;虚则腰痛。取之所别者也。

(三)经别循行

《灵枢·经别》:足少阴之正,至腘中,别走太阳而合,上至肾,当十四椎出属带脉;直者系舌本,复出于项,合于太阳。

(四)经筋循行及其主要病候

《灵枢·经筋》:足少阴之筋,起于小指之下,并足太阴之筋,邪走内踝之下,结于踵;与足太阳之筋合,而上结于内辅之下;并太阴之筋而上,循阴股,结于阴器。循脊内挟膂,上至项,结于枕骨,与足太阳之筋合。其病:足下转筋,及所过而结者皆痛及转筋。病在此者,主痫瘛及痉,在外者不能俯,在内者不能仰。故阳病者腰反折,不能俯,阴病者,不能仰。

(五)主治概要

1. 头及五官病证　头痛,目眩,咽喉肿痛,齿痛,耳聋,耳鸣等。
2. 妇科病证　月经不调,带下病,不孕等。
3. 男科病证　遗精,阳痿等。
4. 前阴病证　癃闭、小便不利,小便频数等。
5. 经脉循行部位的其他病证　下肢厥冷,内踝肿痛等。

二、足少阴肾经腧穴（27 穴）

（一）涌泉 *（Yǒngquán, KI1）　井穴

【定位】在足底,屈足卷趾时足心最凹陷中(图 3-54)。

简便取穴法:卧位或伸腿坐位,卷足,约当足底第 2、3 趾蹼缘与足跟连线的前 1/3 和后 2/3 交点凹陷中。

【局部解剖】浅层有足底内侧神经的分支;深层有第 2 趾足底总动、静脉和第 2 趾足底总神经。

【主治】①昏厥、中暑、小儿惊风、癫狂痫等急症;②头痛、头晕、目眩、咽喉肿痛、喉痹、失音等头面五官病证;③咯血;④大便难、小便不利等二阴病证;⑤热病;⑥失眠。

【操作】直刺 0.5~1 寸。针刺时要防止刺伤足底动脉弓。临床常用灸法或药物贴敷。

（二）然谷 *（Rán'gǔ, KI2）　荥穴

【定位】在足内侧,足舟骨粗隆下方,赤白肉际处(图 3-55)。

【局部解剖】浅层有足背静脉网的属支,隐神经的小腿内侧皮支、足底内侧神经皮支;深层有足底内侧动、静脉,足底内侧神经。

【主治】①月经不调、阴痒、带下病、阴挺、白浊等妇科病证;②遗精、阳痿等男科病证;③癃闭、小便不利等前阴病证;④咯血,咽喉肿痛;⑤消渴,腹泻,黄疸;⑥下肢痿痹,足背痛;⑦小儿脐风,口噤。

【操作】直刺 0.5~0.8 寸。

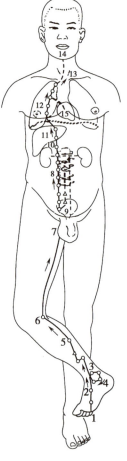

图 3-53　足少阴经脉循行图

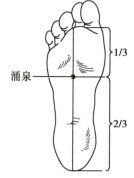

图 3-54　涌泉穴位图

(三) 太溪 (Tàixī,KI3) 输穴；原穴

【定位】在踝区，内踝尖与跟腱之间的凹陷中(图 3-55)。

【局部解剖】浅层有大隐静脉的属支和隐神经的小腿内侧皮支；深层有胫后动、静脉和胫神经。

【主治】①头晕目眩、不寐、健忘、遗精、阳痿、月经不调等肾虚证；②咽喉肿痛、齿痛、耳聋、耳鸣等阴虚性五官病证；③咳喘，胸痛，咳血等肺系病证；④消渴，小便频数，便秘；⑤腰脊痛，足跟痛，下肢厥冷。

【操作】直刺 0.5~0.8 寸。

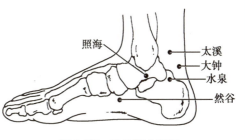

图 3-55　然谷等穴位图

(四) 大钟 (Dàzhōng,KI4) 络穴

【定位】在跟区，内踝后下方，跟骨上缘，跟腱附着部前缘凹陷中(图 3-55)。

【局部解剖】浅层有大隐静脉的属支和隐神经的小腿内侧皮支；深层有胫后动脉的内踝支和跟支构成的动脉网。

【主治】①遗尿、癃闭、便秘等二阴病证；②咽痛，咳血，气喘；③痴呆；④腰脊强痛，足跟痛。

【操作】直刺 0.3~0.5 寸。

(五) 水泉 (Shuǐquán,KI5) 郄穴

【定位】在跟区，太溪(KI3)直下 1 寸，跟骨结节内侧凹陷中(图 3-55)。

【局部解剖】浅层有大隐静脉的属支和隐神经的小腿内侧皮支；深层有胫后动、静脉，足底内、外侧神经及跟内侧支。

【主治】①月经不调、闭经、阴挺等妇科病证；②小便不利、水肿、淋证、血尿等膀胱病证；③足跟痛，下肢疼痛麻木。

【操作】直刺或斜刺 0.3~0.5 寸。

(六) 照海 (Zhàohǎi,KI6) 八脉交会穴,通阴跷脉

【定位】在踝区，内踝尖下 1 寸，内踝下缘边际凹陷中(图 3-55)。

【局部解剖】浅层有大隐静脉的属支和隐神经的小腿内侧皮支；深层有跗内侧动、静脉的分支或属支。

【主治】①月经不调、痛经、阴痒、赤白带下等妇科病证；②癫狂痫等神志病证；③嗜睡、不寐、眼睛开合不利、下肢运动不利等跷脉病证；④咽喉干痛，目赤肿痛；⑤小便频数，癃闭；⑥便秘。

【操作】直刺 0.5~0.8 寸。

(七) 复溜 (Fùliū,KI7) 经穴

【定位】在小腿内侧，内踝尖上 2 寸，跟腱的前缘(图 3-56)。

【局部解剖】浅层有大隐静脉的属支和隐神经的小腿内侧皮支；深层有胫后动、静脉和胫神经。

【主治】①腹胀，泄泻，癃闭，水肿；②盗汗、汗出不止或热病无汗等津液输布失调证病证；③下肢瘫痪，腰脊强痛。

【操作】直刺 0.5~1 寸。

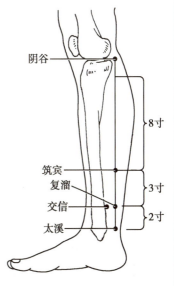

图 3-56　复溜等穴位图

（八）交信（Jiāoxìn，KI8）　阴跷脉郄穴

【定位】在小腿内侧，内踝尖上 2 寸，胫骨内侧缘后际凹陷中（图 3-56）。

【局部解剖】浅层有大隐静脉的属支和隐神经的小腿内侧皮支；深层有胫后动、静脉和胫神经。

【主治】①月经不调、崩漏、阴挺、阴痒等妇科病证；②泄泻、便秘、痢疾等肠腑病证；③下肢疼痛，麻木；④睾丸肿痛，疝气，五淋。

【操作】直刺 0.5~1 寸。

（九）筑宾（Zhùbīn，KI9）　阴维脉郄穴

【定位】在小腿内侧，太溪（KI3）直上 5 寸，比目鱼肌与跟腱之间（图 3-56）。

【局部解剖】浅层有浅静脉和隐神经的小腿内侧皮支；深层有胫后动、静脉和胫神经。

【主治】①癫狂，痫病；②呕吐，吐舌；③疝气，小儿脐疝；④小腿内侧痛。

【操作】直刺 1~1.5 寸。

（十）阴谷 *（Yīn'gǔ，KI10）　合穴

【定位】在膝后区，腘横纹上，半腱肌肌腱外侧缘（图 3-57）。

【局部解剖】浅层有皮下静脉和股后皮神经；深层有膝上内侧动、静脉的分支或属支。

【主治】①癫狂；②阳痿；③月经不调、崩漏、阴中痛等妇科病证；④癃闭等前阴病证；⑤疝气；⑥膝股内侧痛。

【操作】直刺 1~1.5 寸。

（十一）横骨（Hénggǔ，KI11）　足少阴经与冲脉的交会穴

【定位】在下腹部，脐中下 5 寸，前正中线旁开 0.5 寸（图 3-58）。

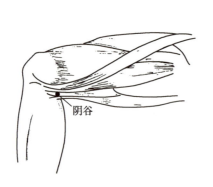

图 3-57　阴谷穴位图

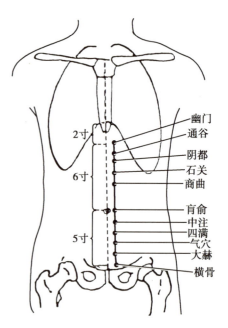

图 3-58　横骨等腹部穴位图

【局部解剖】浅层有腹壁浅静脉的属支和髂腹下神经前皮支；深层有腹壁下动、静脉的分支或属支及第 11、12 胸神经前支的分支。

【主治】①阴部痛，腹痛，疝气；②阳痿、遗精、月经不调、遗尿、癃闭等男科病证、妇科病证。

【操作】直刺 0.5~1 寸。

(十二) 大赫（Dàhè，KI12） 足少阴经与冲脉的交会穴

【定位】在下腹部，脐中下 4 寸，前正中线旁开 0.5 寸（图 3-58）。

【局部解剖】浅层有腹壁浅动、静脉的分支或属支，第 11、12 胸神经和第 1 腰神经前支的前皮支及伴行的动、静脉；深层有腹壁下动、静脉的分支或属支，第 11、12 胸神经前支的肌支和相应的肋间动、静脉。

【主治】①阳痿、遗精、不育等男科病证；②月经不调、带下病、阴挺、不孕等妇科病证。

【操作】直刺或斜刺 0.5~1 寸。

(十三) 气穴（Qìxué，KI13） 足少阴经与冲脉的交会穴

【定位】在下腹部，脐中下 3 寸，前正中线旁开 0.5 寸（图 3-58）。

【局部解剖】同大赫穴。浅层有腹壁浅动、静脉的分支或属支，第 11、12 胸神经和第 1 腰神经前支的前皮支及伴行的动、静脉；深层有腹壁下动、静脉的分支或属支，第 11、12 胸神经前支的肌支和相应的肋间动、静脉。

【主治】①月经不调、带下病、不孕等妇科病证；②阳痿、不育等男科病证；③癃闭；④泄泻，痢疾；⑤奔豚气。

【操作】直刺或斜刺 0.8~1 寸。

(十四) 四满（Sìmǎn，KI14） 足少阴经与冲脉的交会穴

【定位】在下腹部，脐中下 2 寸，前正中线旁开 0.5 寸（图 3-58）。

【局部解剖】浅层有腹壁浅动、静脉的分支或属支，第 10~12 胸神经前支的前皮支及伴行的动、静脉；深层有腹壁下动、静脉的分支或属支，第 10~12 胸神经前支的肌支和相应的肋间动、静脉。

【主治】①月经不调、崩漏、带下病、不孕、产后恶露不净等妇科病证；②遗精、遗尿；③小腹痛、疝气、脐下积聚疝瘕等腹部病证；④便秘，水肿。

【操作】直刺或斜刺 0.8~1.2 寸。

(十五) 中注（Zhōngzhù，KI15） 足少阴经与冲脉的交会穴

【定位】在下腹部，脐中下 1 寸，前正中线旁开 0.5 寸（图 3-58）。

【局部解剖】浅层有脐周皮下静脉网和第 10~12 胸神经前支的前皮支及伴行的动、静脉；深层有腹壁下动、静脉的分支或属支，第 10~12 胸神经前支的肌支和相应的肋间动、静脉。

【主治】①月经不调，带下病；②便秘、泄泻、腹痛等肠腑病证。

【操作】直刺或斜刺 0.8~1.2 寸。

(十六) 肓俞 *（Huāngshū，KI16） 足少阴经与冲脉的交会穴

【定位】在腹部，脐中旁开 0.5 寸（图 3-58）。

【局部解剖】浅层有脐周皮下静脉网和第 9~11 胸神经前支的前皮支及伴行的动、静脉；深层有腹壁上下动、静脉吻合形成的动、静脉网，第 9~11 胸神经前支的肌支和相应的肋间动、静脉。

【主治】①绕脐痛、腹胀、痢疾、泄泻、便秘等脾胃病证；②疝气；③月经不调。

【操作】直刺 0.8~1.2 寸。

(十七) 商曲（Shāngqū，KI17） 足少阴经与冲脉的交会穴

【定位】在上腹部，脐中上 2 寸，前正中线旁开 0.5 寸（图 3-58）。

【局部解剖】浅层有腹壁浅静脉和第 8~10 胸神经前支的前皮支及伴行的动、静脉；深层有腹壁上动、静脉分支或属支，第 8~10 胸神经前支的肌支和相应的肋间动、静脉。

【主治】①胃痛、腹痛、腹胀、泄泻、便秘等脾胃病证；②腹中积聚。

【操作】直刺或斜刺 0.5~0.8 寸。

(十八) 石关(Shíguān,KI18) 足少阴经与冲脉的交会穴

【定位】在上腹部,脐中上 3 寸,前正中线旁开 0.5 寸(图 3-58)。

【局部解剖】浅层有腹壁浅静脉和第 7~9 胸神经前支及伴行的动、静脉;深层有腹壁上动、静脉分支或属支,第 7~9 胸神经前支的肌支和相应的肋间动、静脉。

【主治】①胃痛、呕吐、腹痛、腹胀、便秘等脾胃病证;②产后腹痛,不孕。

【操作】直刺 0.5~0.8 寸。

(十九) 阴都(Yīndū,KI19) 足少阴经与冲脉的交会穴

【定位】在上腹部,脐中上 4 寸,前正中线旁开 0.5 寸(图 3-58)。

【局部解剖】浅层有腹壁浅静脉和第 7~9 胸神经前支的前皮支及伴行的动、静脉;深层有腹壁上动、静脉分支或属支,第 7~9 胸神经前支的肌支和相应的肋间动、静脉。

【主治】①胃痛、腹胀、便秘、小儿疳积等脾胃病证;②胸胁满闷。

【操作】直刺 0.5~0.8 寸。

(二十) 腹通谷(Fùtōnggǔ,KI20) 足少阴经与冲脉的交会穴

【定位】在上腹部,脐中上 5 寸,前正中线旁开 0.5 寸(图 3-58)。

【局部解剖】浅层有腹壁浅静脉和第 6~8 胸神经前支的前皮支及伴行的动、静脉;深层有腹壁上动、静脉分支或属支,第 6~8 胸神经前支的肌支和相应的肋间动、静脉。

【主治】①胃痛、腹痛、腹胀、呕吐等脾胃病证;②心痛、心悸、胸痛、惊悸等心胸病证。

【操作】直刺或斜刺 0.5~0.8 寸。

(二十一) 幽门(Yōumén,KI21) 足少阴经与冲脉的交会穴

【定位】在上腹部,脐中上 6 寸,前正中线旁开 0.5 寸(图 3-58)。

【局部解剖】浅层有第 6~8 胸神经前支的前皮支及伴行的动、静脉;深层有腹壁上动、静脉分支或属支,第 6~8 胸神经前支的肌支和相应的肋间动、静脉。

【主治】腹痛、腹胀、呕吐、善哕、泄泻、痢疾等脾胃病证。

【操作】直刺或斜刺 0.5~0.8 寸,不可向上深刺,以免伤及内脏。

(二十二) 步廊(Bùláng,KI22)

【定位】在胸部,第 5 肋间隙,前正中线旁开 2 寸(图 3-59)。

【局部解剖】浅层有胸廓内动、静脉的穿支和第 5 肋间神经的前皮支;深层有胸内、外侧神经的分支。

【主治】①胸痛、咳嗽、气喘等胸肺病证;②乳痈。

【操作】斜刺或平刺 0.5~0.8 寸,不可深刺,以免伤及心、肺。

(二十三) 神封(Shénfēng,KI23)

【定位】在胸部,第 4 肋间隙,前正中线旁开 2 寸(图 3-59)。

【局部解剖】浅层有胸廓内动、静脉的穿支和第 4 肋间神经的前皮支;深层有胸内、外侧神经的分支。

【主治】①咳嗽、气喘、胸胁支满等胸肺病证;②呕吐,不欲饮食;③乳痈。

【操作】斜刺或平刺 0.5~0.8 寸,不可深刺,以免伤及心、肺。

(二十四) 灵墟(Língxū,KI24)

【定位】在胸部,第 3 肋间隙,前正中线旁开 2 寸(图 3-59)。

【局部解剖】浅层有胸廓内动、静脉的穿支和第 3 肋间神经的前皮支;深层有胸内、外

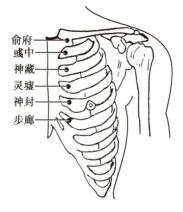

图 3-59 俞府等胸部穴位图

92

侧神经的分支。

【主治】①胸胁支满、咳嗽、气喘等胸肺病证；②呕吐；③乳痈。

【方法】斜刺或平刺 0.5~0.8 寸，不可深刺，以免伤及心、肺。

(二十五) 神藏 (Shéncáng, KI25)

【定位】在胸部，第 2 肋间隙，前正中线旁开 2 寸 (图 3-59)。

【局部解剖】浅层有胸廓内动、静脉的穿支和第 2 肋间神经的前皮支；深层有胸内、外侧神经的分支。

【主治】①胸胁支满、咳嗽、气喘等胸肺病证；②呕吐，不欲饮食。

【操作】斜刺或平刺 0.5~0.8 寸，不可深刺，以免伤及心、肺。

(二十六) 彧中 (Yùzhōng, KI26)

【定位】在胸部，第 1 肋间隙，前正中线旁开 2 寸 (图 3-59)。

【局部解剖】浅层有锁骨上内侧神经，第 1 肋间神经的前皮支和胸廓内动、静脉的穿支；深层有胸内、外侧神经的分支。

【主治】胸胁胀满、咳嗽、气喘、痰壅等胸肺病证。

【操作】斜刺或平刺 0.5~0.8 寸，不可深刺，以免伤及心、肺。

(二十七) 俞府 (Shūfǔ, KI27)

【定位】在胸部，锁骨下缘，前正中线旁开 2 寸 (图 3-59)。

【局部解剖】浅层有锁骨上内侧神经；深层有胸内、外侧神经的分支。

【主治】咳嗽、气喘、胸痛等肺胸病证。

【操作】斜刺或平刺 0.5~0.8 寸，不可深刺，以免伤及心、肺。

足少阴肾经腧穴总图见图 3-60。

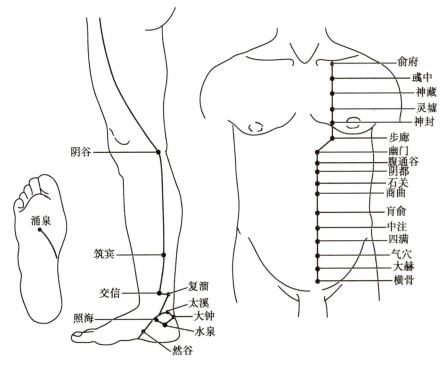

图 3-60 足少阴肾经腧穴图

PPT 课件

第九节　手厥阴经络及其腧穴

一、手厥阴经络

（一）经脉循行及其主要病候

手厥阴心包经，起于胸中，出属心包络，向下通过横膈，从胸至腹依次联络上、中、下三焦。胸部支脉：沿胸中，出于胁部，至腋下 3 寸处上行到腋窝中，沿上臂内侧，行于手太阴和手少阴之间，进入肘窝中，向下行于前臂两筋（掌长肌腱与桡侧腕屈肌腱）之间，入掌中，循行至中指末端（中冲）。掌中支脉：从劳宫分出，沿无名指到指端，与手少阳三焦经相接。

《灵枢·经脉》：心主手厥阴心包络之脉，起于胸中，出属心包络，下膈，历络三焦[1]。其支者，循胸出胁，下腋三寸，上抵腋下，循臑内，行太阴、少阴之间，入肘中，下臂，行两筋之间，入掌中，循中指，出其端。其支者，别掌中，循小指次指出其端（图 3-61）。

是动则病手心热，臂、肘挛急，腋肿；甚则胸胁支满[2]，心中憺憺[3]大动，面赤，目黄，喜笑不休。是主脉[4]所生病者，烦心，心痛，掌中热。

【注释】[1]历络三焦：历是经历的意思。三焦指上、中、下三部位。据《难经》，三焦上即膻中，中即中脘，下即脐下。[2]支满：支撑胀闷。[3]憺憺：形容心悸。[4]主脉：心主血脉，心包为心之外卫，所以本经经穴可以主治与"脉"相关的病证，如心胸烦闷、心痛、掌心发热。即主脉所生病。

（二）络脉循行及其主要病候

《灵枢·经脉》：手心主之别，名曰内关，去腕二寸，出于两筋之间，循经以上，系于心包，络心系。实则心痛；虚则为头强。取之两筋间也。

（三）经别循行

《灵枢·经别》：手心主之正，别下渊腋三寸，入胸中，别属三焦，出循喉咙，出耳后，合少阳完骨之下。

（四）经筋循行及其主要病候

《灵枢·经筋》：手心主之筋，起于中指，与太阴之筋并行，结于肘内廉；上臂阴，结腋下；下散前后挟胁。其支者，入腋，散胸中，结于贲。其病：当所过者支转筋，前及胸痛、息贲。

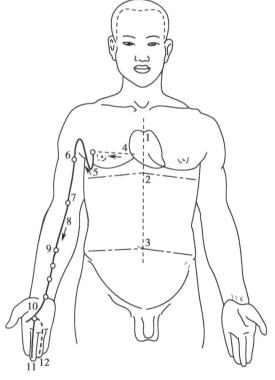

图 3-61　手厥阴经脉循行图

（五）主治概要

1. 心胸、神志病证　心痛、心悸、心烦、胸闷、癫狂痫等。

2. 胃腑病证　胃痛、呕吐等。

3. 经脉循行部位的其他病证　上臂内侧痛、肘臂挛麻、腕痛、掌中热等。

二、手厥阴心包经腧穴（9穴）

（一）天池*（Tiānchí，PC1） 手厥阴经与足少阳经的交会穴

【定位】在胸部，第4肋间隙，前正中线旁开5寸（图3-62）。

【局部解剖】浅层有胸腹壁静脉的属支和第4肋间神经外侧皮支；深层有胸外侧动、静脉的分支或属支和胸内外侧神经。

【主治】①咳嗽、气喘、胸闷、痰多、胸痛等肺胸病证；②腋下肿痛，乳痈，乳少；③瘰疬。

【操作】斜刺或平刺0.3~0.5寸，不可深刺，以免伤及心、肺。

（二）天泉（Tiānquán，PC2）

【定位】在臂前区，腋前纹头下2寸，肱二头肌的长、短头之间（图3-63）。

【局部解剖】浅层有臂内侧皮神经的分支；深层有肱动、静脉肌支和肌皮神经。

【主治】①心痛、咳嗽、胸胁胀满等心肺病证；②胸背及上臂内侧痛。

【操作】直刺1~1.5寸。

（三）曲泽*（Qūzé，PC3） 合穴

【定位】在肘前区，肘横纹上，肱二头肌腱的尺侧缘凹陷中（图3-63）。

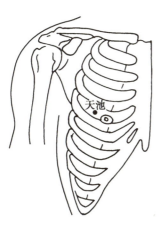

图3-62 天池穴位图

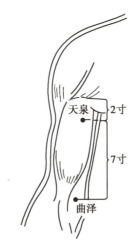

图3-63 曲泽等穴位图

【局部解剖】浅层有肘正中静脉和前臂内侧皮神经等；深层有肱动、静脉等以及正中神经的主干。

【主治】①心痛、心悸、善惊等心疾；②胃痛、呕吐、泄泻等胃腑热性病证；③热病，中暑；④肘臂挛痛，上肢颤动。

【操作】直刺1~1.5寸；或三棱针点刺出血。

（四）郄门*（Xìmén，PC4） 郄穴

【定位】在前臂前区，腕掌侧远端横纹上5寸，掌长肌腱与桡侧腕屈肌腱之间（图3-64）。

【局部解剖】浅层有前臂正中静脉、前臂外侧皮神经和前臂内侧皮神经的分支；深层有骨间前动脉和神经等，有正中神经及伴行的动、静脉。

【主治】①心痛、心悸、心烦胸痛等心胸病证；②咳血、呕血、衄血等血证；③疔疮；④癫痫。

【操作】直刺0.5~1寸。

（五）间使 *（Jiānshǐ，PC5）　经穴**

【定位】在前臂前区，腕掌侧远端横纹上 3 寸，掌长肌腱与桡侧腕屈肌腱之间（图 3-64）。

【局部解剖】浅层有前臂正中静脉，前臂内、外侧皮神经的分支；深层有骨间前动脉和神经等，有正中神经及伴行的动、静脉。

【主治】①心痛、心悸等心疾；②胃痛、呕吐等胃腑病证；③热病，疟疾；④癫狂痫；⑤肘臂挛痛。

【操作】直刺 0.5~1 寸。

（六）内关 *（Nèiguān，PC6）　络穴；八脉交会穴，通阴维脉**

【定位】在前臂前区，腕掌侧远端横纹上 2 寸，掌长肌腱与桡侧腕屈肌腱之间（图 3-64）。

【局部解剖】浅层有前臂正中静脉、前臂内侧皮神经和前臂外侧皮神经的分支；深层有骨间前动、静脉和骨间前神经，有正中神经及伴行的动、静脉。

【主治】①心痛、心悸、胸闷等心胸病证；②胃痛、呕吐、呃逆等胃腑病证；③不寐、郁病、癫狂痫等神志病证；④中风，眩晕，偏头痛；⑤胁痛，胁下痞块，肘臂挛痛。

【操作】直刺 0.5~1 寸。

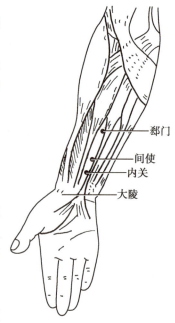

图 3-64　内关等穴位图

（七）大陵 *（Dàlíng，PC7）　输穴，原穴**

【定位】在腕前区，腕掌侧远端横纹中，掌长肌腱与桡侧腕屈肌腱之间（图 3-64）。

【局部解剖】浅层有腕掌侧静脉网，前臂内、外侧皮神经，正中神经掌支；深层有正中神经本干。

【主治】①心痛、心悸、胸胁胀痛等心胸病证；②胃痛、呕吐、口臭等胃腑病证；③喜笑悲恐、癫狂痫等神志病证；④手、臂挛痛。

【操作】直刺 0.3~0.5 寸。

（八）劳宫 *（Láogōng，PC8）　荥穴**

【定位】在掌区，横平第 3 掌指关节近端，第 2、3 掌骨之间偏于第 3 掌骨（图 3-65）。
简便取穴法：自然握拳，中指尖下是穴。

【局部解剖】浅层有手掌侧静脉网和正中神经的掌支；深层有指掌侧总动脉；正中神经的指掌侧固有神经。

【主治】①中风昏迷、中暑等急症；②心痛、烦闷等心疾；③癫狂痫等神志病证；④口疮，口臭；⑤鹅掌风。

【操作】直刺 0.3~0.5 寸。

（九）中冲 *（Zhōngchōng，PC9）　井穴**

【定位】在手指，中指末端最高点（图 3-65）。

【局部解剖】有指掌侧固有动静脉所形成的动、静脉网；有正中神经的指掌侧固有神经末梢。

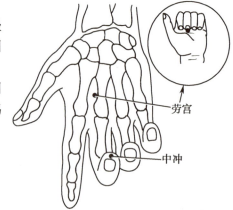

图 3-65　劳宫等穴位图

【主治】①中风昏迷、舌强不语、中暑、昏厥、小儿惊风等急症；②高热；③舌下肿痛。

【操作】浅刺 0.1 寸，或点刺出血。

手厥阴心包经腧穴总图见图 3-66。

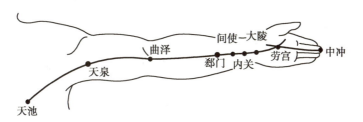

图 3-66　手厥阴心包经腧穴图

第十节　手少阳经络及其腧穴

PPT 课件

一、手少阳经络

（一）经脉循行及其主要病候

手少阳三焦经，起于无名指尺侧末端，向上经小指与无名指之间，沿手腕背侧，出于前臂外侧桡骨和尺骨之间，过肘尖，沿上臂外侧，上达肩部，交出足少阳经之后，进入缺盆部，分布于胸中，联络心包，向下通过横膈，从胸至腹，属上、中、下三焦。胸中支脉：从胸直上，出于缺盆部，上走项部，沿耳后向上，经耳后上达额角，再下行至面颊部，到达眼眶下部。耳部支脉：从耳后进入耳中，出走耳前，与前脉交叉于面颊部，到达目外眦（丝竹空之下），与足少阳胆经相接。

《灵枢·经脉》：三焦手少阳之脉，起于小指次指之端，上出两指之间，循手表腕[1]，出臂外两骨之间，上贯肘，循臑外[2]上肩，而交出足少阳之后，入缺盆，布膻中，散络心包，下膈，循属三焦。其支者，从膻中，上出缺盆，上项，系耳后，直上出耳上角，以屈下颊至𩑔[3]。其支者，从耳后入耳中，出走耳前，过客主人[4]，前交颊，至目锐眦（图 3-67）。

是动则病耳聋，浑浑焞焞[5]，嗌肿，喉痹。是主气所生病[6]者，汗出，目锐眦痛，颊痛，耳后、肩、臑、肘、臂外皆痛，小指次指不用[7]。

【注释】[1]手表腕：手臂腕关节部。[2]臑外：指上臂的外侧。[3]𩑔：音倬（zhuō），指目下颧骨部。[4]客主人：指上关穴。[5]浑浑焞焞：焞，音吞（tūn），形容听觉模糊不清，耳内出现哄哄的响声。[6]主气所生病：三焦主通调水道，上焦出气，故本经主气所生病。[7]不用：功能障碍。

（二）络脉循行及其主要病候

《灵枢·经脉》：手少阳之别，名曰外关，去腕二寸，外绕臂，注胸中，合心主。病实，则肘挛；虚，则不收。取之所别也。

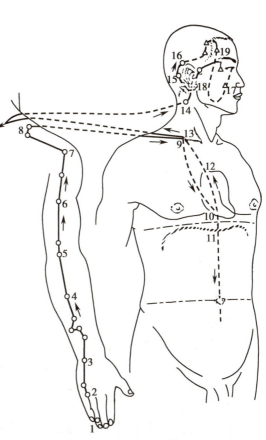

图 3-67　手少阳经脉循行图

（三）经别循行

《灵枢·经别》：手少阳之正，指天，别于巅，入缺盆，下走三焦，散于胸中也。

（四）经筋循行及其主要病候

《灵枢·经筋》：手少阳之筋，起于小指次指之端，结于腕；上循臂，结于肘；上绕臑外廉，上肩走颈，合手太阳。其支者，当曲颊入系舌本；其支者，上曲牙，循耳前，属目外眦，上乘颔，结于角。其病：当所过者即支、转筋，舌卷。

（五）主治概要

1. 头面五官病证　头、目、耳、颊、咽喉病等。

2. 热病　热病汗出。

3. 经脉循行部位的其他病证　胸胁痛，肩臂外侧痛，上肢挛急、麻木、不遂等。

二、手少阳三焦经腧穴（23 穴）

（一）关冲*（Guānchōng，TE1）　井穴

【定位】在手指，第 4 指末节尺侧，指甲根角侧上方 0.1 寸（指寸）（图 3-68）。

【局部解剖】有尺神经指掌侧固有神经的指背支的分支，指掌侧固有动、静脉指背支的动、静脉网。

【主治】①头痛、目赤、咽喉痛、耳鸣、耳聋、舌强等头面五官病证；②热病，中暑。

【操作】浅刺 0.1 寸，或点刺出血。

（二）液门（Yèmén，TE2）　荥穴

【定位】在手背，第 4、5 指间，指蹼缘上方赤白肉际凹陷中（图 3-68）。

【局部解剖】浅层有手背静脉网和尺神经的指背神经；深层有指背动、静脉等。

【主治】①手背痛，上肢及手指屈伸不利、疼痛、麻木；②头痛、咽喉肿痛、目赤、耳聋、喉痹等头面五官病证；③热病，疟疾。

【操作】直刺 0.3~0.5 寸。

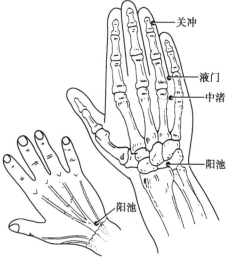

图 3-68　关冲等穴位图

（三）中渚*（Zhōngzhǔ，TE3）　输穴

【定位】在手背，第 4、5 掌骨间，第 4 掌指关节近端凹陷中（图 3-68）。

【局部解剖】浅层有手背静脉网的尺侧部和尺神经的指背神经；深层有第 4 掌背动脉等。

【主治】①手指屈伸不利，肘臂肩背痛；②头痛、耳鸣、耳聋、聤耳、耳痛、目赤、咽喉肿痛等头面五官病证；③热病，疟疾。

【操作】直刺 0.3~0.5 寸。

（四）阳池*（Yángchí，TE4）　原穴

【定位】在腕后区，腕背侧远端横纹上，指伸肌腱的尺侧缘凹陷中（图 3-68）。

【局部解剖】浅层有腕背静脉网和尺神经的手背支、前臂后皮神经的末支；深层有尺动脉腕背支的分支。

【主治】①手指屈伸不利、疼痛、麻木，腕痛，肘臂疼挛等上肢病证；②耳聋、目赤肿痛、咽喉肿痛、头痛等头面五官病证；③消渴。

【操作】直刺 0.3~0.5 寸。

(五) 外关*(Wàiguān,TE5)　络穴;八脉交会穴之一,通阳维脉

【定位】在前臂后区,腕背侧远端横纹上 2 寸,尺骨与桡骨间隙中点(图 3-69)。

【局部解剖】浅层有头静脉和贵要静脉的属支,前臂后皮神经;深层有骨间后动、静脉和骨间后神经。

【主治】①耳鸣、耳聋、聤耳、耳痛、目赤肿痛、目生翳膜、目眩、咽喉肿痛、口噤、口㖞、齿痛、面痛等头面五官病证;②头痛,颈项及肩部疼痛,胁痛,上肢痹痛;③热病,疟疾,伤风感冒;④瘰疬。

【操作】直刺 0.5~1 寸。

(六) 支沟*(Zhīgōu,TE6)　经穴

【定位】在前臂后区,腕背侧远端横纹上 3 寸,尺骨与桡骨间隙中点(图 3-69)。

【局部解剖】浅层有头静脉和贵要神经的属支,前臂后皮神经;深层有骨间后动、静脉和骨间后神经。

【主治】①便秘;②热病;③耳鸣、耳聋、咽喉肿痛、暴喑、头痛等头面五官病证;④肘臂痛,胁肋痛,落枕;⑤手指震颤;⑥瘰疬。

【操作】直刺 0.8~1.2 寸。

(七) 会宗(Huìzōng,TE7)　郄穴

【定位】在前臂后区,腕背侧远端横纹上 3 寸,尺骨的桡侧缘(图 3-69)。

【局部解剖】浅层有贵要神经的属支和前臂后皮神经;深层有前臂骨间后动、静脉的分支或属支,前臂骨间后神经的分支。

【主治】①耳聋、耳鸣等耳病;②上肢痹痛,胸胁痛,头痛;③癫痫。

【操作】直刺 0.5~1 寸。

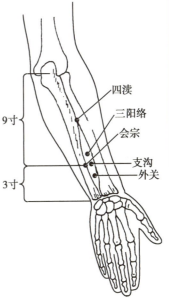

图 3-69　外关等穴位图

(八) 三阳络(Sānyángluò,TE8)

【定位】在前臂后区,腕背侧远端横纹上 4 寸,尺骨与桡骨间隙中点(图 3-69)。

【局部解剖】浅层有头静脉和贵要神经的属支,前臂后皮神经;深层有前臂骨间后动、静脉的分支或属支,前臂骨间后神经的分支。

【主治】①上肢痹痛;②耳聋、暴喑、齿痛等五官病证。

【操作】直刺 0.5~1 寸。

(九) 四渎(Sìdú,TE9)

【定位】在前臂后区,肘尖(EX-UE1)下 5 寸,尺骨与桡骨间隙中点(图 3-69)。

【局部解剖】浅层有头静脉和贵要神经的属支,前臂后皮神经;深层有骨间后动、静脉和骨间后神经。

【主治】①前臂痛;②耳聋、暴喑、齿痛、咽喉肿痛、偏头痛、面痛等头面五官病证。

【操作】直刺 0.5~1 寸。

(十) 天井(Tiānjǐng,TE10)　合穴

【定位】在肘后区,肘尖(EX-UE1)上 1 寸凹陷中(图 3-70)。

【局部解剖】浅层有臂后皮神经;深层有肘关节动、静脉网,桡神经肌支。

【主治】①肘臂痛、偏头痛、颈项肩臂等痛证;②瘰疬,瘿气;③癫狂,癫痫,善惊,瘛疭;

④耳鸣、耳聋等耳病。

【操作】直刺0.3~0.5寸。

(十一) 清冷渊 (Qīnglíngyuān, TE11)

【定位】在臂后区, 肘尖 (EX-UE1) 与肩峰角连线上, 肘尖 (EX-UE1) 上 2 寸 (图 3-70)。

【局部解剖】浅层有臂后皮神经; 深层有中副动、静脉, 桡神经肌支等。

【主治】①肩臂疼痛, 项背强痛; ②头痛, 目痛; ③胁痛, 黄疸。

【操作】直刺0.8~1.2寸。

(十二) 消泺 (Xiāoluò, TE12)

【定位】在臂后区, 肘尖 (EX-UE1) 与肩峰角连线上, 肘尖 (EX-UE1) 上 5 寸 (图 3-70)。

【局部解剖】浅层有臂后皮神经; 深层有中副动、静脉和桡神经的肌支。

【主治】①上肢痹痛; ②头痛, 颈项强痛; ③齿痛。

【操作】直刺0.5~0.8寸。

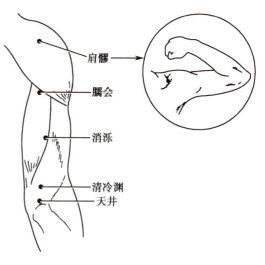

图 3-70　天井等穴位图

(十三) 臑会 (Nàohuì, TE13)　手少阳经与手阳明经的交会穴

【定位】在臂后区, 肩峰角下 3 寸, 三角肌的后下缘 (图 3-70)。

【局部解剖】浅层有臂后皮神经; 深层有肱深动、静脉和桡神经。

【主治】①上肢痹痛; ②头痛, 项背强痛; ③瘿气, 瘰疬。

【操作】直刺0.5~0.8寸。

(十四) 肩髎*(Jiānliáo, TE14)

【定位】在三角肌区, 肩峰角与肱骨大结节两骨间凹陷中 (图 3-70)。

【局部解剖】浅层有锁骨上外侧神经; 深层有旋肱后动、静脉和腋神经。

【主治】①肩臂挛痛, 不遂; ②风疹。

【操作】直刺0.8~1.5寸。

(十五) 天髎 (Tiānliáo, TE15)　手少阳、阳维脉的交会穴

【定位】在肩胛区, 肩胛骨上角骨际凹陷中 (图 3-71)。

【局部解剖】浅层有锁骨上神经和第 1 胸神经后支外侧皮支; 深层有肩胛背动、静脉的分支或属支, 肩胛上动、静脉的分支和属支以及肩胛上神经等。

【主治】肩臂痹痛, 颈项强痛。

【操作】直刺0.3~0.5寸。

(十六) 天牖 (Tiānyǒu, TE16)

【定位】在颈部, 横平下颌角, 胸锁乳突肌的后缘凹陷中 (图 3-72)。

【局部解剖】浅层有颈外静脉属支, 耳大神经和枕小神经; 深层有枕动、静脉的分支或属支, 颈深动、静脉升支。

【主治】①头痛、面肿、目痛、耳鸣、耳聋、喉痹等头面五官病证; ②瘰疬; ③项强, 肩背痛。

【操作】直刺0.5~1寸。

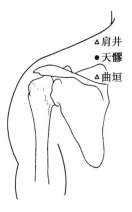

图 3-71 天髎穴位图

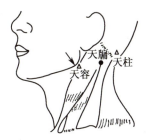

图 3-72 天牖穴位图

（十七）翳风 *（Yìfēng，TE17） 手足少阳经的交会穴**

【定位】在颈部，耳垂后方，乳突下端前方凹陷中（图 3-73）。

【局部解剖】浅层有颈外静脉的属支和耳大神经；深层颈外动脉的分支耳后动脉，面神经等。

【主治】①耳鸣、耳聋、聤耳等耳病；②眼睑瞤动、颊肿、口㖞、牙关紧闭、齿痛等面口病；③瘰疬。

【操作】直刺 0.5~1 寸。

（十八）瘈脉（Chìmài，TE18）

【定位】在头部，乳突中央，角孙与翳风沿耳轮弧形连线的上 2/3 与下 1/3 的交点处（图 3-73）。

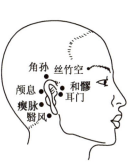

图 3-73 翳风等穴位图

【局部解剖】有耳后动、静脉和耳大神经和面神经耳后支。

【主治】①耳鸣、耳聋等耳病；②头痛；③小儿惊风，癫痫。

【操作】平刺 0.3~0.5 寸，或点刺出血。

（十九）颅息（Lúxī，TE19）

【定位】在头部，当角孙（TE20）与翳风（TE17）之间，沿耳轮弧形连线的上 1/3 与下 2/3 的交点处（图 3-73）。

【局部解剖】有耳后动、静脉的耳支和耳大神经、枕小神经，面神经耳后支。

【主治】①耳鸣、耳聋等耳病；②头痛；③小儿惊痫。

【操作】平刺 0.3~0.5 寸。

（二十）角孙 *（Jiǎosūn，TE20） 手、足少阳经与手阳明经的交会穴**

【定位】在头部，耳尖正对发际处（图 3-73）。

【局部解剖】有颞浅动、静脉耳前支和耳颞神经的分支。

【主治】①耳部肿痛、耳聋、目赤肿痛、视物不明、目翳等官窍病证；②偏头痛、项强；③颊肿，疔腮，齿痛。

【操作】平刺 0.3~0.5 寸。治疗小儿腮腺炎常用灯草灸。

（二十一）耳门 *（Ěrmén，TE21）**

【定位】在耳区，耳屏上切迹与下颌骨髁突之间的凹陷中（图 3-73）。

【局部解剖】有颞浅动、静脉耳前支，耳颞神经，面神经颞支等。

【主治】①耳鸣、耳聋、聤耳等耳病；②面痛、齿痛、牙关拘急、口㖞等口面病证。

【操作】微张口，直刺 0.3~0.5 寸。

(二十二)耳和髎(Ěrhéliáo,TE22)

【定位】在头部,鬓发后缘,耳郭根的前方,颞浅动脉的后缘(图 3-73)。

【局部解剖】浅层有颞浅动、静脉的分支或属支,耳颞神经,面神经颞支;深层有颞深前、后神经,均是三叉神经下颌神经的分支。

【主治】①耳鸣;②头痛、颌痛、齿痛、牙关拘急、口㖞等口面病证。

【操作】避开动脉,斜刺或平刺 0.3~0.5 寸。

(二十三)丝竹空*(Sīzhúkōng,TE23) 手足少阳经的交会穴

【定位】在面部,眉梢凹陷中(图 3-73)。

【局部解剖】有颞浅动、静脉的额支和眶上神经,颧面神经,面神经颞支和颧支。

【主治】①头痛、眩晕、目赤肿痛、眼睑瞤动、视物不清等头目病证;②癫痫;③齿痛,牙关拘急,口㖞。

【操作】平刺 0.3~0.5 寸;不灸。

手少阳三焦经腧穴总图见图 3-74。

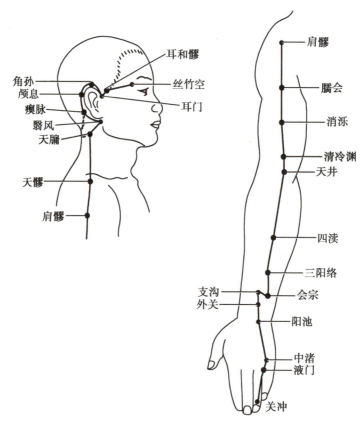

图 3-74 手少阳三焦经腧穴图

笔记栏

PPT 课件

第十一节　足少阳经络及其腧穴

一、足少阳经络

（一）经脉循行及其主要病候

足少阳胆经,起于目外眦,上行到额角,再折而下行绕至耳后,沿侧颈部在手少阳三焦经前方向下走行到肩上,交叉到手少阳经后进入缺盆。耳部支脉:从耳后进入耳中,走耳前至目外眦后方。外眦支脉:从目外眦分出下行至大迎穴处会合手少阳经至眼下,折行下至颊车,下行于颈部会合于缺盆,再从缺盆下行至胸中,通过横膈,络肝,属胆,沿胸胁部出于气街,绕阴部毛际横向进入髋关节部。躯体部直行支脉:从缺盆下行至腋下,沿侧胸通过季胁向下会合于髋关节部,再向下沿大腿外侧下行经过膝外侧,经腓骨小头前下行于腓骨前方,出于外踝的前方,沿足背进入第四趾外侧。足背部支脉:从足背部分出,进入足大趾与足次趾之间,并沿着足大趾外侧行至其末端,然后回转循行通过趾甲后方的毫毛处,与足厥阴肝经相交接。

《灵枢·经脉》:胆足少阳之脉,起于目锐眦,上抵头角[1],下耳后,循颈,行手少阳之前,至肩上,却交出手少阳之后,入缺盆。其支者,从耳后入耳中,出走耳前,至目锐眦后。其支者,别锐眦,下大迎,合于手少阳,抵于頔,下加颊车[2],下颈,合缺盆,以下胸中,贯膈,络肝,属胆,循胁里,出气街,绕毛际[3],横入髀厌[4]中。其直者,从缺盆下腋,循胸,过季胁,下合髀厌中。以下循髀阳[5],出膝外廉,下外辅骨[6]之前,直下抵绝骨[7]之端,下出外踝之前,循足跗上,入小指次指之间。其支者,别跗上,入大指之间,循大指歧骨[8]内,出其端,还贯爪甲,出三毛[9](图3-75)。

是动则病口苦,善太息,心胁痛,不能转侧,甚则面微有尘,体无膏泽,足外反热,是为阳厥。是主骨所生病者,头痛,颔痛,目锐眦痛,缺盆中肿痛,腋下肿,马刀、侠瘿,汗出振寒,疟,胸胁、肋、髀、膝外至胫、绝骨、外踝前,及诸节皆痛,小指次指不用。

【注释】[1]头角:当额结节处。[2]下加颊车:指经脉向下经过颊车部位。[3]毛际:指耻骨阴毛部。[4]髀厌:即髀枢,相当于环跳穴处。[5]髀阳:指大腿的外侧。[6]外辅骨:即腓骨。[7]绝骨:腓骨下段低凹处。[8]大指歧骨:指第1、2跖骨。[9]三毛:指足趾背短毛。

（二）络脉循行及其主要病候

《灵枢·经脉》:足少阳之别,名曰光明。去踝五寸,别走厥阴,下络足跗。实则厥;虚则痿躄,坐不能起。取之所别也。

（三）经别循行

《灵枢·经别》:足少阳之正,绕髀,入毛际,合于厥阴;别者入季胁之间,循胸里属胆,散之肝,上贯心,以上挟咽,出颐颔中,散于面,系目系,合少阳于外眦也。

（四）经筋循行及其主要病候

《灵枢·经筋》:足少阳之筋,起于小指次指,上结外踝,上循胫外廉,结于膝外廉。其支者,别起外辅骨,上走髀,前者结于伏兔之上,后者结于尻。其直者,上乘䏚季胁,上走腋前廉,系于膺乳,结于缺盆。直者,上出腋,贯缺盆,出太阳之前,循耳后,上额角,交巅上,下走颔,上结于頄。支者,结于目眦,为外维。其病:小指次指支转筋,引膝外转筋,膝不可屈伸,腘筋急,前引髀,后引尻,即上乘䏚季胁痛,上引缺盆,膺乳颈维筋急,从左之右,右目不开,上过右角,并跷脉而行,左络于右,故伤左角,右足不用,命曰维筋相交。

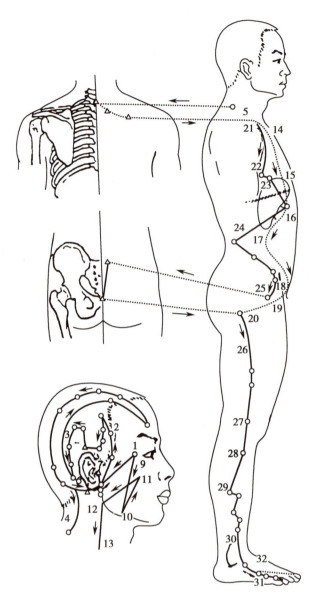

图 3-75 足少阳经脉循行图

(五) 主治概要

1. 头面五官病证　侧头、目、耳、咽喉病等。

2. 肝胆病证　黄疸、口苦、胁痛等。

3. 神志病证　癫狂等。

4. 热病　发热汗出等。

5. 经脉循行部位的其他病证　胁肋痛，下肢痹痛、麻木、不遂等。

二、足少阳胆经腧穴 (44 穴)

(一) 瞳子髎 *(Tóngzǐliáo, GB1)　手足少阳经与手太阳经的交会穴

【定位】在面部，目外眦外侧 0.5 寸凹陷中 (图 3-76)。

【局部解剖】浅层有颧神经的颧颞支与颧面支，深层有颞深前、后神经和颞深前、后动脉的分支。

【主治】①目痛、目赤、目翳等目疾；②头痛、口喝、面痛等头面病证。

【操作】平刺 0.3~0.5 寸；或用三棱针点刺出血。

(二) 听会*(Tīnghuì, GB2)　手足少阳经的交会穴

【定位】在面部，耳屏间切迹与下颌骨髁突之间的凹陷中 (图 3-76)。

【局部解剖】浅层有耳颞神经和耳大神经。深层有颞浅动、静脉、面神经丛和腮腺等。

【主治】①耳鸣、耳聋、聤耳等耳病；②齿痛、口喝、面痛等面口病证。

【操作】张口，直刺 0.5~1 寸。

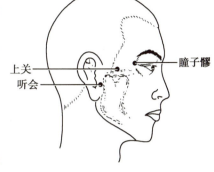

图 3-76　瞳子髎等穴位图

(三) 上关(Shàngguān, GB3)　手足少阳经与足阳明经的交会穴

【定位】在面部，颧弓上缘中央凹陷中 (图 3-76)。

【局部解剖】浅层布有耳颞神经，面神经颞支和颞浅动、静脉。深层有颞深前、后神经的分支。

【主治】①耳鸣、耳聋、聤耳等耳病；②偏头痛、面痛、口喝、口噤等头面口齿病证；③癫狂痫等神志病证。

【操作】直刺 0.5~1 寸。

(四) 颔厌(Hànyàn, GB4)　手足少阳经与足阳明经的交会穴

【定位】在头部，从头维至曲鬓的弧形连线(其弧度与鬓发弧度相应)的上 1/4 与下 3/4 的交点处 (图 3-77)。

【局部解剖】浅层布有耳颞神经，颞浅动、静脉顶支。深层有颞深前、后神经的分支。

【主治】①偏头痛，眩晕；②齿痛、耳鸣、口喝、目外眦痛等面颊部病证；③癫痫。

【操作】平刺 0.5~0.8 寸。

(五) 悬颅(Xuánlú, GB5)　手足少阳经与足阳明经的交会穴

【定位】在头部，从头维至曲鬓的弧形连线(其弧度与鬓发弧度相应)的中点处 (图 3-77)。

【局部解剖】浅层布有耳颞神经，颞浅动、静脉顶支。深层有颞深前、后神经的分支。

【主治】①偏头痛；②目赤肿痛、齿痛、鼻衄等五官病证；③面肿。

【操作】平刺 0.5~0.8 寸。

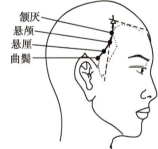

图 3-77　颔厌等穴位图

(六) 悬厘(Xuánlí, GB6)　手足少阳经与足阳明经的交会穴

【定位】在头部，从头维至曲鬓的弧形连线(其弧度与鬓发弧度相应)的上 3/4 与下 1/4 的交点处 (图 3-77)。

【局部解剖】浅层布有耳颞神经，颞浅动、静脉顶支。深层有颞深前、后神经的分支。

【主治】①偏头痛，面痛；②目赤肿痛、齿痛、耳鸣等五官病证。

【操作】平刺 0.5~0.8 寸。

(七) 曲鬓(Qūbìn, GB7)　足少阳经与足太阳经的交会穴

【定位】在头部，耳前鬓角发际后缘与耳尖水平线的交点处 (图 3-77)。

【局部解剖】浅层布有耳颞神经，颞浅动、静脉顶支。深层有颞深前、后神经的分支。

【主治】①偏头痛，颔颊肿；②目赤肿痛、暴暗、牙关紧闭等五官病证。

【操作】平刺 0.5~0.8 寸。

(八) 率谷（Shuàigǔ, GB8）　足少阳经与足太阳经的交会穴

【定位】在头部，耳尖直上入发际 1.5 寸（图 3-78）。

【局部解剖】布有耳神经和枕大神经会合支及颞浅动、静脉顶支。

【主治】①偏头痛、眩晕；②耳鸣、耳聋等耳病；③小儿急、慢惊风。

【操作】平刺 0.5~0.8 寸。

(九) 天冲（Tiānchōng, GB9）　足少阳经与足太阳经的交会穴

【定位】在头部，耳根后缘直上，入发际 2 寸（图 3-78）。

【局部解剖】布有耳神经和枕小神经以及枕大神经的会合支，颞浅动、静脉顶支和耳后动、静脉。

【主治】①头痛、耳鸣、耳聋、齿痛等头面五官病证；②癫痫。

【操作】平刺 0.5~0.8 寸。

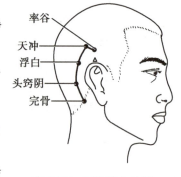

图 3-78　率谷等穴位图

(十) 浮白（Fúbái, GB10）　足少阳经与足太阳经的交会穴

【定位】在头部，耳后乳突的后上方，从天冲至完骨的弧形连线（其弧度与耳郭弧度相应）的上 1/3 与下 2/3 交点处（图 3-78）。

【局部解剖】布有枕小神经和枕大神经的吻合支以及耳后动、静脉。

【主治】①头痛、耳鸣、耳聋、目痛等头面五官病证；②瘰气。

【操作】平刺 0.5~0.8 寸。

(十一) 头窍阴（Tóuqiàoyīn, GB11）　足少阳经与足太阳经的交会穴

【定位】在头部，耳后乳突的后上方，从天冲到完骨的弧形连线（其弧度与耳郭弧度相应）的上 2/3 与下 1/3 交点处（图 3-78）。

【局部解剖】布有枕小神经和耳后动、静脉的分支。

【主治】①耳鸣，耳聋；②头痛，眩晕，颈项强痛。

【操作】平刺 0.5~0.8 寸。

(十二) 完骨（Wán'gǔ, GB12）　足少阳经与足太阳经的交会穴

【定位】在头部，耳后乳突的后下方凹陷中（图 3-78）。

【局部解剖】浅层布有枕小神经，耳后动、静脉的分支或属支。深层有颈深动、静脉。如果深刺可能刺中椎动脉。

【主治】①头痛，颈项强痛；②不寐；③齿痛、口喎、口噤不开、颊肿等面颊部病证。

【操作】直刺 0.5~0.8 寸。

(十三) 本神（Běnshén, GB13）　足少阳经与阳维脉的交会穴

【定位】在头部，前发际上 0.5 寸，头正中线旁开 3 寸（图 3-79）。

【局部解剖】布有眶上动、静脉和眶上神经以及颞浅动、静脉额支。

【主治】①头痛、眩晕、目赤肿痛等头面病证；②癫痫、小儿惊风、中风昏迷等神志病证。

【操作】平刺 0.3~0.5 寸。

(十四) 阳白（Yángbái, GB14）　足少阳经与阳维脉的交会穴

【定位】在头部，眉上 1 寸，瞳孔直上（图 3-79）。

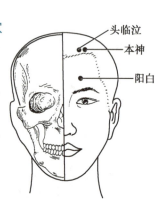

图 3-79　本神等穴位图

【局部解剖】布有眶上神经外侧支和眶上动、静脉外侧支。

【主治】①头痛，眩晕；②视物模糊、目痛、眼睑下垂等目疾；③面瘫。

【操作】平刺 0.3~0.5 寸。

(十五) 头临泣 *(Tóulínqì, GB15)　足少阳经、足太阳经与阳维脉的交会穴

【定位】在头部，前发际上 0.5 寸，瞳孔直上(图 3-79)。

【局部解剖】布有眶上神经和眶上动、静脉。

【主治】①头痛、眩晕、流泪、鼻塞、鼻渊等头面五官病证；②癫痫等神志病证；③小儿惊风。

【操作】平刺 0.3~0.5 寸。

(十六) 目窗(Mùchuāng, GB16)　足少阳经与阳维脉的交会穴

【定位】在头部，前发际上 1.5 寸，瞳孔直上(图 3-80)。

【局部解剖】布有眶上神经和颞浅动、静脉的额支。

【主治】①目赤肿痛、青盲、视物模糊、鼻塞等五官病证；②头痛，眩晕；③小儿惊风。

【操作】平刺 0.3~0.5 寸。

(十七) 正营(Zhèngyíng, GB17)　足少阳经与阳维脉的交会穴

【定位】在头部，前发际上 2.5 寸，瞳孔直上(图 3-80)。

【局部解剖】布有眶上神经和枕大神经的吻合支，颞浅动、静脉的顶支，枕大神经和枕动、静脉的分支。

【主治】①头痛、项强、眩晕等头项病证；②齿痛；③恶心呕吐。

【操作】平刺 0.3~0.5 寸。

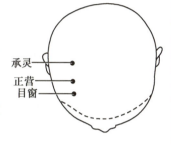

图 3-80　目窗等穴位图

(十八) 承灵(Chénglíng, GB18)　足少阳经与阳维脉的交会穴

【定位】在头部，前发际上 4 寸，瞳孔直上(图 3-80)。

【局部解剖】布有枕大神经和枕动、静脉的分支。

【主治】①头痛，眩晕；②目痛、鼻塞、鼻衄等五官病证。

【操作】平刺 0.3~0.5 寸。

(十九) 脑空(Nǎokōng, GB19)　足少阳经与阳维脉的交会穴

【定位】在头部，横平枕外隆凸的上缘，风池(GB20)直上(图 3-81)。

【局部解剖】布有枕大神经，枕动、静脉，面神经耳后支。

【主治】①头痛、眩晕、颈项强痛等头项病证；②癫狂病、惊悸等神志病证。

【操作】平刺 0.3~0.5 寸。

(二十) 风池 *(Fēngchí, GB20)　足少阳经与阳维脉的交会穴

【定位】在颈后区，枕骨之下，胸锁乳突肌上端与斜方肌上端之间的凹陷中(图 3-81)。

【局部解剖】浅层布有枕小神经分支和枕动、静脉的分支。深层有枕大神经。

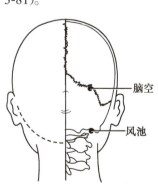

图 3-81　风池等穴位图

【主治】①不寐、癫痫等神志病证；②目赤肿痛、视物不明、鼻塞、鼻衄、鼻渊、耳鸣、咽喉肿痛等五官病证；③中风、头痛、眩晕、感冒等内外风证；④热病；⑤颈项强痛。

【操作】向鼻尖方向斜刺 0.8~1.2 寸。或平刺透风府穴。深部中间为延髓，必须严格掌握针刺的角度与深度。

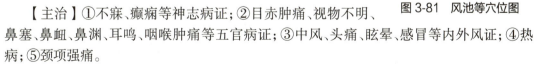

（二十一）肩井 *(Jiānjǐng，GB21)　手足少阳经与阳维脉的交会穴**

【定位】在肩胛区，第7颈椎棘突与肩峰最外侧点连线的中点（图3-82）。

【局部解剖】浅层布有锁骨上神经及颈浅动、静脉的分支或属支。深层有颈横动、静脉的分支或属支和肩胛背神经的分支。

【主治】①头痛、眩晕、颈项强痛等头项部病证；②肩背疼痛，颈项强痛，上肢不遂；③瘰疬；④乳痈、乳少、难产、胞衣不下等妇科病证。

【操作】直刺0.3~0.5寸，切忌深刺、捣刺。孕妇禁用。

（二十二）渊腋（Yuānyè，GB22）

【定位】在胸外侧区，第4肋间隙中，在腋中线上（图3-83）。

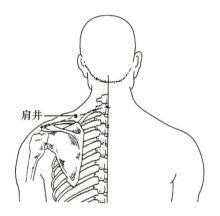

图3-82　肩井穴位图

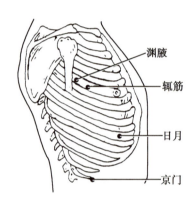

图3-83　日月等穴位图

【局部解剖】深层布有第3~5肋间神经外侧皮支，胸长神经和胸外侧动、静脉。深层有第4肋间神经和第4肋间后动、静脉。

【主治】①胸满、胁痛等胸胁部病证；②上肢痹痛。

【操作】平刺0.5~0.8寸。

（二十三）辄筋（Zhéjīn，GB23）

【定位】在胸外侧区，第4肋间隙中，在腋中线前1寸（图3-83）。

【局部解剖】深层布有第3~5肋间神经外侧皮支，胸长神经和胸外侧动、静脉的分支或属支。深层有第4肋间神经和第4肋间后动、静脉。

【主治】①胸满、胁痛、腋肿等胸胁部病证；②呕吐，吞酸；③气喘。

【操作】平刺0.3~0.5寸。

（二十四）日月 *(Rìyuè，GB24)　胆之募穴；足少阳经、足太阴经与阳维脉的交会穴**

【定位】在胸部，第7肋间隙中，前正中线旁开4寸（图3-83）。

【局部解剖】浅层布有第6~8肋间神经外侧皮支和伴行的动、静脉。深层有第7肋间神经和第7肋间后动、静脉。

【主治】①黄疸、呕吐、吞酸、呃逆、胃脘痛等肝胆病证；②胁肋胀痛。

【操作】斜刺或平刺0.5~0.8寸。

（二十五）京门（Jīngmén，GB25）　肾之募穴

【定位】在上腹部，第12肋骨游离端的下际（图3-83）。

【局部解剖】浅层布有第11、12胸神经前支的外侧皮支及伴行的动、静脉。深层有第11、12胸神经前支的肌支和相应的肋间、肋下动、静脉。

【主治】①小便不利，水肿；②腹胀、呕吐、泄泻、肠鸣等胃肠病证；③腰痛，胁痛。

【操作】直刺 0.5~1 寸。

（二十六）带脉 *（Dàimài，GB26）　足少阳经与带脉的交会穴**

【定位】在侧腹部，第 11 肋游离端垂线与脐水平线的交点上（图 3-84）。

【局部解剖】浅层布有第 9~11 胸神经前支的外侧皮支和伴行的动、静脉。深层有第 9~11 胸神经前支的肌支和相应的动、静脉。

【主治】①带下、月经不调、阴挺、经闭、小腹痛等妇科病证；②疝气；③胁痛，腰痛。

【操作】直刺 0.8~1 寸。

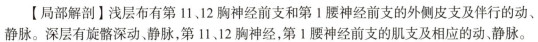

图 3-84　带脉穴位图

（二十七）五枢（Wǔshū，GB27）　足少阳经与带脉的交会穴

【定位】在下腹部，横平脐下 3 寸，髂前上棘内侧（图 3-85）。

【局部解剖】浅层布有第 11、12 胸神经前支和第 1 腰神经前支的外侧皮支及伴行的动、静脉。深层有旋髂深动、静脉，第 11、12 胸神经，第 1 腰神经前支的肌支及相应的动、静脉。

【主治】①腹痛，便秘；②带下、月经不调、阴挺等妇科病证；③疝气。

【操作】直刺 1~1.5 寸。

（二十八）维道（Wéidào，GB28）　足少阳经与带脉的交会穴

【定位】在下腹部，髂前上棘内下 0.5 寸（图 3-85）。

【局部解剖】浅层布有旋髂浅动、静脉，第 11、12 胸神经前支和第 1 腰神经前支的外侧皮支及伴行的动、静脉。深层有旋髂深动、静脉，股外侧皮神经，第 11、12 胸神经前支的肌支及相应的动、静脉。

【主治】①少腹痛，便秘，肠痈；②阴挺、带下、月经不调等妇科病证；③疝气。

【操作】直刺 1~1.5 寸。

（二十九）居髎（Jūliáo，GB29）　足少阳经与阳跷脉的交会穴

【定位】在臀区，髂前上棘与股骨大转子最凸点连线的中点处（图 3-85）。

【局部解剖】浅层布有臀上皮神经和髂腹下神经外侧皮支。深层有臀上动、静脉的分支或属支和臀上神经。

【主治】①腰痛，下肢痿痹；②疝气。

【操作】直刺 1~1.5 寸。可灸。

（三十）环跳 *（Huántiào，GB30）　足少阳经与足太阳经的交会穴**

【定位】在臀区，股骨大转子最凸点与骶管裂孔连线的外 1/3 与内 2/3 交点处（图 3-86）。

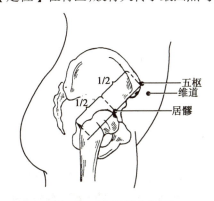

图 3-85　五枢等穴位图

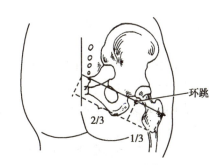

图 3-86　环跳穴位图

【局部解剖】浅层布有臀上皮神经。深层有坐骨神经,臀下神经,股后皮神经和臀下动、静脉等。

【主治】①下肢痿痹,半身不遂,腰腿痛;②瘾疹。

【操作】直刺 2~3 寸。

(三十一) 风市*(Fēngshì,GB31)

【定位】在股部,髌底上 7 寸。

简便取穴法:直立垂手,掌心贴于大腿时,中指尖所指凹陷中,髂胫束后缘(图 3-87)。

【局部解剖】浅层布有股外侧皮神经。深层有旋股外侧动脉降支的肌支和股神经的肌支。

【主治】①下肢痿痹;②遍身瘙痒,脚气。

【操作】直刺 1~2 寸。

(三十二) 中渎(Zhōngdú,GB32)

【定位】在股部,腘横纹上 7 寸,髂胫束后缘(图 3-87)。

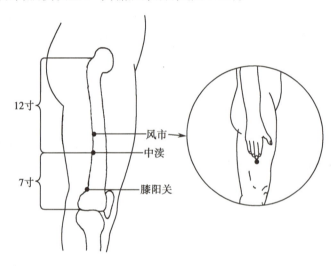

图 3-87　风市等穴位图

【局部解剖】浅层布有股外侧皮神经。深层有旋股外侧动、静脉降支的肌支和股神经的肌支。

【主治】下肢痿痹,半身不遂,脚气。

【操作】直刺 1~2 寸。

(三十三) 膝阳关(Xīyángguān,GB33)

【定位】在膝部,股骨外上髁后上缘,股二头肌腱与髂胫束之间的凹陷中(图 3-88)。

【局部解剖】浅层布有股外侧皮神经。深层有膝上外侧动、静脉。

【主治】膝髌肿痛、挛急,下肢活动不利,小腿麻木,脚气。

【操作】直刺 1~1.5 寸。

(三十四) 阳陵泉*(Yánglíngquán,GB34)　合穴;胆之下合穴;八会穴之筋会

【定位】在小腿外侧,腓骨头前下方凹陷中(图 3-88)。

【局部解剖】浅层布有腓肠外侧皮神经。深层有胫前返动、

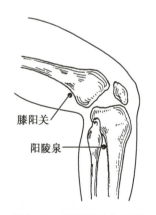

图 3-88　膝阳关等穴位图

静脉,膝下外侧动、静脉的分支或属支和腓总神经分支。

【主治】①黄疸、口苦、呕吐、胁痛等胆腑病证;②下肢痿痹、膝髌肿痛、肩痛等筋病;③脚气;④小儿惊风。

【操作】直刺1~1.5寸。

(三十五) 阳交(Yángjiāo,GB35) **阳维脉郄穴;足少阳经与阳维脉的交会穴**

【定位】在小腿外侧,外踝尖上7寸,腓骨后缘(图3-89)。

【局部解剖】浅层布有腓肠外侧皮神经。深层有腓动、静脉,胫后动、静脉和胫神经。

【主治】①胸胁胀满;②下肢痿痹;③癫狂。

【操作】直刺1~1.5寸。

(三十六) 外丘(Wàiqiū,GB36) **郄穴**

【定位】在小腿外侧,外踝尖上7寸,腓骨前缘(图3-89)。

【局部解剖】浅层布有腓肠外侧皮神经。深层有腓浅神经,腓深神经和胫前动、静脉。

【主治】①胸胁胀满;②颈项强痛,下肢痿痹;③癫狂。

【操作】直刺1~1.5寸。

(三十七) 光明 *(Guāngmíng,GB37) **络穴**

【定位】在小腿外侧,外踝尖上5寸,腓骨前缘(图3-89)。

【局部解剖】浅层布有腓浅神经和腓肠外侧皮神经。深层有腓深神经和胫前动、静脉。

【主治】①目痛、夜盲、目视不明等目疾;②乳房胀痛、乳少等乳疾。③下肢痿痹。

【操作】直刺1~1.5寸。

(三十八) 阳辅(Yángfǔ,GB38) **经穴**

【定位】在小腿外侧,外踝尖上4寸,腓骨前缘(图3-89)。

【局部解剖】浅层布有腓浅神经和腓肠外侧皮神经。深层有腓动、静脉。

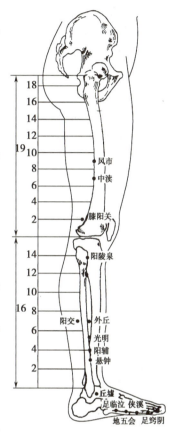

图3-89 光明等穴位图

【主治】①偏头痛、目外眦痛、咽喉肿痛等头面五官病证;②腋下肿痛,胸胁胀痛;③下肢痿痹,脚气。

【操作】直刺0.8~1.2寸。

(三十九) 悬钟 *(Xuánzhōng,GB39) **八会穴之髓会**

【定位】在小腿外侧,外踝尖上3寸,腓骨前缘(图3-89)。

【局部解剖】浅层布有腓肠外侧皮神经。深层有腓深神经的分支。如穿透小腿骨间膜可刺中腓动、静脉。

【主治】①中风、颈椎病、腰椎病等病;②颈项强痛,偏头痛,咽喉肿痛;③胸胁胀痛;④下肢痿痹,脚气。

【操作】直刺0.5~0.8寸。

(四十) 丘墟 *(Qiūxū,GB40) **原穴**

【定位】在踝区,外踝的前下方,趾长伸肌腱的外侧凹陷中(图3-90)。

【局部解剖】布有足背浅静脉,足背外侧皮神经,足背中间皮神经,外踝前动、静脉。

【主治】①胸胁胀痛;②下肢痿痹,外踝肿痛,脚气;③疟疾。

【操作】直刺0.5~0.8寸。

（四十一）足临泣 *（Zúlínqì，GB41） 输穴；八脉交会穴,通带脉**

【定位】在足背,第4、5跖骨底结合部的前方,第5趾长伸肌腱外侧凹陷中(图3-90)。

【局部解剖】布有足背静脉网,足背中间皮神经,第4跖背动、静脉和足底外侧神经的分支等。

【主治】①偏头痛、眩晕、目赤肿痛、目涩、耳鸣、耳聋等头面五官病证;②乳痈、乳胀、月经不调等妇科病证;③胁肋胀痛,足跗肿痛;④瘰疬;⑤疟疾。

【操作】直刺0.3~0.5寸。

（四十二）地五会（Dìwǔhuì，GB42）

【定位】在足背,第4、5跖骨间,第4跖趾关节近端凹陷中(图3-90)。

【局部解剖】浅层布有足背中间皮神经,足背静脉网和跖背动、静脉。深层有趾足底总神经和趾底总动、静脉。

【主治】①头痛、目赤、耳鸣等头面五官病证;②乳痈、乳胀等乳房病证;③胁肋胀痛,足跗肿痛。

【操作】直刺0.3~0.5寸。

（四十三）侠溪 *（Xiáxī，GB43） 荥穴**

【定位】在足背,第4、5跖骨间,趾蹼缘后方赤白肉际处(图3-90)。

【局部解剖】布有足背中间皮神经的趾背神经和趾背动、静脉。

【主治】①头痛、眩晕、目赤肿痛、耳鸣、耳聋等头面五官病证;②胁痛;③乳痈;④热病。

【操作】直刺0.3~0.5寸。

（四十四）足窍阴 *（Zúqiàoyīn，GB44） 井穴**

【定位】在足趾,第4趾末节外侧,趾甲根角侧后方0.1寸(指寸)(图3-90)。

【局部解剖】布有足背中间皮神经的趾背神经,趾背动、静脉和趾底固有动、静脉构成的动、静脉网。

【主治】①头痛,目赤肿痛、耳鸣、耳聋、咽喉肿痛等头面五官病证;②不寐,多梦;③热病;④胁痛,足跗肿痛。

【操作】浅刺0.1~0.2寸,或点刺出血。

足少阳胆经腧穴总图见图3-91。

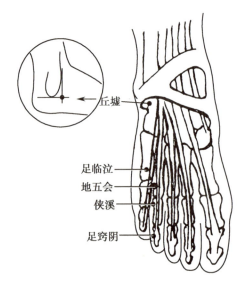

图3-90 丘墟等穴位图

笔记栏

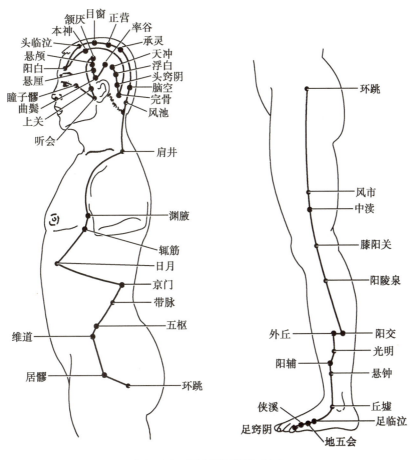

图 3-91　足少阳胆经腧穴图

第十二节　足厥阴经络及其腧穴

PPT 课件

一、足厥阴经络

(一) 经脉循行及其主要病候

足厥阴肝经,起于足大趾背侧丛毛,向上沿足背内侧循行,在距离足内踝前 1 寸处,上行于小腿内侧,行于足太阴脾经前,行至足内踝上 8 寸,与足太阴脾经相交,并行于足太阴脾经之后,继续上行,循膝部腘窝内侧,沿大腿内侧上行,进入阴毛中,环绕阴部,抵达少腹部,由此再夹行于胃部,属肝,络胆,向上行通过横膈,分布于胸胁,沿气管之后向上入鼻咽部,连接目系,上行出于额部,与督脉交汇于头顶;眼部支脉:从眼部下行至脸颊,环行唇部;肝部支脉:从肝分出,通过横膈,与手太阴肺经相接。

《灵枢·经脉》:肝足厥阴之脉,起于足大指丛毛[1]之际,上循足跗上廉,去内踝一寸,上踝八寸[2],交出太阴之后,上腘内廉,循股阴[3],入毛中,环阴器[4],抵小腹,挟胃,属肝,络胆,上贯膈,布胁肋,循喉咙之后,上入颃颡[5],连目系,上出额,与督脉会于巅[6]。其支者,从目系下颊里,环唇内。其支者,复从肝别,贯膈,上注肺(图 3-92)。

是动则病腰痛不可以俯仰,丈夫㿉疝,妇人少腹肿,甚则嗌干,面尘脱色。是主肝所生病者,胸满,呕逆,飧泄,狐疝,遗溺,闭癃。

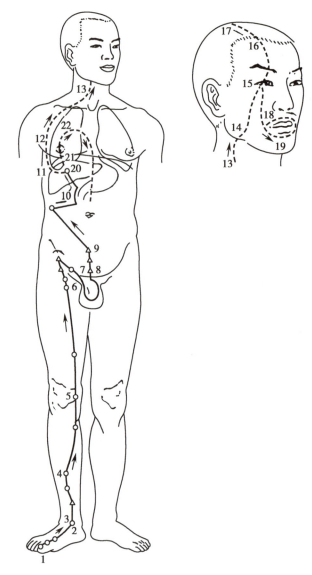

图 3-92　足厥阴经脉循行图

【注释】［1］丛毛：指足大趾爪甲后方有毫毛之处，意同"三毛"。［2］上踝八寸：《铜人腧穴针灸图经》注："足厥阴行足太阴之前，上踝八寸，而厥阴复出太阴之后也。"［3］股阴：股指大腿，内侧为阴。即指本经行于大腿内侧。［4］环阴器：环，原作"过"。此据《脉经》《针灸甲乙经》《太素》《备急千金要方》，以及《素问·刺疟》王冰注引文等改，意指环绕阴部。［5］颃颡：指鼻咽部，喉头以上至鼻后窍之间。［6］巅：本字应作"颠"。《说文解字》云："颠，顶也。"指头顶高处，百会穴所在。

（二）络脉循行及其主要病候

《灵枢·经脉》：足厥阴之别，名曰蠡沟，去内踝五寸，别走少阳；其别者循胫，上睾，结于茎。其病：气逆则睾肿卒疝。实则挺长，虚则暴痒。取之所别也。

（三）经别循行

《灵枢·经别》：足厥阴之正，别跗上，上至毛际，合于少阳，与别俱行。

（四）经筋循行及其主要病候

《灵枢·经筋》：足厥阴之筋，起于大指之上，上结于内踝之前，上循胫，上结内辅之下，上循股阴，结于阴器，络诸筋。其病：足大指支，内踝之前痛，内辅痛，阴股痛，转筋，阴器不用。伤于内则不起，伤于寒则阴缩入,伤于热则纵挺不收。

(五) 主治概要

1. 肝胆病证　黄疸,胸胁胀痛,呕逆;中风,头痛,眩晕,惊风等。
2. 妇科病证　月经不调,痛经,崩漏,带下等。
3. 男科病证　阴缩、阴中痛等。
4. 前阴病证　遗尿,小便不利等。
5. 经脉循行部位的其他病证　下肢痹痛,麻木,不遂等。

二、足厥阴肝经腧穴 (14 穴)

(一) 大敦 *(Dàdūn,LR1)　井穴

【定位】在足趾,大趾末节外侧,趾甲根角侧后方 0.1 寸(指寸)(图 3-93)。

【局部解剖】布有腓深神经的背外侧神经和趾背动、静脉。

【主治】①疝气;②遗尿、癃闭前阴病证;③月经不调、经闭、崩漏、阴挺等妇科病证;④阴缩、阴中痛等男科病证;⑤癫痫。

【操作】浅刺 0.1 寸,或点刺出血。

(二) 行间 *(Xíngjiān,LR2)　荥穴

【定位】在足背,第 1、2 趾之间,趾蹼缘的后方赤白肉际处(图 3-93)。

【局部解剖】布有腓深神经的趾背神经和趾背动、静脉。

【主治】①头痛、目眩、目赤肿痛、青盲、口㖞等头面五官病证;②月经过多、崩漏、痛经、经闭、带下妇科病证;③阴缩、阴中痛等男科病证;④小便不利、尿痛等前阴病证;⑤疝气;⑥中风,癫痫;⑦胁痛,急躁易怒,黄疸。

【操作】直刺 0.5~0.8 寸。

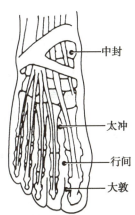

图 3-93　大敦等穴位图

（标注：中封、太冲、行间、大敦）

(三) 太冲 *(Tàichōng,LR3)　输穴;原穴

【定位】在足背,第 1、2 跖骨间,跖骨底结合部前方凹陷中,或触及动脉搏动(图 3-93)。

【局部解剖】浅层布有足背静脉网,足背内侧皮神经等。深层有腓深神经和第 1 趾背动、静脉。

【主治】①头痛、眩晕、目赤肿痛、口㖞、青盲、咽喉干痛、耳鸣、耳聋等肝经风热证;②月经不调、崩漏等妇科病证;③阴缩、阴中痛等男科病证;④小便不利、遗尿等前阴病证;⑤疝气;⑥癫痫,小儿惊风,中风;⑦胁痛,郁病,急躁易怒;⑧下肢痿痹。

【操作】直刺 0.5~1 寸。

(四) 中封 (Zhōngfēng,LR4)　经穴

【定位】在踝区,内踝前,胫骨前肌肌腱的内侧缘凹陷中(图 3-93)。

【局部解剖】布有足背内侧皮神经的分支,内踝前动脉,足背浅静脉。

【主治】①疝气、腹痛、小便不利、遗精等前阴病证;②下肢痿痹,足跗肿痛。

【操作】直刺 0.5~0.8 寸。

(五) 蠡沟 *(Lígōu,LR5)　络穴

【定位】在小腿内侧,内踝尖上 5 寸,胫骨内侧面的中央(图 3-94)。

【局部解剖】布有隐神经的小腿内侧皮支和大隐静脉。

【主治】①睾丸肿痛、阳强挺长等男科病证;②月经不调、带下等妇科病证;③外阴瘙痒、小便不利、遗尿等前阴病证;④足胫疼痛。

笔记栏

【操作】平刺 0.5~0.8 寸。

（六）中都（Zhōngdū，LR6）　郄穴

【定位】在小腿内侧，内踝尖上 7 寸，胫骨内侧面的中央（图 3-94）。

【局部解剖】布有隐神经的小腿内侧皮支，大隐静脉。

【主治】①胁痛、疝气；②崩漏、恶露不尽等妇科病证；③腹痛，泄泻；④下肢痿痹。

【操作】平刺 0.5~0.8 寸。

（七）膝关（Xīguān，LR7）

【定位】在膝部，胫骨内侧髁的下方，阴陵泉（SP9）后 1 寸（图 3-94）。

【局部解剖】浅层布有隐神经的小腿内侧皮支，大隐静脉的属支。深层有腘动、静脉，胫神经等结构。

【主治】膝股疼痛、下肢痿痹等下肢病证。

【操作】直刺 1~1.5 寸。

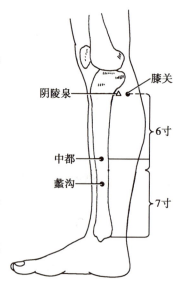

图 3-94　蠡沟等穴位图

（八）曲泉*（Qūquán，LR8）　合穴

【定位】在膝部，腘横纹内侧端，半腱肌肌腱内缘凹陷中（图 3-95）。

【局部解剖】浅层布有隐神经，大隐静脉。深层有膝上内侧动、静脉的分支或属支。

【主治】①小便不利、淋证、癃闭等前阴病证；②月经不调、痛经、带下、阴挺、阴痒等妇科病证；③遗精、阳痿男科病证；④膝股疼痛。

【操作】直刺 0.8~1 寸。

（九）阴包（Yīnbāo，LR9）

【定位】在股前区，髌底上 4 寸，股薄肌与缝匠肌之间（图 3-95）。

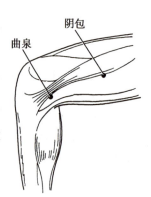

图 3-95　曲泉等穴位图

【局部解剖】浅层布有闭孔神经的皮支，大隐静脉的属支。深层有股神经的肌支，隐神经，股动、静脉等结构。

【主治】①月经不调；②小便不利，遗尿等前阴病证；③腰骶痛引小腹。

【操作】直刺 1~2 寸。

（十）足五里（Zúwǔlǐ，LR10）

【定位】在股前区，气冲（ST30）直下 3 寸，动脉搏动处（图 3-96）。

【局部解剖】浅层布有股神经的前皮支，大隐静脉。深层有闭孔神经的前支和后支，股深动、静脉的肌支，旋股内侧动、静脉的肌支。

【主治】①小便不利、遗尿等前阴病证；②带下、阴挺等妇科病证；③阴囊湿痒、睾丸肿痛等男科病证；④小腹胀痛。

【操作】直刺 1~1.5 寸。

（十一）阴廉（Yīnlián，LR11）

【定位】在股前区，气冲（ST30）直下 2 寸（图 3-96）。

【局部解剖】浅层布有股神经前皮支，大隐静脉和腹股沟浅淋巴结。深层有闭孔神经的前、后支，旋股内侧动、静脉的肌支。

【主治】小腹胀痛,月经不调,带下。

【操作】直刺 1~2 寸。

(十二) 急脉(Jímài,LR12)

【定位】在腹股沟区,横平耻骨联合上缘,前正中线旁开 2.5 寸(图 3-96)。

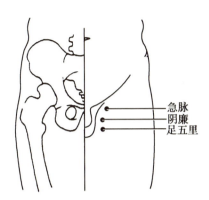

急脉
阴廉
足五里

图 3-96 足五里等穴位图

【局部解剖】浅层布有股神经前皮支,大隐静脉和腹股沟浅淋巴结。深层有阴部外动、静脉,旋股内侧动、静脉的分支或属支,闭孔神经前支等结构。

【主治】①疝气;②少腹痛;③阴挺、阴茎痛、外阴肿痛等前阴病证。

【操作】避开动脉,直刺 0.5~0.8 寸。

(十三) 章门*(Zhāngmén,LR13) **八会穴之脏会;脾之募穴;足厥阴经与足少阳经的交会穴**

【定位】在侧腹部,在第 11 肋游离端的下际(图 3-97)。

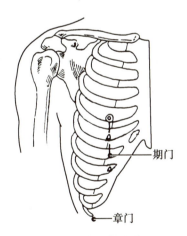

期门

章门

图 3-97 章门等穴位图

【局部解剖】浅层布有第 10 及第 11 胸神经前支的外侧皮支,胸腹壁浅静脉的属支。深层有第 10 及第 11 胸神经和肋间后动、静脉的分支或属支。

【主治】①腹胀,泄泻,痞块脾胃病证;②胁痛、黄疸等肝胆病证。

【操作】直刺 0.8~1 寸。

(十四) 期门*(Qīmén,LR14) **肝之募穴;足厥阴经与足太阴经的交会穴**

【定位】在胸部,第 6 肋间隙,前正中线旁开 4 寸(图 3-97)。

【局部解剖】浅层布有第 6 肋间神经的外侧皮支,胸腹壁静脉的属支。深层有第 6 肋间神经和第6肋间后动、静脉的分支或属支。

【主治】①胸胁胀痛；②腹胀、呃逆、吐酸等肝胃病证；③郁病，奔豚气；④乳痈。

【操作】斜刺0.5~0.8寸。

足厥阴肝经腧穴总图见图3-98。

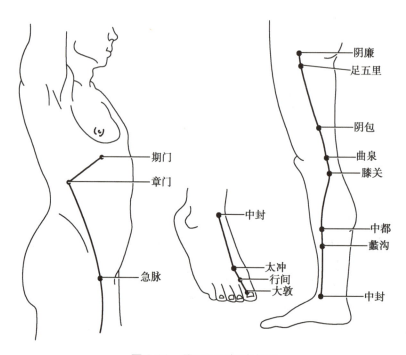

图 3-98 足厥阴肝经腧穴图

第十三节 奇经八脉及其腧穴

一、督脉及其腧穴

（一）经脉循行及其主要病候

督脉起于小腹内，下出于会阴部，向后、向上行于脊柱的内部，上达项后风府穴，进入脑内，上行颠顶，沿前额下行鼻柱，止于上唇内龈交穴。

《难经·二十八难》：督脉者，起于下极之俞[1]，并于脊里，上至风府，入属于脑[2]。

《素问·骨空论》：督脉者，起于少腹[3]，以下骨中央[4]，女子入系廷孔[5]，其孔，溺孔之端也。其络循阴器合篡间[6]，绕篡后，别绕臀至少阴，与巨阳[7]中络者合。少阴上股内后廉，贯脊属肾。与太阳起于目内眦，上额交巅上，入络脑，还出别下项，循肩髆内，侠脊抵腰中，入循膂络肾。其男子循茎下至篡，与女子等。其少[8]腹直上者，贯脐中央，上贯心，入喉，上颐环唇，上系两目之下中央[9]（图3-99）。

《素问·骨空论》：督脉为病，脊强反折。

《脉经·平奇经八脉病》：腰背强痛，不得俯仰，大人癫病，小儿风痫疾。

【注释】[1]下极之俞：指脊柱下端的长强穴。[2]入属于脑：此后《针灸甲乙经·奇经八脉》有"上颠，循额，至鼻柱"七字。[3]少腹：指小腹部。[4]骨中央：《类经·经络类》张介宾注："横骨下近处之中央也。"[5]廷孔：指阴户。[6]篡间：《针灸甲乙经》《太素》作篡，即会阴部。[7]巨阳：指足太阳。[8]少：

118

《针灸甲乙经·奇经八脉》作"小"字。[9]两目之下中央:《针灸甲乙经·奇经八脉》作"两目之中"。

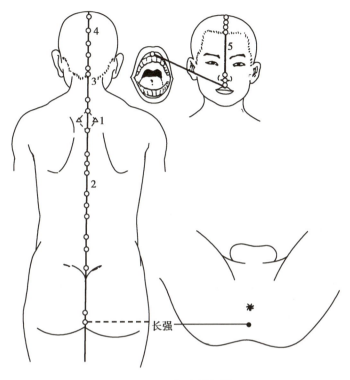

图 3-99 督脉循行图

(二) 络脉循行及其主要病候

《灵枢·经脉》:督脉之别,名曰长强,挟膂上项,散头上,下当肩胛左右,别走太阳,入贯膂。实则脊强,虚则头重……取之所别也。

(三) 主治概要

1. 脏腑病证 胸背腰段的腧穴主治与其相关的脏腑病证和有关的组织器官病证。
2. 神志病 癫狂痫、中风昏迷等。
3. 热病 内伤发热、外感高热等。
4. 头面五官病证 头痛、口㖞、面肿等。
5. 经脉循行部位的其他病证 腰骶、背项疼痛等。

(四) 督脉腧穴(29穴)

1. 长强 *(Chángqiáng,GV1) 络穴;督脉与足少阴经、足少阳经的交会穴

【定位】在会阴区,尾骨下方,尾骨端与肛门连线的中点处(图3-100、图3-101)。

【局部解剖】浅层主要布有尾神经的后支。深层有阴部神经的分支,肛神经,阴部内动、静脉的分支或属支,肛动、静脉。

【主治】①便血、痔疾、脱肛等肛门病证;②腰痛及尾骶部疼痛;③癫狂、痫病等神志病证。

【操作】斜刺,针尖向上与骶骨平行刺入0.5~1寸,不宜直刺,以免伤及直肠。

2. 腰俞(Yāoshū,GV2)

【定位】在骶区,正对骶管裂孔,后正中线上(图3-100、图3-101)。

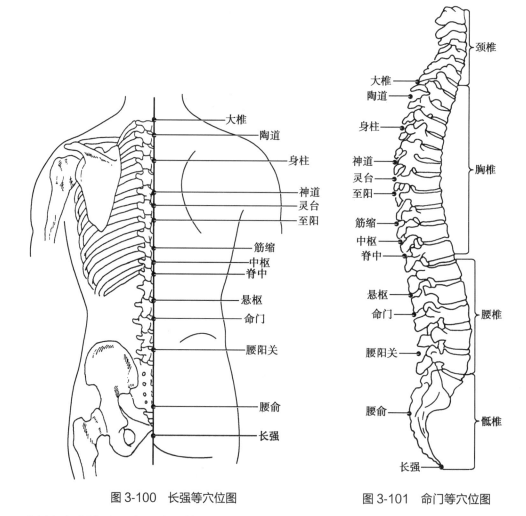

图 3-100　长强等穴位图　　　　图 3-101　命门等穴位图

【局部解剖】浅层主要布有第 5 骶神经的后支。深层布有尾丛。

【主治】①腹泻、便秘、痔疾、脱肛等肛肠病证；②月经不调、闭经等妇科病证；③腰脊强痛，下肢痿痹；④癫病。

【操作】向上斜刺 0.5~1 寸。

3. 腰阳关*（Yāoyángguān，GV3）

【定位】在脊柱区，第 4 腰椎棘突下凹陷中，后正中线上（图 3-100、图 3-101）。

【局部解剖】浅层主要布有第 4 腰神经后支的内侧支和伴行的动、静脉。深层有棘突间的椎外（后）静脉丛，第 4 腰神经后支的分支和第 4 腰动、静脉的背侧支的分支或属支。

【主治】①月经不调、带下等妇科病证；②遗精、阳痿男科病证；③腰骶疼痛，下肢痿痹。

【操作】直刺或向上斜刺 0.5~1 寸。

4. 命门*（Mìngmén，GV4）

【定位】在脊柱区，第 2 腰椎棘突下凹陷中，后正中线上（图 3-100、图 3-101）。

【局部解剖】浅层主要布有第 2 腰神经后支的内侧支和伴行的动、静脉。深层有棘突间的椎外（后）静脉丛，第 1 腰神经后支的分支和第 1 腰动、静脉背侧支的分支或属支。

【主治】①月经不调、痛经、经闭、带下、不孕等妇科病证；②遗精、阳痿、不育等男科病证；③五更泄泻、小便频数、癃闭等肾虚病证；④腰脊强痛，下肢痿痹。

【操作】向上斜刺 0.5~1 寸。

5. 悬枢（Xuánshū，GV5）

【定位】在脊柱区，第1腰椎棘突下凹陷中，后正中线上（图3-100、图3-101）。

【局部解剖】浅层主要布有第1腰神经后支的内侧支和伴行的动、静脉。深层有棘突间的椎外（后）静脉丛，第1腰神经后支的分支和第1腰动、静脉背侧支的分支或属支。

【主治】①腹痛、泄泻、肠鸣等脾胃病证；②腰脊强痛。

【操作】向上斜刺0.5~1寸。

6. 脊中（Jǐzhōng，GV6）

【定位】在脊柱区，第11胸椎棘突下凹陷中，后正中线上（图3-100、图3-101）。

【局部解剖】浅层主要布有第11胸神经后支的内侧皮支和伴行的动、静脉。深层有棘突间的椎外（后）静脉丛、第11胸神经后支的分支和第11肋间后动、静脉背侧支的分支或属支。

【主治】①泄泻、便秘、便血、痔疾、脱肛、黄疸、小儿疳积等脾胃病证；②腰脊强痛；③癫痫等神志疾病。

【操作】向上斜刺0.5~1寸。

7. 中枢（Zhōngshū，GV7）

【定位】在脊柱区，第10胸椎棘突下凹陷中，后正中线上（图3-100、图3-101）。

【局部解剖】浅层主要布有第10胸神经后支的内侧皮支和伴行的动、静脉。深层有棘突间的椎外（后）静脉丛，第10胸神经后支的分支和第10肋间后动、静脉背侧支的分支或属支。

【主治】①胃痛、呕吐、腹满、黄疸等脾胃病证；②腰背疼痛。

【操作】向上斜刺0.5~1寸。

8. 筋缩（Jīnsuō，GV8）

【定位】在脊柱区，第9胸椎棘突下凹陷中，后正中线上（图3-100、图3-101）。

【局部解剖】浅层主要布有第9胸神经后支的内侧皮支和伴行的动、静脉。深层有棘突间的椎外（后）静脉丛，第9胸神经后支的分支和第9肋间后动、静脉背侧支的分支或属支。

【主治】①癫狂痫等神志病；②抽搐、脊强、筋挛拘急等痉病及脊柱病变；③胃痛，黄疸。

【操作】向上斜刺0.5~1寸。

9. 至阳*（Zhìyáng，GV9）

【定位】在脊柱区，第7胸椎棘突下凹陷中，后正中线上（图3-100、图3-101）。

【局部解剖】浅层主要布有第7胸神经后支的内侧皮支和伴行的动、静脉。深层有棘突间的椎外（后）静脉丛，第7胸神经后支的分支和第7肋间后动、静脉背侧支的分支或属支。

【主治】①胸胁胀满，黄疸；②咳嗽，气喘；③腰背疼痛，脊强。

【操作】向上斜刺0.5~1寸。

10. 灵台（Língtái，GV10）

【定位】在脊柱区，第6胸椎棘突下凹陷中，后正中线上（图3-100、图3-101）。

【局部解剖】浅层主要布有第6胸神经后支的内侧皮支和伴行的动、静脉。深层有棘突间的椎外（后）静脉丛，第6胸神经后支的分支和第6肋间后动、静脉背侧支的分支或属支。

【主治】①咳嗽，气喘；②脊痛、项强等脊柱病证；③疔疮。

【操作】向上斜刺0.5~1寸。

11. 神道（Shéndào，GV11）

【定位】在脊柱区，第5胸椎棘突下凹陷中，后正中线上（图3-100、图3-101）。

【局部解剖】浅层主要布有第5胸神经后支的内侧皮支和伴行的动、静脉。深层有棘突

笔记栏

间的椎外(后)静脉丛,第5胸神经后支的分支和第5肋间后动、静脉背侧支的分支或属支。

【主治】①心痛、心悸、怔忡、不寐、健忘、癫痫等心神病证;②咳嗽,气喘;③肩背痛,脊强。

【操作】向上斜刺0.5~1寸。

12. 身柱*(Shēnzhù,GV12)

【定位】在脊柱区,第3胸椎棘突下凹陷中,后正中线上(图3-100、图3-101)。

【局部解剖】浅层主要布有第3胸神经后支的内侧皮支和伴行的动、静脉。深层有棘突间的椎外(后)静脉丛,第3胸神经后支的分支和第3肋间后动、静脉背侧支的分支或属支。

【主治】①身热,头痛,咳嗽,气喘等外感病证;②惊厥、癫狂痫等神志病证;③脊背强痛;④疔疮发背。

【操作】向上斜刺0.5~1寸。

13. 陶道(Táodào,GV13) 督脉与足太阳经的交会穴

【定位】在脊柱区,第1胸椎棘突下凹陷中,后正中线上(图3-100、图3-101)。

【局部解剖】浅层主要布有第1胸神经后支的内侧皮支和伴行的动、静脉。深层有棘突间的椎外(后)静脉丛,第1胸神经后支的分支和第1肋间后动、静脉背侧支的分支或属支。

【主治】①热病、疟疾、骨蒸潮热等热病;②咳嗽,气喘等肺疾;③癫狂痫等神志病;④脊强。

【操作】向上斜刺0.5~1寸。

14. 大椎*(Dàzhuī,GV14) 督脉与足三阳经的交会穴

【定位】在脊柱区,第7颈椎棘突下凹陷中,后正中线上(图3-100、图3-101)。

【局部解剖】浅层主要布有第8颈神经后支的内侧支和棘突间皮下静脉丛。深层有棘突间的椎外(后)静脉丛和第8颈神经后支的分支。

【主治】①热病、疟疾、骨蒸潮热等热病;②咳嗽,气喘;③癫狂痫、神志病证;④小儿惊风;⑤风疹、痤疮等皮肤疾病;⑥项强、脊痛等脊柱病证。

【操作】直刺或斜向上刺0.5~1寸。

15. 哑门*(Yǎmén,GV15) 督脉与阳维脉的交会穴

【定位】在颈后区,第2颈椎棘突上际凹陷中,后正中线上(图3-102)。

【局部解剖】浅层有第3枕神经和皮下静脉。深层有第2、3颈神经后支的分支,椎外(后)静脉丛和枕动、静脉的分支或属支。

【主治】①暴喑、舌强不语、聋哑等语言障碍;②癫狂痫、癔症等神志病证;③头痛,项强。

【操作】伏案正坐位,头微前倾,项肌放松,向下颌方向缓慢刺入0.5~1寸。不可向上斜刺或深刺,以免刺入枕骨大孔,伤及延髓。

16. 风府*(Fēngfǔ,GV16) 督脉与阳维脉的交会穴

【定位】在颈后区,枕外隆凸直下,两侧斜方肌之间凹陷中(图3-102)。

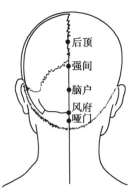

图3-102 哑门等穴位图

【局部解剖】浅层布有枕大神经和第3枕神经的分支及枕动、静脉的分支或属支。深层有枕下神经的分支。

【主治】①中风、头痛、眩晕等内风所致病证;②癫狂痫、癔症等神志病;③恶寒发热、项强等外感病证;④目痛、鼻衄、咽喉肿痛、失音等头面五官病证。

【操作】伏案正坐位,头微前倾,项肌放松,向下颌方向缓慢刺入0.5~1寸。不可向上斜刺或深刺,以免刺入枕骨大孔,伤及延髓。

17. 脑户(Nǎohù,GV17) 督脉与足太阳经的交会穴

【定位】在头部,枕外隆凸的上缘凹陷中(图3-102)。

【局部解剖】布有枕大神经的分支和枕动、静脉的分支或属支。

【主治】①头痛、项强、眩晕等头项部病证;②癫痫。

【操作】平刺0.5~0.8寸。

18. 强间(Qiángjiān,GV18)

【定位】在头部,后发际正中直上4寸(图3-102)。

【局部解剖】布有枕大神经及左、右枕动、静脉的吻合网。

【主治】①头痛、眩晕、项强等头项部病证;②癫狂。

【操作】平刺0.5~0.8寸。

19. 后顶(Hòudǐng,GV19)

【定位】在头部,后发际正中直上5.5寸(图3-102)。

【局部解剖】布有枕大神经以及枕动、静脉和颞浅动、静脉的吻合网。

【主治】①头痛、眩晕等头项部病证;②癫狂痫。

【操作】平刺0.5~0.8寸。

20. 百会*(Bǎihuì,GV20) 督脉与足太阳经的交会穴

【定位】在头部,前发际正中直上5寸(图3-103)。

【局部解剖】布有枕大神经、额神经的分支,左右颞浅动脉与左右颞浅静脉及枕动、静脉吻合网。

【主治】①晕厥、中风、失语、痴呆等脑病;②癫狂、不寐、健忘等神志病;③颠顶痛,眩晕,耳鸣;④脱肛、阴挺、胃下垂等气虚下陷证。

【操作】平刺0.5~0.8寸,升阳固脱多用灸法。

21. 前顶(Qiándǐng,GV21)

【定位】在头部,前发际正中直上3.5寸(图3-103)。

【局部解剖】布有额神经左、右颞浅动、静脉和额动、静脉的吻合网。

【主治】①颠顶痛,眩晕;②癫狂痫;③鼻渊。

【操作】平刺0.5~0.8寸。

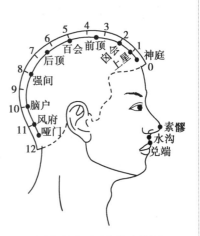

图3-103 百会等穴位图

22. 囟会(Xìnhuì,GV22)

【定位】在头部,前发际正中直上2寸(图3-103)。

【局部解剖】布有额神经及左、右颞浅动、静脉和额动、静脉的吻合网。

【主治】①颠顶痛,眩晕;②癫狂痫;③鼻渊。

【操作】平刺0.5~0.8寸,小儿前囟未闭者禁针。

23. 上星*(Shàngxīng,GV23)

【定位】在头部,前发际正中直上1寸(图3-103)。

【局部解剖】布有额神经的分支和额动、静脉的分支或属支。

【主治】①头痛、眩晕、目痛、鼻渊、鼻衄等头面五官病证;②癫狂;③热病,疟疾。

【操作】平刺0.5~0.8寸。

24. 神庭[*]（Shéntíng，GV24） 督脉与足太阳经、足阳明经的交会穴

【定位】在头部，前发际正中直上 0.5 寸（图 3-103）。

【局部解剖】布有额神经的滑车上神经和额动、静脉的分支或属支。

【主治】①癫狂痫、不寐、惊悸等神志病；②头痛、眩晕、目赤、目翳、鼻渊、鼻衄等头面五官病证。

【操作】平刺 0.5~0.8 寸。

25. 素髎[*]（Sùliáo，GV25）

【定位】在面部，鼻尖的正中央（图 3-103）。

【局部解剖】布有筛前神经鼻外支及面动、静脉的鼻背支。

【主治】①惊厥、昏迷、晕厥、脱证等急症；②鼻渊、鼻衄等鼻病。

【操作】向上斜刺 0.3~0.5 寸，或点刺出血。

26. 水沟[*]（Shuǐgōu，GV26） 督脉与手足阳明经的交会穴

【定位】在面部，人中沟的上 1/3 与中 1/3 交点处（图 3-103）。

【局部解剖】布有眶下神经的分支和上唇动、静脉。

【主治】①昏迷、晕厥、中风、中暑、脱证等急症；②癫狂痫、癔症、急慢惊风等神志病；③闪挫腰痛，脊背强痛；④口㖞、面肿、鼻塞、牙关紧闭等头面五官病证。

【操作】向上斜刺 0.3~0.5 寸，强刺激；或指甲按掐。

27. 兑端（Duìduān，GV27）

【定位】在面部，上唇结节的中点（图 3-103）。

【局部解剖】布有眶下神经的分支和上唇动、静脉。

【主治】①昏迷、晕厥、癫狂、癔症等神志病；②口㖞、口噤、口臭、齿痛等五官病证。

【操作】向上斜刺 0.2~0.3 寸。

28. 龈交（Yínjiāo，GV28）

【定位】在上唇内，上唇系带与上牙龈的交点（图 3-104）。

【局部解剖】布有上颌神经的上唇支以及眶下神经与面神经分支交叉形成的眶下丛和上唇动、静脉。

【主治】①口㖞、口噤、口臭、齿痛、鼻渊、鼻衄等五官病证；②癫狂。

【操作】向上斜刺 0.2~0.3 寸，或点刺出血。

29. 印堂[*]（Yìntáng，GV29）

【定位】在头部，两眉毛内侧端中间的凹陷中（图 3-105）。

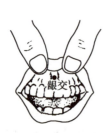

图 3-104　龈交穴位图

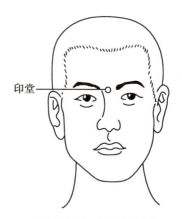

图 3-105　印堂穴位图

124

【局部解剖】布有额神经的分支滑车上神经,眼动脉的分支额动脉及伴行的静脉。

【主治】①不寐、健忘、痴呆、痫病等神志病;②头痛、眩晕;③鼻渊、鼻衄、鼻䘌等头面五官病证;④小儿惊风、产后血晕、子痫。

【操作】平刺0.3~0.5寸,或三棱针点刺出血。

督脉腧穴总图见图3-106。

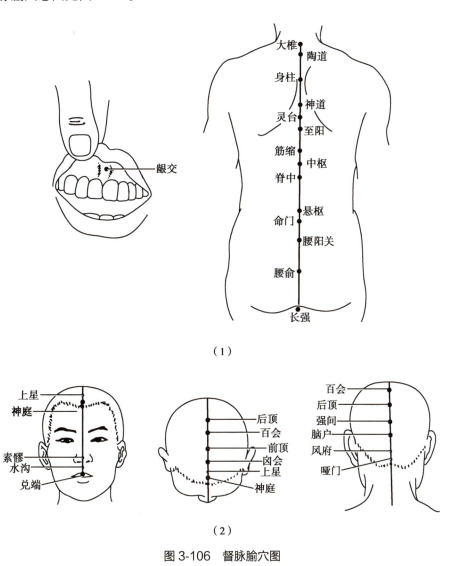

(1)

(2)

图3-106 督脉腧穴图

二、任脉及其腧穴

(一)经脉循行及其主要病候

任脉起于小腹内,下出会阴部,向前上行经阴毛部,沿前正中线上行,经关元等穴,上达咽喉部,再上行环绕口唇,经面部进入目眶下。

《素问·骨空论》:任脉者,起于中极之下[1],以上毛际,循腹里,上关元[2],至咽喉,上颐[3],循面,入目(图3-107)。

《素问·骨空论》:任脉为病,男子内结、七疝,女子带下、瘕聚。

【注释】[1]中极之下:"下"指内(深部)。杨上善注:"中极之下,即是胞中。"[2]关元:穴名,在腹正中线脐下 3 寸。[3]颐:指下颌部。《难经》无"上颐,循面,入目"六字。

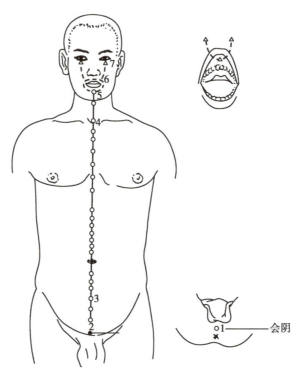

图 3-107　任脉循行图

(二)络脉循行及其主要病候

《灵枢·经脉》:任脉之别,名曰尾翳,下鸠尾,散于腹。实则腹皮痛,虚则痒搔。

(三)主治概要

1. 脏腑病　腹部、胸部内相关脏腑病。
2. 妇科病　月经不调、痛经、崩漏、带下等。
3. 男科病　遗精、阳痿等。
4. 前阴病　小便不利等。
5. 神志病　癫痫、不寐等。
6. 虚证　中风脱证、虚劳羸瘦等。用于保健,强壮身体。
7. 经脉循行部位的其他病证　头、胸、腹的局部病证。

(四)任脉腧穴(24穴)

1. **会阴(Huìyīn,CV1)**　任脉与冲脉、督脉的交会穴

【定位】在会阴区,男性在阴囊根部与肛门连线的中点,女性在大阴唇后联合与肛门连线的中点(图 3-108)。

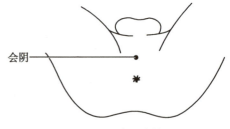

图 3-108　会阴穴位图

【局部解剖】浅层布有股后皮神经会阴支,阴部神经的会阴神经分支。深层有阴部神经的分支和阴部内动、静脉的分支或属支。

【主治】①昏迷、溺水、窒息、癫狂病等神志病和急症;②小便不利、遗尿、阴痛、阴痒、脱肛、痔疮二阴病证;③遗精、阳痿等男科病证;④痛经、月经不调、带下病等妇科病证。

【操作】直刺 0.5~1 寸,孕妇慎用。

2. 曲骨(Qūgǔ,CV2) 任脉与足厥阴经的交会穴

【定位】在下腹部,耻骨联合上缘,前正中线上(图3-109)。

【局部解剖】浅层主要布有髂腹下神经前皮支和腹壁浅静脉的属支;深层主要有髂腹下神经的分支。

【主治】①遗尿、癃闭等膀胱病证;②遗精、阳痿、阴囊湿疹等男科病证;③月经不调、痛经、带下等妇科病证。

【操作】直刺 0.5~1 寸,应在排尿后针刺,以免伤及深部膀胱。孕妇慎用。

3. 中极 *(Zhōngjí,CV3) 膀胱之募穴;任脉与足三阴经的交会穴

【定位】在下腹部,脐中下 4 寸,前正中线上(图3-109)。

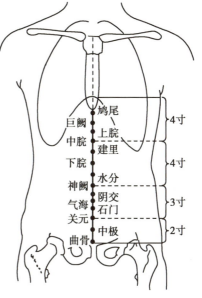

图 3-109 曲骨等穴位图

【局部解剖】浅层主要布有髂腹下神经的前皮支和腹壁浅动、静脉的分支或属支。深层有髂腹下神经的分支。

【主治】①遗尿、癃闭、尿频、尿急等膀胱腑病证;②遗精、阳痿、不育等男科病证;③崩漏、月经不调、痛经、经闭、不孕、带下病等妇科病证。

【操作】直刺 1~1.5 寸,应在排尿后针刺,以免伤及深部膀胱。孕妇慎用。

4. 关元 *(Guānyuán,CV4) 小肠之募穴;任脉与足三阴经的交会穴

【定位】在下腹部,脐中下 3 寸,前正中线上(图3-109)。

【局部解剖】浅层主要有第 12 胸神经前支的前皮支和腹壁浅动、静脉的分支或属支。深层主要有第 12 胸神经前支的分支。

【主治】①中风脱证、虚劳羸瘦、脱肛、阴挺等元气虚损证;②遗精、阳痿、早泄、不育等男科病证;③崩漏、月经不调、痛经、闭经、不孕、带下病等妇科病证;④遗尿、癃闭、尿频、尿急等膀胱腑病证;⑤腹痛,泄泻;⑥保健要穴。

【操作】直刺 1~1.5 寸,应在排尿后针刺,以免伤及深部膀胱。孕妇慎用。

5. 石门(Shímén,CV5) 三焦之募穴

【定位】在下腹部,脐中下 2 寸,前正中线上(图3-109)。

【局部解剖】浅层主要布有第 11 胸神经前支的前皮支和腹壁浅静脉的属支。深层主要有第 11 胸神经前支的分支。

【主治】①腹胀、腹痛、泄泻、痢疾等脾胃肠病证;②小便不利,水肿;③遗精、阳痿等男科病证;④崩漏、经闭、带下病、产后恶露不尽等妇科病证;⑤疝气。

【操作】直刺 1~1.5 寸,孕妇慎用。

6. 气海 *(Qìhǎi,CV6)

【定位】在下腹部,脐中下 1.5 寸,前正中线上(图3-109)。

【局部解剖】浅层主要布有第 11 胸神经前支的前皮支和脐周静脉网,深层主要有第 11 胸神经前支的分支。

【主治】①中风脱证、虚劳羸瘦、脱肛、阴挺元气虚损证;②遗精、阳痿、疝气、不育等男科病证;③崩漏、月经不调、痛经、经闭、不孕、带下等妇科病证;④遗尿,癃闭等膀胱腑病证;⑤水谷不化,便秘,泄泻等肠腑病证;⑥保健要穴。

【操作】直刺 1~1.5 寸,孕妇慎用。

7. 阴交（Yīnjiāo,CV7）　**任脉与督脉的交会穴**

【定位】在下腹部,脐中下 1 寸,前正中线上(图 3-109)。

【局部解剖】浅层主要布有第 11 胸神经前支的前皮支,脐周静脉网。深层有第 11 胸神经前支的分支。

【主治】①腹痛,疝气;②小便不利、水肿等水湿停聚病证;③月经不调、崩漏、带下病等妇科病证。

【操作】直刺 1~1.5 寸,孕妇慎用。

8. 神阙[*]（Shénquè,CV8）

【定位】在脐区,脐中央(图 3-109)。

【局部解剖】浅层主要布有第 10 胸神经前支的前皮支和腹壁脐周静脉网。深层有第 10 胸神经前支的分支。

【主治】①中风脱证、虚脱、脱肛、阴挺、胃下垂等元气虚损证;②腹胀、腹痛、肠鸣、泄泻、痢疾、便秘、水肿等脾肾虚损诸证;③保健要穴。

【操作】一般不予针刺,多用艾条灸或隔盐灸。

9. 水分（Shuǐfēn,CV9）

【定位】在上腹部,脐中上 1 寸,前正中线上(图 3-109)。

【局部解剖】浅层主要布有第 9 胸神经前支的前皮支及腹壁浅静脉的属支。深层有第 9 胸神经前支的分支。

【主治】①小便不利、水肿等水湿停聚的病证;②腹痛、泄泻、反胃、呕吐等脾胃病证。

【操作】直刺 1~1.5 寸。

10. 下脘[*]（Xiàwǎn,CV10）　**任脉与足太阴经的交会穴**

【定位】在上腹部,脐中上 2 寸,前正中线上(图 3-109)。

【局部解剖】浅层主要布有第 9 胸神经前支的前皮支和腹壁浅静脉的属支。深层有第 9 胸神经前支的分支。

【主治】胃痛、呕吐、完谷不化、食欲不振、腹胀、泄泻、小儿疳积等脾胃病证。

【操作】直刺 1~1.5 寸。

11. 建里[*]（Jiànlǐ,CV11）

【定位】在上腹部,脐中上 3 寸,前正中线上(图 3-109)。

【局部解剖】浅层主要布有第 8 胸神经前支的前皮支及腹壁浅静脉的属支。深层主要有第 8 胸神经前支的分支。

【主治】①胃痛、呕吐、食欲不振、腹胀、腹痛等脾胃病证;②水肿,小便不利。

【操作】直刺 1~1.5 寸。

12. 中脘[*]（Zhōngwǎn,CV12）　**胃之募穴;八会穴之腑会;任脉与手少阳经、手太阳经、足阳明经的交会穴**

【定位】在上腹部,脐中上 4 寸,前正中线上(图 3-109)。

【局部解剖】浅层主要布有第 8 胸神经前支的前皮支和腹壁浅静脉的属支。深层主要有第 8 胸神经前支的分支。

【主治】①胃痛、呕吐、完谷不化、食欲不振、腹胀、泄泻、小儿疳积等脾胃病证;②癫痫、不寐等神志病;③黄疸。

【操作】直刺 1~1.5 寸。

13. 上脘[*]（Shàngwǎn,CV13）　**任脉与手少阳经、足阳明经的交会穴**

【定位】在上腹部,脐中上 5 寸,前正中线上(图 3-109)。

【局部解剖】浅层主要布有第 7 胸神经前支的前皮支和腹壁浅静脉的属支。深层主要有第 7 胸神经前支的分支。

【主治】①胃痛、呕吐、呃逆、腹胀等脾胃病证；②癫痫。

【操作】直刺 1~1.5 寸。

14. 巨阙（Jùquè，CV14） 心之募穴

【定位】在上腹部,脐中上 6 寸,前正中线上(图 3-109)。

【局部解剖】浅层主要布有第 7 胸神经前支的前皮支和腹壁浅静脉。深层主要有第 7 胸神经前支的分支。

【主治】①癫狂痫等神志病证；②心悸、胸痛等心胸病证；③呕吐,吞酸。

【操作】向下斜刺 0.5~1 寸；不可深刺,以免伤及肝脏。

15. 鸠尾（Jiūwěi，CV15） 络穴

【定位】在上腹部,剑胸结合下 1 寸,前正中线上(图 3-109)。

【局部解剖】浅层主要布有第 7 胸神经前支的前皮支。深层主要有第 7 胸神经前支的分支。

【主治】①癫狂痫等神志病证；②心悸、胸痛等心胸病证；③呕吐,呃逆,腹胀。

【操作】向下斜刺 0.5~1 寸。

16. 中庭（Zhōngtíng，CV16）

【定位】在上腹部,剑胸结合中点处,前正中线上(图 3-110)。

【局部解剖】布有第 6 肋间神经的前皮支和胸廓内动、静脉的穿支。

【主治】①胸胁胀满、心痛、呕吐等心胸病证；②梅核气。

【操作】直刺 0.3~0.5 寸,或平刺。

17. 膻中 *（Dànzhōng，CV17） 心包之募穴；八会穴之气会

【定位】在胸部,横平第 4 肋间隙,前正中线上(图 3-110)。

【局部解剖】主要布有第 4 肋间神经前皮支和胸廓内动、静脉的穿支。

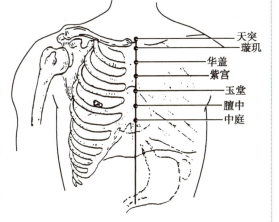

图 3-110 膻中等穴位图

【主治】①咳嗽、气喘、胸闷等胸肺气机不畅病证；②心痛、心悸等心疾；③产后乳少、乳痛、乳癖等乳疾；④呕吐、呃逆等胃气上逆证。

【操作】直刺 0.3~0.5 寸,或平刺。

18. 玉堂（Yùtáng，CV18）

【定位】在胸部,横平第 3 肋间隙,前正中线上(图 3-110)。

【局部解剖】主要布有第 3 肋间神经前皮支和胸廓内动、静脉的穿支。

【主治】①咳嗽、气喘等肺疾；②胸痛；③呕吐。

【操作】直刺 0.3~0.5 寸,或平刺。

19. 紫宫（Zǐgōng，CV19）

【定位】在胸部,横平第 2 肋间隙,前正中线上(图 3-110)。

【局部解剖】主要布有第 2 间神经前皮支和胸廓内动、静脉的穿支。

【主治】咳嗽、气喘、胸痛等胸肺病证。

【操作】直刺 0.3~0.5 寸,或平刺。

20. 华盖(Huágài,CV20)

【定位】在胸部,横平第 1 肋间隙,前正中线上(图 3-110)。

【局部解剖】主要布有第 1 肋间神经前皮支和胸廓内动、静脉的穿支。

【主治】咳嗽、气喘、胸痛、咽喉肿痛等肺系病证。

【操作】直刺 0.3~0.5 寸,或平刺。

21. 璇玑(Xuánjī,CV21)

【定位】在胸部,胸骨上窝下 1 寸,前正中线上(图 3-110)。

【局部解剖】主要布有锁骨上内侧神经和胸廓内动、静脉的穿支。

【主治】咳嗽、气喘、咽喉肿痛、胸痛等肺系病证。

【操作】直刺 0.3~0.5 寸,或平刺。

22. 天突 *(Tiāntū,CV22)　任脉与阴维脉的交会穴

【定位】在颈前区,胸骨上窝中央,前正中线上(图 3-111)。

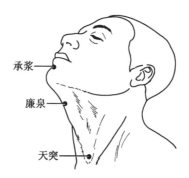

承浆

廉泉

天突

图 3-111　天突等穴位图

【局部解剖】浅层布有锁骨上内侧神经,皮下组织内有颈阔肌和颈静脉弓。深层有头臂干、左颈总动脉、主动脉弓和头臂静脉等重要结构。

【主治】①咳嗽、气喘、咽喉肿痛、胸痛等肺系病证;②暴喑、梅核气、瘿气等咽部病证。

【操作】先直刺 0.2 寸,然后将针尖转向下方,紧靠胸骨后方,气管前缘缓慢刺入 1~1.5 寸。必须严格掌握针刺的角度和深度,以防刺伤肺和有关动、静脉。

23. 廉泉 *(Liánquán,CV23)　任脉与阴维脉的交会穴

【定位】在颈前区,喉结上方,舌骨上缘凹陷中,前正中线上(图 3-111)。

【局部解剖】浅层布有面神经颈支和颈横神经上支的分支。深层有舌动、静脉的分支或属支;舌下神经的分支和下颌舌骨肌神经等。

【主治】中风舌强不语、舌缓流涎、舌下肿痛、暴喑、吞咽困难、喉痹等咽喉口舌病证。

【操作】向舌根斜刺 0.5~0.8 寸。

24. 承浆 *(Chéngjiāng,CV24)　任脉与督脉、手足阳明经的交会穴

【定位】在面部,颏唇沟的正中凹陷处(图 3-111)。

【局部解剖】布有下牙槽神经的终支颏神经和颏动、静脉。

【主治】①口㖞、流涎、齿龈肿痛、口舌生疮等面口舌病证;②癫狂;③暴喑。

【操作】斜刺 0.3~0.5 寸。

任脉腧穴总图见图 3-112。

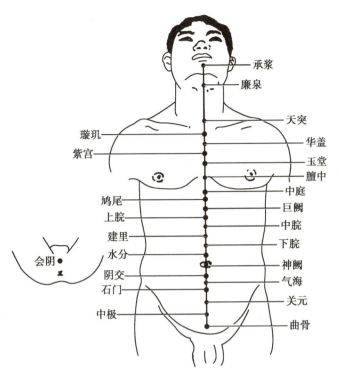

图 3-112　任脉腧穴图

三、冲脉

(一)经脉循行及其主要病候

冲脉起于胞中,下出会阴后,从气街部起与足少阴肾经相并,夹脐上行,散入胸中。其上行的一支,出于咽喉上部和后鼻道,环绕口唇,向诸阳经渗灌精气;向下的一支,注入足少阴肾经的大络,从气冲部分出,沿大腿内侧下行,进入腘中,下行于小腿深部胫骨内侧,到足内踝之后的跟骨上缘而分出两支,与足少阴经并行,将精气灌注于足三阴经;向前行的分支,从内踝后的深部跟骨上缘处分出,沿着足背进入大趾间;另一支脉沿腹腔后壁,上行于脊柱内。

《素问·骨空论》:冲脉者,起于气街,并少阴之经,侠脐上行,至胸中而散。

《难经·二十八难》:冲脉者,起于气冲,并足阳明之经,夹脐上行,至胸中而散也。

《灵枢·逆顺肥瘦》:冲脉者,五脏六腑之海也,五脏六腑皆禀焉。其上者,出于颃颡[1],渗诸阳,灌诸精[2];其下者,注少阴之大络[3],出于气街,循阴股内廉,入腘中,伏行骭骨[4]内,下至内踝之后属而别;其下者,并于少阴之经,渗三阴;其前者,伏行出跗属,下循跗,入大指间,渗诸络而温肌肉。

《灵枢·动输》:冲脉者,十二经之海也,与少阴之大络,起于肾下[5],出于气街,循阴股内廉,邪入腘中,循胫骨内廉,并少阴之经,下入内踝之后,入足下;其别者,邪入踝,出属跗上,入大指之间,注诸络以温足胫(图 3-113)。

《素问·骨空论》:冲脉为病,逆气、里急。

《脉经·平奇经八脉病》:苦少腹痛,上抢心,有瘕疝,绝孕、遗失溺,胁支满烦也。

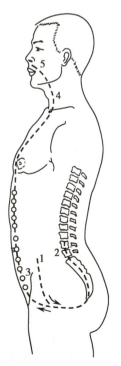

图 3-113　冲脉循行图

131

【注释】[1]颃颡:指鼻咽部。[2]渗诸阳,灌诸精:杨上善注:"冲脉气渗诸阳,血灌诸精,精者,目中五脏之精。"[3]少阴之大络:指足少阴肾经的分支。[4]骭骨:胫骨。[5]肾下:两肾之间的下方即为胞中之所在,故《奇经八脉考》说督脉"起于肾下胞中",是综合督、冲、任三脉的共同起源而言。

(二)主治概要

1. 妇科病证　月经不调、痛经、带下病等。
2. 男科病证　阳痿、早泄等。
3. 前阴病证　遗尿、癃闭、疝气等。
4. 胸腹气逆病证　恶心呕吐、呃逆、胸闷、胁胀等。

(三)交会腧穴

会阴、阴交(任脉),气冲(足阳明胃经),横骨、大赫、气穴、四满、中注、肓俞、商曲、石关、阴都、腹通谷、幽门(足少阴肾经)。

四、带脉

(一)经脉循行及其主要病候

带脉起自第2腰椎同高的季胁部下边,斜向下行交会于足少阳胆经的带脉、五枢、维道,横行腰腹,绕身一周。足少阴经别,向上行至胭中,另走与足太阳经会合,再向上内行至肾,当十四椎处(两旁肾俞穴)分出,属于带脉。

《难经·二十八难》:带脉者,起于季胁[1],回身一周[2](图 3-114)。

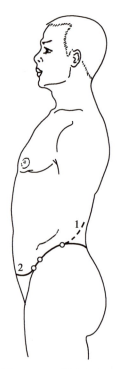

图 3-114　带脉循行图

《素问·痿论》:阳明虚则宗筋纵,带脉不引,故足痿不用。

《难经·二十九难》:带之为病,腹满、腰溶溶若坐水中。

【注释】[1]季胁:多指第11肋,其下有章门穴,交会于足少阳胆经的带脉穴。[2]回身一周:围绕腰腹部一周。前平脐,后平十四椎,交会于足少阳胆经的带脉、五枢、维道三穴。

（二）主治概要

1. 妇科病证　痛经、月经不调、崩漏、子宫脱垂、赤白带下等。
2. 男科病证　阳痿、早泄等。
3. 前阴病证　遗尿、癃闭、疝气等。
4. 经脉循行病证　痿证、腰腹胀满、绕脐痛、阴股痛、下肢不利等病证。

（三）交会腧穴

带脉、五枢、维道（均属足少阳胆经）。

五、阳跷脉

（一）经脉循行及其主要病候

阳跷脉自足根部外侧的申脉穴起始，经外踝上行腓骨后缘，沿股部外侧，经髋、胁、至肩膊外侧，沿颈上至口吻，至目内眦，与太阳、阴跷脉会合，再上行经额，与足少阳经合于风池。

《难经·二十八难》：阳跷脉者，起于跟中，循外踝上行，入风池[1]。

《灵枢·寒热病》：足太阳有通项入于脑者，正属目本[2]，名曰眼系[3]……在项中两筋间，入脑乃别阴跷、阳跷，阴阳相交……交于目锐眦（图3-115）。

《难经·二十九难》：阳跷为病，阴缓而阳急。

【注释】[1]入风池：古今文献中并无风池为阳跷脉交会穴记载。[2]目本：指眼的根部。[3]眼系：即目系，指眼后与脑相连的组织。

（二）主治概要

1. 肢体运动功能障碍病证　肢体内侧肌肉迟缓而外侧拘急的足外翻、腿腹肌削、痿痹无力、手足麻木、拘急、骨节疼痛等。
2. 眼睑开阖相关病证　目内眦赤痛、眼睑下垂或两目开合失司。
3. 睡眠障碍　失眠等。
4. 其他病证　恶风、自汗、头痛、遍身肿、癫痫等。

（三）交会腧穴

申脉、仆参、跗阳（足太阳膀胱经），居髎（足少阳胆经），臑俞（手太阳小肠经），肩髃、巨骨（手阳明大肠经），天髎（手少阳三焦经），地仓、巨髎、承泣（足阳明胃经），睛明（足太阳膀胱经）。

六、阴跷脉

（一）经脉循行及其主要病候

阴跷脉起于足跟内侧足少阴经的照海穴，通过内踝上行，沿大腿的内侧进入前阴部，沿躯干腹面上行，至胸部入于缺盆，上行于喉结旁足阳明经的人迎穴之前，经过咽喉，与冲脉会合，到达鼻旁，连属眼内角，与足太阳、阳跷脉会合而上行。

《灵枢·脉度》：(阴)跷脉者，少阴之别，起于然骨[1]之后，上内踝之上，直上循阴股，入阴，上循胸里，入缺盆，上出人迎之前，入頄[2]，属目内眦，合于太阳、阳跷而上行。

《难经·二十八难》：阴跷脉者，亦起于跟中，循内踝上行，至咽喉，交贯冲脉（图3-116）。

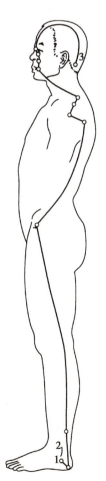

图3-115　阳跷脉循行图

笔记栏

《灵枢·寒热病》:阳气盛则瞋目,阴气盛则瞑目。

《灵枢·大惑论》:病而不得卧者,何气使然……卫气不得入于阴,常留于阳。留于阳则阳气满,阳气满则阳跷盛,不得入于阴阴气虚,故目不瞑矣……病目(《甲乙》作"目闭")而不得视者,何气使然……卫气留于阴,不得行于阳。留于阴则阴气盛,阴气盛则阴跷满,不得入于阳则阳气虚,故目闭也。

《难经·二十九难》:阴跷为病,阳缓而阴急。

【注释】[1]然骨:指足内侧高骨,即舟骨粗隆,下方为然谷穴。[2]顽:鼻旁,颧骨部。

(二) 主治概要

1. 肢体运动功能障碍病证 肢体外侧肌肉迟缓而内侧拘急的足内翻、腿腹肌削、痿痹无力、手足麻木等。

2. 眼睑开阖相关病证 眼睑下垂或两目开合失司。

3. 睡眠障碍病证 嗜睡。

4. 其他病证 中风偏瘫、疝气、崩漏、癫痫等。

(三) 交会腧穴

照海、交信(足少阴肾经),睛明(足太阳膀胱经)。

七、阳维脉

(一) 经脉循行及其主要病候

阳维脉起于"诸阳会",各穴分布在小腿外侧和头肩外侧,其脉于足太阳膀胱经之足外踝下一寸金门穴,沿下肢外侧上行,经胁肋、肩胛到耳后方,再向上到头额部后,又折回到项后与督脉交于风府、哑门。

《素问·刺腰痛》:刺阳维之脉,脉与太阳合腨[1]下间,去地一尺所[2](图3-117)。

《难经·二十八难》:阳维起于诸阳会[3]也。

《难经·二十九难》:阳维为病苦寒热。

【注释】[1]腨:指小腿肚。[2]一尺所:指离地一尺许,为阳交穴(阳维之郄)所在。[3]诸阳会:指阳维脉所交会的头肩部各交会穴。

(二) 主治概要

1. 冷热病证 发冷、发热、手足热、盗汗自汗等病证。

2. 肢体疼痛 头项疼痛、肢节酸痛等。

(三) 交会腧穴

金门(足太阳膀胱经),阳交(足少阳胆经),臑俞(手太阳小肠经),天髎(手少阳三焦经),肩井(足少阳胆经),头维(足阳明胃经),本神、阳白、头临泣、目窗、正营、承灵、脑空、风池(足少阳胆经),风府、哑门(督脉)。

八、阴维脉

(一) 经脉循行及其主要病候

阴维起于"诸阴交",各穴分布在小腿内侧和腹部第三侧线。足其脉于足少阴肾经的筑宾穴开始,沿下肢内侧上行,进入小腹部,通过胁肋、胸腔到达咽部,于颈部与任脉会于天突、廉泉。

《素问·刺腰痛》:刺飞阳之脉[1],在内踝上五寸[2],少阴之前,与阴维之会(图3-118)。

《难经·二十八难》:阴维起于诸阴交[3]也。

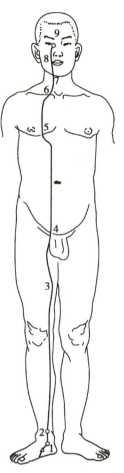

图3-116 阴跷脉循行图

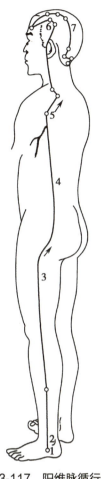

图 3-117　阳维脉循行图

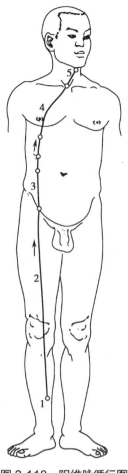

图 3-118　阴维脉循行图

《难经·二十九难》：阳维维于阳，阴维维于阴，阴阳不能自相维，则怅然失志，溶溶不能自收持……阴维为病苦心痛。

【注释】［1］飞阳之脉：诸说不一。王冰注："是阴维之脉也，是内踝上同身寸之五寸腨分中，并少阴经而上也。"张志聪注："足太阳之别名曰飞阳，去踝七寸，别走少阴。阴维之脉，起于足少阴筑宾穴，为阴维之郄。故名飞阳者，谓阴维之原，从太阳之脉，走少阴而起者也。"［2］上五寸：指筑宾穴所在，为阴维之郄。［3］诸阴交：指阴维脉所交会的胸腹部各穴。

（二）主治概要

胸腹部病证　心痛、胃痛、胸腹胁痛、中满、痞胀、肠鸣、泄泻、腹中结块等病证。

（三）交会腧穴

筑宾（足少阴肾经），府舍、大横、腹哀（足太阴脾经），期门（足厥阴肝经），天突、廉泉（任脉）。

第十四节　常用奇穴

PPT 课件

一、头颈部穴（12 穴）

（一）四神聪 *（Sìshéncōng，EX-HN1）

【定位】在头部，百会前后左右各旁开 1 寸，共 4 穴（图 3-119）。

【局部解剖】布有枕动、静脉，颞浅动、静脉顶支和眶上动、静脉的吻合网，有枕大神经、耳颞神经及眶上神经的分支。

【主治】①头痛、眩晕、健忘等头脑病证；②不寐、癫痫等神志病证。

【操作】平刺 0.5~0.8 寸。

(二) 太阳 *(Tàiyáng, EX-HN5)

【定位】在头部，眉梢与目外眦之间，向后约一横指的凹陷中（图 3-120）。

【局部解剖】有颧神经的分支颧面神经，面神经的颞支和颧支，下颌神经的颞神经和颞浅动、静脉的分支或属支。

【主治】①头痛；②目赤肿痛，眼睑瞤动，色盲；③面瘫。

【操作】直刺 0.3~0.5 寸，或点刺出血。

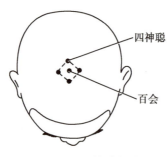

图 3-119　四神聪穴位图

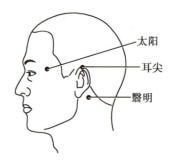

图 3-120　太阳等穴位图

(三) 鱼腰 (Yúyāo, EX-HN4)

【定位】在头部，瞳孔直上，眉毛中（图 3-121）。

【局部解剖】有皮肤、眼轮匝肌和枕额肌额腹。

【主治】①眉棱骨痛、眼睑瞤动、眼睑下垂、口眼㖞斜等口面病证；②目赤肿痛、目翳等目疾。

【操作】平刺 0.3~0.5 寸。

(四) 耳尖 *(Ěrjiān, EX-HN6)

【定位】在耳区，外耳轮的最高点（图 3-120）。

【局部解剖】穴下有皮肤、皮下组织和耳郭软骨。分布有颞浅、静脉的耳前支，耳后动静脉的耳后支、耳颞神经耳前支、枕小神经耳后支和面神经耳支等。

【主治】①头痛；②目疾；③咽喉痛。

【操作】直刺或斜刺 0.1~0.2 寸，或用三棱针点刺出血。

(五) 球后 *(Qiúhòu, EX-HN7)

【定位】在面部，眶下缘外 1/4 与内 3/4 交界处（图 3-121）。

【局部解剖】浅层有上颌神经颧颞支和眶下神经分布。深层有面神经颧支和颞浅动脉肌支分布；进入眶内可刺及眶下神经干、下直肌、下斜肌和眶脂体，有眼神经和动眼神经分布。

【主治】①目赤肿痛、目翳、视物不清、青盲、雀目等目疾；②口㖞。

【操作】轻推眼球向上，向眶下缘缓慢直刺 0.5~1.5

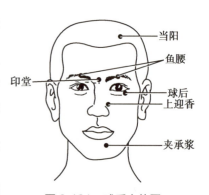

图 3-121　球后穴位图

寸,不提插。

(六) 上迎香(Shàngyíngxiāng,EX-HN8) (图 3-121)

【定位】在面部,鼻翼软骨与鼻甲的交界处,近鼻唇沟上端处。

【局部解剖】布有筛前神经,滑车下神经,眶下神经分支和面动、静脉。

【主治】鼻疾,鼻部疮疖。

【操作】向内上方斜刺 0.3~0.5 寸。

(七) 金津、玉液*(Jīnjīn、Yùyè,EX-HN12、EX-HN13)

【定位】在口腔内,舌下系带静脉上,左侧称金津,右侧称玉液(图 3-122)

【局部解剖】浅层有舌神经(发自下颌神经)和舌深静脉干经过;深层有舌神经、舌下神经和舌动脉分布。

【主治】①舌强,舌肿,口疮,喉痹;②消渴,呕吐,泄泻;③失语。

【操作】点刺出血。

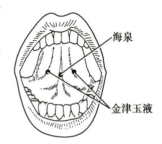

图 3-122　金津、玉液穴位图

(八) 夹承浆(Jiáchéngjiāng)

【定位】在面部,承浆穴旁开 1 寸处(图 3-121)。

【局部解剖】穴下有皮肤、皮下组织、降下唇肌和下颌骨的颏孔。皮肤有下颌神经的下牙槽神经终支、颏神经分支分布。皮下组织内有面神经、面动脉的分支。降下唇肌由面神经的下颌缘支支配。

【主治】齿龈肿痛,口㖞。

【操作】斜刺或平刺 0.3~0.5 寸。

(九) 牵正*(Qiānzhèng)

【定位】在面颊部,耳垂前 0.5~1 寸(图 3-123)。

【局部解剖】浅层有耳大神经分布。深层有面神经颊支、下颌神经咬肌支和咬肌动脉分布。

【主治】口㖞,口疮。

【操作】向前斜刺 0.5~1 寸。

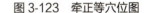

(十) 翳明(Yìmíng,EX-HN14)

【定位】在颈部,翳风后 1 寸(图 3-123)。

【局部解剖】浅层有耳大神经和枕小神经分布;深层有副神经、颈神经后支和耳后动脉分布;再深层有迷走神经干、副神经干和颈内动、静脉经过。

【主治】①目赤肿痛、目翳、视物不清、青盲、雀目等目疾;②耳鸣、耳聋等耳病。

【操作】直刺 0.5~1 寸。

图 3-123　牵正等穴位图

(十一) 颈百劳(Jǐngbǎiláo,EX-HN15)

【定位】在颈部,第 7 颈椎棘突直上 2 寸,后正中线旁开 1 寸(图 3-124)。

【局部解剖】浅层有第 4、5 颈神经后支的皮支;深层有第 4、5 颈神经后支的分支。

【主治】①咳嗽,气喘,骨蒸潮热,盗汗;②瘰疬;③颈痹项痛。

【操作】直刺 0.5~1 寸。

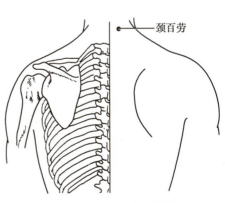

图 3-124　颈百劳穴位图

(十二) 安眠 *(Anmián)

【定位】在项部,翳风穴与风池穴连线的中点(图 3-123)。

【局部解剖】布有枕动、静脉,耳大神经和枕小神经。

【主治】失眠、头痛、眩晕、心悸、癫狂等心神病。

【操作】直刺 0.5~1 寸。

二、胸腹部穴(3 穴)

(一) 提托(Títuō)

【定位】在下腹部,脐下 3 寸,前正中线旁开 4 寸,即关元穴旁开 4 寸(图 3-125)。

【局部解剖】浅层有髂腹下神经。深层有旋髂浅动、静脉分布。

【主治】阴挺,疝气,腹痛。

【操作】直刺 0.8~1.2 寸。

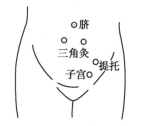

图 3-125 子宫等穴位图

(二) 子宫 *(Zǐgōng,EX-CA1)

【定位】在下腹部,脐中下 4 寸,前正中线旁开 3 寸(图 3-125)。

【局部解剖】浅层有髂腹下神经和腹壁浅动脉分布。深层有髂腹股沟神经的肌支和腹壁下动脉分布;再深层可进入腹腔刺及小肠。

【主治】月经不调、痛经、崩漏、阴挺、不孕症等妇科病证。

【操作】直刺 0.8~1.2 寸。

(三) 三角灸 *(Sānjiǎojiǔ)

【定位】在下腹部,以患者两口角的长度为一边,作等边三角形。将顶角置于患者脐心,底边呈水平线,于两底角处取穴(图 3-125)。

【局部解剖】穴区有腹壁下动、静脉和第 10 肋间神经分布。

【主治】①疝气,奔豚;②绕脐疼痛;③不孕症。

【操作】艾炷灸 5~7 壮。

三、背部穴(7 穴)

(一) 定喘 *(Dìngchuǎn,EX-B1)

【定位】在脊柱区,横平第 7 颈椎棘突下,后正中线旁开 0.5 寸(图 3-126)。

【局部解剖】浅层有颈神经后支的皮支分布。深层有颈神经后支的肌支,副神经和颈横动脉,颈深动脉分布。

【主治】①哮喘,咳嗽;②肩背痛,落枕。

【操作】直刺 0.5~1 寸。

(二) 夹脊 *(Jiájǐ,EX-B2)

【定位】在脊柱区,第 1 胸椎至第 5 腰椎棘突下两侧,后正中线旁开 0.5 寸,一侧 17 穴(图 3-126)。

【局部解剖】浅层有胸或腰神经后支的皮支分布。深层有胸或腰神经后支和肋间后动脉,腰动脉分布。

【主治】上背部的夹脊穴治疗心肺及上肢病证,下背部的夹脊穴治疗胃肠病证,腰部的夹脊穴治疗腰腹及下肢病证。

【操作】直刺 0.5~1 寸,或梅花针叩刺。

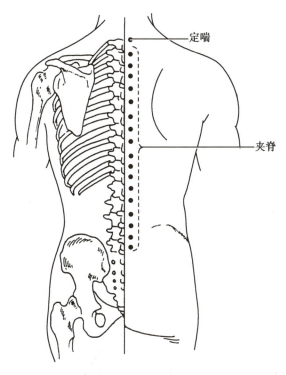

图 3-126 定喘等穴位图

(三)胃脘下俞 *(Wèiwǎnxiàshū,EX-B3)

【定位】在脊柱区,横平第 8 胸椎棘突下,后正中线旁开 1.5 寸(图 3-127)。

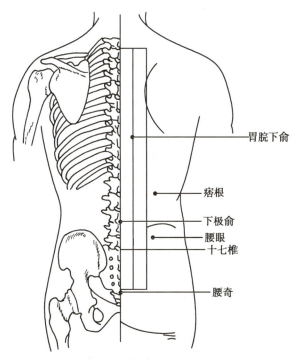

图 3-127 胃脘下俞等穴位图

【局部解剖】浅层有第 8 胸神经后支的皮支分布。深层有第 8 胸神经后支的肌支和肋间后动脉分布。

【主治】①消渴;②胃痛,腹痛,胸胁痛。

【操作】斜刺0.3~0.5寸。

(四) 痞根(Pǐgēn, EX-B4)

【定位】在腰区,横平第1腰椎棘突下,旁开3.5寸(图3-127)。

【局部解剖】穴下有皮肤、皮下组织、背阔肌、骶棘肌和腰方肌。分布有第12胸神经和第1、2腰神经后支的内侧支。

【主治】①痞块;②腰痛;③胃炎、胃痉挛等胃病。

【操作】直刺0.5~1寸。

(五) 腰眼 *(Yāoyǎn, EX-B7)

【定位】在腰区,横平第4腰椎棘突下,后正中线旁开约3.5寸凹陷中(图3-127)。

【局部解剖】浅层有第3腰神经后支的皮支分布。深层有第4腰神经后支的肌支和腰动脉分布。

【主治】①腰痛;②月经不调,带下;③尿频,尿急。④虚劳羸瘦。

【操作】直刺1~1.5寸。

(六) 十七椎 *(Shíqīzhuī, EX-B8)

【定位】在腰区,第5腰椎棘突下(图3-127)。

【局部解剖】穴下有皮肤、皮下组织、棘上韧带、棘间韧带。穴区神经、血管:浅层有第5腰神经后支的皮支分布;深层有第5腰神经后支的肌支和腰动脉分布。

【主治】①腰腿痛,下肢瘫痪;②痛经,崩漏,遗尿。

【操作】直刺0.5~1寸。

(七) 腰奇(Yāoqí, EX-B9)

【定位】在骶区,尾骨端直上2寸,骶角之间凹陷中(图3-127)。

【局部解剖】浅层有臀中皮神经分布。深层有骶神经后支和骶中动脉分布;再深可进入骶管裂孔。

【主治】①腰骶痛;②癫痫,头痛,不寐;③便秘。

【操作】向上平刺1~1.5寸。

四、上肢部穴(12穴)

(一) 十宣 *(Shíxuān, EX-UE11)

【定位】在手指,十指尖端,距指甲游离缘0.1寸(指寸),左右共10穴(图3-128)。

【局部解剖】布有指掌侧固有神经(桡侧3个半手指由正中神经发出,尺侧1个半手指由尺神经发出)和掌侧固有动脉分布。

【主治】①中风、昏迷、晕厥、中暑、高热等急症;②咽喉肿痛;③手指麻木。

【操作】直刺0.1~0.2寸,或点刺出血。

(二) 四缝 *(Sìfèng, EX-UE10)

【定位】在手指,第2~5指掌面的近侧指间关节横纹的中央,一手4穴(图3-128)。

【局部解剖】浅层有掌侧固有神经和指掌侧固有动脉分布。深层有正中神经肌支(桡侧2个半手指)和尺神经肌支(尺侧1个半手指)分布。

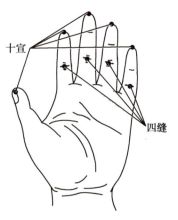

图3-128 十宣等穴位图

【主治】①小儿疳积；②百日咳。

【操作】直刺 0.1~0.2 寸，点刺出血或挤出少许黄白色透明黏液。

(三) 八邪[*](Bāxié，EX-UE9)

【定位】在手背，第 1~5 指间，指蹼缘后方赤白肉际处，左右共 8 穴(图 3-129)。

【局部解剖】浅层有桡神经浅支的手背支，尺神经手背支和手背静脉网分布。深层有尺神经肌支和掌背动脉分布。

【主治】①毒蛇咬伤；②手指疼痛、麻木，手背肿痛；③目痛，烦热。

【操作】斜刺 0.5~0.8 寸，或点刺出血。

(四) 外劳宫[*](Wàiláogōng，EX-UE8)

【定位】在手背，第 2、3 掌骨间，掌指关节后 0.5 寸(指寸)凹陷中(图 3-130)。

【局部解剖】布有桡神经浅支的指背神经，手背静脉网和掌背动脉。

【主治】①落枕；②手背红肿，手指麻木。

【操作】直刺 0.5~0.8 寸。

(五) 腰痛点[*](Yāotòngdiǎn，EX-UE7)

【定位】在手背，第 2、3 掌骨间及第 4、5 掌骨间，腕背侧远端横纹与掌指关节的中点处，一手 2 穴(图 3-130)。

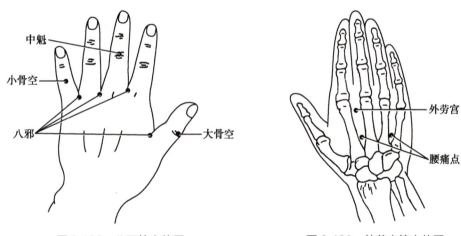

图 3-129 八邪等穴位图　　　　图 3-130 外劳宫等穴位图

【局部解剖】浅层有桡神经浅支的手背支(桡侧穴)和尺神经手背支(尺侧穴)分布。深层有桡神经肌支和掌背动脉分布。

【主治】急性腰扭伤。

【操作】直刺 0.3~0.5 寸。

(六) 小骨空(Xiǎogǔkōng，EX-UE6)

【定位】在手指，小指背面指间关节的中点处(图 3-129)。

【局部解剖】穴下有皮肤、皮下组织、指背腱膜和小指伸肌腱。分布有尺神经的指背神经。

【主治】目赤肿痛，目翳，喉痛。

【操作】灸。

(七) 大骨空(Dàgǔkōng，EX-UE5)

【定位】在手指，拇指背面指间关节的中点处(图 3-129)。

【局部解剖】穴下有皮肤、皮下组织和拇长伸肌腱。分布有桡神经浅支的指背神经。

【主治】①目痛,目翳,内障;②吐泻,衄血。

【操作】灸。

(八) 中魁(Zhōngkuí,EX-UE4)

【定位】在手指,中指背面近侧指间关节的中点处(图 3-129)。

【局部解剖】穴区有桡、尺神经的指背神经和指背动脉分布。

【主治】①牙痛,鼻出血;②噎膈,反胃,呕吐。

【操作】灸。

(九) 二白 *(Èrbái,EX-UE2)

【定位】在前臂前区,腕掌侧远端横纹上 4 寸,桡侧腕屈肌腱的两侧,一肢 2 穴(图 3-131)。

【局部解剖】有桡动、静脉和骨间掌侧动、静脉,分布有前臂内侧皮神经,前臂外侧皮神经,正中神经和桡神经。

【主治】①痔疾,脱肛;②前臂痛,胸肋痛。

【操作】直刺 0.5~0.8 寸。

(十) 肘尖(Zhǒujiān,EX-UE1)

【定位】在肘后区,尺骨鹰嘴的尖端。

【局部解剖】穴区有前臂背侧皮神经和肘关节动脉网分布。

【主治】①瘰疬;②痈疽;③肠痈。

【操作】艾炷灸 7~15 壮。

(十一) 臂中(Bìzhōng)

【定位】腕横纹至肘横纹的中点,桡骨与尺骨之间(图 3-131)。

【局部解剖】浅层有前臂外侧皮神经,前臂内侧皮神经分支和前臂正中静脉。深层有正中神经。

【主治】①上肢瘫痪、痉挛,前臂神经痛等手臂疾患;②癔症。

【操作】直刺 1~1.5 寸。

(十二) 肩前(Jiānqián)

【定位】正坐垂肩,腋前皱襞顶端与肩髃连线的中点(图 3-131)。

【局部解剖】浅层有锁骨上神经外侧支分布。深层有腋神经,肌皮神经和胸肩峰动脉分布。

【主治】肩臂痛,臂不能举等肩臂疾患。

【操作】直刺 1~1.5 寸。

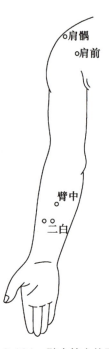

图 3-131 臂中等穴位图

五、下肢部穴(7 穴)

(一) 百虫窝(Bǎichóngwō,EX-LE3)

【定位】在股前区,髌底内侧端上 3 寸(图 3-132)。

【局部解剖】浅层有股神经前皮支分布。深层有股神经肌支和股动脉分布。

【主治】①虫积;②风湿痒疹,下部生疮。

【操作】直刺 1.5~2 寸。

(二) 鹤顶 *(Hèdǐng,EX-LE2)

【定位】在膝前区,髌底中点的上方凹陷中(图 3-133)。

【局部解剖】浅层有股神经前皮支分布。深层有股神经肌支和膝关节动脉网分布。

【主治】①膝痛、腿足无力、鹤膝风；②脚气。

【操作】直刺 0.8~5 寸。

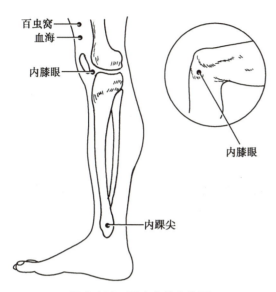

图 3-132　百虫窝等穴位图

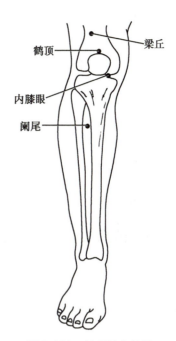

图 3-133　鹤顶等穴位图

（三）内膝眼*（Nèixīyǎn，EX-LE4）

【定位】在膝部，髌韧带内侧凹陷处的中央（图 3-132、图 3-133）。

【局部解剖】浅层有隐神经分支和股神经前皮支分布。深层有股神经关节支和膝关节动脉网分布。

【主治】①膝痛、腿痛；②脚气。

【操作】向膝中斜刺 0.5~1 寸，或透刺对侧膝眼。

（四）胆囊*（Dǎnnáng，EX-LE6）

【定位】在小腿外侧，腓骨小头直下 2 寸（图 3-134）。

【局部解剖】浅层有腓肠外侧皮神经分布。深层有腓深神经干和胫前动、静脉经过，并有腓浅神经肌支和胫前动脉分布。

【主治】①胁痛、胆虫症等胆道病证；②下肢痿痹。

【操作】直刺 1~1.5 寸。

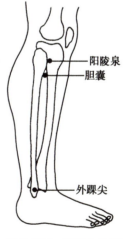

图 3-134　胆囊穴位图

（五）阑尾*（Lánwěi，EX-LE7）

【定位】在小腿外侧，髌韧带外侧凹陷下 5 寸，胫骨前嵴外一横指（中指）（图 3-133）。

【局部解剖】浅层有腓肠外侧皮神经分布。深层有腓深神经干和胫前动、静脉经过，并有腓深神经肌支，胫神经肌支和胫前动脉分布。

【主治】①阑尾炎，腹痛，胃痛，消化不良；②下肢痿痹。

【操作】直刺 1~1.5 寸。

（六）八风*（Bāfēng，EX-LE10）

【定位】在足背，第 1~5 趾间，趾蹼缘后方赤白肉际处，左右共 8 穴（图 3-135）。

【局部解剖】有趾背神经（八风 1 为腓深神经终末支，八风 2、3、4 为腓浅神经终末支）和趾背动脉分布。

图 3-135　八风穴位图

【主治】毒蛇咬伤,足跗肿痛,足趾麻木无力,脚气。

【操作】斜刺 0.5~0.8 寸,或点刺出血。

(七) 独阴(Dúyīn,EX-LE11)

【定位】在足底,第 2 趾的跖侧远端趾间关节中点。

【局部解剖】穴下有皮肤、皮下组织和趾短、长屈腱。分布有足底内侧神经趾足底总神经的足趾底固有神经。

【主治】①胸胁痛,卒心痛,呕吐;②月经不调;③疝气。

【操作】直刺 0.1~0.2 寸。孕妇禁用。

● (周思远)

学习小结

经脉	循行概要	主治特点	操作要点
手太阴肺经	起于中焦,至胸外上部,行于上肢内侧前缘,经手寸口部,止于拇指桡侧末端 联系的脏腑器官有:肺、大肠、中焦、胃口、肺系	主治胸肺病、咽喉病以及本经循行部位的其他病证 咳喘—中府、尺泽、太渊、鱼际;咽喉痛—鱼际、少商;咯血—孔最、太渊;头项痛—列缺	针刺中府、云门穴时,要向外斜刺或平刺,不可向内深刺,以免伤及脏器;针刺太渊穴时要避开桡动脉;针刺列缺时要向肘部斜刺,其他部位穴位多直刺
手阳明大肠经	起于食指末端,并沿其桡侧,上行于上肢外侧前缘,上肩,过锁骨上窝,沿颈旁上面颊、口旁,交人中,止于鼻翼两旁 联系的脏腑器官有:大肠、肺、下齿、口、鼻	主治头面五官病、咽喉病、热病及经脉循行部位的其他病证 热病—商阳、合谷、曲池;咽喉病—商阳、合谷;头面五官病—合谷;肩臂痛—合谷、曲池、手五里、臂臑、肩髃;鼻疾—口禾髎、迎香	针刺口禾髎和迎香穴时需要平刺或斜刺,不宜用灸法,其余诸穴均可直刺;针刺扶突、天鼎时应注意角度与深度,避开颈动脉
足阳明胃经	起于鼻旁,绕面颊经耳前上头角;再从下颌角下颈过喉咙,沿胸腹过乳房,经腹部,循下肢外侧前缘至足背,止于足第 2 趾外侧端 联系的脏腑器官有:胃、脾、鼻、耳、上齿、口唇、喉咙	主治胃肠病、神志病、头面五官病、热病以及经脉循行部位的其他病证 头面五官病—地仓、颊车、下关、巨髎、大迎、四白、头维、内庭、陷谷;神志病—解溪、内庭、厉兑;脾胃病—天枢、梁门、足三里、上巨虚、下巨虚;痰多—丰隆;水肿—水道;强壮保健—足三里	针刺承泣穴应注意角度与深度;面部其他穴由于血管丰富,进退针宜缓慢,防止出血;颈部深层有颈总动脉,针刺时注意避开动脉,不可深刺;胸部应浅刺或沿皮刺,防止刺深伤及心肺;腹部进针宜缓慢,不宜大幅提插,以免伤及腹腔内脏器。关节面、面部腧穴酌情用灸法,不宜用瘢痕灸
足太阴脾经	起于足大趾内侧端,行于小腿内侧中间,至内踝上 8 寸处行于小腿上段及大腿内侧前缘,上行至腹,经胸胁部,止于腋下 联系的脏腑器官有:脾、胃、心、咽、舌	主治脾胃病、妇科病、前阴病及经脉循行部位的其他病证 脾胃病—大横、太白、公孙、阴陵泉、三阴交;小便不利—阴陵泉、三阴交;妇科病—隐白、地机、血海、公孙、三阴交	自食窦至大包诸穴,针刺不宜深;腹结、大横等穴针刺行提插等手法不宜太深

续表

经脉	循行概要	主治特点	操作要点
手少阴心经	起于心中，出腋窝下部，循上肢内侧后缘，入掌部第4、5掌骨间，止于小指桡侧末端 联系的脏腑器官有：心、小肠、肺、心系、咽、目系	主治心、胸、神志病及经脉循行部位的其他病证 心痛、心悸、怔忡、癫狂、失眠、健忘等心神疾患—少海、灵道、阴郄、神门；舌咽病—通里、阴郄；血证—阴郄；少府治疗心烦、喉痹、掌中热；少冲治疗中风昏迷	极泉穴针刺时上肢向外展，注意避开腋动脉，向肩峰方向直刺或斜刺
手太阳小肠经	起于小指尺侧端，循行于上肢外侧的后缘，绕行肩关节，入缺盆，过颈旁、面颊至目外眦，向后入于耳中 联系的脏腑器官有：小肠、心、胃、咽、耳、目内外眦、鼻	主治头面五官病、热病、神志病及经脉循行部位其他病证 头项病—后溪、天窗、肩外俞、肩中俞、养老；耳病—听宫、天容、前谷；目疾—养老、后溪；咽喉病—少泽、前谷、天容、天窗；乳房病—天宗、少泽；面痛—听宫、颧髎；上肢痹痛—腕骨、后溪、养老、支正、臑俞、肩贞、秉风、曲垣、肩中俞、天宗等；急性腰扭伤—后溪	针刺背部和颈部腧穴应注意角度和深度，听宫应张口直刺
足太阳膀胱经	起于目内眦，上额至枕项部，分两支并行向下循行于脊柱旁，纵贯肩、背、腰、臀部、大腿后侧，会合于腘窝正中，下行于小腿后侧及外侧，出外踝之后，止于足小趾外侧端 联系的脏腑器官有：膀胱、肾、目内眦、耳、脑	主治头面五官病、项、背、腰、下肢病证及脏腑病、神志病 第1~6胸椎之间两侧的腧穴—心、肺疾病；第7~12胸椎之间两侧的腧穴—肝、胆、脾等疾病；第1腰椎~第5骶椎两侧腧穴—肾、膀胱、大小肠病证，妇科、男科病证为主；头面五官病—睛明、京骨、攒竹、眉冲；腰痛—委中、昆仑	针刺睛明应注意角度和深度，不宜提插捻转，以防刺破血管，不宜灸；针刺背部腧穴也要注意角度和深度，以防伤及重要脏器；头部穴位宜平刺
足少阴肾经	起于脚小趾，斜走足心，向上行于下肢内侧后缘，入腹部，止于胸中 联系的脏腑器官有：肾、膀胱、肝、肺、心、喉咙、舌	主治前阴病，妇科病，肺、肾、咽喉病及经脉循行部位的其他病证 遗精、阳痿、小便不利—大赫、水泉、阴谷、复溜；月经不调—四满、肓俞、太溪、照海、复溜	针刺小腹部腧穴前排空小便；胸部腧穴斜刺或平刺，禁深刺，免伤肺、心等脏器
手厥阴心包经	起于胸中，抵腋下浅出，沿上臂内侧中线，进入掌中，出中指末端 联系的脏腑器官有：心包、三焦	主治心、胸、胃、神志病及经脉循行部位的其他病证 心痛、心悸—间使、内关、郄门；神志病—间使、劳宫、中冲；急救—内关、间使、劳宫、中冲；胃脘痛、呕吐—内关	天池穴针刺时注意角度和深度，避免刺伤内脏；间使、内关穴针刺不宜过深，避免刺伤正中神经

续表

经脉	循行概要	主治特点	操作要点
手少阳三焦经	起于无名指末端,上行于上肢外侧中线,上肩,经缺盆,上行后项、耳后至目外眦 联系的脏腑器官有:三焦、心包、耳、目锐眦	主治侧头、耳、目、颊、咽喉胸胁病和热病以及经脉循行部位的其他病证 热病—关冲、中渚、外关、支沟;耳病—耳门、翳风、中渚、外关、液门;目疾—丝竹空、液门、关冲;面瘫—翳风、丝竹空;咽喉病—关冲、液门、阳池;偏头痛—丝竹空、角孙、外关、天井;便秘—支沟;胸胁痛—外关、支沟、天井	翳风穴针刺手法不宜太强,避免后遗感;耳门微张口取穴针刺,避开耳前动脉。其他头面部腧穴位多平刺
足少阳胆经	起于目外眦,向上到达额角部,下行到耳后,沿颈部下缺盆部入胸,下行胁肋部入髋部,再沿下肢外侧中间到外踝前,止于第4趾外侧端 联系的脏腑器官有:胆肝、目锐眦、耳	主治侧头、耳、目、咽喉病,肝胆病,神志病,热病及经脉循行部位的其他病证 偏头痛—悬颅、悬厘、曲鬓、率谷、丘墟、足临泣;目疾—瞳子髎、目窗、头临泣、风池、光明;耳疾—听会、上关、侠溪、丘墟、足临泣;半身不遂、下肢痿痹—居髎、环跳、风市、阳陵泉、悬钟;胸胁痛—日月、京门、阳陵泉。乳房疾患—日月、肩井、光明	风池针刺应注意角度和深度,避免刺到延髓;肩井深部正当肺尖,不可深刺;渊腋等胸部穴位注意进针角度和针刺深度,避免刺伤肺脏。头部穴位多平刺
足厥阴肝经	起于足大趾毫毛部,上循小腿内侧,内踝上8寸前行于下肢内侧前缘,内踝上8寸后行于循着下肢内侧正中,环绕阴部,抵达小腹,分布于胸胁部 联系的脏腑器官有:阴器、喉咙、颃颡、目系、唇	主治肝胆、妇科、前阴病及本经脉所经过部位的其他病证 肝胆病、情志病、胸胁胀满疼痛—期门、太冲;疝气、小腹疼痛、小便不利、月经病—太冲、大敦;阴部湿疹—蠡沟、中都;眩晕、目疾—太冲、行间	针刺期门、章门应注意进针角度和针刺深度,避免刺伤肺脏;针刺急脉时注意避开动脉
督脉	起于小腹内,下出于会阴,沿脊柱上行,至项部,经颠顶,循额,至鼻柱,入龈交 联系的脏腑器官有:胞中、心、脑、喉、目	主治热病,神志病,腰骶、背项、头面部病证及腧穴相对应的内脏疾病 急救—水沟、素髎、百会;热病—大椎、陶道、身柱、至阳;神志病—长强、神道、风府、哑门、百会、神庭、水沟、素髎;肛肠疾病—长强;腰脊强痛—腰阳关、命门;头痛—风府、百会、前顶、上星	位于脊柱的腧穴针刺时向上斜刺;枕部哑门、风府穴向下斜刺并注意深度,以免伤及延髓;水沟穴常强刺激,其他头部腧穴多平刺

续表

经脉	循行概要	主治特点	操作要点
任脉	起于小腹内,下出会阴,沿前正中线上行,经腹部、胸部至咽喉部,环绕口唇,至目眶下联系的脏腑器官有:胞中、会阴、咽喉、唇、口、目	主治腹、胸、颈、头面的局部病证及相对应的内脏器官病证妇科病、男科病—中极、关元、气海;膀胱疾病—曲骨、中极、关元;胃肠病—神阙、下脘、建里、中脘;咳嗽、气喘—膻中、天突、华盖;缺乳—膻中;虚脱—关元、气海、神阙;中风不语—廉泉;口喝流涎—承浆;溺水急救—会阴;强身保健—关元、气海;回阳救逆—神阙	针刺下腹部腧穴时,针前要排空小便,以免刺伤膀胱;孕妇腹部穴位慎用;天突穴应紧贴胸骨柄后缘刺入,不宜深刺;神阙穴禁针,一般用灸法

复习思考题

1. "面口合谷收""肚腹三里留"的依据是什么?

2. 试述三阴交、阴陵泉、血海的定位及主治。

3. 简述针刺承泣、人迎、睛明的注意事项。

4. 耳门、听宫、听会各属于哪条经脉,取穴及操作时有何注意点?

5. 试比较曲泽、尺泽的定位和主治的异同点。

6. 简述风池、风府、哑门的操作注意事项。

7. 位于足太阳膀胱经上的背俞穴有哪些?

8. 试述中极、中脘的定位及主治。

9. 试述督脉、任脉循行路线及各经腧穴的主治概要。

扫一扫
测一测

中篇

刺 灸 法

第四章
刺灸法总论

一般认为,刺灸法的主要内容包括针法、灸法,以及在此基础上发展起来的各种腧穴特种治疗技术等方法。这些技术在操作、治疗作用、主治范围上各有特点,在临床上应根据病情、腧穴部位、患者体质、治疗要求等恰当选择。

思政元素

疫病肆虐流行,防治针灸堪当

中医学在长期与疫病作斗争的医疗实践中,积累了丰富的经验。针灸是中医学的重要组成部分,并具有自身的鲜明特色和独特优势,在防治疫病方面做出过重要贡献。

新型冠状病毒肺炎(COVID-19)疫情暴发后,中国针灸学会迅速组织全国针灸专家,编制《新型冠状病毒肺炎针灸干预的指导意见》,指导一线医务人员参与临床救治,指导百姓健身预防。针刺、艾灸、穴位贴敷、拔罐等方法,在针对新冠预防、缓解症状、促进康复等方面均取得良好的效果。

04章01节PPT

PPT 课件

第一节　刺灸法的概念与分类

一、刺法的概念与分类

刺法是指采用不同针具,刺入人体的穴位(或一定部位),并施以不同的手法,给予一定的刺激,从而激发经络之气,达到调整阴阳、防治疾病的方法。

刺法是由砭石刺病发展而来。古称"砭刺",又称"针法"。根据不同针具和操作技术分为毫针刺法、三棱针法、火针法、皮肤针法、皮内针法、电针法、穴位注射法、穴位埋线法、头针法、耳针法等。

二、灸法的概念与分类

灸法是用艾绒为主要材料,点燃艾绒后在体表的一定部位或腧穴进行烧灼、温熨,借灸火的温热刺激以及药物的作用,通过经络的传导,起到温通经络、扶正祛邪,达到防治疾病目的的一种方法。

灸,灼、烧的意思。《说文解字》云:"灸,灼也,从火音'久',灸乃治病之法,以艾燃火,按而灼也。"灸法古称"灸焫"(ruò),又称"艾灸"。广义的灸法还包括用刺激性药物贴敷穴位以防治疾病的方法,称天灸、药物灸。

灸法一般可分为艾灸和非艾灸两大类。艾灸类如艾炷灸、艾条灸、温针灸、温灸器灸等。临床上以艾炷灸和艾条灸最为常用,是灸法的主体部分。在使用艾炷灸时,根据艾炷是否直接置于皮肤穴位上燃灼,又分为直接灸和间接灸两种。艾条灸根据施灸的方法,分为悬灸和实按灸。

PPT 课件

第二节　刺灸法操作的量学要素

一、刺法的量学要素

刺法的量学要素,是指与刺法刺激量及效应密切相关的因素。目前刺法最主要的是指毫针刺法,因此,这里我们主要讨论毫针刺法的量学要素。从广义上讲毫针刺法的量学要素包括进针方向、进针深度、手法操作的强度和时间、留针时间的长短等;而狭义的刺法量学要素主要包括手法操作的刺激强度和刺激时间。

(一)刺激的强度

针刺的刺激强度是通过手法作用力的强弱而实现的。在毫针刺法中,有效的刺激强度是以得气为标志,也就是说能使针下产生得气的最小刺激强度是激发经气的阈刺激量。一般来说,针刺的刺激量可通过得气的强弱来判定,分为轻、中、重三种。轻者,针下感应柔和;中者,针下感应明显;重者,针下感应强烈。

刺激量的大小则以捻转或提插针体的角度或幅度、频率来决定。当捻转角度小于90°,频率小于60次/分时,刺激量为轻度;当捻转角度在90°~180°,频率在60~90次/分时,刺激量为中度;当捻转角度大于180°,频率大于90次/分以上时,刺激量为重度。当提插的幅度小于0.3cm,频率小于60次/分时,刺激量为轻度;当提插的幅度在0.3~0.5cm,频率在60~90次/分时,刺激量为中度;当提插的幅度大于0.5cm,频率大于90次/分时,刺激量为重度。

以上仅就一般情况而言,临床应根据具体情况灵活掌握。

(二)刺激的时间

针刺的刺激时间是指在施行针刺手法时作用力持续的时间。一次针刺是否达到了有效的刺激治疗量,直接关系着临床疗效。古人在论述针刺时以"得气"为标志,但临床实践证明,仅仅以"得气"作为一次有效的治疗量是不够的,必须注意得气持续的时间。有研究表明,椎基底动脉供血不足时,在风池穴用捻转手法持续1~3分钟常常有明显的治疗作用,如果仅仅使局部"得气",而不再持续行针,则治疗作用较差。另如急性胃痛、呕吐、牙痛、晕车时,针刺手法持续1~3分钟,或更长时间,才能达到有效的刺激量。尤其是当欲达到气至病所时,更要持续操作足够的时间。因此,根据患者的具体病情和气候、环境等,确定作用力持续的最佳时间参数是提高临床疗效的关键之一。

在关注刺激时间的同时,刺激强度的变化也不可忽视。在毫针操作中,由于患者自身的敏感性不同,对刺激阈的要求也不一样,故要注意及时调整刺激强度。如果需要持续操作时间较长时,也要注意变换使用不同的刺激量,因为长时间使用固定的刺激参数,人体可能会产生耐受性,从而降低针刺效应。

二、灸法的量学要素

灸法的量学要素,是指与灸法刺激量及效应密切相关的因素。包括艾炷的大小、艾炷的壮数、艾条施灸的距离、施灸时间的长短等。

艾炷的大小通常按枣(或橄榄)、莲子、玉米粒、苍耳子、麦粒计量。一般而言,艾炷越大,刺激量就越大;艾炷越小,刺激量就越小。《扁鹊心书·窦材灸法》曰:"凡灸大人,艾炷须如莲子,底阔三分,务要坚实;若灸四肢及小儿,艾炷如苍耳子大;灸头面,艾炷如麦粒大。"指出应根据年龄、部位等选择艾炷的大小。目前,艾炷可分为大、中、小 3 种,小者如黄豆,中者如莲子,大者如枣,可根据具体情况而选用。

古人对艾灸的壮数也非常重视。古代将用于灸法的艾炷计数单位定为"壮",即每燃完一个艾炷就称为"一壮"。艾灸壮数越多,刺激量就越大;艾灸壮数越少,刺激量就越小。每个穴位一般灸 3~7 壮。《扁鹊心书》曰:"大病灸百壮……小病不过三五七壮。"《医宗金鉴·刺灸心法要诀》云:"凡灸诸病,必火足气到,始能求愈,然头与四肢皮肉浅薄,若并灸之,恐肌骨气血难堪,必分日灸之,或隔日灸之,其炷宜小,壮数宜少……"

艾条施灸(除特殊操作要求外)一般距离皮肤 2~3cm 为宜,以不引起灼痛为度。一般而言,艾条距离皮肤越远,刺激量越小;距离越近,则刺激量越大。

施灸的时间越长,刺激量就越大,反之则小。一般每穴施灸时间为 10~15 分钟。初灸时,每日 1 次,3 次后改为 2~3 日 1 次。急性病可每日灸 2~3 次。要根据病情灵活掌握。

第三节 刺灸法的注意事项

一、施术前的消毒

针灸施术前必须严格消毒灭菌,针灸针必须经过灭菌后才能使用。针具器械、医者手指、患者施术部位、治疗室必须严格按国家卫生行政部门颁发的消毒灭菌技术操作规范进行。目前,为避免交叉感染,临床上提倡选用一次性消毒灭菌针灸器械。

(一)针具器械消毒

针具器械的消毒方法很多,以高压蒸气灭菌法为佳。

1. 高压蒸气灭菌法　将毫针等针具器械用布包好,放在密闭的高压蒸气锅内灭菌。一般在 1~1.4kg/cm^2(98~147kPa)的压力,115~123℃的高温下,持续 30 分钟以上,可达到消毒灭菌的要求。

2. 药液浸泡消毒法　将针具器械放入 75% 乙醇溶液内浸泡 30~60 分钟,取出用消毒巾或消毒棉球擦干后使用。也可置于器械消毒液内浸泡,如"84"消毒液,可按规定浓度和时间进行浸泡消毒。直接和毫针接触的针盘、针管、针盒、镊子等,可用 2% 来苏溶液或 1∶1 000 升汞溶液浸泡 1~2 小时,达到消毒目的后才能使用。经过消毒的毫针,必须放在消毒过的针盘内,并用灭菌纱布覆盖。

已消毒的毫针,应用时要求一针一穴,不能重复使用。

(二) 医者手指消毒

针灸施术前,医者应先按七步洗手法洗手,待干再用 75% 乙醇消毒棉球擦拭双手后,方可持针操作。持针施术时,医者应尽量避免手指直接接触针体,如某些刺法需要触及针体时,须用消毒干棉球作隔物,以确保针体不被污染。

(三) 施术部位消毒

在患者需要施术的穴位皮肤上用 75% 乙醇棉球擦拭消毒,或先用 2% 碘酊涂擦,稍干后,再用 75% 乙醇棉球擦拭脱碘。擦拭时应从腧穴部位的中心点向外作环形消毒。当穴位皮肤消毒后,要保持洁净,切忌接触污物,以免重新污染。

(四) 治疗室消毒

针灸治疗室内的消毒,包括治疗台上的床垫、枕巾、毛毯、床单等物品,要按时定期换洗晾晒,如采用一次性消毒垫布、垫纸、枕巾则更好。治疗室也应定期消毒净化,保持空气流通,环境卫生洁净。

二、刺灸法的宜忌

(一) 施术部位的宜忌

1. 禁刺或慎刺的部位与腧穴 针对特殊部位的腧穴,典籍记载中,有些要严禁针刺,如乳中、神阙,妊娠妇女的昆仑、至阴等。有些要慎刺,应严格掌握针刺的深度、进针的方向和角度,如后项部内有延髓,风池、风府、哑门等严禁深刺;胸腹和腰背部内有重要的脏器和神经主干,中府、俞府、渊腋、天池、大包、期门、章门、乳根、水分、气海、关元、中极、横骨、水道、大杼、风门、命门、志室,以及背俞穴等严禁深刺;大血管附近的腧穴,操作时要慎重,如邻近动脉的委中、箕门、气冲、曲泽、经渠、冲阳等;头面和眼区的腧穴在针刺操作时也要慎重,如睛明、承泣、四白、球后等。

2. 禁灸或慎灸的部位与腧穴 有些特殊部位的腧穴需禁灸或慎灸。如颈项部的风府、哑门穴,其深部为延髓和脊髓;人迎、委中等穴,深部有重要血管;天府、周荣、渊腋、鸠尾、腹哀等穴,深部有重要的内脏;妊娠期妇女的腰骶部和下腹部。另外,有些部位的腧穴不宜用直接灸,如颜面部的丝竹空、睛明、素髎、口禾髎、迎香、颧髎、下关等;睾丸、乳头、阴部;皮薄肌少处、关节处等。

(二) 患者体质的宜忌

人有强弱、肥瘦、老幼之不同,体质的类型也各有异,针刺时必须区别对待,《灵枢·逆顺肥瘦》中指出了不同体质的患者进行针刺的原则。身体强壮者,宜强刺激,用针数量宜多,留针时间宜长;身体瘦弱者,宜轻刺激,用针数量宜少,留针时间宜短;对小儿则宜少针、浅刺、疾出。关于施灸的标准,亦应结合病程、体质等条件掌握。初病、体质强壮者,艾炷宜大,壮数宜多;久病、体质虚弱者及妇女和儿童,艾炷宜小,壮数宜少。

此外,孕妇尤其有习惯性流产史者,应慎用针刺。

(三) 病情性质的宜忌

表证者宜浅刺,表寒者可用温针,表热者应疾出针;里证者宜深刺,里寒者宜用补法,里热者宜行泻法。

虚证者宜用补法,虚寒者宜少针多灸,虚热者宜多针慎灸;实证者宜用泻法,表实者宜浅刺,里实者宜深刺。

寒证者宜深刺,久留针;热证者宜浅刺,疾出针,宜刺出血。

（四）刺灸时间的宜忌

1. 留针久暂　对表热证,宜疾出针;对里证和虚寒证,一般均需留针。留针的宜忌如《灵枢·终始》曰:"刺热厥者,留针反为寒;刺寒厥者,留针反为热。"认为治疗热证时留针的时间宜短,而治疗寒证留针时间宜长。

2. 施术时机　《素问·八正神明论》论述了人体生理功能与天时变化的关系。古人结合日月的运行盈亏推论人体血气的周期性活动,根据气的开阖而行补泻,提出"候时而刺"的针法。即"是以因天时而调血气也,是以天寒无刺,天温无疑,月生无泻,月满无补,月郭空无治,是谓得时而调之"。

（五）特殊情况的宜忌

临床上,如果遇到大醉、大怒、大劳、大饥、大渴等特殊情况,不宜立即针刺,需待其平静后再行针刺。《素问·刺禁论》曰:"无刺大醉,令人气乱;无刺大怒,令人气逆;无刺大劳人,无刺新饱人,无刺大饥人,无刺大渴人,无刺大惊人。"《灵枢·终始》曰:"新内勿刺""已醉勿刺""新怒勿刺""新劳勿刺""已饱勿刺""已饥勿刺",否则将引起"脉乱气散,逆其营卫,经气不次",造成"失气"。

附：职业暴露

思政元素

预防职业暴露,杜绝医源伤害

职业暴露是造成医务人员健康损害的重要因素之一,针刺误伤、污染体液和分泌物等的交叉感染是针灸从业者常见的职业暴露风险因素。适当的自我防护和规范的针灸临床操作是避免针灸专业职业暴露的重要手段。学习针灸理论与临床操作技能的同时,要高度关注职业暴露,保证医护自身安全。

职业暴露是指医护人员在从事诊疗、护理工作时意外被病原微生物污染了皮肤或黏膜,或被污染的锐器刺破皮肤,从而可能导致感染或者损害健康危及生命的一种情况。

治疗过程中,不规范的操作习惯易致锐器伤,如不规范的配合动作,致使传递锐器时被扎伤;为注射器覆帽时被扎伤,以及缺乏预防意识,防护不到位或未采取防护措施等,均可能造成职业暴露。

发生职业暴露时,要积极采取相应的处理措施。对于针刺扎伤者,应即刻挤血,先由近心端向远心端轻轻挤压,再用流动水冲洗15分钟,再用75%乙醇或0.5%碘伏擦拭局部;并要注意查看患者检验报告,必要时对伤者进行检验、评估用药、追踪随访;如果患者未进行乙型病毒性肝炎、艾滋病、丙型病毒性肝炎、梅毒检测时,应动员患者抽血进行相关检测。对于皮肤污染者,应用流动水冲洗15分钟;对于黏膜污染者,应反复用生理盐水或流动水冲洗15分钟。对于皮肤污染、黏膜污染,必要时也应采取上述其他措施处理。

进行侵袭性操作时,如毫针刺法、三棱针法、皮肤针法、穴位埋线法、穴位注射法,要小心操作,防止刺伤;进行放血治疗时应戴一次性医用手套;要安全处置锐器;不要把治疗使用过的针具手传给他人;锐器应及时放入锐器盒内,不要随意丢弃;收集废弃锐器盒运送时注意做好防护等。要注意加强职业感染防护意识与技能培训。

学习小结

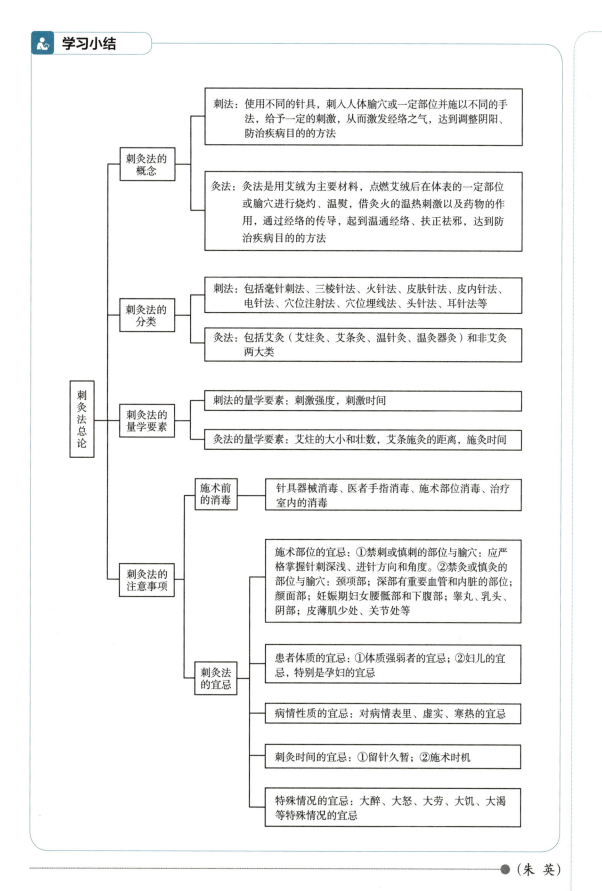

刺灸法的概念
- 刺法：使用不同的针具，刺入人体腧穴或一定部位并施以不同的手法，给予一定的刺激，从而激发经络之气，达到调整阴阳、防治疾病目的的方法
- 灸法：灸法是用艾绒为主要材料，点燃艾绒后在体表的一定部位或腧穴进行烧灼、温熨，借灸火的温热刺激以及药物的作用，通过经络的传导，起到温通经络、扶正祛邪，达到防治疾病目的的方法

刺灸法的分类
- 刺法：包括毫针刺法、三棱针法、火针法、皮肤针法、皮内针法、电针法、穴位注射法、穴位埋线法、头针法、耳针法等
- 灸法：包括艾灸（艾炷灸、艾条灸、温针灸、温灸器灸）和非艾灸两大类

刺灸法总论

刺灸法的量学要素
- 刺法的量学要素：刺激强度，刺激时间
- 灸法的量学要素：艾炷的大小和壮数，艾条施灸的距离，施灸时间

刺灸法的注意事项
- 施术前的消毒：针具器械消毒、医者手指消毒、施术部位消毒、治疗室内的消毒
- 刺灸法的宜忌
  - 施术部位的宜忌：①禁刺或慎刺的部位与腧穴：应严格掌握针刺深浅、进针方向和角度。②禁灸或慎灸的部位与腧穴：颈项部；深部有重要血管和内脏的部位；颜面部；妊娠期妇女腰骶部和下腹部；睾丸、乳头、阴部；皮薄肌少处、关节处等
  - 患者体质的宜忌：①体质强弱者的宜忌；②妇儿的宜忌，特别是孕妇的宜忌
  - 病情性质的宜忌：对病情表里、虚实、寒热的宜忌
  - 刺灸时间的宜忌：①留针久暂；②施术时机
  - 特殊情况的宜忌：大醉、大怒、大劳、大饥、大渴等特殊情况的宜忌

（朱　英）

复习思考题

1. 什么是刺法和灸法？刺灸法的分类有哪些？
2. 什么是刺法和灸法的量学要素？主要包括哪些内容？
3. 禁刺慎刺和禁灸慎灸的部位、腧穴主要有哪些？
4. 对小儿及体质虚弱者针刺和艾灸的原则是什么？

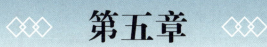

第五章

刺灸法各论

学习目标

1. 掌握毫针刺法、灸法、拔罐法、三棱针法、火针法、皮肤针法、电针法、穴位注射法的操作、作用、临床应用。

2. 掌握头针法的标准头针穴线的定位及主治、耳针法的常用耳穴的定位及主治。

3. 掌握刺灸法的注意事项。

4. 熟悉皮内针法、穴位埋线法、穴位贴敷法、针刀疗法的操作及临床应用;头针法、耳针法的临床应用。

第一节　毫针刺法

毫针刺法是指运用毫针针具,通过一定的手法,刺激人体特定部位,以防治疾病的方法。是古今针灸临床运用最多、手法最丰富、应用最广泛的针灸治疗方法。

一、毫针的构造、规格、检查、修藏

(一) 毫针的构造

1. 毫针材料　毫针是用金属制作而成的。目前,临床广泛应用的是不锈钢毫针,它具有较高的强度和韧性,针体挺直滑利,能耐高热、防锈蚀,不易被化学物品腐蚀,牢固耐用。也有用其他金属制作的毫针,如金针、银针,其传热、导电性能优于不锈钢针,但强度、韧性不如不锈钢针,且价格昂贵,一般临床很少采用。而较早采用的铜针、铁针、普通钢针,容易锈蚀,且弹性、韧性、牢固性差,临床已不采用。

2. 毫针结构　毫针是临床使用最多的一种针具,分为针尖、针体、针根、针柄、针尾 5 个部分(图 5-1)。

针尖:针体的尖端锋锐部分,又称针芒。

针体:针尖至针柄之间的部分,又称针身,毫针的长短、粗细规格主要指此而言。

针根:针体与针柄连接的部分。

针柄:从针根至针尾的部分,用金属丝缠绕呈螺旋状,是术者持针的部分,也是温针灸装置艾绒之处。

针尾:针柄的末端部分,亦称针顶。一般用金属丝缠绕,呈圆筒状。

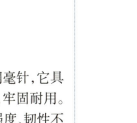
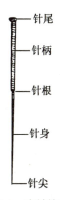

图 5-1　毫针的构造

3. 毫针分类　根据毫针针柄与针尾的构成和形状不同,可分为:环柄针(又称圈柄针),即针柄用金属丝缠绕成环形针尾者;花柄针(又称盘龙针),即针柄中间用两根金属丝交叉缠绕呈盘龙形者;平柄针(又称平头针),即针柄用金属丝缠绕,其尾部平针柄;管柄针,即针柄用金属薄片(不锈钢丝或铝丝)制成管状者。新型钢柄针,即针柄用铜管镀镍仿不锈钢制成圆形者。随着科技发展,临床上出现选用导电强的塑胶制作的塑柄针。

上述针具中,平柄针和管柄针主要在进针器和进针管的辅助下使用(图 5-2)。

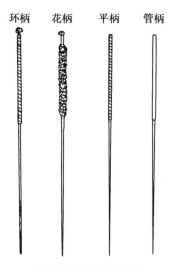

图 5-2　毫针的分类

(二) 毫针的规格

毫针的规格,主要是以针体的长短和粗细来区分(表 5-1、表 5-2)。

表 5-1　毫针的长度规格表

寸	0.5	1.0	1.5	2.0	2.5	3.0	3.5	4.0	4.5	5.0
mm	13	25	40	50	60	75	90	100	115	125

表 5-2　毫针的直径规格表

规格 / 号数	26	27	28	29	30	31	32	33
直径 (mm)	0.45	0.42	0.38	0.34	0.32	0.30	0.28	0.26

临床一般以直径 28~30 号(0.32~0.38mm),长度 1~3 寸(25~75mm)者最为常用。

(三) 毫针的检查

毫针是临床广泛使用的针具,每次使用前后,必须进行严格检查。如果发现针体有损坏现象,应弃用,以免发生针刺意外或影响疗效。检查毫针应注意以下几点:

针尖:尖而不锐、圆而不钝,形如"松针",无钩曲或卷毛。

针体:光滑挺直,圆正匀称,坚韧而富有弹性。

针根:牢固,无剥蚀、伤痕。

针柄:金属丝要缠绕均匀、牢固而不松脱,长短、粗细适中。

(四) 毫针的修藏

反复使用的毫针应注意保养。保养针具是为防止针尖受损、针身弯曲或生锈、污染等。藏针的器具有针盒、针管和藏针夹等。若用针盒或藏针夹,可多垫几层消毒纱布,将清洗后的针具,根据毫针的长短,分别置于或插在消毒纱布上,再用消毒纱布敷盖,以免污染,然后将针盒或藏针夹盖好,高压消毒后备用;若用针管,应在针管底部塞上干棉球(以防针尖损坏),然后将针置入,封好管口,用高压消毒后备用。

二、针刺法的练习

针刺练习,主要是对指力和手法的锻炼。良好的指力是掌握针刺手法的基础,熟练的手法是运用针刺治病的条件。指力和手法必须常练以达娴熟,才能做到进针时速度快,透皮不痛;行针时各种补泻手法运用自如。反之,则进针时难以控制针体,刺入困难,痛感明显;行针时动作不协调,影响针刺治疗效果。针刺练习一般分三步进行:

（一）指力练习

指力主要用纸垫进行练习。纸垫应选用松软的纸张,折叠成长 8cm、宽 5cm、厚 2~3cm 的纸块,用线如"井"字形扎紧即做成纸垫。练针时,选 1~1.5 寸毫针,押手平执纸垫,刺手拇、食、中三指持针柄,如持笔状,使针尖垂直地抵在纸垫上,然后刺手的拇指与食指、中指交替捻动针柄,并渐加一定的压力,待针穿透纸垫后退出,另换一处,反复练习。纸垫练习主要可以锻炼指力和捻转手法(图 5-3)。

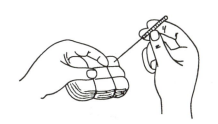

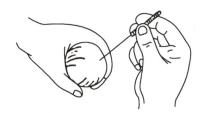

图 5-3　指力练习　　　　　　　图 5-4　手法练习

（二）手法练习

手法练习主要在棉团上进行。取棉絮一团,用棉线缠绕,外紧内松,做成直径 6~7cm 的圆球,再外包一层白布缝制做成棉团。在棉团上可以练习进针、出针、提插、捻转等各种毫针操作手法的模拟动作。做提插练习时,以执笔式持针,将针刺入棉球,在原处做上提下插的动作,要求针体垂直,深浅适宜,幅度均匀。做捻转练习时,将针刺入棉球,在原处做拇指与食、中指前后交替捻转针柄的动作。在此基础上,可将提插与捻转动作配合练习,要求提插幅度上下一致,捻转角度来回一致,操作频率快慢一致,达到动作协调、得心应手、运用自如、手法熟练的程度(图 5-4)。

（三）实体练习

通过在纸垫、棉团等物体上练针,掌握了一定的指力和手法后,应首先在自己身上进行试针练习,以亲身体会指力的强弱、针刺的感觉、行针的手法等。要求逐渐做到进针无痛或微痛,针刺进皮后,针体挺直不弯,提插、捻转自如,指力均匀,手法熟练。同时仔细体会指力与进针、针下得气感,手法与得气的关系,以及持针手指的感觉和受刺部位的感觉。自身练习熟练后,方可进入临床实习。

三、针刺前的准备

（一）针具选择

《灵枢·官针》曰:"九针之宜,各有所为,长短大小,各有所施也。"故选择毫针治疗疾病时,应根据患者的年龄、体质强弱、形体肥瘦、病情虚实、病位深浅、腧穴所在部位,选择长度、直径适宜的针具。

一般而言,年轻、体壮、肥胖、实证、病位较深、肌肉丰厚部位的腧穴,宜选择较粗、较长的毫针;老幼、体弱、形瘦、虚证、病位较浅、肌肉浅薄部位的腧穴,宜选择较细、较短的毫针。

目前,在临床多选用不锈钢针具。应用前,首先要注意检查针具是否完好无损,尤其要注意针尖是否锐利无钩,以免在施术过程中,给患者造成不必要的痛苦;其次,还应注意毫针的长度应长于所刺腧穴应至深度的 0.5 寸,如刺入 1 寸时,可选用 1.5 寸的毫针。

（二）体位选择

选择适宜的体位,对腧穴的正确定位及施术,保证疗效,防止针刺异常情况,具有重要意义。若体位选择不当,常会因移动体位而造成弯针、滞针、折针及其他事故。临床上针刺时常选用以下的体位：

1. 仰卧位　适宜于取前身部(头面、颈前部、胸腹、四肢前面)的腧穴(图5-5)。

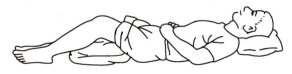

图5-5　仰卧位

2. 侧卧位　适宜于取身体侧面侧身部(侧头、胁肋、侧腰、臀部、四肢侧面)的腧穴(图5-6)。

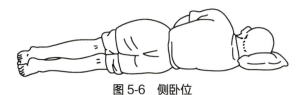

图5-6　侧卧位

3. 俯卧位　适宜于取后身部(头项、脊背、腰骶部、臀、下肢后侧)的腧穴(图5-7)。

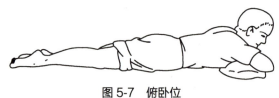

图5-7　俯卧位

4. 仰靠坐位　适宜于取前头、面、颈前部、胸部、四肢部位的腧穴(图5-8)。
5. 俯伏坐位　适宜于取后头和项、背部的腧穴(图5-9)。
6. 侧伏坐位　适宜于取头部一侧、面颊及耳前后部位的腧穴(图5-10)。

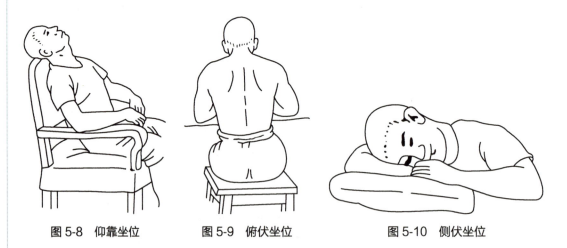

图5-8　仰靠坐位　　　　图5-9　俯伏坐位　　　　图5-10　侧伏坐位

临床上选择体位,应以患者自然舒适,能够持久留针,医生取穴及操作方便为原则。一般情况下,采用卧位针刺。对某些特殊腧穴则应根据具体操作要求采用不同的体位。同时,要注意根据处方所取腧穴的位置,尽可能用一种体位治疗。如因治疗要求必须采用两种不同体位时,应根据患者的体质、病情等灵活掌握。对初诊、精神紧张或年老、体弱、病重的患者,应采取卧位以防晕针。

四、进针法

进针法指将毫针刺入腧穴皮下的操作方法。《难经·七十八难》说:"知为针者,信其左;不知为针者,信其右。"毫针操作时,一般将医者持针施术的手,称为"刺手"。将按压针刺部位或辅助进针的手,称为"押手"。针刺操作时,主要是拇、食、中指夹持针柄,其状如持笔(图5-11),双手协同操作。

刺手的作用包括手持拿毫针,实施手法操作。进针时,运用指力、腕力于针尖,快速刺入皮肤;行针时,持针提插捻转和实施补泻;出针时,将针拔出体外等。押手的作用包括:固定腧穴,有利于毫针进针;依托作用,使毫针有依附,力达针尖,顺利进针;辅助作用,在穴位上下循经按压,减少疼痛;还用于循经导气。要求进针做到轻、巧、快、弹、劲。具体的进针方法如下:

(一)单手进针法

是指用刺手将针刺入穴位的方法。适用于各种规格的毫针进针,但多用于较短的毫针。用刺手的拇、食指持针,中指端紧靠穴位,指腹抵住针体中部,对准穴位,运用指力、腕臂力快速刺入(图5-12)。

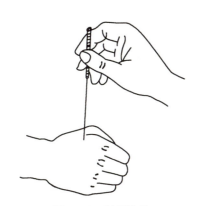
图5-11 持针姿势

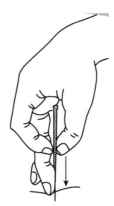
图5-12 单手进针法

(二)双手进针法

是指刺手与押手相互配合将针刺入的方法。常用的有4种:

1. 爪切进针法 又称指切进针法。押手拇指或食指的指甲掐切腧穴皮肤,刺手持针,针尖紧靠押手指甲缘迅速刺入(图5-13)。适宜于短针的进针。

2. 夹持进针法 又称骈指进针法。押手拇、食二指持消毒干棉球,裹于针体下端,露出针尖,使针尖接触腧穴皮肤,刺手持针柄,刺手、押手同时向下用力,将针刺入腧穴。适宜于长针的进针(图5-14)。

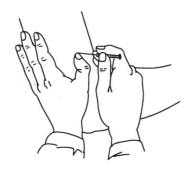
图5-13 指切进针法

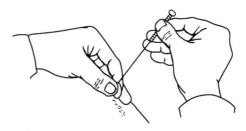
图5-14 夹持进针法

舒张进针法

3. 舒张进针法　押手食、中指或拇、中的两指将所刺腧穴部位的皮肤撑开绷紧,刺手持针刺入。适用于皮肤松弛部位腧穴的进针(图5-15)。

4. 提捏进针法　押手拇、食指将欲刺腧穴两旁的皮肤提捏起,刺手持针从提捏的腧穴上端刺入。适用于皮肉浅薄部位腧穴的进针(图5-16)。

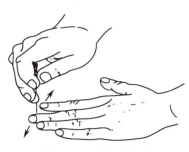

图5-15　舒张进针法

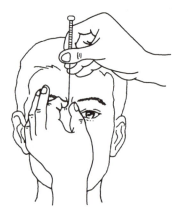

图5-16　提捏进针法

以上各种进针方法,在临床上应根据腧穴所在部位的解剖特点、针刺深浅和手法的要求灵活选用,以减轻患者的疼痛。

(三)针管进针法

利用针管辅助进针的方法。取用塑料、玻璃或金属制成的针管,进针时押手持针管,将针装入管内,针尖与针管下端平齐,置于应刺的腧穴上,针管上端露出针柄2~3分,用刺手食指叩打针尾或用中指弹击针尾,即可使针刺入皮肤,退出针管后,再施行针手法(图5-17)。此法进针少痛,多用于怕痛惧针的患者。现代还有特制的弹簧进针器辅助进针。

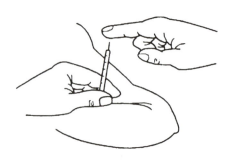

图5-17　针管进针法

五、针刺的方向、角度和深度

正确的针刺方向、角度和深度,是关系疗效、防止针刺意外的重要因素。临床上,同一腧穴,因针刺方向、角度和深度的不同,所产生的针感强度、感传方向及治疗效果均会有明显差异。故治疗时应根据施术穴位的位置、病位病性、患者体质和应用的针刺手法等实际情况,灵活掌握。

(一)针刺的方向

是指针刺时针尖所朝的方向。针刺方向的正确与否,影响着针刺的刺激量,是决定针刺量效的因素之一。确定针刺的方向主要根据以下4个方面:

1. 依经脉循行定方向　根据治疗需要使用的针刺补泻手法,采用顺经脉而刺的补法,或逆经脉而刺的泻法。如"迎随补泻"法,补法针尖须与经脉循行的方向一致;泻法针尖则与经脉循行方向相反。

2. 依腧穴位置定方向　根据腧穴的局部解剖,针刺某些穴位时,需向某一特定方向进针。如哑门穴,针尖朝下颌方向缓慢刺入;廉泉穴,针尖朝向舌根方向缓慢刺入;背部膀胱经第1侧线的腧穴,针尖一般朝向脊柱方向刺入等。

3. 依病性定方向　根据病性的虚实,选择针尖朝向阳经刺或朝向阴经而刺。

4. 依病位定方向　根据病位的深浅，或为使针感达到病变所在的部位，即达到"气至病所"，针尖应朝向病所。

(二) 针刺的角度

指进针时针身与皮肤表面所形成的夹角。它是根据腧穴所在的位置和治疗需要而确定的。一般分直刺、斜刺、平刺 3 种（图 5-18）。

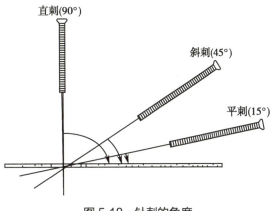

图 5-18　针刺的角度

1. 直刺　是指针体与皮肤呈 90° 左右垂直刺入。适用于大部分的腧穴，尤其是肌肉较为丰厚的部位，如四肢、腰臀、腹部的穴位；适用于大部分的病情。

2. 斜刺　是指针体与皮肤表面呈 45° 左右倾斜刺入。适用于肌肉浅薄处或内有重要脏器处的腧穴，如胸背部腧穴；或为避开血管、骨骼、瘢痕部位而采用此法。也适用于腧穴透刺等。

3. 平刺　是指针体与皮肤表面呈 15° 左右沿皮刺入，又称横刺、沿皮刺。适用于皮薄肉少部位的腧穴，如头部、胸胁部的腧穴；也适用于腧穴透刺、病灶局部围刺等。

(三) 针刺的深度

指针体刺入腧穴的深浅度。《素问·刺要论》曰："病有浮沉，刺有浅深，各致其理……浅深不得，反为大贼。"说明针刺的深浅必须得当。同时，针刺的深度也影响针刺的刺激量，也是决定针刺疗效的因素之一。确定针刺深度的原则是：既要得气，又不能伤及脏腑组织器官。每一腧穴的针刺深度已在各篇中论述，但在临床应用中，必须与病情、病位、经脉循行、体质、时令等结合，灵活应用。

1. 察形气定深浅　《灵枢·终始》曰："凡刺之法，必察其形气。"人体体质有强弱肥瘦，气血有充盈亏虚，故针刺当有深浅之分。一般，体强形肥者宜深刺，体弱形瘦者宜浅刺。

2. 依年龄定深浅　年老体弱、小儿娇嫩之体，宜浅刺；中青年、身强体壮者宜深刺。

3. 辨病情定深浅　《针灸问对》曰："惟视病之浮沉，而为刺之浅深。"故阳证、表证、热证、虚证、新病宜浅刺；阴证、里证、寒证、实证、久病宜深刺。

4. 识部位定深浅　头面、手足等皮薄肉少处的腧穴宜浅刺；臂腿、腰臀等肌肉丰厚部位的腧穴应深刺；眼周、颈项部、胸背部等重要脏器部位的腧穴，一定要准确掌握针刺的深度。

5. 辨经络定深浅　《灵枢·阴阳清浊》曰："刺阴者，深而留之；刺阳者，浅而疾之。"阳经属表，刺之宜浅；阴经属里，刺之宜深。

6. 合时令定深浅　《灵枢·本输》曰："春取络脉诸荥大经分肉之间，甚者深取之，间者浅取之；夏取诸腧孙络肌肉皮肤之上；秋取诸合，余如春法；冬取诸井、诸腧之分，欲深而留之。"一般原则是春夏宜浅、秋冬宜深。

六、行针与得气

毫针刺入皮肤后，为了使患者产生针刺感应，或进一步调整针感的强弱，以及为使针感向某一方向扩散、传导而采取的操作方法，称为"行针"，亦称"运针"。行针是得气的前提条件，得气是行针的目的。行针手法包括基本手法和辅助手法两类。

(一) 行针的基本手法

行针的基本手法包括提插法和捻转法两种。两者既可单独应用，又可配合应用。

提插法

捻转法

1. 提插法　是指将针刺入腧穴一定深度后,施以上提下插的操作方法。将针由浅层向下刺入深层的操作谓之插,从深层向上退至浅层的操作谓之提,如此反复地上提下插,即为提插法。提插幅度的大小、层次的变化、频率的快慢和操作时间的长短,应根据患者的体质、病情、腧穴部位和针刺目的等具体情况灵活掌握。应用提插法时,提插幅度要均匀一致,一般以 3~5 分为宜;频率快慢要一致,一般每分钟 60~90 次;用力要均匀,勿时轻时重;要保持针体垂直。通常认为提插幅度大,频率快,用力重,操作时间长,刺激量就大;反之,刺激量就小(图 5-19)。

2. 捻转法　是指将针刺入腧穴一定深度后,施以向前向后捻转动作的操作方法。这种使针在腧穴内反复前后来回的旋转行针手法,即为捻转法(图 5-20)。捻转角度的大小、频率的快慢、操作时间的长短等,需根据患者的体质、病情、腧穴的部位、针刺目的等具体情况而定。应用捻转法时,捻转角度要均匀一致,一般应掌握在 180°~360° 左右;频率快慢要一致,一般每分钟 90 次左右;用力要均匀,勿时轻时重;不能单向捻针,否则针体易被肌纤维等缠绕,引起局部疼痛和导致滞针。通常认为捻转角度大,频率快,用力重,操作时间长,其刺激量就大;反之,刺激量就小。

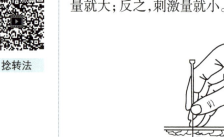

图 5-19　提插法

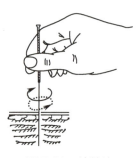

图 5-20　捻转法

(二) 行针的辅助手法

行针的辅助手法,是对基本手法的补充,是促进针后得气或加强针感的操作手法。临床常用的行针辅助手法有以下几种。

1. 循法　指在留针的过程中,医者用手指顺着经脉的循行径路,在腧穴的上下部位轻柔的循按的方法(图 5-21)。《针灸大成》曰:"凡下针,若气不至,用指于所属部分经络之路,上下左右循之,使气血往来,上下均匀,针下自然气至沉紧。"此法能激发经气的运行,促使针后易于得气。针刺不得气时,可用循法催气。

2. 弹法　指在留针的过程中,以手指轻弹针尾或针柄,使针体微微振动的方法(图 5-22)。《针灸问对》:"如气不行,将针轻弹之,使气速行"。本法具有催气、行气的作用。

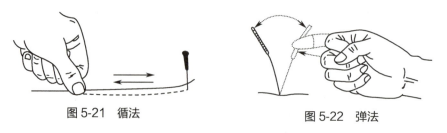

图 5-21　循法　　　　　　　　　　图 5-22　弹法

3. 刮法　指毫针刺入一定深度后,经气未至,以刺手拇、食指的指腹抵住针尾,用拇指、食指或中指指甲,由下而上或由上而下频频刮动针柄的方法(图 5-23)。本法具有催气、守气、行气的作用。

4. 摇法 指毫针刺入一定深度后,手持针柄,将针轻轻摇动的方法。《针灸问对》曰:"摇以行气。"直立针身而摇,可以加强针感;卧倒针身而摇,能使针感向一定方向传导(图 5-24)。

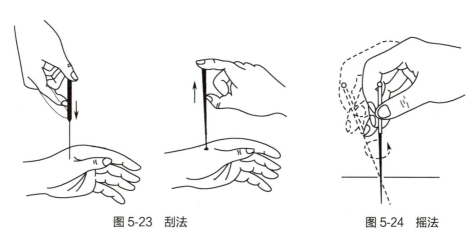

图 5-23 刮法   图 5-24 摇法

5. 飞法 指针后不得气者,用刺手拇食指执持针柄,细细捻搓数次,然后张开两指,一捻一放,反复数次,状如飞鸟展翅,故称飞法(图 5-25)。《医学入门》载:"以大指次指捻针,连搓三下,如手颤之状,谓之飞。"本法能催气、行气,增加针感,宜在肌肉丰厚处施术。

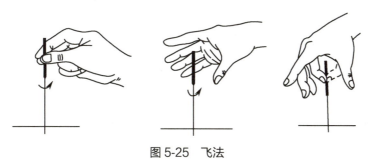

图 5-25 飞法

6. 震颤法 指针刺入一定深度后,刺手持针柄,用小幅度、快频率的提插、捻转手法,使针身轻微震颤的方法(图 5-26)。本法可促使针下得气,增强针感。

毫针行针手法以提插、捻转为基本操作方法,根据不同情况选用辅助手法。如刮法、弹法,可应用于一些不宜施行大角度捻转的腧穴;飞法、震颤法可应用于某些肌肉丰厚部位的腧穴;摇法,可用于较为浅表部位的腧穴。通过针刺基本手法和辅助手法的施用,主要促使针后气至或加强针刺感应,以疏通经络、调和气血,达到防治疾病的目的。

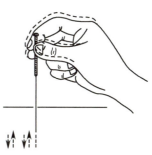

图 5-26 震颤法

(三) 得气

得气,古称"气至",近又称"针感"或"针刺感应",是指毫针刺入腧穴一定深度后,施以提插或捻转等行针手法,使针刺部位获得的经气感应。得气是实施补泻手法的基础和前提。

1. 得气的表现 当针刺得气时,患者常自觉针刺部位酸、麻、胀、重,有时会出现热、凉、痒、痛、抽搐、蚁行等感觉,或呈现沿着一定的方向和部位传导和扩散的现象。少数还会出现循经性肌肤震颤、循经性皮疹带或皮肤上的红线、白线等现象。当患者产生感应的同时,医者刺手亦能体会到针下沉重、满实、紧而不涩,或针体颤动等感应。若针刺后,患者无任何特殊感觉和反应,医者感到针下空松、虚滑,则表明未得气。正如窦默在《针经指南·标幽赋》所说:"轻滑慢而未来,沉涩紧而已至……气之至也,如鱼吞钩饵之浮沉;气未至也,如闲处幽堂之深邃。"

2. 得气的意义 得气是施行补泻手法的基础和前提,只有在得气的基础上,施行补泻手法,才可能取得预期的效果。得气与否以及气至的迟速,不仅关系到针刺的治疗效果,而且可以借此推断正气的盛衰、疾病的预后转归。《灵枢·九针十二原》曰:"刺之要,气至而有效。"《针灸大成·金针赋》曰:"气速效速,气迟效迟。"充分说明得气的重要意义。临床上,一般得气迅速,则疗效较好;得气较慢,则疗效较差;若不得气,则难以取效。若经反复实施各种候气、催气手法,仍不得气者,多属正气衰竭,预后极差;若初诊不得气或得气缓慢,经正确的针刺治疗后,逐渐出现得气或较快得气,表示患者正气恢复,预后良好。

3. 得气的方法 影响得气的因素主要包括医者、患者、环境等。若刺后不得气或得气缓慢,多为取穴不准、针刺的方向及深度不当;或患者病久体虚,正气虚急,以致经气不足;或气候寒冷、阴雨潮湿等。需要采用纠偏、候气、催气、守气、治神等方法促使得气。①当针下不得气时,需留针以候气至,在留针过程中,可间歇运针,以待气至。正如《针灸大成·经络迎随设为问答》曰:"用针之法,以候气为先。"②当针下不得气时,亦可采用动摇、提插、捻转结合的手法催气,还可选用循法、弹法、刮法等辅助手法催气。正如《神应经》曰:"用右手大指及食指持针,细细摇动、进退、搓捻其针,如手颤之状,是谓催气。"③对于正气虚弱的患者,还可在已经得气的腧穴上加强补的手法,或施予温灸而易于得气。④当针下得气时,还要注意守气,并抓住得气时机,实行补泻手法,以保持针感持久勿散。正如《素问·宝命全形论》曰:"经气已至,慎守勿失。"

4. 得气的强弱 一般而言,急性疼痛、痹证、痿证、偏瘫等得气强则效果好;失眠、心悸、面肌痉挛等得气弱则效果显著;气血虚弱、久病年迈之人,得气宜弱;气血旺盛、体壮年轻之人,得气宜强。总之,应以患者舒适、疗效显著为原则。

七、针刺补泻

《灵枢·九针十二原》曰:"虚实之要,九针最妙,补泻之时,以针为之。"《备急千金要方·用针略例》亦曰:"凡用针之法,以补泻为先。"可见针刺补泻是针刺治病的重要环节。

针刺补法:泛指能鼓舞正气,使低下的功能恢复正常的针刺方法。

针刺泻法:泛指能疏泄邪气,使亢进的功能恢复正常的针刺方法。

补泻手法贯穿从进针到出针的全过程。毫针补泻手法可分为单式补泻手法、复式补泻手法。

(一)单式补泻手法

1. 捻转补泻 《标幽赋》曰:"迎夺右而泻凉……随济左而补暖。"是以将针向左向右捻转区分补泻。现代是以捻转时用力的方向,捻转的角度、频率、力度、操作时间区分补泻手法。针下得气后,以拇指左转时用力重,捻转的角度小、频率慢、力度小,操作时间短者为补法;以拇指右转时用力重,捻转的角度大、频率快、力度大,操作时间长者为泻法。

2. 提插补泻 《灵枢·官能》曰:"泻必用员……伸而迎之……补必用方……微旋而徐推

之。"《难经·七十八难》曰："得气，因推而内之，是谓补；动而伸之，是谓泻。"主要以提插手法的轻重区分补泻，以针下得气后，先浅后深，重插轻提，提插幅度小，频率慢，操作时间短者为补；先深后浅，轻插重提，提插幅度大，频率快，操作时间长者为泻。

3. 徐疾补泻　《灵枢·小针解》曰："徐而疾则实者，言徐内而疾出也；疾而徐则虚者，言疾内而徐出也。"是以进针、出针以及行针快慢分补泻的手法。进针时徐徐刺入，少捻转，疾速出针者为补法；进针时疾速刺入，多捻转，徐徐出针者为泻法。

4. 迎随补泻　《灵枢·终始》曰："泻者迎之，补者随之，知迎知随，气可令和。"是以针刺方向与经脉循行方向是否一致分补泻的手法。以针尖随着经脉循行方向刺入者为补法；针尖迎着经脉循行方向刺入者为泻法。

5. 呼吸补泻　《素问·离合真邪论》曰："吸则内针，无令气忤；静以久留，无令邪布；吸则转针，以得气为故；候呼引针，呼尽乃去，大气皆出，故命曰泻。"是以针刺手法与患者呼吸相结合分补泻的手法。患者呼气时进针，吸气时出针为补法；患者吸气时进针，呼气时出针为泻法。

6. 开阖补泻　《灵枢·官能》曰："泻必……摇大其穴，气出乃疾；补必……气下而疾出之，推其皮，盖其外门，真气乃存。"是以出针时是否按压针孔分补泻的手法。出针后迅速揉按针孔为补法；出针时摇大针孔而不立即揉按为泻法。

7. 平补平泻　是指进针得气后施予均匀的提插、捻转。

（二）复式补泻手法

1. 烧山火　是针刺补法的综合应用，通过手法使阳气入内，患者感到局部或全身出现温热感。操作时将穴位分为浅、中、深三层（天、人、地三部），先浅后深，每层得气后按浅、中、深顺序，依次行紧按慢提（或捻转补法）九数，然后退至浅层，称为一度。如此反复操作数度（一般不超过三度），使针下产生热感后，最后将针按至深层留针，出针后按压针孔。操作中可配合呼吸补法。多用于治疗冷痹、顽麻、内脏下陷等虚寒性疾病等（图 5-27）。

烧山火

透天凉

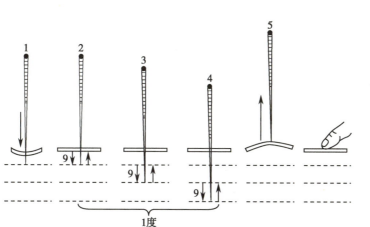

图 5-27　烧山火法

2. 透天凉　是针刺泻法的综合应用，通过手法使阴气向外，患者感到局部或全身出现凉感。操作时将穴位分为浅、中、深 3 层（天、人、地三部），先直插深层，每层得气后按深、中、浅顺序，依次行紧提慢按（或捻转泻法）六数，然后插至深层，称为一度。如此反复操作数度（一般不超过三度），使针下产生凉感后，最后将针提至浅层留针，出针后不按压针孔。操作中可配合呼吸泻法。多用于治疗热痹、齿痛、急性痈肿等实热性疾病

（图 5-28）。

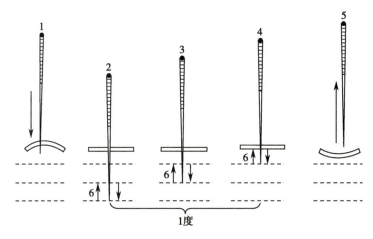

图 5-28 透天凉法

附一：《灵枢·官针》论刺法

《灵枢·官针》篇中有关毫针刺操作者，根据每种刺法的操作特点、治疗病证，进行归类，分述如下。

一、局部多针刺法

1. 傍针刺法 在病变局部或腧穴处先直刺一针，再在其旁斜刺一针的刺法。《灵枢·官针》曰："傍针刺者，直刺、傍刺各一，以治留痹久居者也。"操作：先在患部痛点正中直刺一针，得气后施捻转提插手法 1 分钟；再在该针旁边 0.5~1 寸处向痛点正中斜刺一针，针尖朝向并靠近主针，得气后施捻转提插手法 1 分钟，促使针感向四周扩散。本法多用于治疗"留痹久居"，即病位固定不移，病灶较小，缠绵难愈的痹痛，也可治疗某些顽固性疾病。

2. 齐刺法 在病变中心直刺一针，两侧各斜刺一针的刺法。《灵枢·官针》曰"齐刺者，直入一，傍入二，以治寒气小深者。或曰三刺，三刺者，治痹气小深者。"操作：用 3 支等长毫针，先在痛点中心直刺一针，得气后行针 1 分钟；再用 2 支毫针在其两侧（上下或左右）0.5~1 寸处向痛点中心斜刺，得气后行针 1 分钟。促使针感向深层或四周扩散。用于病位较深的寒湿痹证。

3. 扬刺法 在病变中心直刺一针，其上下左右各刺一针的刺法。《灵枢·官针》："扬刺者，正内一，傍内四而浮之，以治寒气之博大者也。"操作：先用 1~1.5 寸毫针在病变中心直刺一针，得气后捻转行针 1 分钟；再用 4 支毫针在其上下左右朝病变中心斜刺或沿皮刺，得气后行针 1 分钟，使针感向四周扩散。本法治"寒气之博大者"，即病位较浅，病灶较大的疾病。

二、病位深浅刺法

1. 毛刺、直针刺、半刺（刺皮毛），属于刺皮毛之法。

毛刺：《灵枢·官针》："毛刺者，刺浮痹于皮肤也。"操作：用短毫针轻浅点刺皮毛，不透皮，勿出血。用于治疗浅表疾病、小儿疾患。

直针刺：《灵枢·官针》："直针刺者，引皮乃刺之，以治寒气之浅者也。"操作：押手捏起穴位两旁皮肤，刺手持针针尖朝病所沿皮刺入。治疗病位较浅表的病症。直针刺法发展为现代的沿皮横透法。

半刺：《灵枢·官针》："半刺者，浅内而疾发针，无针伤肉，如拔毛状，以取皮气，此肺之应也。"操作：用毫针迅速浅刺透皮，不损伤血络、肌肉，迅速出针不留针。用于治疗浅表疾病、小儿疾患。

2. 浮刺、分刺及合谷刺（刺肌肉），属于刺肌肉之法。

浮刺：《灵枢·官针》："浮刺者，傍入而浮之，以治肌急而寒者也。"操作：斜刺进针至肌肉浅层施术。治疗风寒束表引起的肌肉拘急疼痛、全身酸困不适、肌肤麻木不仁等；或扭伤导致肌肉浅层的疼痛、麻木不适。

分刺:《灵枢·官针》:"分刺者,刺分肉之间也。"《素问·调经论》:"病在肉,调之分肉。"操作:刺入肌肉间隙捻转提插行针施术。治疗各种肌肉病变。

合谷刺:《灵枢·官针》:"合谷刺者,左右鸡足,针于分肉之间,以取肌痹,此脾之应也。"《素问·气穴论》:"肉之大会曰谷。"操作:在肌肉丰厚处先直刺至深层,退至浅层后分别向左、右斜刺,使针刺痕迹形如鸡足。治疗各种肌肉病变。

3. 关刺(刺筋)与恢刺,为刺筋之法。

关刺:《灵枢·官针》:"关刺者,直刺左右尽筋上,以取筋痹,慎无出血,此肝之应也;或曰渊刺,一曰岂刺。"操作:在关节附近的肌腱上针刺,可作小幅度捻转提插,不宜大幅度捣针。防止刺伤肌腱或出血。多用于治疗肌腱、韧带、关节病变。

恢刺:《灵枢·官针》:"恢刺者,直刺傍之,举之前后恢筋急,以治筋痹也。"操作:从受损肌腱旁刺入,捻转提插行针,将针提至皮下,配合关节屈伸活动。为一种互动刺法。多用于治疗肌腱、韧带、关节病变。

4. 输刺(刺骨骼)与短刺,为刺骨骼之法。

输刺:《灵枢·官针》:"输刺者,直入直出,深内之至骨,以取骨痹,此肾之应也。"操作:直刺进针,深刺至骨,在病变处捻转提插,然后逐步退针。治疗骨与关节病变。

短刺:《灵枢·官针》:"短刺者,刺骨痹,稍摇而深之,致针骨所,以上下摩骨也。"操作:进针时,边摇动针柄,边逐步深入,深刺至骨后上下提插,如摩刮骨状。其手法特点是摇法与提插法结合,有扩大针感的作用。治疗骨与关节病变。

附二：飞经走气四法

飞经走气四法出于《金针赋》,包括青龙摆尾、白虎摇头、苍龟探穴、赤凤迎源。简称"龙虎龟凤"。每种刺法的操作特点、治疗病证如下。

1. 青龙摆尾　"青龙摆尾,如扶船舵,不进不退,一左一右,慢慢拨动。"操作:斜向浅刺,得气后,将针提至浅层,将针倾斜,针尖朝病所,执住针柄,不进不退,如扶船舵,一左一右,慢慢摆动(左右摆动在45度角以内)摆动九阳数,使针刺感应逐渐扩散,手法完毕后缓缓将针拔出,急闭针孔。以催气、行气为主,并能补虚,有通气血,推动经气运行的作用。

2. 白虎摇头　"白虎摇头,似手摇铃,退方进圆,兼之左右,摇而振之。"操作:进针直插深部;得气后将针快速左右摇动六阴数,边摇边提针。以泻为主,导气行血。行气为主,兼能泻实,清热泻火,祛风化痰。

3. 苍龟探穴　"苍龟探穴,如入土之象,一退三进,钻剔四方"。操作:进针得气,将针提至浅层,将针扳倒;按先上后下,自左至右顺序斜刺,更换针尖方向;每次均为三进一退,然后一次退出。每一方针刺,必须由浅入深,分三步徐徐而进,待取得针感后,则一次退至穴位浅层,然后改换方向,依上法再针。能疏通经络,通行经气,主要用于虚证。

4. 赤凤迎源　"赤凤迎源,展翅之仪,入针至地,提针至天,候针自摇,复进至原,上下左右,四围飞旋。"操作:进针插入深层,然后退至浅层,待针下得气,针体自摇;插入中层,边提插边捻转,一捻一放,五指展开,行飞法行气,如凤凰展翅之状。具有行气、守气,疏通经络的作用,主要用于虚证。

（三）影响针刺补泻效应的因素

1. 机体的功能状态　机体所处的功能状态,是产生针刺补泻效应的基础。在不同的病理状态下,针刺可以产生不同的调整作用(即补泻效应)。当机体处于正气虚怯状态而呈虚证时,针刺可以起到扶正补虚的作用;若机体处于阳气虚脱状态时,针刺还可以起到回阳固脱的作用;当机体处于邪气壅盛状态而呈实热、邪闭的实证时,针刺可以起到清热启闭、祛邪泻实的作用。例如,胃肠功能亢进而痉挛疼痛时,针刺可解痉止痛;胃肠功能抑制而蠕动缓慢、腹胀纳呆时,针刺可加强胃肠蠕动,消除腹胀、增进食欲。

2. 腧穴主治作用的相对特异性　腧穴的主治作用,具有普遍性,同时也具有特异性。腧穴的主治作用是产生针刺补泻效应的关键因素,有些腧穴,如关元、气海、命门、膏肓、背俞穴等,能鼓舞人体正气,促使功能旺盛,具有补益性质、强壮作用,适宜于补虚益损;有些腧穴,如人中、委中、十二井、十宣等穴,能疏泄病邪,抑制人体功能亢进,具有泻实的性质、祛邪的作用,适宜于祛邪泻实。因此,当施行针刺补泻时,应结合腧穴主治作用的相对特异性,以取得较好的针刺补泻效果。

3. 针刺手法及针具　手法刺激的强度、时间、进针的方向、深度、留针时间、行针时的幅度、频率、针具的粗细等直接影响着针刺补泻的效应。

人体的经络腧穴在足够的刺激下,才能激发其功能。操作时捻转、提插的频率、幅度、角度决定了刺激量的大小。一般来说,毫针的粗细不同,刺激量不同,粗毫针用的指力要重,刺激量就大;细毫针用的指力较轻,刺激量就小。毫针刺入腧穴的角度、深度不同,其刺激的轻重程度也不同,一般直刺、深刺的刺激量要大些,平刺、浅刺的刺激量要小些。操作的幅度大、捻转角度大、用力大、频率快者其刺激量就大。反之,刺激量就小。行针手法的轻重影响针刺的补泻效果。

补泻手法操作是否准确也会影响针刺的补泻效果。根据机体的虚实状态而采取的不同补泻手法,是获得补虚泻实的重要因素。若针刺补泻手法选择或运用不当,将会影响针刺治疗效果,甚或产生不良后果。如《灵枢·邪气脏腑病形》说:"补泻反,则病益笃。"

在实施手法时,作用力持续的时间也直接关系着疗效。临床疗效的取得,不但要求有足够的强度,而且还要求有最短而又最有效的刺激时间,刺激时间不宜过短,也不宜过长。针刺的留针时间不宜过短,也不宜过长,一般以30分钟为宜。

4. 针刺"治神"　针刺时医者与患者共同的全神贯注、精神交流也影响着针刺补泻的效应。如《素问·宝命全形论》曰:"凡刺之真,必先治神。"《灵枢·本神》曰:"凡刺之法,先必本于神。"

八、留针与出针

(一) 留针

留针是指将针刺入腧穴施术后,留置腧穴内一段时间。留针的目的是候气、守气、催气,加强针刺的作用,以及继续行针施术。

在临床上,留针与否或留针时间的长短,应根据患者具体病情而定。一般病证,只要针下得气而施以适当的补泻手法后,即可出针或留置20~30分钟。对于一些特殊病证,如急性腹痛,痛经、破伤风、角弓反张,寒性、顽固性疼痛或痉挛性病证,可适当延长留针时间,有时留针可达数小时,以便在留针过程中做间歇性行针,以增强、巩固疗效;小儿一般不留针或少留针;后头部、眼区、喉部、胸背部的穴位不宜久留针。

留针的方法有静留针、动留针两种。留针期间不再施行任何手法,称为静留针;若施行一定的守气、行气和补泻手法,称为动留针。

(二) 出针

出针是指在施行针刺手法或留针达到治疗要求后,将针拔出的方法。又称起针、退针。《针灸大成·三衢杨氏补泻》曰:"凡持针欲出之时,待针下气缓不沉紧,便觉轻滑,用指捻针,如拔虎尾之状。"指出当针下松滑,没有沉紧感时,即是取针之时。出针时以押手持消毒干棉球轻轻按压于针刺部位,刺手持针做轻微的小幅度捻转,并随势将针缓慢提至皮下,然后出针。

出针时,应依补泻的不同要求,分别采取"疾出"或"徐出"以及"疾按针孔"或"摇大针孔"等方法。出针后,除特殊需要外,用消毒棉球轻压针孔片刻,以防出血或针孔不适。当针退出后,应询问针刺部位有无不适感,检查核对针数有否遗漏,注意有无晕针延迟反应现象。

九、异常情况的处理和预防

针刺治疗一般比较安全,但如患者体位不当,或操作不慎,或犯针刺禁忌,或针刺手法不当,或对人体解剖部位不熟悉以及针具质量等原因,在临床上也会出现一些不应有的异常情况。常见以下几种:

(一)晕针

晕针是指在针刺过程中患者发生晕厥现象。

【症状】患者突然出现精神疲倦,头晕目眩,面色苍白,恶心欲吐,多汗,心慌,四肢发冷,脉象沉细。重者出现晕厥,四肢厥冷,唇甲青紫,呼吸微弱,二便失禁,血压下降,脉微细欲绝。

【原因】患者体质虚弱,精神紧张,或疲劳、饥饿、大汗、大泻、大出血之后或体位不当;医者在针刺时手法过重;室内空气不流通,室温太低等,而致针刺时或留针过程中而发此症。

【处理】立即停止针刺,将针全部拔出。使患者仰卧,头部放低,松解衣带,注意保暖。给饮温开水或糖水。经以上处理,轻者即可恢复。重者在上述处理基础上,可刺人中、素髎、内关、合谷、太冲,灸百会、神阙、关元、气海等穴,即可恢复。若仍不省人事,呼吸细微,脉细弱者,可考虑配合其他治疗或采用急救措施。

【预防】对于晕针应注重于预防。如初次接受针刺治疗或精神过度紧张,身体虚弱者,应先做好解释,消除顾虑,选择舒适持久的体位,选穴宜少,手法宜轻。若患者饥饿、疲劳、大渴时,应令进食、休息、饮水后再予针刺。医者在针刺治疗过程中,应密切观察患者神色,随时询问感觉。一旦有身体不适的晕针先兆,应及时处理。

(二)滞针

滞针是指在行针或留针过程中,术者感觉针下涩滞、行针、出针均感困难,而患者感觉疼痛的现象。

【现象】针在体内,捻转、提插、出针时均感困难,若勉强捻转、提插时,则患者痛剧。

【原因】患者精神紧张或因病痛等其他因素,针刺入后局部肌肉强烈收缩;或捻针不当,如单一方向捻针太过,捻转角度过大,使肌肉缠针;或进针后患者体位挪动,局部肌肉挛缩,以致滞针。若留针时间过长,也会出现滞针。

【处理】若因患者精神紧张等引起局部肌肉过度收缩造成者,嘱其不要紧张,使局部肌肉放松;也可用行针辅助手法,在局部循按或用叩弹针柄;或在附近再刺一针,以缓解肌肉的紧张。若因行针不当,或单向捻针而致者,可向相反方向将针捻回,并用刮柄、弹柄法,使缠绕的肌纤维回释,即可消除滞针。若因患者体位挪动造成者,需帮助其恢复原来体位。滞针时,切忌强力硬拔。

【预防】对精神紧张者,应先做好解释工作,消除患者顾虑。行针时应注意避免单向捻转,若用搓法时,应注意与提插法的配合,则可避免肌纤维缠绕针身而防止滞针的发生。要注意选择合适的体位,确定合理的留针时间。

(三)弯针

弯针是指进针时或将针刺入腧穴后,针体在体内形成弯曲的现象。

【现象】针柄改变了进针或刺入留针时的方向和角度,提插、捻转及出针均感困难,而患者感到针刺部位疼痛。

【原因】医生进针手法不熟练,用力过猛、过速,以致针尖碰到坚硬组织器官;或患者在针刺或留针时移动体位;或因针柄受到某种外力压迫、碰击等,均可造成弯针。

【处理】出现弯针后,即不得再行提插、捻转等手法。如针体轻微弯曲,应慢慢将针起出;若弯曲角度过大时,应顺着弯曲方向将针起出;若弯曲不止一处,须视针柄扭转倾斜的方向,顺势分段退出;若由患者移动体位所致,应帮助患者慢慢恢复原来体位,再将针缓缓起出。切忌强行拔针以免将针断入体内。

【预防】医者进针手法要熟练,指力要轻巧均匀,并要避免进针过速、过猛。选择适当体位,在留针过程中,嘱患者不要随意变动体位。注意保护针刺部位,针柄不得受外物碰压。

（四）断针

断针是指针体折断在人体内。又称折针。

【现象】行针时或出针后发现针体折断,其断端部分针体露在皮肤之外,或断端全部没入皮肤之下。

【原因】针具质量欠佳,针体或针根部有损伤剥蚀,进针前失于检查;针刺时将针体全部刺入腧穴;行针时强力提插、捻转,肌肉猛烈收缩;留针时患者移位;或因弯针,滞针未及时处理;或因针柄受外力碰撞。

【处理】医者必须镇静,嘱患者切勿变动原有体位,以防断针向肌肉深部陷入。若残端部分针身显露于体外时,可用镊子将针起出;若断端与皮肤相平或稍凹陷于体内者,可用押手拇、食二指垂直向下挤压针孔两旁,使断针暴露体外,刺手持镊子将针取出;若断针完全深入皮下或肌肉深层时,应在X线下定位,手术取出。

【预防】针前应仔细检查针具,特别是针根部分,更应认真刮拭。凡接过脉冲电针仪的毫针,应定期更换淘汰。因针根部是最易断针的地方,针刺时不应将针体全部刺入腧穴,体外应留一定的长度。行针和出针时,如果发现有弯针、滞针等异常情况,应按前述方法处理,不可强力硬拔。

（五）血肿

血肿是指针刺部位皮下出血出现的肿痛。

【现象】出针后针孔出血,针刺部位肿胀疼痛,继则皮肤呈现青紫色。

【原因】针尖弯曲带钩,使皮肉受损;或针刺手法过重过猛,甚至捣针,损伤皮肉;或刺伤血管所致。个别患者因凝血机制障碍所致。

【处理】若微量的皮下出血而局部小块青紫时,一般不必处理,可以自行消退。若局部肿胀疼痛较剧,青紫面积大而且影响到活动功能时,可先做冷敷止血,24小时后再做热敷或在局部轻轻揉按,以促使局部瘀血消散吸收。

【预防】仔细检查针具;熟悉穴位局部解剖,避开血管针刺;在眼区等血管丰富的部位针刺时手法宜轻;行针手法要适当,避免手法猛烈过强;出针时立即用消毒干棉球按压针孔。经常出血者,应做血液病学检查。

（六）创伤性气胸

创伤性气胸是指毫针刺伤肺组织,导致空气进入胸膜腔所造成的气胸。

【症状】轻者出现胸痛、胸闷、心慌、呼吸不畅;重者出现呼吸困难,唇甲发绀、血压下降等症状。体检时,可见患侧胸部肋间隙变宽,肺脏叩诊过清音,听诊时呼吸音明显减弱或消失,严重者气管向健侧移位。X线检查,可见肺组织压缩。要警惕部分患者针刺当时并无明显异常现象,而是经过一定时间后才逐渐出现胸闷、呼吸困难等症状。

【原因】针刺胸背、腋、胁、缺盆等部位的腧穴时,直刺过深,伤及肺脏,造成创伤性气胸。

【处理】一旦发生气胸,应立即起针,并让患者采取半卧位休息,消除紧张恐惧心理,切勿翻转体位;要密切观察病情,随时对症处理,如给予镇咳、抗感染等治疗。对严重者要及时抢救,如采用胸腔闭式引流排气、低流量吸氧等治疗。

【预防】医者必须熟悉人体及穴位局部解剖;针刺体位要适当;严格掌握进针的深度、角度;掌握特殊穴位的针刺禁忌。

(七) 刺伤其他内脏

刺伤内脏是指由于针刺的角度和深度不当,造成内脏损伤。

【症状】刺伤内脏主要症状是疼痛和出血。刺伤肝、脾,可引起内出血,肝区或脾区疼痛,有的可向背部放射;若出血量过大,会出现腹痛、腹肌紧张,并有压痛及反跳痛等急腹症症状。刺伤心脏时,轻者可出现强烈刺痛,重者有剧烈撕裂痛,引起心外射血,导致休克等危重情况。刺伤肾脏,可出现腰痛、血尿,严重时血压下降、休克。刺伤胆囊、膀胱、胃、肠等空腔脏器时,可引起疼痛,甚至急腹症等症状。

【原因】主要是施术者缺乏解剖学、腧穴学知识,对腧穴和脏器的部位不熟悉,加之针刺过深,或提插幅度过大,造成相应的内脏损伤。

【处理】损伤轻者,卧床休息一段时间后,一般即可自愈。如损伤较重,或有持续出血倾向者,应用止血药等对症处理,并密切观察病情及血压变化。若损伤严重,出血较多,出现失血性休克时,则必须迅速进行输血等急救或外科手术治疗。

【预防】医者必须熟悉人体解剖学、腧穴学;掌握腧穴结构,明确腧穴下的脏器组织。针刺胸腹、腰背部的腧穴时,要掌握好针刺的方向、角度、深度,行针幅度不宜过大。

(八) 刺伤脑脊髓

刺伤脑脊髓是指由于针刺过深造成脑及脊髓的损伤。

【症状】刺伤延髓时,可出现头痛、恶心、呕吐、呼吸困难、休克和神志昏迷等。刺伤脊髓,可出现触电样感觉向肢端放射,甚至引起暂时性肢体瘫痪,有时可危及生命。

【原因】针刺风府、哑门、风池、天柱等项部腧穴时,若针刺的方向及深度不当,容易伤及延髓,造成脑组织损伤,严重者出现脑疝等严重后果;针刺胸腰段以及棘突间腧穴时,若针刺过深,或手法太强,均可误伤脊髓,造成严重后果。

【处理】当出现上述症状时,应及时出针。轻者,需安静休息,经过一段时间后,可自行恢复。重者请神经外科及时抢救。

【预防】针刺项部以及背腰部腧穴时,要注意掌握正确的针刺角度和方向,不可深刺。行针时,尽量行捻转手法,不宜大幅度提插,禁用捣刺手法。

(九) 刺伤神经干

刺伤神经干是指针刺操作不当造成相应的神经干的损伤。

【症状】刺中神经干或神经根时,会出现触电样针感。当神经受损后,多出现麻木、灼痛等症状,甚至出现神经分布区域及所支配脏器的功能障碍或末梢神经炎等症状。

【原因】使用粗针强刺激,或出现触电感后仍然大幅度的提插,造成神经及神经干的损伤。

【处理】一旦出现神经损伤症状,勿继续提插捻转,应缓慢出针。可应用 B 族维生素类神经保护剂治疗。严重者可在相应经络腧穴上进行 B 族维生素类药物穴位注射;或根据病情需要应用激素冲击疗法以对症治疗。

【预防】针刺神经干附近穴位时,手法宜轻;出现触电感时,不可再使用强刺激手法。

十、针刺注意事项

针对人的生理功能状态、年龄、病情和环境条件等情况,在针刺治疗时,应注意以下几个方面:

1. 患者在过于饥饿、疲劳,精神过度紧张时,不宜立即进行针刺;对于身体瘦弱,气虚血亏的患者,手法不宜过强,并应尽量选用卧位。

2. 妇女怀孕 3 个月以内,不宜针刺小腹部的腧穴;若怀孕 3 个月以上者,腹部、腰骶部的腧穴不宜针刺。三阴交、合谷、昆仑、至阴等一些具有强烈通经活血作用的腧穴,在怀孕期间亦应予禁刺。如妇女行经期,若非为了调经,亦慎用针刺。

3. 小儿囟门未合时,头顶部的腧穴不宜针刺。

4. 常有自发性出血或损伤后出血不止的患者,不宜针刺。

5. 皮肤有感染、溃疡、瘢痕或肿瘤的部位,不宜针刺。

6. 针刺尿潴留等患者小腹部的腧穴时,应掌握适当的针刺方向、角度、深度等,以免误伤膀胱等器官而出现意外。

7. 针刺眼区和项部的风府、哑门等穴以及脊椎部腧穴的特定的针刺法,要掌握一定的角度,不宜大幅度的提插、捻转和长时间的留针。以免伤及重要组织器官,产生严重的不良后果。

8. 注意胸、胁、腰、背脏腑所居之处的腧穴,不宜直刺、深刺。肝大、脾大、肺气肿患者尤应注意。

9. 针具器械应严格消毒灭菌,建议使用一次性消毒灭菌的针灸针,以避免交叉感染。

(朱 英)

05第02节PPT

PPT 课件

第二节 灸 法

一、灸法的材料

(一) 艾

施灸的材料很多,但以艾叶(图 5-29)制成的艾绒(图 5-30)为主,艾因其气味芳香,辛温味苦,容易燃烧,火力温和,故为施灸佳料。《本草纲目·火部》载艾火"灸百病"。新制的艾绒含挥发油较多,灸时火力过强,故以陈久的艾绒为佳。

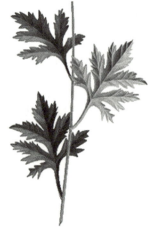

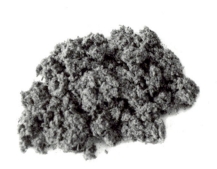

图 5-29 艾叶   图 5-30 艾绒

1. 艾炷　用手工或器具将艾绒制作成小圆锥形物,称为艾炷。艾炷不但放置方便平稳,而且燃烧时火力由弱到强,患者易于耐受(图 5-31)。

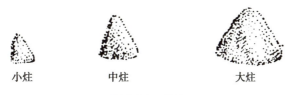

小炷　　　　中炷　　　　大炷

图 5-31　艾炷

2. 艾条　又名艾卷,是指用艾绒为主要成分卷成的圆柱形长条。根据内含药物的有无,分为清艾条和药艾条两种。一般长 20cm,直径 1.5cm(图 5-32)。具有使用简便,不起疱,不发疮,无痛苦,患者可以自灸等特点,临床应用十分广泛。

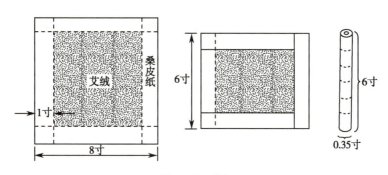

图 5-32　艾条

(二) 其他灸材

1. 火热类灸材

(1)灯心草:别名灯心、灯草,为灯心草科植物灯心草的茎髓。因其可用以点油灯而得名,为灯火灸之材料。

(2)黄蜡:又名黄石。为蜜蜂科昆虫中华蜜蜂等分泌的蜡质,经精制而成。能收涩,生肌,止痛,解毒,为黄蜡灸之材料。

(3)桑枝:别名桑条,为桑科植物的嫩枝。能祛风湿,通经络,利小便,降血压。为桑枝灸之材料。

(4)硫黄:天然硫黄矿或含硫矿物的提炼品。将本品放于疮面上点燃以灸疥癣、顽癣及阴疽肿毒等,即称硫黄灸。

(5)桃枝:蔷薇科植物桃或山桃的嫩枝。用燃着的桃枝施灸,可治心腹冷痛、风寒湿痹、附骨阴疽等,即称桃枝灸。

(6)药锭:以多种药物研末和硫黄熔化在一起,制成药锭(药片),作为施灸材料。

(7)药捻:以多种药物粉末制成药捻,作为施灸材料。

2. 非火热类(药物贴敷法)

(1)毛茛:能退黄、截疟,平喘。鲜品捣烂后,可敷于穴位,做毛茛灸。

(2)斑蝥:能攻毒逐瘀。本品对皮肤、黏膜有发赤、起疱作用,可做斑蝥灸。

(3)墨旱莲:能凉血止血,补益肝肾。鲜品捣烂或晒干研末,可做旱莲灸。

(4)白芥子:能利气豁痰,温胃散寒,通经止痛,散结消肿。研末可做灸材。

(5)甘遂:能泻水饮,破积聚,通二便。研末可做灸材。

（6）天南星：能燥湿化痰，祛风解痉，消肿止痛。临床多用姜汁、明矾制过，为制南星。研末可做灸材。

（7）细辛：能祛风散寒，温肺化饮，通窍止痛。研末可做灸材。

二、艾灸法的作用

（一）防病保健

艾灸可以激发人体正气，增强抗病能力，无病施灸可以使人精力充沛，长寿不衰。《扁鹊心书·须识扶阳》指出："人于无病时，常灸关元、气海、命门、中脘，虽未得长生，亦可保百余年寿矣。"今人将以养生保健、延年益寿为目的而施行的灸法称为保健灸。《诸病源候论·小儿杂病诸候》中称之为"逆灸"。

灸法还可用于预防疾病。如《备急千金要方·灸例》曰："凡入吴蜀地游宦，体上常须三两处灸之，勿令疮暂瘥，则瘴疠瘟疟毒气不能著人也。"另如《针灸大成》记载，灸足三里、绝骨可预防中风，灸足三里可以预防流感等。

（二）温经散寒

艾灸具有温通经络、驱散寒邪的作用。《素问·异法方宜论》曰："脏寒生满病，其治宜灸焫。"临床上可用于治疗风寒湿痹和寒邪为患之胃脘痛、腹痛、泄泻、痢疾等病证。《素问·调经论》曰："血气者，喜温而恶寒，寒则泣而不能流，温则消而去之。"也说明灸法适合治疗寒性病证。

（三）扶阳固脱

艾灸具有扶助阳气、举陷固脱的作用。《扁鹊心书·须识扶阳》说："真气虚则人病，真气脱则人死，保命之法，灼艾第一。"《伤寒论·辨厥阴病脉证并治》也说："下利，手足逆冷，无脉者，灸之。"可见阳气下陷或欲脱之危证，可用灸法。临床上，各种虚寒证、寒厥证、虚脱证，以及中气不足、阳气下陷而引起的遗尿、脱肛、阴挺、崩漏、带下等病证皆可用灸法治疗。

（四）消瘀散结

艾灸具有行气活血、消瘀散结的作用。《灵枢·刺节真邪》曰："脉中之血，凝而留止，弗之火调，弗能取之。"气为血之帅，血随气行，气得温则行，气行则血亦行。艾灸能使气机通调，营卫和畅，故瘀结自散。临床常用于治疗气血凝滞之疾，如乳痈初起、瘰疬、瘿瘤等病证。

（五）引热外行

艾火的温热能使皮肤腠理开放，毛窍通畅，引热外行。《医学入门·针灸》曰："热者灸之，引郁热之气外发。"故灸法可用于治疗某些实热病证，如疔肿、带状疱疹、丹毒、甲沟炎等。对阴虚发热也可使用灸法，如选用膏肓、四花穴等治疗骨蒸潮热、虚劳咳喘。

三、灸法的种类及其运用

灸法的种类很多，常用灸法种类如表5-3。

对于不同的艾灸种类，根据其施术方法分述如下：

（一）艾灸

1. 艾炷灸法　将艾炷置于穴位上施灸称艾炷灸法。艾炷灸法可分为直接灸法和间接灸法两类。

（1）直接灸法：又称明灸、着肤灸，即将艾炷直接置放在皮肤上施灸的方法（图5-33）。根据灸后对皮肤刺激的程度不同，又分为无瘢痕灸和瘢痕灸两种。

1）无瘢痕灸：又称非化脓灸，因施灸后皮肤不致起疱，不留瘢痕，故名。临床上多用中、小艾炷。施灸前先在施术部位涂以少量的凡士林，以增加黏附性。然后将艾炷直接置于腧穴，从上端点燃，当燃剩2/5左右，患者感到烫时，用镊子将艾炷夹去，换炷再灸，一般灸3~6壮，以局部皮肤充血,出现红晕为度。此法适用于慢性虚寒性疾病,如哮喘、眩晕、慢性腹泻、风寒湿痹等。

表5-3 灸法的种类

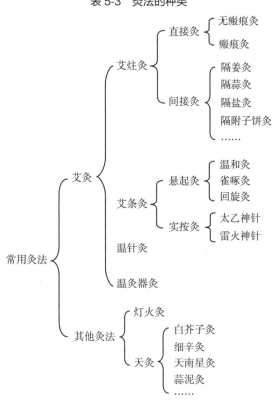

2)瘢痕灸:又称化脓灸,临床上多用小艾炷,亦有用中艾炷者。施灸前先在施术部位涂以少量大蒜汁,以增加黏附性和刺激作用,然后放置艾炷,从上端点燃,烧近皮肤时患者有灼痛感,可用手在穴位四周拍打以减轻疼痛(图5-34)。应用此法一般每个艾炷须燃尽后,除去灰烬,方可换炷再灸,一般灸3~9壮。灸毕,在施灸穴位上贴敷消炎药膏,大约1周可化脓(脓液色白清稀)形成灸疮。灸疮5~6周愈合,留有瘢痕,故称瘢痕灸。在灸疮化脓期间,需注意局部清洁,每天换膏药1次,以避免继发感染(脓液黄稠)。《针灸资生经·治灸疮》说:"凡着艾得疮发,所患即瘥,若不发,其病不愈。"可见灸疮的发和不发与疗效有密切关系。因此,应叮嘱患者多吃羊肉、豆腐等营养丰富的食物以促进灸疮的透发。灸疮是局部组织经烫伤后产生的无菌性化脓现象,对穴位局部能产生一个持续的刺激,有保健治病作用。临床常用于治疗哮喘、慢性胃肠病、瘰疬等。身体过于虚弱,或糖尿病、皮肤病患者不宜使用此法。由于本法灸后遗有瘢痕,故灸前必须征求患者的同意。

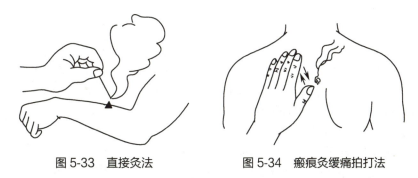

图5-33 直接灸法　　　图5-34 瘢痕灸缓痛拍打法

隔姜灸

(2)间接灸法:又称隔物灸、间隔灸,即在艾炷与皮肤之间垫隔上某种物品而施灸的一种

177

方法(图 5-35)。

古代的隔物灸法种类很多,广泛用于临床各种病证。所隔物品主要为动物、植物和矿物类中药。药物因病证而异,既有单方又有复方。间接灸可以发挥艾灸和药物的双重作用,故有特殊的效果。现将临床常用的几种方法介绍如下。

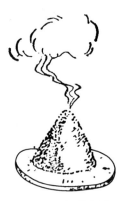

图 5-35　间接灸法

1)隔姜灸:用鲜生姜切成直径 2~3cm、厚 0.4~0.6cm 的薄片,中间以针穿刺数孔,上置艾炷放在应灸的部位,然后点燃艾炷施灸,当艾炷燃尽后,可易炷再灸。一般每次施灸 6~9 壮,以皮肤红晕而不起疱为度。在施灸过程中,若患者感觉灼热不可忍受时,可将姜片向上提起,或缓慢移动姜片。此法应用很广,多用于因寒而致的呕吐、腹痛、泄泻、风寒湿痹、外感表证等。

2)隔蒜灸:用鲜大蒜头切成厚约 0.3~0.5cm 的薄片,中间以针穿刺数孔,上置艾炷放在应灸的腧穴部位或患处,然后点燃施灸,待艾炷燃尽,易炷再灸,一般每次灸 5~7 壮。因大蒜液对皮肤有刺激性,灸后容易起疱,若不使起疱,可将蒜片向上提起,或缓慢移动蒜片。此法多用于治疗瘰疬、肺结核、腹中积块及未溃疮疡等。此外,尚有一种铺灸法,在自大椎穴至腰俞穴之间的脊柱上,铺敷一层蒜泥,宽约 2cm,厚约 0.5cm,周围用棉皮纸封护,然后用艾炷在大椎及腰俞点火施灸。因所铺蒜泥形似长蛇,故名长蛇灸。民间用于治疗虚劳、顽痹等证。

3)隔盐灸:因本法只用于脐部,又称神阙灸。用纯净干燥的精制食盐填敷于肚脐,使其与脐平,上置艾炷施灸,如患者稍感灼痛,即更换艾炷。也可于盐上放置姜片后再施灸,一般每次灸 5~9 壮。此法有回阳、救逆、固脱之功,但需连续施灸,不拘壮数,以待脉起、肢温、症状改善。临床上常用于治疗急性寒性腹痛、吐泻、痢疾、小便不利、中风脱证等。

4)隔附子饼灸:以附子片或附子药饼作为间隔物。药饼的制法,是将附子研成细末,以黄酒调和,制成直径约 3cm、厚约 0.8cm 的附子饼,中间以针穿刺数孔,上置艾炷,放在应灸腧穴或患处,点燃施灸。一般每次灸 3~9 壮。由于附子辛温大热,有温肾补阳的作用,故此法多于用治疗命门火衰而致的阳痿、早泄、遗精、宫寒不孕和疮疡久溃不敛等病证。

2. 艾条灸法　又称艾卷灸法。即用细草纸或桑皮纸包裹艾绒,卷成圆筒形的艾条(也称艾卷),将其一端点燃,对准穴位或患处施灸的一种方法。有关艾卷灸的最早记载,见于明代朱权的《寿域神方》。该书卷三有艾卷灸治阴证的记载:"用纸窒卷艾,以纸隔之点穴,于隔纸上用力实按之,待腹内觉热,汗出即瘥。"后来发展为在艾绒内加进药物,再用纸卷成条状艾卷施灸,名为"雷火神针""太乙神针"。在此基础上又演变为现代的单纯艾条灸和药物艾条灸。

按操作方法将艾条灸法分为悬起灸法、实按灸法两种。现介绍如下:

(1)悬起灸法:按其操作方法的不同又可分为温和灸、雀啄灸、回旋灸等。

1)温和灸:将艾条的一端点燃,对准应灸的腧穴或患处,距离皮肤 2~3cm 处进行熏灼(图 5-36),使患者局部有温热感而无灼痛为宜,一般每穴灸 10~15 分钟,至皮肤红晕为度。如果遇到局部知觉减退者或小儿等,医者可将食、中两指,置于施灸部位两侧,以医者的手指来测知患者局部受热程度,以便随时调节施灸时间和距离,防止烫伤。

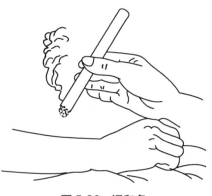

图 5-36　温和灸

笔记栏

2) 雀啄灸: 施灸时, 艾条点燃的一端与施灸部位的皮肤并不固定在一定的距离, 而是像鸟雀啄食一样, 一上一下, 忽近忽远地移动施灸, 以给施灸局部一个变量的刺激(图 5-37), 一般每穴灸 5~10 分钟, 至皮肤出现红晕为度。

3) 回旋灸: 施灸时, 艾条点燃的一端与施灸部位的皮肤虽保持一定的距离, 但不固定, 而是反复旋转或向左右移动施灸(图 5-38), 一般每穴灸 5~10 分钟, 至皮肤红晕为度。

雀啄灸

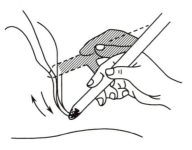
图 5-37 雀啄灸

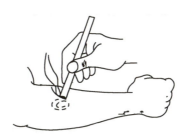
图 5-38 回旋灸

以上方法一般病证均可采用, 但温和灸、回旋灸多用于治疗慢性病, 雀啄灸多用于治疗急性病。

(2) 实按灸法: 施灸时, 先在施灸腧穴部位或患处垫上数层棉布或棉纸, 然后将药物艾卷的一端点燃, 趁热按在施术部位上, 使热力透达深部, 若艾火熄灭, 再点再按(图 5-39)。或者以棉布 6~7 层包裹艾火, 熨于穴位, 若火熄灭, 再点再熨。最常用的为太乙针灸和雷火针灸, 适用于风寒湿痹、痿证和虚寒证。太乙针灸又称太乙神针, 雷火针灸又称雷火神针。每次每穴可按熨 3~7 次, 移去艾条和铺设的纸或布, 以见皮肤红晕为度。

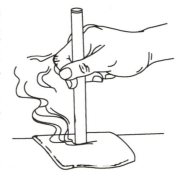
图 5-39 实按灸法

太乙神针处方(《太乙神针心法》): 艾绒 100g, 硫黄 6g, 麝香、乳香、没药、松香、桂枝、杜仲、枳壳、皂角、细辛、川芎、独活、穿山甲(现临床已禁用)、雄黄、白芷、全蝎各 3g。上药研成细末, 和匀。以桑皮纸 1 张, 约 30cm×30cm, 摊平, 先取艾绒 24g, 均匀铺在纸上, 次取药末 6g, 均匀掺在艾绒里, 然后卷紧如爆竹状, 外用鸡蛋清涂抹, 再糊上桑皮纸 1 层, 两头留空 3cm, 捻紧即成。

雷火神针处方(《针灸大成》卷九): 艾绒 100g, 沉香、木香、乳香、茵陈、羌活、干姜、穿山甲(现临床已禁用)各 9g, 研成细末, 加入麝香少许。其制法与太乙神针相同。

3. 温针灸法 毫针留针时在针柄上置于艾绒(艾团或艾条段)施灸, 是针刺与艾灸结合应用的一种方法。适用于既需要针刺留针, 又须施灸的疾病。在针刺得气后, 实行适当的补泻手法, 将针留在适当的深度, 在针柄上穿置一段长约 2cm 的艾条施灸, 或在针尾上搓捏少许艾绒点燃施灸, 直待燃尽, 除去灰烬, 每穴每次可施灸 1~3 壮, 施灸完毕将针取出。此法是一种简单易行的针灸并用的方法(图 5-40)。应用时应注意防止灰火脱落烧伤皮肤和衣物。

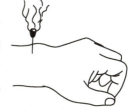
图 5-40 温针灸法

4. 温灸器灸法 温灸器是一种专门用于施灸的器具, 用温灸器施灸的方法称温灸器灸法。临床常用的温灸器有灸盒、灸架和灸筒等。

(1) 灸盒灸法: 将适量的艾绒置于灸盒的金属网上, 点燃后将灸盒放于施灸部位灸治即可。

适用于腹、腰等面积较大部位的治疗(图 5-41)。一般每穴灸 15~30 分钟,至皮肤红晕为度。

(2)灸架灸法:将艾条点燃后,燃烧端插入灸架的顶孔中,对准选定穴位施灸,并用橡皮带给予固定,施灸完毕将剩艾条插入灭火管中。

本法使用便利,一般不受体位限制,适用于大部分穴位的治疗,尤其适用于肢体、侧身部的腧穴(图 5-42)。一般每穴灸 5~10 分钟,至皮肤红晕为度。

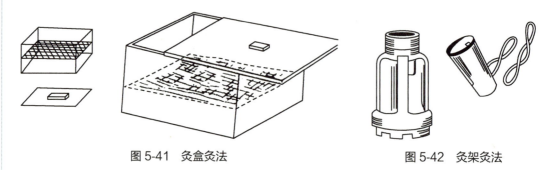

图 5-41 灸盒灸法　　　　　　　　　　图 5-42 灸架灸法

(3)灸筒灸法:将适量的艾绒置于温灸筒内,点燃后盖上灸筒盖,执筒柄于患处施灸即可(图 5-43)。一般每穴灸 5~10 分钟,至皮肤红晕为度。

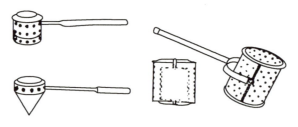

图 5-43 灸筒灸法

适用于绝大部分穴位的治疗,适用于小儿、妇女及畏惧灸治者。

(二)其他灸法

是指以艾绒以外的物品作为施灸材料的灸治方法。常用的有以下几种:

1. 灯火灸法　又称灯草灸、灯草焠、打灯火、油捻灸,是民间沿用已久的简便灸法。即取 10cm 长的灯心草,蘸麻油或其他植物油,浸渍长 0.5~1cm,燃火前用软棉纸吸去灯草上的浮油,以防止点火后油滴下烫伤皮肤,医者以拇、食两指捏住灯火草上 1/3 处,即可点火,火焰不要过大,将点火一端向穴位移动,对准穴位,垂直、快速点灸皮肤,一触即起,接触皮肤时会听到"叭"的一声,如无爆焠之声可重复

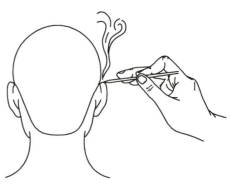

图 5-44 灯火灸法

1 次(图 5-44)。灸后皮肤出现黄褐色斑点,偶尔会起小疱。此法主要用于小儿疰腮、喉蛾、吐泻、麻疹、惊风等病证。

2. 天灸　又称药物灸、发疱灸。是将一些具有刺激性的药物涂敷于穴位或患处,促使局部皮肤起疱的方法。所用药物多是单味中药,也有用复方者。常用的有白芥子灸、细辛

灸、天南星灸、蒜泥灸等数十种。

（1）白芥子灸：取白芥子适量，研成细末，用水调和成糊状，贴敷于腧穴或患处。贴敷1~3小时，以局部皮肤灼热疼痛为度。一般可用于治疗咳喘、关节痹痛、口眼㖞斜等病证。

（2）细辛灸：取细辛适量，研为细末，加醋少许调和成糊状，贴敷于腧穴上。贴敷1~3小时，以局部皮肤灼热疼痛为度。如敷涌泉或神阙穴治小儿口腔炎等。

（3）天南星灸：取天南星适量，研为细末，用生姜汁调和成糊状，贴敷于腧穴上。贴敷1~3小时，以局部皮肤灼热疼痛为度。如敷颊车、颧髎穴治疗面神经麻痹等。

（4）蒜泥灸：将大蒜捣烂如泥，取3~5g贴敷于穴位上。贴敷1~3小时，以局部皮肤灼热疼痛为度。如敷涌泉穴治疗咯血、衄血，敷合谷穴治疗扁桃体炎，敷鱼际穴治疗喉痹等。

（5）斑蝥灸：将昆虫南方大斑蝥或黄黑小斑蝥的干燥全虫研末，用醋或甘油、乙醇等调和。使用时先取胶皮一块，中间剪一小孔（如黄豆大），贴在施灸穴位上，以暴露穴位并保护周围皮肤。将斑蝥粉少许置于孔中，上面再贴一层胶布固定，以局部起泡为度。用于治疗癣痒等症。

四、灸感及灸法补泻

（一）灸感

灸感是指施灸时患者的自我感觉。由于灸法主要是靠灸火直接或间接地在体表施以适当的温热刺激来达到治病和保健的作用，故除瘢痕灸外，一般以患者感觉灸处局部皮肤及皮下温热或有灼痛为主。温热刺激可直达深部，经久不消，或可出现循经感传现象。

（二）灸法补泻

艾灸的补泻，始载于《黄帝内经》。《灵枢·背腧》说："气盛则泻之，虚则补之。以火补者，毋吹其火，须自灭也。以火泻者，疾吹其火，传其艾，须其火灭也。"灸法的补泻亦需根据辨证施治的原则，虚证用补法，而实证则用泻法。艾灸补法，无须以口吹艾火，让其自然缓缓燃尽为止，以补其虚；艾灸泻法，应当快速吹艾火至燃尽，使灸火的热力迅速透达穴位深层，以泻邪气。

五、施灸的注意事项

（一）施灸的先后顺序

对于施灸的先后顺序，古人有明确的论述。如《备急千金要方·灸例》说："凡灸，当先阳后阴……先上后下。"《明堂灸经》也指出："先灸上，后灸下；先灸少，后灸多。"就是说应先灸阳经，后灸阴经；先灸上部，再灸下部；先灸少而后灸多。但临床上需结合病情，灵活应用，不能拘执不变。如脱肛的灸治，则应先灸长强以收肛，后灸百会以举陷，便是先灸下而后灸上，表明上述施灸的顺序是指一般的规律。

（二）施灸的禁忌

1. 面部穴位、乳头、大血管等处均不宜使用直接灸，以免烫伤形成瘢痕。关节活动部位亦不适宜用化脓灸，以免化脓溃破，不易愈合，甚至影响功能活动。

2. 一般空腹、过饱、极度疲劳和对灸法恐惧者，应慎施灸。对于体弱患者，灸治时艾炷不宜过大，刺激量不可过强，以防晕灸。一旦发生晕灸，应立即停止施灸，并做出及时处理，其方法同晕针。

3. 孕妇的腹部和腰骶部不宜施灸。

此外，施灸过程要防止燃烧的艾绒脱落烧伤皮肤和衣物；施灸应注意在通风环境中进行。

(三) 灸后的处理

施灸过量,时间过长,局部可出现水疱。小疱只要不擦破,可任其自然吸收;如水疱较大,可用消毒毫针刺破水疱,放出水液,再涂以烫伤油或消炎药膏等。瘢痕灸者,在灸疮化脓期间,疮面局部勿用手搔,要注意保护痂皮,保持清洁,防止感染;若灸疮脓液呈黄绿色或有渗血现象,可以涂敷消炎药膏。

(裴 建)

PPT 课件

第三节 拔 罐 法

拔罐法是以罐为工具,利用燃烧、抽吸、蒸汽等方法造成罐内负压,使罐吸附于腧穴或体表的一定部位,以产生良性刺激,达到调整机体功能、防治疾病目的的外治方法。

拔罐法最早记载见于《五十二病方》,古代最早是以兽角作为吸拔工具,用于治疗体表的脓肿,吸拔排除脓血,故称"角法"或"吸筒疗法"。

一、罐的种类

罐的种类很多,各有其优缺点,常用的有:

1. 玻璃罐 目前临床最为常用,由玻璃制成,其形状如球形(图 5-45),分为大、中、小 3 种型号。优点是质地透明,吸拔时可观察到罐内施术部位的皮肤充血、瘀血程度,以便随时掌握治疗时间;缺点是易于摔碎、损坏。

2. 竹罐 取直径 3~5cm 的竹子,制成 6~10cm 长的圆筒,一端留节做底,另一端做罐口,打磨光滑(图5-45)。优点是取材容易,经济易制,不易摔碎;缺点是容易燥裂漏气、吸附力不大。

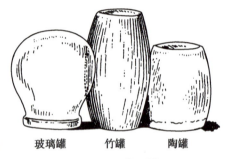

玻璃罐　　竹罐　　陶罐

图 5-45 常用罐

3. 陶罐 是由陶土烧制而成,罐的两端较小,中间略向外凸起,罐口平滑(图 5-45)。优点是吸附力大;缺点是质地较重,易于摔碎、损坏,且不易窥见罐内吸拔处的皮肤充血、瘀血情况。

4. 抽气罐 用一种特制的罐具和一个抽气装置构成并通过抽吸方法来拔罐的器具(图 5-46)。优点是操作简便、安全,适合用于家庭自我治疗或保健。缺点是吸拔力相对较小。

二、罐的吸拔方法

(一) 火罐法

是指利用燃烧排出罐内空气,形成负压,将罐吸拔于体表上的方法。

1. 闪火法 用镊子或止血钳夹住大小适宜的 95% 的乙醇棉球,另一手握罐体,罐口朝下,将棉球点燃后立即伸入罐内摇晃数圈随即退出,速将罐扣于应拔部位。此法吸拔后罐内无火,比较安全,且不受体位限制,是目前临床最常用的吸拔方法。但需注意切勿将罐口烧热,以免烫伤皮肤(图5-47)。

2. 投火法 将易燃软质纸片(卷)或 95% 乙醇棉球点燃后投入罐内,

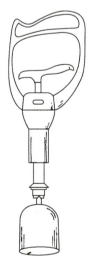

图 5-46 抽气罐

迅速将罐扣在应拔的部位。此法由于罐内有燃烧物质,容易落下烫伤皮肤,故适宜于侧面横拔(图5-48)。

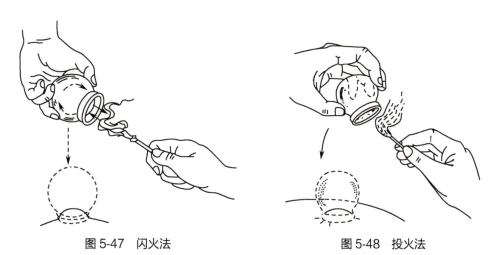

图5-47　闪火法　　　　　　　　　　　图5-48　投火法

3. 贴棉法　将直径1~2cm的95%乙醇棉片贴于罐内壁,点燃后迅速将罐扣于应拔部位。此法需注意棉片浸沾乙醇不宜过多,避免烫伤皮肤。也适宜于侧面横拔。

(二) 水罐法

是指利用沸水热力排出罐内空气,形成负压,将罐吸拔于体表上的方法。操作时,将竹罐放入水中或药液中煮沸2~3分钟,然后用镊子将罐倒置(罐口朝下)夹起,迅速用多层干毛巾捂住罐口片刻,以吸去罐内的水液,降低罐口温度(但保持罐内热气),趁热将罐拔于应拔部位,然后轻按罐具30秒左右,令其吸牢。本法吸附力较小,操作时宜轻快。根据病证辨证选用中药,可增强疗效。

(三) 抽气罐法

是指用机械装置抽出罐内空气,形成负压,将罐吸拔于体表上的方法。操作时,先将抽气罐紧扣在应拔部位,然后用抽气筒将罐内的部分空气抽出,使其吸拔于皮肤上。

三、拔罐的应用方法

(一) 留罐法

又称坐罐法。是指将吸拔在皮肤上的罐具留置一定时间,使局部皮肤潮红,甚或皮下瘀血呈紫黑色后再将罐具取下的方法。留罐时间一般为10~15分钟。一般疾病均可应用,或用于平素保健、解除疲劳,视情况可用单罐或多罐。

(二) 闪罐法

是指用闪火法将罐吸拔于应拔部位,随即取下,再吸拔、再取下,反复吸拔至局部皮肤潮红,或罐体底部发热为度的方法。动作要迅速而准确。必要时也可在闪罐后留罐。还应注意及时更换罐具,以防罐口太热而烫伤皮肤。本法适用于局部皮肤麻木、疼痛或功能减退等疾患;肌肉松弛,吸拔不紧的部位;不宜留罐的患者如小儿等。

(三) 走罐法

又称推罐法、行罐法或拉罐法。先于施罐部位涂上凡士林等润滑剂,也可用温水或药液,同时还可将罐口涂上油脂。用罐吸拔后,一手握住罐体,略用力将罐沿着一定路线反复推拉(图5-49),直至走罐部位的皮肤红润、充血,甚或瘀血时,将罐起下。推罐时应用力均匀,以防火罐漏气脱落。本法适用于面积较大、肌肉丰厚的部位,如腰背、臀、大腿等部位。

走罐法

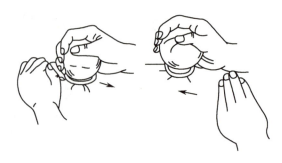

图 5-49　走罐法

(四) 刺络拔罐法

又称刺血拔罐法。先将要吸拔部位的皮肤消毒,然后用三棱针、粗毫针点刺出血或用皮肤针叩刺出血,或三棱针挑刺后,再将火罐吸拔于点刺、扣刺或挑刺的部位,使之出血。留罐时间一般为 10~15 分钟。出血量视病情而定,少则数滴,多则 3~5ml。适用于急慢性软组织损伤、扭伤、坐骨神经痛、哮喘,以及某些皮肤病如神经性皮炎、皮肤瘙痒症、痤疮、乳痈等。

(五) 留针拔罐法

又称针罐。先以毫针针刺得气后留针,再将罐吸拔在以针为中心的皮肤上(图 5-50),留罐约 10 分钟左右,待皮肤红润、充血或瘀血时,将罐起下,然后将针起出。宜选用罐具较大,毫针针柄较短者,以避免罐具碰触针柄而致损伤。本法适用于既需针刺又需拔罐者,如风湿痹证。

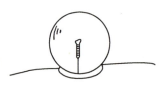

图 5-50　留针拔罐法

(六) 药罐法

常用的药罐有两种:

1. 煮药罐　将配制的药物装入布袋内,扎紧袋口,放入清水内煮至适当浓度,再把竹罐投入药汁内煮 15 分钟,即可使用。按水罐法操作吸拔在施术部位,多用于风湿痛等病证。常用药物配方:麻黄、艾叶、羌活、独活、防风、秦艽、木瓜、川椒、生乌头、曼陀罗花、刘寄奴、乳香、没药各 10g。

2. 储药罐　在抽气罐内事先盛储药液(约为罐子的 1/3~1/2)。常用的药液为辣椒液、两面针酊、生姜汁、风湿酒等。然后按抽气罐操作方法,抽去空气,使罐吸拔在皮肤上。也有在玻璃罐内盛储 1/3~1/4 的药液,然后按火罐法操作吸拔在皮肤上。常用于风湿痛、哮喘、咳嗽、感冒、溃疡病、慢性胃炎、消化不良、牛皮癣等。

四、起罐方法

起罐时,一手握住罐体腰底部稍倾斜,另一手拇指或食指轻轻按压罐口边缘的皮肤,使皮肤与罐口之间产生空隙,当空气进入罐内,火罐即可自然落下(图 5-51)。抽气罐起罐时,将进气阀拉开,使空气进入罐内,罐即自行脱落。起罐时切忌用力猛拔,以免造成患者疼痛,甚或皮肤损伤。

五、拔罐的作用和适用范围

(一) 拔罐的作用

拔罐具有通经活络、祛风散寒、行气活血、消肿止痛、祛腐拔脓、扶正固本等作用。拔罐法的作用机制,现代研究认为是

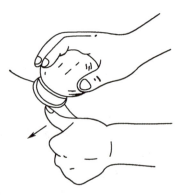

图 5-51　起罐法

多种效应综合作用的结果,主要有以下两个方面:①负压作用:负压使局部的毛细血管通透性发生变化,以及毛细血管破裂,少量血液进入组织间隙,从而出现瘀血现象,对机体产生一种良性刺激,促使功能恢复正常。②温热作用:对局部皮肤的温热刺激作用,可使血管扩张,促进以局部为主的血液循环,改善充血状态,加强新陈代谢,改善局部组织的营养状态,从而达到促使疾病好转的目的。

(二)拔罐的适用范围

拔罐法适用范围较广,多用于疼痛类疾病,如风寒湿痹、颈肩臂腰背腿疼痛、软组织扭伤;内科疾病,如伤风感冒、头痛、咳嗽、哮喘、胃脘痛、呕吐、腹痛、泄泻、中风偏瘫;妇儿科疾病,如痛经、绝经前后诸症、小儿消化不良、小儿遗尿;皮外科病证,如蛇串疮、瘾疹、皮肤瘙痒症、痤疮、湿疹等。此外,可用于防病保健、解除疲劳。

六、拔罐的注意事项

1. 拔罐操作时要做到动作稳、准、轻、快;患者体位要舒适,拔罐后不要移动体位;同时拔多个罐时,罐间距离不宜太近。

2. 施术部位宜选择肌肉丰满,富有弹性,毛发较少,无骨骼凹凸的部位吸拔,以防罐体脱落。

3. 皮肤有溃疡、感染、肿瘤、瘢痕、静脉曲张之处,以及五官部位、大血管处、心尖搏动处、孕妇腰骶部及腹部不宜拔罐。

4. 有自发性出血倾向疾患、高热、抽搐等禁止拔罐。

5. 体内有金属物体的患者,禁用电磁拔罐器具。

6. 拔罐后如出现小的水疱,可不必处理,任其自然吸收。如水疱较大,应用消毒针具刺破水疱,或用注射器抽出水液,然后涂以烫伤油、消炎药膏等,并覆上消毒纱布,以防感染。

●（朱　英）

第四节　三棱针法、火针法、皮肤针法、皮内针法

一、三棱针法

三棱针法是用三棱针刺破血络或腧穴,放出适量血液,或挤出少量液体,或挑断皮下纤维组织,以治疗疾病的方法。《灵枢·官针》称之为"络刺""赞刺""豹纹刺"等。

三棱针古称"锋针",是一种"泻热出血"的常用工具。现三棱针多由不锈钢材料制成,针长约 6cm,针柄稍粗呈圆柱体,针体呈三棱状,尖端三面有刃,针尖锋利(图 5-52)。

(一)操作方法

1. 持针方法　一般刺手持针,用拇、食两指捏住针柄中段,中指指腹紧靠针体下端,针尖露出 3~5mm。

2. 刺法　一般分为三棱针点刺法、三棱针散刺法、三棱针刺络法、三棱针挑治法 4 种。

(1)三棱针点刺法:是指用三棱针快速刺入人体特定浅表部位后快速出针的方法。此法多用于四肢末端及肌肉浅薄处的部位,如十宣、十二井穴、耳尖,头面部的攒竹、上星、太

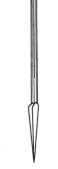

图 5-52　三棱针

185

笔记栏

点刺法

阳、印堂等穴。操作时,先在被刺部位或其周围用推、揉、挤、捋等方法,使局部充血,再常规消毒。点刺时,押手固定点刺部位,刺手持针,对准所刺部位快速刺入退出,然后轻轻挤压针孔周围,使之出血或出黏液少许,再用消毒干棉球按压针孔(图 5-53)。

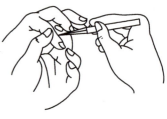
图 5-53 三棱针点刺法

(2)三棱针散刺法:是指用三棱针在人体特定部位施行多点点刺的方法。此法多用于局部瘀血、血肿或水肿、顽癣等。操作时,常规消毒后,根据病变部位的大小,由病变外缘呈环形向中心点刺 10~20 针,(图 5-54)。点刺后可配合挤压或拔罐等方法。

(3)三棱针刺络法:是指用三棱针刺破人体特定部位的血络,放出适量血液的方法。此法多用于有较明显浅表血络或静脉部位的腧穴,如曲泽、委中,治疗急性吐泻、中暑、发热等。

刺络前,先在被刺部位或其周围用推、揉、挤、捋等方法,使局部充血;四肢部位可在被刺部位的近心端用止血带结扎,使局部充血,然后严格消毒。针刺时,押手拇指压在被针刺部位下端,刺手持三棱针对准针刺部位的静脉,斜向上刺入静脉中 2~3mm,立即出针,待其流出适量血液后,用消毒干棉球按压针孔(图 5-55)。

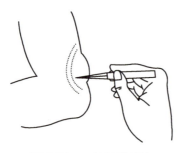
图 5-54 三棱针散刺法

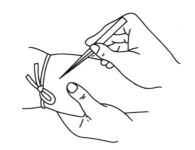
图 5-55 三棱针刺络法

(4)三棱针挑治法:是指用三棱针刺入人体特定部位,挑破皮肤或挑断皮下组织的方法。此法常用于比较平坦,利于挑提牵拉的部位,如背俞穴。该法多用于治疗肩周炎、胃痛、颈椎病、失眠、支气管哮喘、血管神经性头痛等较顽固的反复发作性疾病。操作时,严格消毒后,用押手按压施术部位两侧,或捏起皮肤,使皮肤固定,刺手持针以 15°~30° 角迅速刺入皮肤 1~2mm,随即将针体倾斜挑破表皮,使之出少量血液或黏液。根据需要,可再刺入至 5mm 左右深,将针体倾斜并使针尖轻轻挑起,挑断皮下白色纤维样组织,然后出针,覆盖消毒敷料。由于挑提牵拉伴有疼痛,可根据情况配合局部表浅麻醉。

3. 出血量及疗程　每日或隔日治疗 1 次,1~3 次为 1 个疗程。出血量多者,每周 1~2 次。一般每次出血量以数滴至 3~5ml 为宜。

(二) 适用范围

三棱针法具有通经活络、开窍泻热、调和气血、消肿止痛等作用。临床上适用范围较为广泛,多用于实证、热证、瘀血、疼痛等,如高热、中暑、中风闭证、咽喉肿痛、目赤肿痛、顽癣、痈疖初起、扭挫伤、疳证、痔疮、顽痹、头痛、丹毒、指(趾)麻木等。

(三) 注意事项

1. 点刺时手法宜轻、稳、准、快,不可用力过猛,防止刺入过深,创伤过大,损害其他组织。一般出血不宜过多,切勿伤及动脉。

2. 施术时应严格消毒,防止感染。医者要注意避免接触患者血液。出血量较大时,应注意对血液的卫生安全处理。

3. 三棱针刺激较强,治疗时要消除患者思想顾虑,治疗过程中须注意患者体位要舒适,防止晕针。

4. 体质虚弱者、孕妇、产后及有自发性出血倾向者,不宜使用本法。

5. 血管瘤部位、诊断不明的肿块部位禁用本法。

二、火针法

火针法是将特制的针具用火烧红针体后,迅速刺入人体的腧穴或一定部位,达到治疗疾病目的的方法。火针法早在《黄帝内经》中就有记载,火针称为"燔针",火针法称为"焠刺"。《灵枢·官针》曰"焠刺者,刺燔针则取痹也";《伤寒论》中称为"烧针""温针"。

火针一般用耐受高温并对人体无害的金属为材料制成,供烧红后使用。常用的火针有单头火针、平头火针、三头火针、三棱火针、弹簧式火针等。弹簧式火针进针迅速,并易于掌握针刺深度;三头火针常用于美容,对体表痣、疣等的治疗。

(一)操作方法

1. 术前准备

(1)选穴:与毫针的选穴规律基本相同。选穴定位后要采取适当的体位,以防止患者治疗中改变姿势而影响取穴的准确性。取穴一般宜少,实证和青壮年患者取穴可略多。

(2)消毒:对针刺部位用75%乙醇溶液消毒,或用0.5%~1%碘伏棉球消毒后用75%乙醇棉球脱碘。

2. 烧针　用酒精灯烧红针尖及针体,根据针刺深度,决定针体烧红长度。刺手拇指、食指、中指微曲夹持针柄,针尖指向病变部位,置针于火焰的上1/3处,先加热针体,再加热针尖。火针烧灼的热度,应根据针刺深浅来确定:若针刺较深,需烧至白亮;若针刺较浅,可烧至通红;若仅使针体在表皮部位轻而稍慢地烙熨,则烧至稍红即可。烧针是使用火针的关键步骤,一定要将针烧红才能使用,否则影响疗效。《针灸大成》说:"灯上烧,令通红,用方有功。若不红,不能祛病,反损于人。"

3. 进针　针体烧红后,应迅速、准确地刺入针刺部位,疾进疾退,也可刺入后留针5~15分钟再出针。出针后用无菌干棉球按压针孔,以减少疼痛并防止出血。

4. 火针常用刺法

(1)点刺法:在腧穴上施以单针点刺的方法。

(2)密刺法:在体表病灶上施以多针密集刺激的方法,每针间隔不超过1cm。

(3)散刺法:在体表病灶上施以多针疏散刺激的方法,每针间隔2cm左右。

(4)围刺法:围绕体表病灶周围施以多针刺激的方法,针刺点在病灶与正常组织交界处。

(5)刺络法:用火针刺入体表瘀滞的血络,放出适量血液的方法。

5. 针刺深度　针刺的深度,要根据患者的病情、体质和年龄以及针刺部位的肌肉厚薄、血管深浅等而定。一般而言,四肢、腰背部腧穴针刺稍深,可刺入2~5分;胸背部腧穴宜浅刺,可刺入1~2分;痣、疣的针刺深度应以刺到其基底为宜。

6. 出针　操作完毕,火针出针提离皮肤后,要用消毒干棉球迅速按压针孔,以减轻疼痛。如针处出血,一般待其自止。

(二)适用范围

火针法具有温经散寒、活血化瘀、软坚散结、祛腐生肌、止痛缓急、清热解毒等作用。适应范围广泛,主要用于治疗疼痛类疾病,如风寒湿痹、项痹、漏肩风、腰痛、膝痛、软组织扭伤;

ER-5-12

火针法

皮外科疾病,如蛇串疮、湿疹、神经性皮炎、痈疽、疮疡、瘘、痔、瘰疬等。也可用于胃下垂、泄泻、痢疾、脱肛、痛经、阳痿、小儿疳积、扁平疣、痣等疾病。

(三)注意事项

1. 治疗前应向患者做好解释工作,消除患者的恐惧心理。

2. 面部除用于治疗痣、疣等外,一般不宜用火针。

3. 大血管和神经干分布部位不宜用火针。

4. 有自发性出血倾向的患者禁用火针。

5. 针后局部发痒,避免用手搔抓,以防感染。针刺后,局部呈现红晕或红肿未完全消失时,应注意局部清洁,以防感染。

6. 针刺较浅可不做特殊处理,若针刺 3~5 分深,针刺后需用消毒纱布覆盖针孔,用胶布固定 1~2 天,以防感染。

三、皮肤针法

皮肤针法是运用皮肤针叩刺人体一定的体表经络、腧穴或部位,激发经络功能,调整脏腑气血,以防治疾病的方法。皮肤针法是在《黄帝内经》中"半刺""浮刺""毛刺""扬刺"等浅刺法的基础上发展而来。

皮肤针由针柄和针盘组成。是由多只不锈钢短针集成一束,或均匀镶嵌在如莲蓬型的针盘上,固定在针柄的一端而制成。针柄长 15~20cm 不等,有硬柄和软柄两种;按针盘镶嵌针数的不同有"七星针""梅花针""罗汉针"之分。

(一)操作方法

1. 施术方法

(1)持针姿势

软柄皮肤针:将针柄末端置于掌心,拇指居上,食指在下,其余手指呈握拳状握住针柄末端(图 5-56)。硬柄皮肤针:用拇指和中指夹持针柄两侧,食指置于针柄中段的上面,无名指和小指将针柄末端固定于大小鱼际之间(图 5-57)。

皮肤针法

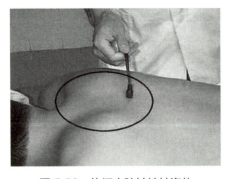

图 5-56 软柄皮肤针持针姿势

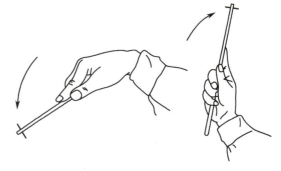

图 5-57 硬柄皮肤针持针姿势

(2)叩刺方法:针尖对准叩刺部位,运用灵活的腕力垂直叩刺,即将针尖垂直叩击在皮肤上,并立即弹起,如此反复进行。

2. 叩刺部位 皮肤针叩刺部位一般分为 3 种:

(1)穴位叩刺:选取与疾病相关的穴位叩刺。主要用于背俞穴、夹脊穴、某些特定穴或阳性反应点。

(2)局部叩刺:在病变局部叩刺。主要用于病变局部。

(3)循经叩刺：沿着与疾病有关的经脉循行路线叩刺。主要用于项、背、腰、骶部的督脉和足太阳膀胱经，其次是四肢肘、膝以下的三阴经、三阳经。

3. 刺激强度与疗程　根据患者的体质、年龄、病情、叩刺部位等不同，分为弱刺激、中等刺激、强刺激3种刺激强度：

(1)弱刺激：用较轻的腕力叩刺，局部皮肤略见潮红，患者稍有疼痛感觉。

(2)中等刺激：叩刺的腕力介于弱、强刺激之间，局部皮肤明显潮红，微渗血，患者有疼痛感。

(3)强刺激：用较重的腕力叩刺，局部皮肤明显潮红，可见出血，患者有明显疼痛感觉。

(二)适用范围

皮肤针法临床适用范围很广，尤其对疼痛、麻木、皮肤病、目疾、胃肠病有较好疗效，如腰痛、肌肤麻木、牛皮癣、斑秃、近视眼、视神经萎缩、感冒、咳嗽、头痛、失眠、痛经等。也可用于高血压、中风后遗症等。对畏针者及小儿更为适合。

(三)注意事项

1. 施术前检查针具，有钩曲、不齐、缺损者，不宜使用。

2. 叩刺前针具及施术部位必须严格消毒，以防感染。

3. 叩刺时要用腕力弹刺，针尖要垂直上下叩打，避免斜刺、钩刺、拖刺。

4. 孕妇腰骶部、小腹部禁止叩刺。

5. 皮肤有创伤、溃疡、瘢痕、感染、肿瘤者不宜在患部叩刺，有自发性出血性疾病者不宜叩刺。

四、皮内针法

皮内针法是将特制的小型针具固定于腧穴部位的皮内并留置较长时间，产生持续刺激作用以治疗疾病的方法，又称"埋针法"。本法为近代发明，源于古代"静以久留"(《素问·离合真邪论》)的方法。

皮内针针具是由直径0.28~0.32mm的不锈钢丝制成的，有两种形状：

1. 颗粒型皮内针　一般长1cm，针柄形似麦粒。针身与针柄成一直线(图5-58)。

2. 揿针型皮内针　长约0.2~0.3cm，针柄呈环形。针身与针柄呈垂直状(图5-58)。

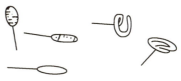

图5-58　皮内针

(一)操作方法

操作前针具、针刺部位及相关用品均应严格消毒。具体操作如下：

1. 颗粒型皮内针　押手将腧穴皮肤向两侧撑开，刺手用镊子夹住针柄，对准腧穴，沿皮下横向刺入，针体可刺入0.5~0.8cm，针柄留于皮外，然后用胶布顺着针身进入的方向粘贴固定。

2. 揿针型皮内针　押手固定腧穴皮肤，刺手用镊子夹住针圈，对准腧穴，垂直刺入，然后用胶布固定。也可将针圈贴在小块胶布上，手执胶布直压揿入所刺腧穴。

留针时间的长短视病情而定，一般为3~5天，夏季不超过2天，冬季可长达1周。留针期间嘱患者每日按压3~4次，每次按压1~2分钟。

(二)适用范围

皮内针法适用于经常发作的疼痛性疾病，如偏头痛、三叉神经痛、牙痛、胃痛、胆绞痛、肋间神经痛、关节炎、痛经等；慢性顽固性疾病，如高血压、神经衰弱、失眠、面肌痉挛、咳喘、遗尿、月经不调等。

(三)注意事项

1. 关节附近、颜面、体表大血管部位不宜埋针。

2. 对金属过敏者禁止埋针。

3. 孕妇腰骶部、小腹部禁止埋针治疗。

4. 皮肤有创伤、溃疡、瘢痕、感染、肿瘤者,该局部禁止埋针。

5. 埋针期间施术部位避免浸水,以防止感染。

6. 埋针后若感到针处疼痛,可取出针,重新调整针刺的方向、深度重新埋进。

PPT 课件

第五节 电 针 法

电针法是在毫针针刺得气的基础上,应用电针仪输出脉冲电流,通过毫针作用于人体一定部位以达到防治疾病的一种针刺方法。电针法的优点是具有针刺和电刺激的双重作用,尚可代替人工运针,节省人力,还可较准确地掌握和控制刺激量。电针仪器在我国是从 20 世纪 50 年代开始研发并应用于临床,经过不断改进,目前电针仪器的样式较多,有的是多功能结合,但其作用原理基本相同。

一、操作方法

(一) 配穴处方

1. 电针的选穴方法,除根据经络辨证、脏腑辨证取穴外,还可按照神经干通过处和肌肉神经运动点取穴,如头面部取翳风(面神经)、下关(三叉神经);上肢部取曲池(桡神经)、内关(正中神经);下肢部取环跳(坐骨神经)、委中(胫神经)、阳陵泉(腓总神经);腰骶部取气海俞(腰神经)、八髎(骶神经)等。

2. 穴位的配对,如属神经功能受损,可按神经分布特点取穴。如面神经麻痹,可取听会、翳风为主,蹙额障碍配阳白、鱼腰;鼻唇沟变浅配人中;口角㖞斜配地仓、颊车;坐骨神经痛取环跳、大肠俞,配殷门、委中、阳陵泉等穴。

(二) 电针方法

1. 操作方法　针刺得气后方可通以电针,电针仪在使用前必须先将电流输出调节旋钮调至“0”位,再将电针仪上每对输出的 2 个电极分别连接在 2 根毫针上,连接时一般负极接主穴,正极接配穴;如只需在某一单穴应用电针,可把一根导线接在针柄上,另一根导线接上用水浸湿的纱布,固定在同侧离针稍远的皮肤上。然后打开电源开关,选择好波形和频率,调整电流输出旋钮至治疗所需的电流强度,在调节旋钮时应逐渐加大电流,以免给患者造成突然的刺激,甚或造成弯针、折针等意外事故。

2. 电流的刺激强度　当电流达到一定刺激强度时,患者有麻、刺感,此时的电流强度称为“感觉阈”。达到“感觉阈”后,如电流强度再稍增加,患者会突然产生刺痛感,能引起疼痛感觉的电流强度称为电流的“痛阈”。最佳电流刺激强度是在“感觉阈”与“痛阈”之间。但不同的人、不同的病理状态下,“感觉阈”“痛阈”差异较大,需仔细调节。电流刺激强度一般以患者能忍受为度。

3. 治疗时间　一般每次持续通电 15~20 分钟,接通电针后患者可出现得气感或见肌肉作节律性收缩。其间若患者由于产生适应性,感到电流减弱,可适当增加刺激强度,或采用间歇通电的方法,即断电 1~2 分钟后再行通电。针刺完毕后,应先将电流输出旋钮退至“0”位,然后关闭电源开关,取下导线,最后按常规起针方法将针取出。

(三) 电针刺激参数的作用

电针电流的波形、频率不同,其作用也不同,现介绍如下:

1. 连续波 电针仪输出的组合波之一,由基本脉冲波简单重复,中间没有停顿,频率连续可调。频率低于 30Hz 的连续波,称为疏波,频率高于 30Hz 的连续波,称为密波。

疏波的刺激作用较强,能引起肌肉收缩,提高肌肉、韧带的张力,对感觉和运动神经的抑制发生较慢,常用于治疗痿证和各种肌肉、关节韧带、肌腱的损伤等。密波能降低神经应激功能,先对感觉神经起抑制作用,接着对运动神经也产生抑制作用,常用于止痛、镇静、缓解肌肉和血管痉挛、针刺麻醉等。

2. 疏密波 电针仪输出的频率成周期性快慢变化的组合波型,由疏波和密波交替出现。疏、密交替持续的时间各为 1.5 秒,能克服单一波型易产生适应的缺点,动力作用较大,治疗时兴奋效应占优势,能增加代谢,促进血液循环,改善组织营养,消除炎性水肿,常用于治疗扭挫伤、关节炎、坐骨神经痛、面瘫、肌无力、局部冻伤等。

3. 断续波 是周期性的时断时续的组合波,由连续波经过矩形脉冲调制后得到的脉冲序列。该波型不易使机体产生耐受,其作用力较强,能提高肌肉组织的兴奋性,对横纹肌有良好的刺激收缩作用,常用于痿证、瘫痪等。

二、适用范围

电针法可调节人体的生理功能,具有止痛、镇静、促进气血循环、调整肌张力等作用。电针的适应范围基本和毫针刺法相同,故其治疗范围较广。临床常用于治疗各种痛证和心、胃、肠、胆、膀胱、子宫等器官的功能失调,以及癫狂和肌肉、韧带、关节的损伤性疾病等,并可用于针刺麻醉。

三、注意事项

1. 电针仪在首次使用前应仔细阅读使用说明书,掌握电针仪的性能、参数、使用方法、注意事项以及禁忌证等内容。

2. 电针仪使用前必须检查其性能是否良好,输出是否正常。

3. 作为温针使用过的毫针,针柄表面往往氧化不导电,应用时须将输出线夹在毫针的针体上。

4. 禁止电流直接流过心脏,不允许左右上肢的两个穴位同时接受一路输出。

5. 调节电流量应仔细,开机时应逐渐由小到大,切勿突然增大,以免发生意外。

6. 靠近延脑、脊髓等部位使用电针时,电流量宜小,不可强刺激;孕妇慎用电针;心脏病患者,应避免电流回路通过心脏;安装心脏起搏器者禁止使用电针;年老、体弱、醉酒、饥饿、过饱等,均不宜用电针。

7. 电针治疗过程中,患者出现晕针现象时,应立即停止电针治疗,关闭电源,再按毫针晕针的处理方法处理。

第六节 穴位注射法、穴位埋线法、穴位贴敷法

PPT 课件

一、穴位注射法

穴位注射法是以中西医理论为指导,依据穴位作用和药物性能,在穴位内注入药物以防治疾病的方法。

（一）操作方法

1. 针具选择　消毒的注射器和针头，可根据使用药物的剂量及针刺的深度选用不同规格的注射器和针头。一般选用1ml、2ml、5ml的注射器。

2. 配穴处方　一般根据针灸治疗的处方选穴原则进行选穴，也常选取经络穴位的阳性反应点，如压痛、条索状或结节，以及皮肤的凹陷、隆起、色泽改变等部位进行治疗。选穴宜精练，一般每次2~4穴，宜选肌肉较丰满处的穴位。

3. 注射剂量　应根据药物说明书规定的剂量和穴位部位而定。一般每次用量为原药物剂量的1/5~1/2，中药注射液的常用量则为1~2ml。若以穴位部位来考虑常用量，则耳穴0.1~0.2ml，头面部穴位0.1~0.5ml，腹背及四肢部穴位1~2ml，腰臀部穴位2~5ml。

4. 操作程序　根据穴位部位及用药剂量，选择合适的注射器及针头，抽取适量的药液。患者取舒适体位，局部常规消毒，医者手持注射器对准穴位快速刺入，然后慢慢推进，待针下"得气"，回抽一下，若无回血，即可将药推入。一般疾病用中等速度推入药液；急性病、体强者可用较强刺激，推液可快；慢性病、体弱者要较轻刺激，推液可慢。如需注入较多的药液，可由深部逐步提到浅部，边退边推药，或者将注射针向几个方向注射药液。

（二）常用药物

凡可供肌内注射的药物，穴位注射法均可选用。常用的注射液，中药包括复方当归注射液、丹参注射液、板蓝根注射液、鱼腥草注射液、川芎注射液、黄芪注射液等；西药包括维生素 B_1、维生素 B_{12}、葡萄糖注射液、生理盐水、维丁胶性钙、三磷酸腺苷、辅酶 A、加兰他敏、盐酸普鲁卡因、利多卡因，泼尼松龙、曲安奈德等。

（三）适用范围

穴位注射法的适用范围很广，凡是针灸的适应证大部分均可采用本法治疗。

（四）注意事项

1. 治疗前应对患者说明治疗特点和注射后的正常反应，如注射后局部可能有酸胀感、轻度不适感，且有时持续时间较长。

2. 注意药物的性能、药理作用、剂量、配伍禁忌、副作用、过敏反应、药物的有效期、药液有无沉淀变质等现象。凡能引起过敏反应的药物，如青霉素、链霉素、普鲁卡因等，必须先做皮试，阳性反应者不可使用。某些中药制剂有时也可能有不良反应，注射时应注意。

3. 严格消毒，无菌操作，防止感染。

4. 一般药液不宜注入关节腔、脊髓腔和血管内，否则会导致不良后果。此外，注射点应注意避开神经干，以免损伤神经。

5. 孕妇的小腹部、腰骶部和其他一些慎用针灸的穴位也不宜作穴位注射；年老、体弱者，选穴宜少，药物剂量应酌减。

二、穴位埋线法

穴位埋线法是将可吸收性外科缝线置入穴位内，利用线对穴位产生的持续刺激作用以防治疾病的方法。

（一）操作方法

1. 针具

(1)线：各种型号的可吸收性外科缝线。

(2)埋线针：①套管针，是一种内有针芯的管形针具。现有一次性的套管式的埋线针，规格有6~9号。②埋线针，是一种针尖底部有一小缺口

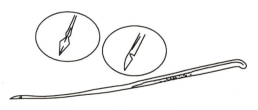

图 5-59　传统埋线针

的专用埋线针具(图 5-59)。③医用缝合针。

2. 穴位选择　根据病情选择适当穴位,取穴宜精,多选肌肉丰满部位的穴位。

3. 操作　根据病情需要和腧穴部位,选择不同种类和型号的埋线工具和可吸收性外科缝线。

(1)套管针埋线法:患者取舒适体位,常规消毒局部皮肤,取一段约长 1~2cm 的可吸收性外科缝线,放入套管针的前端,后接针芯,押手固定拟进针的穴位,刺手持针刺入穴位,达到所需深度,施以适当的提插捻转手法,当出现针感后,边推针芯,边退针管,将线埋植在穴位的皮下组织或肌层内。出针后用无菌干棉球按压针孔。

(2)埋线针埋线法:患者取舒适体位,局部皮肤常规消毒后施行局部麻醉,取一段长 1~2cm 的可吸收性外科缝线,一手持镊将线中央置于麻醉点上,另一手持针,缺口向下压线,以 15°~45° 角刺入将线埋入皮内(或将线套在埋线针尖后的缺口上,两端用血管钳夹住。一手持针,另一手持钳,针尖缺口向下,以 15°~45° 角刺入)。针头缺口进入皮内后,持续进针直至线头完全埋入皮下,再适当进针后,把针退出,用无菌干棉球按压针孔止血。宜用无菌敷料覆盖保护创口 3~5 天。

(3)医用缝合针埋线法:在埋线穴位的两侧 1~2cm 处,皮肤消毒后,施行局部麻醉,一手用持针器夹住穿有可吸收性外科缝线的皮肤缝合针,另一手捏起两局麻点之间的皮肤,将针从一侧局麻点刺入,穿过穴位下方的皮下组织或肌层,从对侧局麻点穿出,紧贴皮肤剪断两端线头,放松皮肤,轻轻揉按局部,使线头完全进入皮下。用无菌干棉球按压针孔。宜用无菌敷料覆盖保护创口 3~5 天。

4. 疗程　根据治疗部位对线吸收的时间,可间隔 2~4 周治疗 1 次。1~5 次为 1 个疗程。

(二) 适用范围

穴位埋线法的适用范围很广,多用于治疗慢性疾病,如哮喘、胃痛、腹泻、便秘、遗尿、面瘫、颈腰腿痛、痿证、癫痫、失眠、月经不调、过敏性鼻炎、单纯性肥胖等。

(三) 术后反应及处理方法

1. 在埋线后 1~5 天内由于组织损伤及线的刺激,埋线局部可出现红、肿、热、痛等无菌性炎症反应。少数患者反应较重,进针处有少量渗出液,一般不需处理。若渗液较多,可将乳白色渗液挤出,用 75% 乙醇棉球擦去,覆盖消毒敷料。若病情严重,需到外科就诊,协助处理。

2. 施术后患肢局部温度可能会升高,可持续 3~7 天。

3. 若局部出现血肿,轻者不需特殊处理,重者 24 小时内先予以冷敷止血,24 小时后再行热敷消瘀。

4. 少数患者可出现全身反应,表现为埋线后 4~24 小时内体温上升,若局部无感染现象,持续 2~4 天后体温恢复正常。

5. 如患者对线过敏,治疗后出现局部红肿、瘙痒、发热等反应,甚至切口处脂肪液化,线逸出,应适当做抗过敏处理,必要时切开取线。

(四) 注意事项

1. 严格消毒,无菌操作,防止感染,可吸收性外科缝线线头不可暴露在皮肤外面。

2. 可吸收性外科缝线应埋在皮下组织与肌肉之间,肌肉丰满的部位可埋入肌层。

3. 孕妇的小腹部和腰骶部以及其他一些慎用针灸的穴位也应慎用埋线;患者精神紧张、大汗、劳累后或饥饿时慎用;有出血倾向者慎用。

4. 皮肤局部有感染、溃疡、破损时,该处不宜埋线。

5. 糖尿病等导致皮肤和皮下组织的吸收和修复功能障碍病症,不宜使用穴位埋线法。

6. 注意观察术后反应,必要时及时进行处理。

三、穴位贴敷法

穴位贴敷法是指在一定的穴位上贴敷药物,通过药物和穴位的共同作用以防治疾病的方法。其中某些带有刺激性的药物贴敷穴位后,可以引起局部皮肤发疱化脓如"灸疮",则又称为"天灸"或"自灸",现代也称发疱疗法。

(一) 常用药物

多选用通经走窜、开窍活络之品,如冰片、麝香、丁香、白芥子、细辛等;气味醇厚之品,如生南星、生半夏、生草乌、生川乌、巴豆、斑蝥、蓖麻子等;血肉有情之品,如羊肉;新鲜药品,如墨旱莲、透骨草。

(二) 操作方法

穴位贴敷法主要包括贴法、敷法、填法、熨贴法。可用于穴位贴敷的剂型也有数种,在此以饼剂为例进行说明。

1. 制作药饼　把药末、姜汁按照1∶1比例调和,制成1cm×1cm×1cm大小的药饼,药饼质地要干湿适中。

2. 配穴处方　以辨证选穴为主,辅以局部取穴、经验用穴,用穴宜少而精。每次选取6~8个为宜。

3. 贴敷药饼　准备5cm×5cm大小的胶布。暴露施术部位,将药饼置于穴位,用胶布固定;或先将药物置于医用胶布粘面正中,再对准穴位粘贴。

4. 除去药贴　贴敷一定时间后除去药贴。一般成人贴敷3~4小时,儿童贴敷的时间应酌减,以皮肤无明显不适为度,避免损伤皮肤。如感觉不适者可适当减少贴敷时间。

(三) 适用范围

穴位贴敷法适应范围较为广泛,主要用于慢性病的治疗,也可治疗某些急性病,如哮喘、咳嗽、腹痛、胁痛、头痛、眩晕、面瘫、便秘、小儿咳嗽、小儿哮喘、小儿泄泻、小儿夜啼、厌食、遗尿、腰腿痛、乳痈、乳核、口疮、牙痛、月经不调、痛经、子宫脱垂、遗精、阳痿、疮疡肿毒、素体虚弱等。此外,还可用于预防保健。

(四) 注意事项

1. 久病体虚者、孕妇、幼儿以及疾病的发作期应尽量避免贴敷走窜药力较强的药物。

2. 颜面部、糖尿病患者慎用。

3. 若用膏剂贴敷,温度不宜超过45℃,以免烫伤。

4. 贴敷后注意局部防水和观察贴敷反应。由于药物大多数性味辛温,对皮肤有较强的刺激作用,故贴敷后局部皮肤多出现红晕、潮红及灼热感,要根据皮肤耐受情况决定贴药的时间。

5. 对胶布过敏者可改用无纺布制品固定贴敷药物。

6. 若贴敷后出现范围较大、程度较重的皮肤红斑、水疱、瘙痒现象,应立即停止治疗,对症处理。出现全身性过敏者,应及时到医院就诊。

（王洪峰　朱　英）

第七节 头 针 法

头针法是在头皮特定部位针刺的治疗方法,又称头皮针。头针是在传统的针灸理论基础上发展起来的,早在《素问·脉要精微论》中就指出"头者精明之府"。《灵枢·大惑论》提出:"五脏六腑之精气,皆上注于目而为之精……而与脉并为系,上属于脑,后出于项中"。手足六阳经皆上循于头面,六阴经中手少阴经与足厥阴经直接循于头面,所有阴经的经别和阳经相合后上达头面部。这些都说明头面部是经气汇集的重要部位,与人体各脏腑器官的功能有密切关系。

头针法自 20 世纪 50 年代被提出以来,相继有多种头针理论广泛应用于临床。为适应头针的国际推广、交流和研究,中国针灸学会按分区定经,经上选穴,并结合古代透刺穴位方法的原则,拟定了《头针穴名国际标准化方案》,于 1984 年世界卫生组织西太平洋地区针灸穴名标准化会议通过,并于 1989 年在世界卫生组织主持召开的国际标准针灸穴名科学组会议正式通过,2008 年国家质量监督检验检疫总局和标准化管理委员会颁布了国家标准《针灸技术操作规范第 2 部分:头针》,其中标准头穴线的名称和定位与国际标准一致,本教材以此方案为依据。

一、标准头针穴线的定位和主治

标准头针穴线均位于头皮部位,按颅骨的解剖名称分额区、顶区、颞区、枕区 4 个区,共 14 条标准线(左侧、右侧、中央共 25 条)。

(一)额区(图 5-60)

1. 额中线(MS1)

【定位】在额部正中,前发际上下各 0.5 寸,即从督脉神庭穴向前下 1 寸。

【主治】头痛、强笑、自哭、失眠、健忘、多梦、癫狂痫、鼻病等。

2. 额旁 1 线(MS2)

【定位】在额部,直对目内眦,发际上下各半寸,即从膀胱经眉冲穴向前下 1 寸。

【主治】冠心病、心绞痛、支气管哮喘、支气管炎、失眠等。

3. 额旁 2 线(MS3)

【定位】在额部,直对瞳孔,发际上下各半寸,即从胆经头临泣向前下 1 寸。

【主治】急慢性胃炎、胃十二指肠溃疡、肝胆疾病等。

4. 额旁 3 线(MS4)

【定位】在额部,从胃经头维穴的内侧 0.75 寸处向前下 1 寸。

【主治】功能性子宫出血、阳痿、遗精、子宫脱垂、尿频、尿急等下焦病症。

(二)顶区(图 5-61~ 图 5-63)

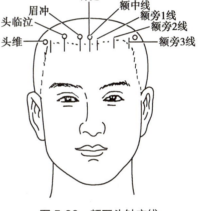

图 5-60 额区头针穴线

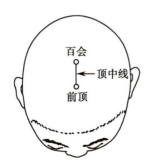

图 5-61 顶区头针穴线(1)

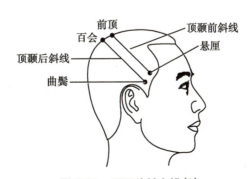

图 5-62 顶区头针穴线(2)

1. 顶中线（MS5）

【定位】在头顶正中线上，从督脉百会穴向前至前顶穴的连线。

【主治】腰腿足病证（如瘫痪、麻木、疼痛），皮层性多尿、小儿夜尿、脱肛、胃下垂、子宫脱垂、高血压、头顶痛等。

2. 顶颞前斜线（MS6）

【定位】在头侧面，从督脉前顶穴至胆经悬厘穴的连线。

【主治】对侧肢体中枢性运动功能障碍。将全线分成 5 等份，上 1/5 治疗对侧下肢中枢性瘫痪，中 2/5 治疗对侧上肢中枢性瘫痪，下 2/5 治疗对侧中枢性面瘫、运动性失语、流涎、脑动脉硬化等。

3. 顶颞后斜线（MS7）

【定位】在头侧面，从督脉百会穴至胆经曲鬓穴的连线。

【主治】对侧肢体中枢性感觉障碍。将全线分成 5 等分，上 1/5 治疗对侧下肢感觉异常，中 2/5 治疗对侧上肢感觉异常，下 2/5 治疗对侧头面部感觉异常。

4. 顶旁 1 线（MS8）

【定位】在头顶部，顶中线左右各旁开 1.5 寸，从膀胱经通天穴向后引长 1.5 寸的线。

【主治】腰腿足病证，如瘫痪、麻木、疼痛等。

5. 顶旁 2 线（MS9）

【定位】在头顶部，顶中线左右各旁开 2.25 寸，从胆经正营穴向后引长 1.5 寸的线。

【主治】肩、臂、手病证，如瘫痪、麻木、疼痛等。

（三）颞区（图 5-63）

1. 颞前线（MS10）

【定位】在头侧面，从胆经颔厌穴到悬厘穴的连线。

【主治】偏头痛、运动性失语、周围性面瘫、口腔疾病等。

2. 颞后线（MS11）

【定位】在头侧面，从胆经率谷穴到曲鬓穴的连线。

【主治】偏头痛、眩晕、耳聋、耳鸣等。

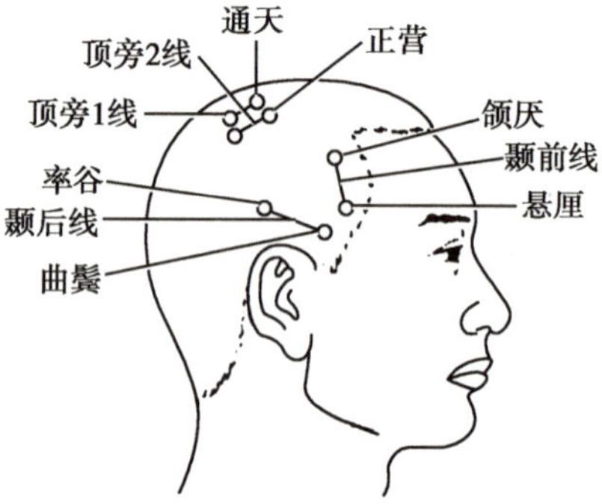

（四）枕区（图 5-64）

1. 枕上正中线（MS12）

【定位】在枕部，枕外隆凸上方正中的垂直线。从督脉强间穴至脑户穴的连线。

【主治】眼病。

2. 枕上旁线（MS13）

【定位】在枕部，枕上正中线平行向外 0.5 寸。

【主治】皮层性视力障碍、白内障、近视眼等。

3. 枕下旁线（MS14）

【定位】在枕部，从膀胱经玉枕穴向下引一直线，长 2 寸。

【主治】小脑疾病引起的平衡障碍、后头痛。

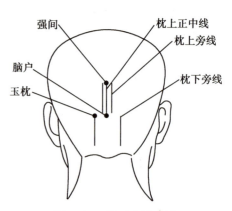

图 5-63　顶区与颞区头针穴线

图 5-64　枕区头针穴线

二、适用范围

头针法临床适应证较为广泛，以脑源性疾病为主，尤以神经、精神科疾病多用。

1. 中枢神经系统疾病 如短暂性脑缺血发作、脑梗死、脑出血、脑炎、蛛网膜下腔出血、血管性痴呆、阿尔茨海默病、多发性硬化、视神经脊髓炎、帕金森病、舞蹈症、特发性震颤、抽动障碍、脊髓炎、癫痫、脊髓亚急性联合变性、小儿脑瘫、脑发育不全等。

2. 精神疾病 如焦虑性神经症、恐惧性神经症、强迫性神经症、精神分裂、更年期精神紊乱、癔症、失眠等。

3. 疼痛性疾病 如头痛、三叉神经痛、舌咽神经痛、眶上神经痛、枕神经痛、肩周炎、带状疱疹后遗神经痛、腰腿痛等各种急、慢性疼痛病证等。

4. 皮质功能失调、内脏功能失调类疾病 如高血压、冠心病、溃疡病、功能性月经不调、性功能障碍,以及神经性呕吐、功能性腹泻、脱发、眩晕、耳鸣等。

三、操作方法

(一)头针穴线、体位的选择

根据疾病选定头针穴线。一般取坐位或卧位。

(二)进针方法

1. 进针 穴区局部常规消毒。一般选用 28~30 号 1.5~3 寸的毫针,针体与头皮成 30°角,将针迅速刺入皮下,当针尖达到帽状腱膜下层时,指下感到阻力减小,然后使针与头皮平行,刺入不同深度,进针深度应根据不同穴线的长度、患者情况和处方要求而定。一般情况下针刺入帽状腱膜下层后,应使针体平卧。

2. 行针

(1)捻转:施术时,医者押手按压进针点以固定头皮,刺手肩、肘、腕和拇指固定不动,以保持毫针相对稳定,用拇指掌侧面和食指桡侧面夹持针柄,以食指的掌指关节快速连续屈伸,使针体左右旋转,捻转速度每分钟可达 200 次左右,持续捻转 2~3 分钟。

(2)提插:医者押手按压进针点以固定头皮,刺手拇、食指紧捏针柄,针身平卧进行提插,注意指力应均匀一致,幅度不宜过大,可持续提插 2~3 分钟,提插的幅度与频率视患者的病情与针感而定。

3. 留针 得气后留针 15~30 分钟。留针期间宜间歇行针 2~3 次,每次 2 分钟左右。按病情需要可适当延长留针时间,增加行针次数。偏瘫患者行针或者留针期间可嘱其活动肢体(重症患者可做被动运动),有助于提高疗效。

4. 出针 押手按压固定穴线周围头皮,刺手夹持针柄轻轻捻转以松动针身,如针下无紧涩感,即可出针。出针后应用无菌干棉球按压针孔,以防出血。

5. 疗程 每日或隔日治疗 1 次,一般 10 次为 1 个疗程,疗程中间休息 5~7 天。

四、注意事项

1. 严格消毒,以防感染。

2. 对精神紧张、过饱、过饥者应慎用,不宜采取强刺激手法。

3. 囟门和骨缝尚未骨化的婴儿;患有严重心脏病、重度糖尿病、重度贫血、急性炎症和心力衰竭者;头部颅骨缺损处或开放性脑损伤部位,头部严重感染、溃疡、瘢痕者的局部不宜采用头针治疗。

4. 中风患者,如因急性脑血管病所致,有昏迷、血压过高时,暂不宜用头针治疗,须待血压和病情稳定后方可做使用。如因脑血栓形成引起的偏瘫,宜及早采用头针治疗。

第八节 耳 针 法

耳针法是指用一定方法刺激耳穴以防治疾病的一类方法。其治疗范围较广,操作方便,对疾病的诊断也有一定的参考意义。

耳穴诊治疾病有悠久的历史,早在《灵枢·五邪》中就有记载:"邪在肝,则两胁中痛……取耳间青脉,以去其掣。"唐代《备急千金要方》有"耳中穴,在耳门孔上横梁是,针灸之,治马黄黄疸、寒暑疫毒"的记载。历代医学文献也有用针、灸、熨、按摩、耳道塞药、吹药等方法刺激耳郭以防治疾病和以望、触耳郭诊断疾病的论述,并被临床所应用。这都为耳针的形成奠定了理论基础。法国医学博士 P.Nogier 对耳穴进行了较深入的研究,于 1957 年发表耳穴图,提出 42 个耳穴点。为了便于国际间的交流和研究,1992 年我国制定了《耳穴名称和部位》的国家标准方案,2008 年重新制定《耳穴名称与定位》的国家标准,本教材以此方案为依据。

一、耳与经络脏腑的联系

1. 耳与经络的关系　早在 2000 多年以前的医学帛书《阴阳十一脉灸经》中就提到了"耳脉",《黄帝内经》详细地阐述了耳与经脉、经别、经筋的关联。手太阳、手足少阳、手阳明等经脉、经别都循行入耳中,足阳明、足太阳的经脉则分别上耳前,至耳上角。六阴经虽不直接入耳,但都通过经脉、经别等与阳经相合而与耳联系。所以十二经脉都直接或间接上达于耳。奇经八脉中的阴、阳跷脉并入耳后,阳维脉循头入耳。故《灵枢·口问》曰:"耳者,宗脉之所聚也"。

2. 耳与脏腑的关系　耳与脏腑的生理、病理有着密切的联系。《灵枢·脉度》曰:"肾气通于耳,肾和则耳能闻五音矣。"《难经·四十难》曰:"肺主声,令耳闻声。"《证治准绳·杂病》曰:"肾为耳窍之主,心为耳窍之客。"《厘正按摩要术》进一步提出了耳背与五脏的关系,指出:"耳珠属肾,耳轮属脾,耳上轮属心,耳皮肉属肺,耳背玉楼属肝。"且《素问·玉机真脏论》曰:"脾为孤脏……其不及则令人九窍不通。"《证治准绳》曰:"肺所虚则少气……是以耳聋。"察耳的形态、色泽等改变,可"视其外应,以知其内脏"的病变。如《灵枢·本脏》曰:"黑色小理者肾小……耳薄不坚者肾脆。"《证治准绳》曰:"凡耳轮红润者生,或黄或黑或青而枯燥者死,薄而白、薄而黑者皆为肾败。"现代科学研究证实了耳与脏腑在生理上的密切联系,不仅存在着相关性,而且具有相对特异性,这为耳针法诊治疾病提供了客观依据。

二、耳郭表面解剖

耳郭分为凹面的耳前和凸面的耳背,其体表解剖名称如下(图 5-65):

耳轮:耳郭外侧边缘的卷曲部分。

耳轮脚:耳轮深入耳甲的部分。

耳轮脚棘:耳轮脚和耳轮之间的隆起。

耳轮脚切迹:耳轮脚棘前方的凹陷处。

耳轮结节:耳轮外上方的膨大部分。

耳轮尾:耳轮向下移行于耳垂的部分。

轮垂切迹:耳轮和耳垂后缘之间的凹陷处。

对耳轮:与耳轮相对呈"Y"字形的隆起部,由对耳轮体、对耳轮上脚和对耳轮下脚三部分组成。

对耳轮体：对耳轮下部呈上下走向的主体部分。

对耳轮上脚：对耳轮向上分支的部分。

对耳轮下脚：对耳轮向前分支的部分。

三角窝：对耳轮上、下脚与相应耳轮之间的三角形凹窝。

耳舟：耳轮与对耳轮之间的凹沟。

上屏尖：耳屏游离缘上隆起部。

下屏尖：耳屏游离缘下隆起部。

耳屏：耳郭前方呈瓣状的隆起。

屏上切迹：耳屏与耳轮之间的凹陷处。

对耳屏：耳垂上方，与耳屏相对的瓣状隆起。

对屏尖：对耳屏游离缘隆起的顶端。

屏间切迹：耳屏和对耳屏之间的凹陷处。

轮屏切迹：对耳轮与对耳屏之间的凹陷处。

耳垂：耳郭下部无软骨的部分。

耳甲：部分耳轮和对耳轮、对耳屏、耳屏及外耳门之间的凹窝。由耳甲艇、耳甲腔两部分组成。

耳甲艇：耳轮脚以上的耳甲部。

耳甲腔：耳轮脚以下的耳甲部。

外耳门：耳甲腔前方的孔窍。

上耳根：耳郭与头部相连的最上。

下耳根：耳郭与头部相连的最下处。

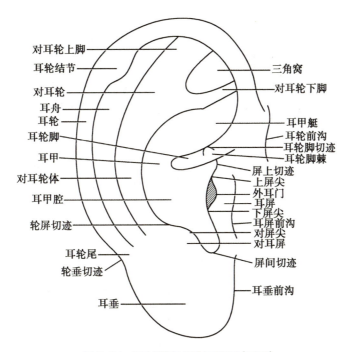

图 5-65　耳郭解剖名称示意图（正面）

笔记栏

三、耳穴的分布特点

耳穴是指分布在耳郭上的一些特定区域。耳穴在耳郭上的分布有一定的规律,犹如一个倒置在子宫的胎儿,

头部朝下臀部朝上。一般与头面相应的耳穴在对耳屏与耳垂;与上肢相应的耳穴在耳舟;与躯干和下肢相应的耳穴在对耳轮体和对耳轮上、下脚;与内脏相应的耳穴集中在耳甲,其中与腹腔脏器相应的耳穴多在耳甲艇,与胸腔脏器相应的耳穴多在耳甲腔;与消化道相应的耳穴多在耳轮脚周围(图 5-66)。

四、耳穴的定位和主治

为了方便准确取穴,《耳穴名称与定位》按耳郭的解剖将每个部位划分成若干个区,共计 93 个穴位,耳郭分区图见图 5-67,耳穴定位见图 5-68。

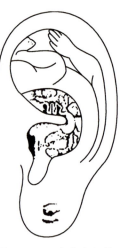

图 5-66 耳穴分布规律

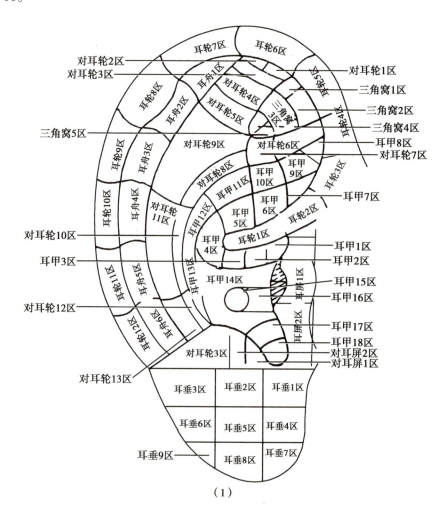

（1）

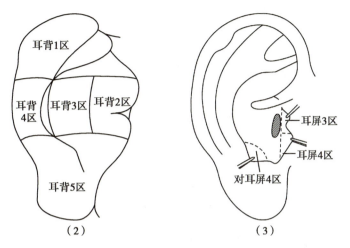

图 5-67　耳郭分区示意图

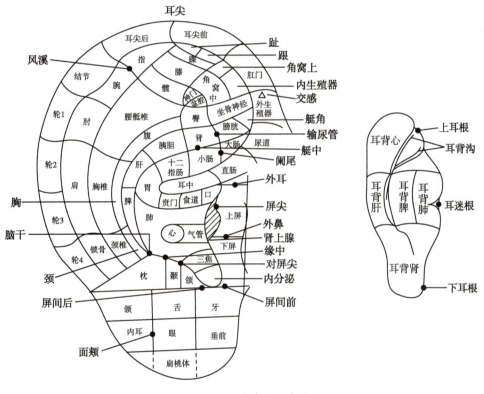

图 5-68　耳穴定位示意图

（一）耳轮穴位

将耳轮分为 12 个区。耳轮脚为耳轮 1 区。耳轮脚切迹到对耳轮下脚上缘之间的耳轮分为 3 等份,自下而上依次为耳轮 2 区、3 区、4 区;对耳轮下脚上缘到对耳轮上脚前缘之间的耳轮为耳轮 5 区;对耳轮上脚前缘到耳尖之间的耳轮为耳轮 6 区;耳尖到耳轮结节上缘为耳轮 7 区;耳轮结节上缘到耳轮结节下缘为耳轮 8 区。耳轮结节下缘到轮垂切迹之间的耳轮分为 4 等份,自上而下依次为耳轮 9 区、10 区、11 区和 12 区。

1. 耳中

【定位】在耳轮脚处,即耳轮 1 区。

【主治】呃逆、荨麻疹、皮肤瘙痒症、小儿遗尿、咯血、出血性疾病。

2. 直肠

【定位】在耳轮脚棘前上方的耳轮处,即耳轮2区。

【主治】便秘、腹泻、脱肛、痔疾。

3. 尿道

【定位】在直肠上方的耳轮处,即耳轮3区。

【主治】尿频、尿急、尿痛、尿潴留。

4. 外生殖器

【定位】在对耳轮下脚前方的耳轮处,即耳轮4区。

【主治】睾丸炎、附睾炎、外阴瘙痒症。

5. 肛门

【定位】在三角窝前方的耳轮处,即耳轮5区。

【主治】痔疾、肛裂。

6. 耳尖前

【定位】在耳郭向前对折上部尖端的前部,即耳轮6区。

【主治】感冒、痔疮、肛裂。

7. 耳尖

【定位】在耳郭向前对折的上部尖端处,即耳轮6、7区交界处。

【主治】发热、高血压、急性结膜炎、睑腺炎(麦粒肿)、牙痛、失眠。

8. 耳尖后

【定位】在耳郭向前对折上部尖端的后部,即耳轮7区。

【主治】发热、扁桃体炎、上呼吸道感染。

9. 结节

【定位】在耳轮结节处,即耳轮8区。

【主治】头晕、头痛、高血压。

10. 轮1

【定位】在耳轮结节下方的耳轮处。即耳轮9区。

【主治】发热、扁桃体炎、上呼吸道感染。

11. 轮2

【定位】在轮1区下方的耳轮处,即耳轮10区。

【主治】发热、扁桃体炎、上呼吸道感染。

12. 轮3

【定位】在轮2区下方的耳轮处,即耳轮11区。

【主治】发热、扁桃体炎、上呼吸道感染。

13. 轮4

【定位】在轮3区下方的耳轮处,即耳轮12区。

【主治】发热、扁桃体炎、上呼吸道感染。

(二) 耳舟穴位

将耳舟分为6等份,自上而下依次为耳舟1区、2区、3区、4区、5区、6区。

1. 指

【定位】在耳舟上方处,即耳舟1区。

【主治】甲沟炎、手指麻木和疼痛。

2. 腕

【定位】在指区的下方处,即耳舟 2 区。

【主治】腕部疼痛。

3. 风溪

【定位】在耳轮结节前方,指区与腕区之间,即耳舟 1、2 区交界处。

【主治】荨麻疹、皮肤瘙痒症、过敏性鼻炎。

4. 肘

【定位】在腕区的下方处,即耳舟 3 区。

【主治】肱骨外上髁炎、肘部疼痛。

5. 肩

【定位】在肘区的下方处,即耳舟 4 区、5 区。

【主治】肩关节周围炎、肩部疼痛。

6. 锁骨

【定位】在肩区的下方处,即耳舟 6 区。

【主治】肩关节周围炎。

(三) 对耳轮穴位

将对耳轮分为 13 个区。对耳轮上脚分为上、中、下 3 等份,下 1/3 为对耳轮 5 区,中 1/3 为对耳轮 4 区;再将上 1/3 分为上、下两等份,下 1/2 为对耳轮 3 区,再将上 1/2 分为前后两等份,后 1/2 为对耳轮 2 区,前 1/2 为对耳轮 1 区。对耳轮下脚分为前、中、后 3 等份,中、前 2/3 为对耳轮 6 区,后 1/3 为对耳轮 7 区。将对耳轮体从对耳轮上、下脚分叉处至轮屏切迹分为 5 等份,再沿对耳轮耳甲缘将对耳轮体分为前 1/4 和后 3/4 两部分,前上 2/5 为对耳轮 8 区,后上 2/5 为对耳轮 9 区,前中 2/5 为对耳轮 10 区,后中 2/5 为对耳轮 11 区,前下 1/5 为对耳轮 12 区,后下 1/5 为对耳轮 13 区。

1. 跟

【定位】在对耳轮上脚前上部,即对耳轮 1 区。

【主治】足跟痛。

2. 趾

【定位】在耳尖下方的对耳轮上脚后上部,即对耳轮 2 区。

【主治】甲沟炎、趾部疼痛。

3. 踝

【定位】在趾、跟区下方处,即对耳轮 3 区。

【主治】踝关节扭伤。

4. 膝

【定位】在对耳轮上脚中 1/3 处,即对耳轮 4 区。

【主治】膝关节疼痛、坐骨神经痛。

5. 髋

【定位】在对耳轮上脚的下 1/3 处,即对耳轮 5 区。

【主治】髋关节疼痛、坐骨神经痛、腰骶部疼痛。

6. 坐骨神经

【定位】在对耳轮下脚的前 2/3 处,即对耳轮 6 区。

【主治】坐骨神经痛、下肢瘫痪。

7. 交感

【定位】在对耳轮下脚前端与耳轮内缘交界处,即对耳轮 6 区前端。

【主治】胃肠痉挛、心绞痛、胆绞痛、输尿管结石、自主神经功能紊乱。

8. 臀

【定位】在对耳轮下脚的后 1/3 处,即对耳轮 7 区。

【主治】坐骨神经痛、臀筋膜炎。

9. 腹

【定位】在对耳轮体前部上 2/5 处,即对耳轮 8 区。

【主治】腹痛、腹胀、腹泻、急性腰扭伤、痛经、产后宫缩痛。

10. 腰骶椎

【定位】在腹区后方,即对耳轮 9 区。

【主治】腰骶部疼痛。

11. 胸

【定位】在对耳轮体前部中 2/5 处,即对耳轮 10 区。

【主治】胸胁疼痛、肋间神经痛、胸闷、乳腺炎。

12. 胸椎

【定位】在胸区后方,即对耳轮 11 区。

【主治】胸痛、经前乳房胀痛、乳腺炎、产后泌乳不足。

13. 颈

【定位】在对耳轮体前部下 1/5 处,即对耳轮 12 区。

【主治】落枕、颈椎疼痛。

14. 颈椎

【定位】在颈区后方,即对耳轮 13 区。

【主治】落枕、颈椎病颈椎综合征。

(四) 三角窝穴位

将三角窝由耳轮内缘至对耳轮上、下脚分叉处分为前、中、后 3 等份,中 1/3 为三角窝 3 区;再将前 1/3 分为上、中、下 3 等份,上 1/3 为三角窝 1 区,中、下 2/3 为三角窝 2 区;再将后 1/3 分为上、下 2 等份,上 1/2 为三角窝 4 区,下 1/2 为三角窝 5 区。

1. 角窝上

【定位】在三角窝前 1/3 的上部,即三角窝 1 区。

【主治】高血压。

2. 内生殖器

【定位】在三角窝前 1/3 的下部,即三角窝 2 区。

【主治】痛经、月经不调、白带过多、功能性子宫出血、阳痿、遗精、早泄。

3. 角窝中

【定位】在三角窝中 1/3 处,即三角窝 3 区。

【主治】哮喘。

4. 神门

【定位】在三角窝后 1/3 的上部,即三角窝 4 区。

【主治】失眠、多梦、戒断综合征、癫痫、高血压、神经衰弱。

5. 盆腔

【定位】在三角窝后 1/3 的下部,即三角窝 5 区。

【主治】盆腔炎、附件炎。

(五) 耳屏穴位

将耳屏分成 4 个区。耳屏外侧面分为上、下 2 等份,上部为耳屏 1 区,下部为耳屏 2 区。将耳屏内侧面分为上、下 2 等份,上部为耳屏 3 区,下部为耳屏 4 区。

1. 上屏

【定位】在耳屏外侧面上 1/2 处,即耳屏 1 区。

【主治】咽炎、鼻炎。

2. 下屏

【定位】在耳屏外侧面下 1/2 处,即耳屏 2 区。

【主治】鼻炎、鼻塞。

3. 外耳

【定位】在屏上切迹前方近耳轮部,即耳屏 1 区上缘处。

【主治】外耳道炎、中耳炎、耳鸣。

4. 屏尖

【定位】在耳屏游离缘上部尖端,即耳屏 1 区后缘处。

【主治】发热、牙痛、斜视。

5. 外鼻

【定位】在耳屏外侧面中部,即耳屏 1、2 区之间。

【主治】鼻前庭炎、鼻炎。

6. 肾上腺

【定位】在耳屏游离缘下部尖端,即耳屏 2 区后缘处。

【主治】低血压、风湿性关节炎、腮腺炎、链霉素中毒、眩晕、休克。

7. 咽喉

【定位】在耳屏内侧面上 1/2 处,即耳屏 3 区。

【主治】声音嘶哑、咽炎、扁桃体炎、失语、哮喘。

8. 内鼻

【定位】在耳屏内侧面下 1/2 处,即耳屏 4 区。

【主治】鼻炎、上颌窦炎、鼻衄。

9. 屏间前

【定位】在屏间切迹前方耳屏最下部,即耳屏 2 区下缘处。

【主治】咽炎、口腔炎。

(六) 对耳屏穴位

将对耳屏分为 4 个区。由对屏尖及对屏尖至轮屏切迹连线之中点,分别向耳垂上线作两条垂线,将对耳屏外侧面及其后部分为前、中、后 3 个区,前为对耳屏 1 区,中为对耳屏 2 区,后为对耳屏 3 区。对耳屏内侧面为对耳屏 4 区。

1. 额

【定位】在对耳屏外侧面的前部,即对耳屏 1 区。

【主治】前额痛、头晕、失眠、多梦。

2. 屏间后

【定位】在屏间切迹后方对耳屏前下部,即对耳屏 1 区下缘处。

【主治】额窦炎。

3. 颞

【定位】在对耳屏外侧面的中部,即对耳屏 2 区。

【主治】偏头痛、头晕。

4. 枕

【定位】在对耳屏外侧面的后部,即对耳屏 3 区。

【主治】头晕、头痛、癫痫、哮喘、神经衰弱。

5. 皮质下

【定位】在对耳屏内侧面,即对耳屏 4 区。

【主治】痛证、间日疟、神经衰弱、假性近视、失眠。

6. 对屏尖

【定位】在对耳屏游离缘的尖端,即对耳屏 1 区、2 区、4 区交点处。

【主治】哮喘、腮腺炎、睾丸炎、附睾炎、神经性皮炎。

7. 缘中

【定位】在对耳屏游离缘上,对屏尖与轮屏切迹之中点处,即对耳屏 2、3、4 区交点处。

【主治】遗尿、内耳眩晕症、尿崩症、功能性子宫出血。

8. 脑干

【定位】在轮屏切迹处,即对耳屏 3、4 区之间。

【主治】眩晕、后头痛、假性近视。

(七) 耳甲穴位

将耳甲用标志点、线分为 18 个区。在耳轮的内缘上,设耳轮脚切迹至对耳轮下脚间中、上 1/3 交界处 A 点;在耳甲内,由耳轮脚消失处向后作一水平线与对耳轮耳甲缘相交,设交点为 D 点;设耳轮脚消失处至 D 点连线中、后 1/3 交界处为 B 点;设外耳道口后缘上 1/4 与下 3/4 交界处为 C 点;从 A 点向 B 点作一条与对耳轮耳甲艇弧度大体相仿的曲线;从 B 点向 C 点作一条与耳轮脚下缘弧度大体相仿的曲线。将 BC 线前段与耳轮脚下缘间分成 3 等份,前 1/3 为耳甲 1 区,中 1/3 为耳甲 2 区,后 1/3 为耳甲 3 区。ABC 线前方,耳轮脚消失处为耳甲 4 区。将 AB 线前段与耳轮脚上缘及部分耳轮内缘分成 3 等份,后 1/3 为 5 区,中 1/3 为 6 区,前 1/3 为 7 区。将对耳轮下脚下缘前、中 1/3 交界处与 A 点连线,该线前方的耳甲艇部为耳甲 8 区。将 AB 线前段与对耳轮下脚下缘间耳甲 8 区以后的部分,分为前、后 2 等份,前 1/2 为耳甲 9 区,后 1/2 为耳甲 10 区。在 AB 线后段上方的耳甲艇部,将耳甲 10 区后缘与 BD 线之间分成上、下 2 等份,上 1/2 为耳甲 11 区,下 1/2 为耳甲 12 区。由轮屏切迹至 B 点作连线,该线后方、BD 线下方的耳甲腔部为耳甲 13 区。以耳甲腔中央为圆心,圆心与 BC 线间距离的 1/2 为半径作圆,该圆形区域为耳甲 15 区。过 15 区最高点及最低点分别向外耳门后壁作两条切线,切线间为耳甲 16 区。15、16 区周围为耳甲 14 区。将外耳门的最低点与对耳屏耳甲缘中点相连,再将该线以下的耳甲腔部分为上、下 2 等份,上 1/2 为耳甲 17 区,下 1/2 为耳甲 18 区。

1. 口

【定位】在耳轮脚下方前 1/3 处,即耳甲 1 区。

【主治】面瘫、口腔炎、胆囊炎、胆石症、戒断综合征、牙周炎、舌炎。

2. 食道

【定位】在耳轮脚下方中 1/3 处,即耳甲 2 区。

【主治】食管炎、食管痉挛。

3. 贲门

【定位】在耳轮脚下方后 1/3 处,即耳甲 3 区。

【主治】贲门痉挛、神经性呕吐。

4. 胃

【定位】在耳轮脚消失处,即耳甲 4 区。

【主治】胃痉挛、胃炎、胃溃疡、失眠、牙痛、消化不良、恶心呕吐、前额痛。

5. 十二指肠

【定位】在耳轮脚及部分耳轮与 AB 线之间的后 1/3 处,即耳甲 5 区。

【主治】十二指肠溃疡、胆囊炎、胆石症、幽门痉挛、腹胀、腹泻、腹痛。

6. 小肠

【定位】在耳轮脚及部分耳轮与 AB 线之间的中 1/3 处,即耳甲 6 区。

【主治】消化不良、腹痛、腹胀、心动过速。

7. 大肠

【定位】在耳轮脚及部分耳轮与 AB 线之间的前 1/3 处,即耳甲 7 区。

【主治】腹泻、便秘、咳嗽、牙痛、痤疮。

8. 阑尾

【定位】在小肠区与大肠区之间,即耳甲 6 区、7 区交界处。

【主治】单纯性阑尾炎,腹泻。

9. 艇角

【定位】在对耳轮下脚下方前部,即耳甲 8 区。

【主治】前列腺炎、尿道炎。

10. 膀胱

【定位】在对耳轮下脚下方中部,即耳甲 9 区。

【主治】膀胱炎、遗尿、尿潴留、腰痛、坐骨神经痛、后头痛。

11. 肾

【定位】在对耳轮下脚下方后部,即耳甲 10 区。

【主治】腰痛、耳鸣、神经衰弱、肾盂肾炎、遗尿、哮喘、月经不调、阳痿、遗精、早泄。

12. 输尿管

【定位】在肾区与膀胱区之间,即耳甲 9 区、10 区交界处。

【主治】输尿管结石绞痛。

13. 胰胆

【定位】在耳甲艇的后上部,即耳甲 11 区。

【主治】胆囊炎、胆石症、胆道蛔虫症、偏头痛、带状疱疹、中耳炎、耳鸣、急性胰腺炎。

14. 肝

【定位】在耳甲艇的后下部,即耳甲 12 区。

【主治】胁痛、眩晕、经前期紧张症、月经不调、绝经前后诸证、高血压、假性近视、单纯性青光眼。

15. 艇中

【定位】在小肠区与肾区之间,即耳甲 6 区、10 区交界处。

【主治】腹痛、腹胀、胆道蛔虫症。

16. 脾

【定位】在 BD 线下方,耳甲腔的后上部,即耳甲 13 区。

笔记栏

【主治】腹胀、腹泻、便秘、食欲不振、功能性子宫出血、白带过多、内耳眩晕症。

17. 心

【定位】在耳甲腔正中凹陷处,即耳甲 15 区。

【主治】心动过速、心律不齐、心绞痛、无脉症、神经衰弱、癔症、口舌生疮。

18. 气管

【定位】在心区与外耳门之间,即耳甲 16 区。

【主治】哮喘、支气管炎。

19. 肺

【定位】在心、气管区周围处,即耳甲 14 区。

【主治】咳嗽、胸闷、声音嘶哑、皮肤瘙痒症、荨麻疹、便秘、戒断综合征。

20. 三焦

【定位】在外耳门后下,肺与内分泌区之间,即耳甲 17 区。

【主治】便秘、腹胀、上肢外侧疼痛。

21. 内分泌

【定位】在屏间切迹内,耳甲腔的底部,即耳甲 18 区。

【主治】痛经、月经不调、绝经前后诸证、痤疮、间日疟、甲状腺功能减退或亢进症。

(八) 耳垂穴位

将耳垂分为 9 个区。在耳垂上线至耳垂下缘最低点之间划两条等距离平行线,于上平行线上引两条垂直等分线,将耳垂分为 9 个区,上部由前到后依次为耳垂 1 区、2 区、3 区;中部由前到后依次为耳垂 4 区、5 区、6 区;下部由前到后依次为耳垂 7 区、8 区、9 区。

1. 牙

【定位】在耳垂正面前上部,即耳垂 1 区。

【主治】牙痛、牙周炎、低血压。

2. 舌

【定位】在耳垂正面中上部,即耳垂 2 区。

【主治】舌炎、口腔炎。

3. 颌

【定位】在耳垂正面后上部,即耳垂 3 区。

【主治】牙痛、颞颌关节功能紊乱症。

4. 垂前

【定位】在耳垂正面前中部,即耳垂 4 区。

【主治】神经衰弱、牙痛。

5. 眼

【定位】在耳垂正面中央部,即耳垂 5 区。

【主治】急性结膜炎、电光性眼炎、麦粒肿、假性近视。

6. 内耳

【定位】在耳垂正面后中部,即耳垂 6 区。

【主治】内耳性眩晕症、耳鸣、听力减退、中耳炎。

7. 面颊

【定位】在耳垂正面眼区与内耳区之间,即耳垂 5 区、6 区交界处。

【主治】周围性面瘫、三叉神经痛、痤疮、扁平疣、面肌痉挛、腮腺炎。

8. 扁桃体

【定位】在耳垂正面下部,即耳垂 7 区、8 区、9 区。

【主治】扁桃体炎、咽炎。

（九）耳背穴位

将耳背分为 5 区。分别过对耳轮上、下脚分叉处耳背对应点和轮屏切迹耳背对应点作两条水平线,将耳背分为上、中、下三部,上部为耳背 1 区,下部为耳背 5 区;再将中部分为内、中、外 3 等份,内 1/3 为耳背 2 区,中 1/3 为耳背 3 区,外 1/3 为耳背 4 区。

1. 耳背心

【定位】在耳背上部,即耳背 1 区。

【主治】心悸、失眠、多梦。

2. 耳背肺

【定位】在耳背中内部,即耳背 2 区。

【主治】哮喘、皮肤瘙痒症。

3. 耳背脾

【定位】在耳背中央部,即耳背 3 区。

【主治】胃痛、消化不良、食欲不振。

4. 耳背肝

【定位】在耳背中外部,即耳背 4 区。

【主治】胆囊炎、胆石症、胁痛。

5. 耳背肾

【定位】在耳背下部,即耳背 5 区。

【主治】头晕、头痛、神经衰弱。

6. 耳背沟

【定位】在对耳轮沟和对耳轮上、下脚沟处。

【主治】高血压、皮肤瘙痒症。

（十）耳根穴位

1. 上耳根

【定位】在耳郭与头部相连的最上处。

【主治】鼻衄。

2. 耳迷根

【定位】在耳轮脚沟的耳根处。

【主治】胆囊炎、胆石症、胆道蛔虫症、鼻塞、心动过速、腹痛、腹泻。

3. 下耳根

【定位】在耳郭与头部相连的最下处。

【主治】低血压、下肢瘫痪、小儿麻痹后遗症。

五、耳针法的临床应用

（一）适用范围

耳针法在临床治疗的疾病范围很广,不仅用于治疗许多功能性疾病,而且对一部分器质性疾病,也有一定疗效。其适应证主要包括:

1. **疼痛性疾病** 如头痛、神经性疼痛和各种扭挫伤等。

2. **炎症性疾病** 如急性眼结膜炎、中耳炎、牙周炎、咽喉炎、扁桃体炎、腮腺炎、气管炎、肠炎、盆腔炎、风湿性关节炎、面神经炎、末梢神经炎等。

3. 功能紊乱性疾病 如眩晕症、心律不齐、高血压、多汗症、胃肠神经症、月经不调、遗尿、神经衰弱、癔症等。

4. 变态反应性疾病 如过敏性鼻炎、哮喘、过敏性结肠炎、荨麻疹等。

5. 内分泌代谢性疾病 如甲状腺功能亢进或低下、绝经前后诸证等。

6. 传染性疾病 如细菌性痢疾、疟疾、青年扁平疣等。

7. 其他 还可用于针刺麻醉、催产、催乳、预防感冒、晕车、晕船、预防和治疗输血及输液反应、戒烟、戒毒、减肥、美容等。

(二) 选穴原则

临床常用的处方选穴原则有：

1. 按相应部位选穴 如胃病选胃穴，目病选眼穴，膝关节痛选膝穴等。

2. 按中医理论选穴 根据脏腑理论，按各脏腑的生理功能和病理反应进行辨证取穴，如眼疾选肝穴，耳疾选肾穴，皮肤疾患选肺穴等；根据十二经脉循行和其病候选取耳穴，如牙痛取大肠穴，坐骨神经痛取膀胱穴等。

3. 按西医理论选穴 如月经不调选内分泌穴，炎性疾病选肾上腺穴，神经系统疾病选脑干等。

4. 根据临床经验选穴 如神门穴是止痛、镇静的要穴，枕是止晕要穴，耳尖穴放血可用于退热、降压、镇静、抗过敏等。

(三) 耳穴探查方法

人体发生疾病时，往往会在耳郭相应的区域出现反应，如胃病时在胃穴区、肺病时在肺穴区可见反应点。反应点可表现为变形、变色、脱屑、丘疹、压痛明显和皮肤电阻低等。这些反应点可用于辅助诊断和治疗。常用探查方法有：

1. 望诊法 是用肉眼或放大镜在自然光线下，直接观察耳郭皮肤有无变色、变形等征象。如脱屑、丘疹、水疱、充血、硬结、疣赘、色素沉着以及血管的形状、颜色的变异等。

2. 压痛法 用弹簧探棒或火柴棒等在与疾病相应的耳穴区由周围向中心均匀的探压。当探棒压迫到痛点时，患者会出现皱眉、眨眼、呼痛、躲闪等反应。

3. 电测法 用耳穴电子探测仪器，测定耳穴皮肤电阻、电位、电容等变化，如电阻降低，导电量增加，形成良导点者，可供诊断参考。

临床应用时，应将各种方法有机结合，且排除假阳性，才能全面了解反应点的位置与变化，为疾病的诊治提供依据。

(四) 耳穴的刺激方法

耳穴的刺激方法很多，目前临床常用的有以下几种。

1. 耳穴毫针法 指使用毫针刺入耳穴以防治疾病的一种方法。操作步骤如下：

(1)定穴和消毒：先定准耳穴。要根据处方所选耳穴，在穴区内寻找阳性反应点，做上标记，作为施治的刺激点。如果探查不到反应点，就按耳穴定位的穴点进行治疗。然后，应用75% 乙醇溶液或碘伏在施术部位进行规范的消毒。

(2)体位和进针：选择患者舒适、医者便于操作的体位。进针时，医生一手固定耳郭，另一手拇、食、中指持针刺入耳穴。针刺的方向视耳穴所在部位灵活掌握，针刺的深度应视患者耳郭局部的厚薄而定，一般刺入 0.1~0.3cm，以不穿透对侧皮肤为度。针刺手法以小幅度捻转为主。刺激强度应根据患者的病情、体质及耐受度综合考虑。

(3)留针和出针：留针时间一般为15~30分钟，慢性病、疼痛性疾病可适当延长。留针期间，宜间断行针 1~2 次。出针时，医者一手固定耳郭，另一手将针拔出，再用无菌干棉球或棉签按压针孔,以防出血。扭伤或肢体功能障碍患者,在耳针留针期间,应进行适量的肢体活动和功能锻炼,以提高疗效。

2. 耳穴埋针法　指使用皮内针埋入耳穴以防治疾病的一种方法。适用于疼痛性疾病和慢性疾病,起到持续刺激、巩固疗效和防止复发的作用。

操作方法:严格消毒后,医者一手固定耳郭,另一手用镊子或止血钳夹住揿针针柄刺入耳穴,用医用胶布固定并适度按压(图5-69),根据病情嘱患者每日定时按压3~5次。一般取患侧耳郭,必要时也可取两耳进行治疗。一般留置1~3日后取出揿针,并消毒埋针部位,5次为1个疗程。

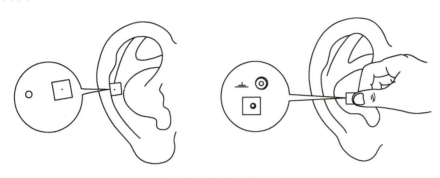

图 5-69　耳穴埋针法

3. 耳穴压丸法　指使用一定丸状物贴压耳穴以防治疾病的一种方法。是在耳穴毫针、埋针法的基础上产生的一种简易方法。不仅能收到毫针、埋针同样的疗效,而且安全、无创、无痛,且能起到持续刺激的作用。

压丸所用材料可就地取材,如王不留行、油菜籽、莱菔子、六神丸、小米、白芥子及磁珠等。凡是表面光滑,质硬,无副作用,适合贴压耳穴面积大小的物质均可选用。目前,临床广泛使用的是王不留行和磁珠。操作方法,将材料清洗消毒后黏附在 0.6cm×0.6cm 大小的胶布中央(一般选用医用脱敏胶布),医者一手固定耳郭,另一手将其贴敷于穴位上(图5-70),并适度按揉,使耳郭有发热、肿痛感。根据病情嘱患者每日定时按揉3~5次,2~4日更换一次,两耳交替进行。

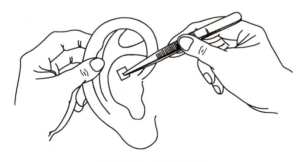

图 5-70　耳穴压丸法

4. 耳穴刺血法　指使用一定针具点刺耳穴出血以防治疾病的一种方法。有镇静开窍、泄热解毒、消肿止痛、去瘀生新等作用,用于实热、阳闭、瘀血、热毒等病证。

操作方法,先按摩耳郭使其充血。常规消毒后,医者一手固定耳郭,另一手持针点刺耳穴,挤压使之适量出血。施术后以无菌干棉球或棉签按压止血并消毒刺血部位。一般隔日1次,急性病可1日治疗2次。

此外,还有其他的操作方法如耳穴注射法、耳穴电针法、耳穴激光法、耳穴磁疗法、耳夹法、耳穴割治法等。

（五）注意事项

1. 严格消毒，防止感染。
2. 耳穴局部有湿疹、溃疡、冻疮时，该耳穴禁用耳针。
3. 有习惯性流产史的孕妇禁用耳针；妊娠期间慎用耳针。
4. 紧张、疲劳、虚弱患者宜卧位针刺以防晕针。
5. 凝血机制障碍患者禁用耳穴刺血法。

第九节　针刀疗法

在针刀医学理论的指导下，应用针刀治疗疾病的方法和技术，称为针刀疗法。针刀疗法是在中国古代"九针"的基础上，结合现代医学外科用手术刀而发展形成的，具有针刺与局部微创手术的双重治疗作用。

针刀由针刀柄、针刀体和刀刃三部分组成，其中刀刃端呈线形刃口，称刀口线，其方向与针刀柄一致。

一、操作步骤及方法

1. 治疗点选择　依据病情，选择病变组织解剖结构体表投影点。如各种软组织损伤性疾病，选择相应部位的肌肉、韧带、筋膜在骨面起止点体表投影点；脊柱相关性疾病，取相应脊柱棘突、棘间、两侧关节突关节囊及横突部位体表投影点；神经卡压综合征，选择卡压部位 Tinel 征阳性点旁开 0.5cm 处。

2. 刀具选择　根据治疗点，选择适宜的针刀刀具。针刀刀具因针刀柄形状、针刀体直径不同分为 I 与 II 型针刀（图 5-71），常用的为 I 型针刀，根据针刀体长度不同，分为 I 型 1号、I 型 2 号、I 型 3 号和 I 型 4 号针刀，针刀体长度依次为 12cm、9cm、7cm、4cm（图 5-72）。刀柄为一扁平葫芦形，刀体为圆柱形，直径为 1mm，刀刃为楔形，末端扁平带刃，刀口为齐平口，刀口线为 1mm，刀口线和刀柄在同一平面内。

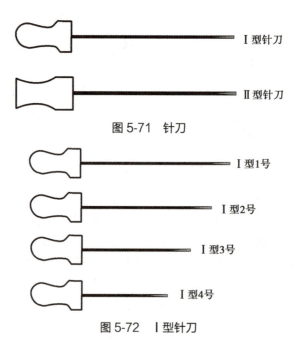

图 5-71　针刀

图 5-72　I 型针刀

3. 体位选择　选择医者便于操作,患者放松、易于持久的适宜体位,可能的情况下,尽量采用卧位。

4. 环境要求　应建立针刀专用治疗室,每日进行环境消毒。工作人员应穿无菌手术衣,戴一次性口罩和手术帽。

5. 消毒

(1)刀具消毒:应采用高温高压消毒法,推荐使用一次性针刀刀具。

(2)施术部位消毒:使用 0.5% 碘伏棉球或纱块对施术部位消毒两遍,然后铺上无菌洞巾,治疗点位于洞巾中间。

6. 局部麻醉　每个治疗点注射 1% 利多卡因溶液 1ml,其用量控制在每人每次 10ml 内。

7. 施术方法

(1)针刀持针方法:施术者以食指和拇指捏住针刀柄,中指在针刀体的中上部以抵住针体,无名指和小指置于施术部位的皮肤上,作为刺入时的一个支撑点,以控制针刀的刺入深度。

(2)针刀进针方法:遵循定点、定向、加压分离、刺入四步规程。

1)定点:在确定病变部位并准确掌握该处的解剖结构后,在进针部位做一标记。

2)定向:将刀刃压在进针刀点上,使刀口线与大血管、神经及肌肉纤维走向平行。

3)加压分离:持针刀手的拇指、食指捏住针刀柄,其余三指托住针刀体,稍加压力不使刺破皮肤,使进针点处形成一线形凹陷,将浅层神经和血管分离在刀刃两侧。

4)刺入:继续加压,快速刺破皮肤,然后匀速推进至病灶部位。

(3)常用针刀刀法

1)纵行疏通法:刀体以皮肤为圆心,刀刃端在体内沿刀口线方向做纵向运动。

2)横行剥离法:刀体以皮肤为圆心,刀刃端在体内垂直刀口线方向做横向运动,是在纵行疏通法基础上进行的。

3)提插切割法:刀刃抵达病变部位后,切割第 1 刀,然后上提 0.5cm,再向下插入 0.5cm,切割第 2 刀,如此提插 3 刀为宜。

4)骨面铲剥法:针刀到达骨面后,刀刃沿骨面或骨嵴将粘连的组织从骨面上铲开,以感觉刀下有松动感为度。

5)通透剥离法:针刀刺破囊壁,经过囊内,再刺破对侧囊壁。

(4)针刀出针方法:出针时,应迅速将针刀取出,压迫止血 3 分钟后用创可贴或无菌敷料覆盖施术部位。针刀术后,施术部位应保持清洁、干燥,防止局部感染,24 小时后去除创可贴或无菌敷料。

8. 治疗间隔时间及疗程　针刀间隔时间以 5~7 天为宜,一般 3 次为 1 个疗程,每个治疗点只做 1 次针刀治疗。

二、适用范围

针刀疗法的适用范围较为广泛,主要用于各种慢性软组织损伤性疾病、骨质增生性疾病与骨关节疾病、神经卡压综合征、部分关节内骨折和骨折畸形愈合、瘢痕挛缩等。另外,某些与脊柱相关的内脏疾病和妇科疾病,如慢性支气管炎、功能性心律失常、慢性胃炎、痛经、月经不调、慢性盆腔炎等,先天性斜颈、"O" 形腿、"X" 形腿等儿科疾病,鸡眼、带状疱疹后遗症等皮肤科疾病也可选用。

三、注意事项

除遵循针灸施术等的注意事项外,针刀治疗还需注意以下事项:

1. 施术时应严格执行无菌操作,防止感染。

2. 恶性贫血者、血友病、血小板减少症及其他凝血功能不全,全身发热或感染、严重内脏疾患的发作期,施术部位有红肿热痛或深部脓肿坏死者,施术部位有重要神经、血管而施术时无法避开者,结核病患者及疑有结核病史者,严重心脑血管病变,恶性肿瘤患者,严重糖尿病,血糖未控制在正常范围者,均不宜运用本法治疗。

3. 体质虚弱者,瘢痕体质者,妇女月经期、妊娠期及产后慎用本疗法。

4. 注意晕针、断针以及术后出血的预防和处理。

● (邹 伟)

学习小结

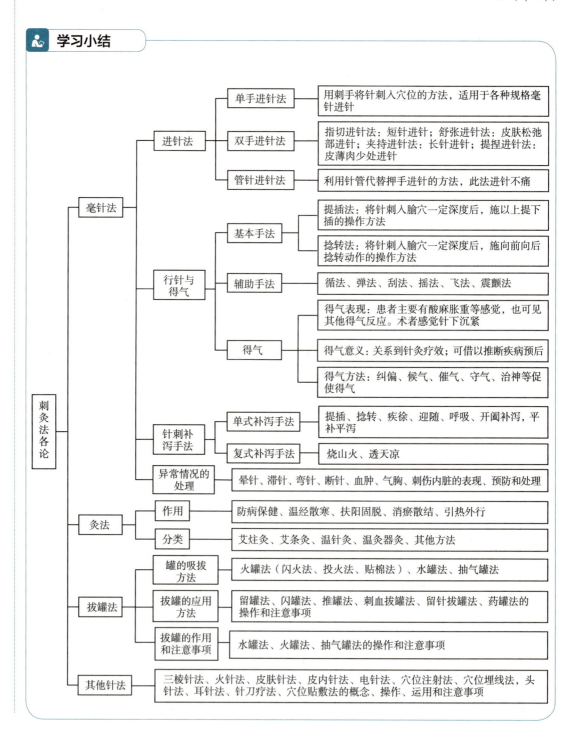

复习思考题

1. 何谓刺手、押手？进针的方法有哪些？如何区分使用？
2. 何谓得气？其临床意义有哪些？
3. 常用的针刺补泻手法有哪些？如何操作？
4. 针刺异常情况有哪些？如何处理？
5. 何谓灸法？灸法的作用有哪些？如何理解灸法的补泻？
6. 使用拔罐法、三棱针法、火针法、皮肤针法有哪些注意事项？
7. 电针的密波、疏波、疏密波各适用于哪些病证？
8. 简述头与经络的关系，头针操作时的针刺手法特点。
9. 简述耳针的临床适用范围，并举例说明其选穴原则。

扫一扫
测一测

下篇

针 灸 治 疗

◆◆◆ **第六章** ◆◆◆

针灸治疗总论

学习目标

1. 掌握针灸的治疗作用和治疗原则,针灸处方的组成原则和基本规律,针灸配穴方法和刺灸方法的选择等。
2. 掌握特定穴的临床应用。
3. 熟悉针灸临床诊治特点。
4. 了解影响针灸疗效的因素。

针灸诊治疾病分为辨证和论治两个环节,有基本的诊疗程序和特点,在各环节具有与中医其他各科的异同之处:辨证阶段,要通过"四诊"获取病情资料,体现在四诊合参,重视望诊、切诊,尤其是要突出具有针灸学特色的经络腧穴诊察方法的应用;要对病情资料进行综合分析,从而明确病因、病机、病位、病性、病势,在此过程中,各种辨证方法均可酌情选用,但要重视脏腑辨证与经络辨证相结合,重视辨证辨病相结合,重视病位在指导取穴、施术时的重要意义。论治阶段,要在遵循中医治疗大法的基础上,突出针灸的治疗原则,针对病证,治神守气,补虚泻实,清热温寒,治标治本,三因制宜;要针对辨证辨经辨病的结果,依据针灸学特有的选穴原则、配方方法选取腧穴,并选择适宜的针灸用具、刺灸方法,确定适当的治疗时间,从而组成针灸处方,处方体现了穴位与刺灸法操作并重的特点。可以看出,与中医其他各科相比,针灸在辨证论治的基本诊疗程序中,既具备理、法、方、穴、术的基本内涵,又具有鲜明的针灸诊疗特色。

第一节　针灸治疗作用和治疗原则

古代医家在长期的医疗实践中,总结出针灸具有疏通经络、调和阴阳、扶正祛邪的治疗作用。现代研究不仅从多方面证实了针灸具有上述治疗作用,而且深化了人们对针灸治疗作用机制的认识。

一、治疗作用

(一)疏通经络

疏通经络是指针灸通过调理经气,使瘀阻的经络通畅而发挥其正常生理功能,是针灸最基本和最直接的治疗作用。

经络"内属于腑脏,外络于肢节",运行气血是其主要生理功能之一,经络功能正常时,有着"内溉脏腑,外濡腠理"的生理作用。经络不通,则气血运行受阻,就会影响人体正常功能活动,常表现出麻木、肿胀、疼痛、结节、皮肤颜色改变等症状。

针灸治疗主要是通过经络、腧穴配伍和针灸方法的作用,使经络通畅,气血运行正常,从而达到治疗疾病的目的。如《灵枢·刺节真邪》曰:"用针者,必先察其经络之实虚……一经上实下虚而不通者,此必有横络盛加于大经,令之不通,视而泻之,此所谓解结也。""解结"就是疏通经络的意思。要达到疏通经络的目的,可选择相应的腧穴,采用毫针刺、三棱针点刺出血、梅花针叩刺、拔罐等不同针灸方法。

(二) 调和阴阳

调和阴阳是指针灸可使机体从阴阳的失衡状态向平衡状态转化,是针灸治疗最终要达到的根本目的。

"阴胜则阳病,阳胜则阴病。"阴阳失调是疾病发生发展的根本原因。运用针灸方法调节阴阳的偏盛偏衰,可以使机体转归于"阴平阳秘",从而恢复脏腑经络的正常功能。《素问·至真要大论》曰:"调气之方,必别阴阳。""谨察阴阳所在而调之,以平为期。"《灵枢·根结》曰:"用针之要,在于知调阴与阳,调阴与阳,精气乃光,合形与气,使神内藏。"均说明调和阴阳是针灸治疗的根本目的。

针灸调和阴阳的作用,也是通过经络、腧穴配伍和针灸方法来实现的。一般情况下,阴虚阳盛之证常采用补阴泻阳之法,阳虚阴盛之证又常采用补阳泻阴之法进行治疗。如中风后出现足内翻,经络辨证为阳(经)缓而阴(经)急,治疗时采用补阳经、泻阴经的刺法;再如阳气盛则不寐,阴气盛则多寐,根据阳跷脉、阴跷脉主寤寐的作用特点,不寐者补阴跷(照海)泻阳跷(申脉),多寐者补阳跷(申脉)泻阴跷(照海),可使阴阳平衡,得以眠安。又如阴虚阳亢所致的眩晕,当取肾俞、太溪,针刺用补法以滋阴;同时取风池、太冲,针刺用泻法以潜阳,使阴阳调和,则眩晕自止。

此外,由于阴阳之间可相互化生,相互影响,故治阴应顾及阳,治阳应顾及阴,故又有"从阴引阳,从阳引阴"的方法,正如《素问·阴阳应象大论》所云"故善用针者,从阴引阳,从阳引阴",即是调和阴阳的针刺方法。临床上常用的刺募穴治疗六腑病,刺背俞穴治疗五脏病,便是"从阴引阳,从阳引阴"刺法的典型应用,其核心仍是调和阴阳。

(三) 扶正祛邪

扶正祛邪是指针灸可扶助正气而祛除病邪。扶正祛邪既是疾病向良性方向转归的基本保证,又是针灸治疗疾病的作用过程。

疾病的发生、发展及其转归的过程,实质上是正邪相争的过程。《素问·评热病论》曰:"邪之所凑,其气必虚。"说明疾病的发生,是由于正气相对不足,邪气相对强盛所致。发病之后,正胜邪祛则病情缓解,正不胜邪则病情加重。因此,针灸治病不外乎扶助正气和祛除邪气两个方面,治疗上必须坚持扶正祛邪的原则。

扶正祛邪是依据补虚泻实的原则,通过相应的腧穴配伍和针灸方法来实现的。针灸相关的经络、腧穴,通过补虚泻实,既可以调和人体自身的气血,又可以祛除入侵的病邪,起到扶正祛邪的作用。

二、治疗原则

针灸治疗原则就是针灸治疗疾病时所依据的准则,是确立治疗方法的基础。正如《灵枢·官能》曰:"用针之服,必有法则。"针灸的治疗原则对于针灸处方选穴以及针灸操作方法的运用等都具有重要的指导意义。临床上,针灸治疗的病种众多,具体的治疗方法多种多样,但从总体上把握针灸的治疗原则具有化繁就简的重要意义。针灸的治疗原则可归纳为补虚泻实、清热温寒、标本缓急、三因制宜。

笔记栏

（一）补虚泻实

补虚泻实就是扶助正气，祛除邪气。补虚泻实是针灸治疗的基本原则。《素问·通评虚实论》说："邪气盛则实，精气夺则虚。""虚"指正气虚弱，"实"指邪气亢盛。疾病有虚实，针灸分补泻，虚者宜补，实者宜泻。如《灵枢·经脉》说："盛则泻之，虚则补之……陷下则灸之，不盛不虚以经取之。"《灵枢·九针十二原》说："凡用针者，虚则实之，满则泻之，宛陈则除之，邪胜则虚之……虚实之要，九针最妙，补泻之时，以针为之。"都是针对虚证、实证制定的补虚泻实的治疗原则。

临床上，补虚泻实是通过腧穴的选择和配伍、针灸补泻手法的不同等实现的，不同的针灸用具也有一定的偏补或偏泻的作用。首先，腧穴的选择和配伍直接影响补泻效果，而腧穴的作用，又常因所属经脉脏腑的生理特点和自身的作用特异性而有偏补偏泻的不同。另外，毫针、艾灸等治疗方法又常因施术补泻手法的不同而产生不同的治疗效果。此外，《灵枢·官针》曰："九针之宜，各有所为，长短大小，各有所施也。"《灵枢·官能》曰："针所不为，灸之所宜。"均说明不同的针灸方法，作用特点不同，补泻作用也就有别。

在针灸临床上补虚泻实原则有其特殊的含义。

1. 虚则补之，陷下则灸之　"虚则补之"，是指虚证采用补法治疗。同义者还有"虚则实之"。针灸治疗虚证，主要是通过选择具有补虚作用的腧穴，选用具有补虚作用的针灸方法，采用刺灸手法之补法等来实现的。

如特定穴中背俞穴、原穴偏于补益，脏腑经脉的虚损之证，取相应的脏腑背俞穴、原穴治疗，可改善脏腑功能，补益阴阳气血的不足；另外，关元、气海、命门、肾俞等穴，也具有偏补的作用特点。再如采用毫针补法、艾灸等可起到补虚的作用。

"陷下则灸之"，属于"虚则补之"的范畴，即指气虚下陷的治疗原则是以灸治为主。对于因脏腑经络之气虚弱，中气不足，气血及内脏失于固摄而出现的一系列病证，如久泻、久痢、遗尿、脱肛等，常灸百会、神阙、气海、关元等穴以补中益气、升阳举陷。

2. 实则泻之，宛陈则除之　"实则泻之"，是指实证采用泻法治疗。同义者还有"满则泄之""邪盛则虚之"。针灸治疗实证，主要是通过选择具有泻实作用的腧穴，选用具有泻实作用的针灸方法，采用刺灸手法之泻法等来实现的。

如特定穴中的井穴、募穴偏于泻实，脏腑经脉的实证，可取相应的井穴、募穴，以调节脏腑功能，疏泄脏腑邪气；另外，十宣、水沟、素髎、丰隆、血海、耳尖、太阳等，也具有偏泻的作用特点，取之可达到祛邪的目的。再如在穴位上施行毫针捻转、提插、开阖等泻法，或用三棱针放血，或用皮肤针重叩出血，可以起到祛除人体病邪的作用。

"宛陈则除之"，属于"实则泻之"的范畴，是实证用泻法的一种，出自《素问·针解》。该篇中说："宛陈则除之者，出恶血也。""宛"同"瘀"，有瘀结、瘀滞之义。"陈"即"陈旧"，引申为时间长久。"宛陈"泛指体表络脉瘀阻之类的病证。"除"即"清除"，指清除瘀血的刺血疗法等。"宛陈则除之"即指络脉瘀阻之类的病证可用清除瘀血的刺血疗法。对于病久入络及跌仆损伤、毒蛇咬伤、丹毒、腱鞘囊肿等病证，宜采用三棱针或皮肤针等方法使之出血，达到活血化瘀，消肿止痛的目的。如病情较重者，还可在患处局部刺血后加拔火罐（即刺络拔罐法），以排出更多的恶血，促进病愈。又如腱鞘囊肿、小儿疳积的点刺放液也属此类。此外，穴位的选择，一般多选局部络脉瘀阻处或反应点以及尺泽、委中、井穴、十宣等。

3. 不盛不虚以经取之　是指由于脏腑、经脉本身的病变，而不涉及其他脏腑、经脉，属于本经自病者，治疗应当取本经穴。《灵枢·禁服》曰："不盛不虚，以经取之，名曰经刺。"《难经·六十九难》曰："不盛不虚以经取之者，是正经自病也。"此"不盛不虚"，并非病证本身无虚实可言,而是脏腑、经络的虚实表现不明显。临床应用时还要注意,当针下得气后,一般再行均匀的提插捻转手法(即平补平泻),使本经的气血调和,脏腑功能恢复正常。

(二)清热温寒

清热是指治疗热证用清法,温寒是指治疗寒证用温法。《灵枢·经脉》所说的"热则疾之,寒则留之",是针对热性病证和寒性病证制定的清热、温寒的治疗原则。另如《素问·至真要大论》所云"寒者热之,热者寒之,温者清之,清者温之",也是同义。

1. 热则疾之　"疾"与"急"相通,有快速针刺之义。"热则疾之"是指热性病证的治疗原则是浅刺疾出或点刺放血,手法宜轻而快,可以不留针或短暂留针,以清泻热毒。因为病性属热,故只针不灸,针用泻法,以清泻热毒。如风热感冒,常取大椎、曲池、合谷、外关等穴,浅刺疾出,可达到清热解表的目的。若伴有咽喉肿痛者,可用三棱针在少商穴点刺出血,以加强泻热、消肿、止痛的作用。

2. 寒则留之　"留"有留针之义。指出寒性病证的治疗原则是深刺而久留针,以达温经散寒的目的。因寒性凝滞而主收引,针刺时不易得气,故应留针候气;加艾灸更能助阳散寒,使阳气得复,寒邪乃散。如寒邪在表,留于经络者,艾灸法较为适宜;若寒邪在里,凝滞脏腑,则针刺应深而久留,或配合"烧山火"针刺手法,或加用艾灸,以温针法最为适宜。

热证和寒证在临床上的表现往往错综复杂、变化多端,所以清热温寒的运用也应灵活。如热邪入里,即"阴有阳疾",可采用深刺久留针的方法;如寒邪在表,也可浅刺不留针,或用点刺法治疗。

(三)治病求本

"标""本"是相对的概念,在中医学中具有丰富的内涵,可用以说明病变过程中各种矛盾的主次关系。如从正邪双方而言,正气为本,邪气为标;从病因与症状而论,病因为本,症状为标;从疾病的先后来看,旧病、原发病为本,新病、继发病为标;从病变部位来看,内脏为本,体表为标等。

治病分标本缓急,就是抓主要矛盾。《素问·至真要大论》说:"病有盛衰,治有缓急。"说明对于任何一种病证,都要根据病证的轻重缓急进行治疗。《素问·标本病传论》说:"病有标本,刺有逆从,奈何……知标本者,万举万当,不知标本,是谓妄行。"明确指出治标治本是重要的针灸治疗原则,强调了标本理论对指导针灸临床具有重要意义。标本缓急的运用原则有以下几个方面。

1. 治病必求于本　《素问·阴阳应象大论》曰:"治病必求于本。"任何疾病的发生、发展,总是要通过若干症状表现出来,但这些症状只是疾病的现象,而不是疾病的本质。只有运用四诊收集病史和症状,并通过综合分析,才能透过现象看到疾病的本质,找出疾病的症结,进行适当的治疗。

正虚者固其本,邪盛者祛其邪;治其病因,症状可除;治其先病,后病可解,这就是"伏其所主,先其所因"的深刻含义。如肾阳虚引起的五更泻,泄泻是症状为标,肾阳不足是病因为本,治宜灸气海、关元、命门、肾俞。再如头痛,可由外感、痰阻、瘀血、血虚、肝阳上亢等多种原因引起,治疗时就不能单纯地采用对症治疗,而应该通过综合分析,确定病因、病位(太阳经、阳明经、少阳经、厥阴经),选用相应的经络腧穴,才能收到满意的效果。

2. 急则治其标,缓则治其本　在一般情况下,治病求本是一个根本法则,但在某些紧急情况下,应按"急则治其标,缓则治其本"的原则,先治标病,后治本病。

急则治标,是指标病急于本病时,首先要治疗标病,治标是在紧急情况下的一种权宜之计,而治本才是治病的根本目的。如《灵枢·病本》曰:"先病而后中满者,治其标……大小便不利,治其标。"又如不论任何原因引起的高热、抽搐,应当首先针刺大椎、水沟、合谷、太冲等穴,以泻热、开窍、息风止痉。不论哪种原因引起的小便潴留,均应首先针刺中极、膀胱俞、水道、秩边、委阳,急利小便,然后再根据疾病的发生原因从本论治。

缓则治本尤其对于慢性病和急性病的恢复期有重要的指导意义。如脾胃虚弱,气血化生不足引起的月经量少或闭经,经少或闭经为标,脾胃虚弱为本,治宜针灸足三里、三阴交、血海、中脘以补益脾胃,脾胃和气血足,则月经自调。

3. **标本同治** 当标病和本病处于俱重或俱缓的状态时,单纯扶正或祛邪都不利于病情的恢复,应当采取标本同治的方法。如体虚感冒,若单用解表可使正气更虚,而单纯扶正则可能留邪,故当益气解表,补足三里、气海、关元,泻合谷、风池、列缺。再如肾虚腰痛,治当补肾壮腰、通络止痛,可取肾俞、太溪补肾壮腰以治本,取阿是穴、委中通络止痛以治标。

当标病与本病处于俱缓状态时,也可采用标本兼治法,如脾虚气滞引起的腹胀,既取脾俞、胃俞、足三里健运脾阳治本,又取大横、天枢、公孙理气消胀治标。

(四) 三因制宜

"三因制宜"是指因人、因时、因地制宜,即根据治疗对象、地理环境、季节(包括时辰)等具体情况制定适宜的治疗方法。

1. **因人制宜** 是指根据患者的体质、性别、年龄等不同特点而制定适宜的治疗方法。

患者个体差异是决定针灸治疗方法的重要因素,如体质虚弱、皮肤薄嫩、对针刺较敏感者,针刺手法宜轻;体质强壮、皮肤粗厚、针感较迟钝者,针刺手法可重些。又如男女性别不同,各有生理特点,其中妇人以血为用,女性患者有经期、孕期、产后等情况,治疗时应予注意。此外,年龄不同,针刺方法也有差异。如《灵枢·逆顺肥瘦》曰:"年质壮大,血气充盈,肤革坚固,因加以邪,刺此者,深而留之……婴儿者,其肉脆血少气弱,刺此者,以毫针,浅刺而疾发针,日再可也。"

2. **因时制宜** 是指根据不同的季节和时辰特点,选择适宜的治疗方法。四时气候的变化,对人体的生理功能、病理变化均可产生一定的影响。如《灵枢·终始》曰:"春气在毛,夏气在皮肤,秋气在分肉,冬气在筋骨,刺此病者各以其时为齐。"《难经·七十难》也认为:"春夏者,阳气在上,人气亦在上,故当浅取之;秋冬者,阳气在下,人气亦在下,故当深取之。"均说明春夏宜浅刺,秋冬宜深刺。

人体气血流注呈现出与时辰变化相应的规律,针灸治疗注重取穴与时辰的关系,强调择时选穴,即根据不同的时辰选取不同的腧穴进行治疗,这就是时间针法。古人观察到自然界的日月、星辰、四时气候、时辰的变化与人体十二经脉气血的流注有密切关系,创立了子午流注针法、灵龟八法、飞腾八法等,这些即是"因时制宜"治疗原则的具体运用。

因时制宜还包括针对某些疾病的发作或加重的时间规律而选择有效的治疗时机,对提高疗效有极其重要的意义。如果疾病的发作和加重有明显的时间规律性,应在发作前进行针灸治疗。如治疗疟疾多在发作前2~3小时施行针灸,治疗痛经一般宜在月经来潮前几天开始针灸,直到月经结束为止;女性不孕症,在排卵前后几天连续针灸等。

3. **因地制宜** 是根据不同的地理环境特点制定适宜的治疗方法。由于不同的地理环境、气候条件和生活习惯,人的生理活动和病理特点也不尽相同,所以治疗方法也有差异。一般认为,如在寒冷的地区,治疗多用温灸,而且施灸壮数较多、灸量较重;在温热地区,灸法则较少应用,如需施灸,壮数宜少,灸量宜轻,如《素问·异法方宜论》载:"北方者……其地高陵居,风寒冰冽,其民乐野处而乳食,脏寒生满病,其治宜灸焫……南方者……其地下,水土弱,雾露之所聚也,其民嗜酸而食胕,故其民皆致理而赤色,其病挛痹,其治宜微针。"

第二节　针灸临床诊治特点

辨证论治是中医学的基本特点之一,针灸临床诊治过程也包括辨证与论治两个重要环节。针灸临床诊治的特点主要包括辨证与辨经结合、辨证与辨病结合、调神与调气并重三个方面。

一、辨证与辨经结合

辨证即运用中医理论,将四诊所搜集到的有关疾病的各种症状和体征,加以分析、综合判断为某种性质的"证候",亦即"证"。辨经,即运用经络理论,根据患者的各种症状和体征来辨别其病变经脉脏腑归属,从而选择相应的经络腧穴进行治疗。辨证与辨经都是针灸临床辨证论治的核心。因为辨证是中医诊治的最基本特征,针灸临床对许多疾病的诊治可以采用辨证的方法;同时,人体内脏的病变,往往会在其相关的经脉循行部位或腧穴上出现异常反应,而针灸治病,就是直接作用于这些部位或腧穴,通过经络的传导反应,以达到治病的目的。

针灸临床辨证,以脏腑辨证、经络辨证为主,但也离不开八纲辨证、气血津液辨证、三焦辨证、病因辨证等。

其中,经络辨证是最具有针灸特色的辨证方法。针灸临床在辨病和辨证之外,必须进行经络辨证,进一步确定疾病与何经相关,应取何经何穴进行治疗。因此,经络证治是针灸临床最重要最鲜明的诊治特点,其重要性正如《扁鹊心书》所言"学医不明经络,开口动手便错"。《灵枢·卫气》说:"能别阴阳十二经者,知病之所生;候虚实之所在者,能得病之高下。"《灵枢·官能》说:"察其所痛,左右上下,知其寒温,何经所在。"《灵枢·经脉》将不同的病候按十二经脉系统进行分类,成为历代针灸临床辨证归经的依据。金元时期窦默《针经指南·标幽赋》说:"既论脏腑虚实,须向经寻。"明代张三锡《经络考》载:"脏腑阴阳,各有其经,四肢筋骨,各有其主,明其部以定经。"均说明应用脏腑经络进行辨证时,或根据疼痛所在部位进行归经,或将复杂的症状进行经脉归属,可以有的放矢地指导循经取穴,大大提高治病效果。如足厥阴之脉布于胸胁,达于乳部,若肝郁化火,循经上乳,结聚而成乳痈,可取肝经行间、期门等穴进行治疗。

经络辨证主要包括:对于有明确和固定部位的病证,可以根据经脉循行,对其所在部位进行归经,即辨病位归经;对于症状复杂的病证,则主要根据《灵枢·经脉》中十二经脉"是动则病""是主某所生病"进行经脉归属,即辨病候归经。另外,经络辨证除了辨病位归经、辨病候归经外,还要根据病情特点,灵活应用奇经八脉理论、络脉理论、经筋理论、皮部理论等进行经络辨证,辨明疾病所在经络组织,从而更好地指导选穴。

在中医辨证过程中,涉及病位问题。辨别病位,在针灸治疗中具有重要的意义。既要辨别疾病所在脏腑之病位,又要辨别所在经脉之病位,还要明确疾病在何五官九窍、四肢百骸等,而且对于某些疾病来说,还要考虑五体组织之病位。辨明病变脏腑所在、经络所在,五官九窍、四肢百骸所在,有利于指导更好地选取腧穴;辨明五体组织之病位的深浅,对于确定适宜的治疗方法,准确施术有重要作用。如《素问·调经论》曰:"病在脉,调之血;病在血,调之络;病在气,调之卫;病在肉,调之分肉;病在筋,调之筋;病在骨,调之骨。"《素问·刺齐论》有刺皮、刺脉、刺肉、刺筋、刺骨之分;《灵枢·官针》"五刺""九刺""十二刺"中的部分内容也强调要依病变部位之深浅而决定针刺的深浅。

临床应用上,辨证与辨经并不矛盾。辨证,本身就包含经络辨证,在明确辨证的基础上,结合经络的循行部位及所联系的脏腑而辨证归经,然后根据辨证与辨经的结果,进行相应的配穴处方,依方施术,或针或灸,或针灸并用。针对不同类的疾病,如脏腑病、外经病、官窍病,可以分别采用以脏腑辨证为主,或经络辨证为主,或脏腑辨证与经络辨证并重的诊治方法。

二、辨证与辨病结合

"病"是具有稳定的内在规律性的特异的诊断概念,是对疾病全过程中总体属性、特征和基本病理规律的概括。辨病就是对疾病做出诊断,应该说辨病论治是中西医学共有的概念和原则。

辨病和辨证是两种必不可少的辨识疾病病位、性质的方法,两者相互联系、相互补充。辨病可以为辨证从整体上、宏观上把握疾病的病位、病势及发展变化;辨证可以为辨病在分析、认识疾病某一阶段患者的功能状态时提供依据。在辨病与辨证综合思维的基础上,根据病变部位与性质确定相应的针灸治疗方案,这一诊疗模式的有效性和可操作性已经为大量实践所证实。

辨证与辨病结合既包括了辨证与中医辨病相结合,也包括了辨证与西医辨病相结合。许多腧穴对某一疾病甚至对某一系统的疾病有较好的治疗效果,通过辨病可以相应地选用这些腧穴,如中医辨病为胃痛、呕吐、呃逆等胃腑疾病,常选用中脘、内关、足三里治疗,组成处方时,就可以在对病选取这些腧穴的基础上再对证配穴,属于肝气犯胃者加太冲,属于脾胃虚弱者加脾俞、胃俞。随着时代的进步,辨病的内涵有了新的变化,现代临床更多地吸收和引入现代科技和医学成果,用中医理论的思维方式结合现代疾病的生理病理和临床表现进行辨证论治,已经成为当今中医针灸临床有效的诊疗模式。如针灸临床常见的神经系统和运动系统的疾病,在中医辨病、辨证的过程中,很有必要结合西医的辨病诊断。如颈椎病的西医不同分型,针灸取穴和施术有所不同;腰痛一病,也因腰椎骨质增生、腰椎间盘突出症、腰肌劳损的不同而采用不同的治疗方案;抑郁性神经症的治疗中,以西医辨病与中医辨证相结合进行论治也已形成基本共识。

三、调神与调气并重

调神又称治神、守神。调神在针灸医典中,主要指治医者之神、治患者之神两个方面。关于治医者之神,《素问·宝命全形论》说:"凡刺之真,必先治神。"此文原意,一是指在针灸施治前后注重调治患者的精神状态;二是指在针灸操作过程中,医者专一其神,意守神气;同时令患者神情安定,意守感传。另如"神在秋毫,属意病者"(《灵枢·九针十二原》),"必一其神,令志在针"(《灵枢·终始》),均强调了治医者之神。关于治患者之神,《素问·举痛论》指出:"惊则心无所倚,神无所归,虑无所定,故气乱矣。"所以,针刺前后必须使患者的情绪保持平稳才可以针刺。《灵枢·终始》曰:"大惊大恐,必定其气,乃刺之。"说明要使患者情绪平稳配合治疗提高疗效。在针刺禁忌中,《灵枢·终始》则提示"新怒勿刺,已刺勿怒"。《素问·调经论》曰:"刺微奈何?岐伯曰:按摩勿释,出针视之,曰我将深之,适人必革,精气自伏,邪气散乱,无所休息,气泄腠理,真气乃相得。"均强调了治患者之神。可以说调神贯穿于针灸治病的全过程之中。

💭 思政元素

学习"上工"精神,重视医患沟通

"调神"是针灸临床的重要内容,是"上工"与"下工"的显著区别之一。调神不仅需要医者亲力,还需患者配合亲为。在学习针灸过程中,要注重学习调神的方法,其中重要的内容是学习医患沟通的技巧,让患者全心配合医者的针灸操作,并且及时掌握患者对针灸治疗的细微反应,随机应变,以提高针灸临床疗效。

笔记栏

所谓调气就是采用补虚泻实等针刺手法使经气调和。《灵枢·刺节真邪》说："用针之类，在于调气。"《灵枢·终始》说："凡刺之道，气调而止，补阴泻阳，音气益彰，耳目聪明，反此者血气不行"。针灸治病就是通过采用各种刺灸方法，刺激一定的腧穴，以激发经气，疏通全身气血，从而使偏盛偏衰的脏腑功能趋于和谐平衡，这就是"调气"。

在两者的作用关系上，《素问·针解》说："制其神，令气易行也。"《灵枢·官能》指出："工之用针也……明于调气。"又说："用针之要，无忘其神。"说明调气和调神是密不可分、相互促进的。其中气的活动以神为主导，神动则气行，患者神志专一，精神内守，医者也要神志专一，这样有助于针灸得气，达到气至病所。而调气又是调神的重要环节或具体的手段，通过调气，有助于"神守志一"，从而进一步改善患者的功能状态。调神和调气是针灸作用的关键，其他作用都是建立在调神调气基础上的。

第三节　针灸配穴处方

针灸处方是在中医理论尤其是经络学说指导下，依据选穴原则和配穴方法，选取腧穴并进行配伍，确立刺灸法而形成的治疗方案。针灸处方包括两大要素，第一是腧穴，第二是刺灸方法。有关刺灸方法的主体内容如前所述，有关腧穴选择的基本选穴原则、配穴方法如下。

一、选穴原则

选穴原则是临证选穴应该遵循的基本法则，主要包括近部选穴、远部选穴、辨证选穴和对症选穴。近部选穴和远部选穴是主要针对病变部位而确定腧穴的选穴原则；辨证选穴和对症选穴是针对疾病的证候或主要症状而确立的选穴原则。

（一）近部选穴

近部选穴是指选取病痛所在部位或邻近部位的腧穴。这一取穴原则是根据腧穴普遍具有近治作用的特点而来的，体现了"腧穴所在，主治所在"的治疗规律。应用范围非常广泛，适用于几乎所有病证，更多用于治疗体表部位较明显、病变范围较局限者，如眼病取睛明，耳病取听宫，鼻病取迎香，胃痛取中脘，膝痛取膝眼等。

近部选穴不受经脉制约，凡是病变局部或邻近的穴位，无论属于哪条经脉均可选取。

（二）远部选穴

远部选穴是指选取距离病痛较远处部位的腧穴。这一取穴原则是根据腧穴具有远治作用的特点提出来的，体现了"经脉所通，主治所及"的治疗规律，是针灸处方选穴的基本方法。远部选穴在针灸临床上应用十分广泛，通常以肘膝关节以下的穴位为主。广泛用于治疗脏腑、头面、五官、躯干疾患。如胃痛选足阳明胃经的足三里，腰背痛选足太阳膀胱经的委中，上牙痛选足阳明胃经的内庭，下牙痛选手阳明大肠经的合谷等。

远部选穴所含内容丰富，除在本经取穴外，还可以在表里经、同名经以及其他相关的经脉上取穴。如胃痛可选足太阴脾经的公孙（表里经的腧穴），胁痛可取手少阳三焦经的支沟（同名经的腧穴）。

（三）辨证选穴

辨证选穴是指根据疾病的证候特点，分析病因病机而辨证选取腧穴。这一选穴原则主要是根据某些腧穴具有特殊治疗作用的特点提出来的，所含内容丰富。应用时主要是针对不同的证候、病因、病机而选取不同的穴位。

临床上有许多病证,如发热、昏厥、虚脱、癫狂、失眠、健忘、嗜睡、多梦、自汗、盗汗、贫血等均无明确的病变部位,而呈现全身症状,不能应用上述按部位选穴的方法,就需辨证选穴,如肾阴不足导致的虚热选肾俞、太溪;心肾不交导致的失眠选心俞、肾俞等。

另外,对于某些病变部位明确的疾病,根据其病因、病机而选取穴位也是治病求本原则的体现。如无论外风、内风所致的病证,均可取风池以祛风;阴挺、遗尿、脱肛因气虚不能固摄所致者,可取百会以升举阳气。

因为特定穴常与某一方面的病证有密切关系,故许多特定穴的应用属于辨证选穴的范围。

(四) 对症选穴

对症选穴是指针对疾病的突出症状而选取腧穴。由于对症选穴是长期临床经验的总结,疗效较高,又称为"经验选穴"。这是腧穴特殊治疗作用及临床经验在针灸处方中的具体运用,如发热取大椎,痰多取丰隆,哮喘取定喘,落枕取外劳宫,腰痛取腰痛点,面瘫取牵正,目赤取耳尖等。对症选穴所用的是大部分奇穴的主治特点。

以上4条选穴原则是传统的针灸处方时要遵循的基本规律,现代针灸临床,对于某些疾病还常根据西医学的神经解剖理论而选择穴位,其观点是位于神经干上的穴位可以治疗该神经分布范围的病证。如根性坐骨神经痛、带状疱疹均常选择相应的夹脊穴等。

二、配穴方法

配穴方法是指在选穴原则的指导下,针对疾病的病位、病因、病机等,选取主治相同或相近,具有协同作用的腧穴加以配伍应用的方法。其目的在于加强腧穴之间的协同作用,相辅相成,提高治疗效果。具体的配穴方法很多,可概括为按部位配穴和按经脉配穴两大类。

(一) 按部位配穴

按部位配穴是结合身体上腧穴分布的部位进行穴位配伍的方法,主要包括远近配穴法、上下配穴法、前后配穴法、左右配穴法。

1. 远近配穴法 远近配穴是以病变部位为依据,在病变附近和远部同时选穴配伍组成处方的方法。临床应用极为广泛。如眼病以局部的睛明、邻近的风池、远端的光明相配;痔疮以局部的长强、下肢的承山相配;痛经以局部的关元、远端的三阴交相配。

2. 上下配穴法 上下配穴法是将腰部以上腧穴和腰部以下腧穴配合应用的方法,临床应用较为广泛。如头项强痛,上取大椎、下配昆仑;胸腹满闷,上取内关、下配公孙;子宫脱垂,上取百会,下配气海等。如胃脘痛可上取内关,下取足三里;咽痛上取鱼际、下取太溪。八脉交会穴的配对应用即属于上下配穴法。

3. 前后配穴法 前后配穴法是将人体前部和后部的腧穴配合应用的方法,主要指将胸腹部和背腰部的腧穴配合应用,又称"腹背阴阳配穴法",在《灵枢·官针》中称之为"偶刺"。本配穴法常用于治疗脏腑疾病,如肺病前取中府,后取肺俞;心胸疾病前取巨阙,后取心俞;胃脘疼痛,前取中脘、梁门,后取胃俞、筋缩等。此法还用于治疗一些躯干病证,如腰痛前取天枢,后取肾俞;脊柱强痛,前取水沟,后取脊中等。俞募配穴属于前后配穴法。

4. 左右配穴法 左右配穴法是将人体左侧和右侧的腧穴配合应用的方法。本法是基于人体十二经脉左右对称分布和部分经脉左右交叉的特点总结而成的。

临床上,为了加强腧穴的协同作用,常选择左右同一腧穴配合运用,如胃痛可选用双侧足三里、梁丘等。但左右配穴法并不局限于选双侧同一腧穴,如右侧面瘫取右侧的地仓、颊车和左侧合谷；左侧偏头痛，选左侧的太阳和右侧的外关同样属于左右配穴。另外，左右配穴法既可以左右同取，也可以左病取右、右病取左。《灵枢·官针》中的"缪刺""巨刺"属于左右配穴法的范畴。

（二）按经脉配穴

按经脉配穴是根据经脉理论和经脉之间的联系进行配穴的方法。主要包括本经配穴法、表里经配穴法、同名经配穴法等。

1. 本经配穴法　本经配穴法是指某一脏腑、经脉发生病变时，选用本经脉的腧穴组成处方的配穴方法。如胆经郁热导致的少阳头痛，可取率谷、风池、侠溪；胃火循经上扰的牙痛，可取颊车、内庭；咳嗽可取中府、太渊；急性胃痛取足三里、梁丘等。

2. 表里经配穴法　表里经配穴法是指某一脏腑、经脉发生病变时，选取本经和其相表里经脉的腧穴组成处方的配穴方法。本配穴法以脏腑、经脉的阴阳表里配合关系为依据。如风热袭肺导致的感冒咳嗽，可选尺泽和曲池、合谷；胃痛取足三里、三阴交；肝病取期门、太冲配阳陵泉；《灵枢·五邪》载："邪在肾，则病骨痛，阴痹……取之涌泉、昆仑。"原络配穴法是表里经配穴法在临床上的具体运用。

3. 同名经配穴法　同名经配穴法是将手足同名经的腧穴相互配合组成处方的配穴方法。本法是基于同名经"同气相通"的理论，即阴阳名称相同的经络相互沟通、交会。如阳明头痛取手阳明经的合谷配足阳明经的内庭；太阳头痛取手太阳经的后溪配足太阳经的昆仑；心肾不交型的不寐取手少阴经的神门配足少阴经的太溪。

此外，按经选穴还有子母经配穴法和交会经配穴法等。

以上介绍的选穴原则和常见的配穴方法，为临床组成针灸处方提供了基本思路，一个针灸处方常是几种选穴原则和多种配穴方法的综合运用，几种方法之间存在互相渗透现象，在临床应用时要根据疾病的证候、症状灵活掌握，综合应用。

第四节　刺灸方法的选择

刺灸方法是针灸处方的要素之一，主要包括针灸方法、操作方法和治疗时间的选择。

一、针灸方法的选择

针对患者的病情和具体情况要选择相应的针灸方法。《灵枢·九针十二原》说九针"各不同形，各以任其所宜"。《灵枢·官能》曰："针所不为，灸之所宜。"均说明不同的针灸用具，作用各有所长，各有其适应证。临床应用时应根据具体病情，选择适宜的针灸方法，对不同的针灸方法要"各用其宜"，发挥各自的特异性治疗作用；"杂合以治"，将不同针灸方法有机地结合，发挥各自的作用优势，互补协同，才能取得应有的效果。

因此，在针灸处方中，既要说明使用何种针灸方法，是毫针、艾灸，还是火针、三棱针、皮肤针、耳针、头针、拔罐等；又要说明各种方法的主次之分，如是多针少灸还是多灸少针等。

二、操作方法的选择

各种针灸疗法均因其操作方法的不同而产生不同的治疗作用，针灸操作方法与针灸处方的作用密切相关。一方面要根据病情选用适宜的针灸方法，另一方面要警惕针灸方法选择不当会加重或延误病情。《灵枢·邪气脏腑病形》说："补泻反则病益笃。"《灵枢·官针》亦

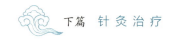

指出:"疾浅针深,内伤良肉,皮肤为痛;病深针浅,病气不泻,支为大脓。"

因此,当确定了针灸方法后,要对其具体操作方法进行说明,如毫针是用补法还是用泻法以及针刺的角度、深度等;灸法是用温和灸还是雀啄灸、隔物灸,以及施灸的壮数是多少;是用闪罐还是刺络拔罐等。尤其是对于处方中主要穴位、特殊穴位的针刺深度、针刺方向;对某些腧穴的特殊操作要求等要做明确说明。

三、治疗时间的选择

治疗时间也是提高针灸疗效的重要因素。治疗时间主要包括治疗时间点、留针时间、间隔时间、疗程等。在前述的针灸治疗原则中,有关因时制宜,谈到要注重取穴与时辰的关系,强调针对某些疾病的发作或加重的时间规律而选择有效的治疗时机的问题。在此,重点谈留针时间、间隔时间、疗程等。

1. 留针时间 是针灸处方中的重要内容。留针时间的长短与疾病的虚实寒热、在表在里、新病久病、体质强弱等也有密切关系。一般病证,以留针 20~30 分钟为宜,临诊时还要根据病情或"疾出"或"久留",必要时可留针 1 小时至数小时。如对于婴幼儿、肢体痉挛性疾病者的肢体部,则不适合留针,可施予行针手法后即出针,防止发生弯针、断针事故;而对于一些急性痛症如胆绞痛、肾绞痛等,则需要长久留针,少则 1~2 小时,多则 10 小时以上。

2. 间隔时间 一般包括两种情况:一是每次治疗的间隔时间。通常情况下,急性病每日治疗 1 次或 2 次,但对于一些需要尽早控制的疾病,例如急性传染病、剧烈疼痛等,则需要每日 2 次或每隔 5~6 小时针灸 1 次。慢性病隔日 1 次或每周 2 次。二是疗程之间的间隔时间,如《灵枢·经脉》曰:"凡刺寒热者,皆多血络,必间日而一取之。"一般 7~10 日为 1 个疗程,疗程间可休息 3~4 日。

针灸间隔时间还与不同的针灸方法有关。如穴位埋线法和应用刺络放血法而出血较多者,可 1~2 周左右治疗 1 次。施行瘢痕灸者,其间隔时间也应适当延长。

3. 疗程 掌握安排好疗程,以便在不同的病情阶段施予不同的治疗方法,有利于提高和巩固疗效。

对于急性病证,所需治疗时间较短,为数天、数周,如急性扭伤治疗 1~2 次可愈;感冒发热需要治疗 2~3 次;周围性面瘫一般在 1 个月左右,可分三期分别施予轻刺激、中等刺激、轻刺激手法。对于慢性病证,所需治疗时间较长,为数周、数月、数年。少数慢性病、疑难病和运动功能障碍性疾病,例如肥胖症、不孕症、中风、截瘫等,至少 1 个月为 1个疗程。

第五节　影响针灸疗效的因素

虽然使用同一组腧穴,但由于针灸方法、针刺深度、补泻手法、施术时间等的不同,所产生的疗效就有不同,这些都是影响针灸处方疗效的基本因素。

1. 穴有主次,术有先后 针灸处方中,腧穴有主次之分,施术有先后之别。主穴应每次必取,且要重点施术,配穴则酌情选用,不必每次俱选。

《灵枢·终始》曰:"病先起阴者,先治其阴而后治其阳;病先起阳者,先治其阳而后治其阴。"《素问·至真要大论》曰:"从内之外者,调其内;从外之内者,治其外;从内之外而盛于外者,先调其内而后治其外;从外之内而盛于内者,先治其外而后调其内。"《灵枢·周痹》也曰："痛从上下者,先刺其下以过之,后刺其上以脱之;痛从下上者,先刺其上以过之,后刺其下以脱之。"均说明施术的先后不同,其治疗作用也不相同,施术必考虑先后之分。若施术顺序不当,还有可能导致病情恶化。如《灵枢·五色》曰："病生于内者,先治其阴,后治其阳,反者益甚;其病生于阳者,先治其外,后治其内,反者益甚。"临床上,针灸施术的一般顺序是先上后下、先阳后阴,但可以根据病情灵活处理,不可拘泥。

2. 针具有别,择宜为用　毫针、艾灸、拔罐、三棱针、梅花针等作用不尽相同,临床使用时应有区别,例如实热证一般只针不灸;虚寒证应少针多灸;血瘀证宜用三棱针、梅花针放血;痹证常选用拔罐法等。因此,针灸临床上必须根据具体病证酌情选择适宜的针具。或针,或灸,或针灸并用,且要决定多针少灸或者少针多灸,方能取得应有的疗效。

3. 针刺深浅不同,治疗作用不同　针刺深浅与疗效有密切联系。《素问·刺要论》曰:"病有浮沉,刺有浅深。"针灸施术,在三因制宜之外,还要根据疾病、根据腧穴所在部位而灵活掌握针刺的深浅。根据疾病决定针刺深浅,如"甚者深取之,间者浅取之"(《灵枢·本输》),"刺阴者,深而留之;刺阳者,浅而疾之"(《灵枢·阴阳清浊》),"刺急者,深内而久留之;刺缓者,浅内而疾发针"(《灵枢·邪气脏腑病形》),"脉实者,深刺之……脉虚者,浅刺之……久病者,邪气入深,刺此病者,深内而久留之"(《灵枢·终始》)等等。根据腧穴所在部位决定针刺深浅,如"肌肉厚实处则可深,浅薄处则宜浅"(《针灸聚英》),"前面深似井,后面薄似饼,用针前面宜深,后面宜浅"(《针灸大成》)。这些都是决定临床针刺深浅的依据。一般而言,病深刺深病浅刺浅。

但针刺深浅不当,则疗效不佳甚或招致不良后果。如《灵枢·官针》有曰:"疾浅针深,内伤良肉,皮肤为痈;病深针浅,病气不泻,支为大脓。"

4. 补泻手法不同,治疗效果有异　补泻是针灸施治的基本法则,同一个腧穴处方,如果补泻手法不同,其治疗作用可完全相反,例如:补合谷、泻三阴交有行气活血通经之效,以治疗气滞血瘀之经闭、痛经;反之,泻合谷、补三阴交则有理气养血固经之效,以治疗月经过多、崩漏。又如治疗汗证,先补合谷,次泻复溜,可以发汗;反之,先泻合谷、次补复溜,则可以止汗,这都是补泻手法不同所产生的不同治疗结果。《灵枢·邪气脏腑病形》曰:"补泻反则病益笃"也提示了补泻手法的重要性。

5. 知常达变,随症增减腧穴　一个处方中,腧穴的增加或减少,不仅会影响到治疗效果,甚至会改变处方的主治。一般来说,治疗某病某证的处方主穴是基本不变的,但应随着病情的变化而增减腧穴。如治疗实证哮喘以中府、列缺、肺俞、尺泽为基本方,若是风寒太盛,可去尺泽,加风门;若属痰热,则去列缺,加丰隆;若是哮喘急性发作,则加孔最。

第六节　特定穴的临床应用

特定穴的分类及概念已经在第二章第三节中论述,本节主要讨论特定穴在临床上的具体应用。

一、五输穴的临床应用

五输穴不仅有经脉归属,还具有自身的五行属性,《灵枢·本输》指出阴经井穴属木,阳经井穴属金。按照"阴井木""阳井金"和五行生克规律进行配属,十二经脉五输穴的穴名及其五行属性见表6-1、6-2。

表 6-1　阴经五输穴表

经脉名称	井（木）	荥（火）	输（土）	经（金）	合（水）
手太阴肺经	少商	鱼际	太渊	经渠	尺泽
手厥阴心包经	中冲	劳宫	大陵	间使	曲泽
手少阴心经	少冲	少府	神门	灵道	少海
足太阴脾经	隐白	大都	太白	商丘	阴陵泉
足厥阴肝经	大敦	行间	太冲	中封	曲泉
足少阴肾经	涌泉	然谷	太溪	复溜	阴谷

表 6-2　阳经五输穴表

经脉名称	井（金）	荥（水）	输（木）	经（火）	合（土）
手阳明大肠经	商阳	二间	三间	阳溪	曲池
手少阳三焦经	关冲	液门	中渚	支沟	天井
手太阳小肠经	少泽	前谷	后溪	阳谷	小海
足阳明胃经	厉兑	内庭	陷谷	解溪	足三里
足少阳胆经	足窍阴	侠溪	足临泣	阳辅	阳陵泉
足太阳膀胱经	至阴	足通谷	束骨	昆仑	委中

根据古代文献和临床实际，五输穴的应用归纳为以下几点：

1. 按五输穴主病特点选用　《灵枢·顺气一日分为四时》云："病在脏者，取之井；病变于色者，取之荥；病时间时甚者，取之输；病变于音者，取之经；经满而血者，病在胃及以饮食不节得病者，取之于合。"其后，《难经·六十八难》又作了补充："井主心下满，荥主身热，输主体重节痛，经主喘咳寒热，合主逆气而泄。"《灵枢·邪气脏腑病形》又有"荥输治外经，合治内腑"之说。综合近代临床的应用情况，井穴多用于急救，荥穴多用于治疗热证，输穴多用于治疗经脉循行部位的肢节疼痛，合穴多用于治疗相关脏腑病等。

2. 按五行生克关系选用　五输穴具有五行属性，根据《难经·六十九难》提出的"虚者补其母，实者泻其子"的观点，将五输穴配属五行，然后按"生我者为母，我生者为子"的原则，虚证用母穴，实证用子穴。这一取穴法亦称为子母补泻取穴法。在具体运用时，分本经子母补泻和他经子母补泻两种方法。例如，肺经实证应"泻其子"，肺在五行中属"金"，因"金生水"，"水"为"金"之子，故可选本经五输穴中属"水"的合穴即尺泽；肺经虚证应"补其母"，肺属"金"，"土生金"，"土"为"金"之母，因此，应选本经属"土"的五输穴，即输穴太渊。这都属于本经子母补泻取穴。同样用肺经实证来举例，在五行配属中肺属"金"，肾属"水"，肾经为肺经的"子经"，根据"实则泻其子"的原则，应在其子经（肾经）上选取"金"之"子"即属"水"的五输穴，也即肾经合穴阴谷，此为他经子母补泻取穴。各经五输穴子母补泻取穴见表 6-3。

表 6-3　子母补泻取穴表

		脏						腑					
		金	水	木	火	相火	土	金	水	木	火	相火	土
本经子母穴	经脉	肺经	肾经	肝经	心经	心包经	脾经	大肠经	膀胱经	胆经	小肠经	三焦经	胃经
	母穴	太渊	复溜	曲泉	少冲	中冲	大都	曲池	至阴	侠溪	后溪	中渚	解溪
	子穴	尺泽	涌泉	行间	神门	大陵	商丘	二间	束骨	阳辅	小海	天井	厉兑
他经子母穴	母经	脾经	肺经	肾经	肝经	肝经	心经	胃经	大肠经	膀胱经	胆经	胆经	小肠经
	母穴	太白	经渠	阴谷	大敦	大敦	少府	足三里	商阳	足通谷	足临泣	足临泣	阳谷
	子经	肾经	肝经	心经	脾经	脾经	肺经	膀胱经	胆经	小肠经	胃经	胃经	大肠经
	子穴	阴谷	大敦	少府	太白	太白	经渠	足通谷	足临泣	阳谷	足三里	足三里	商阳

3. 按时选用　天人相应是中医整体观念的重要内容,经脉的气血运行和流注也与季节和每日时辰的不同有密切的关系。《难经·七十四难》云:"春刺井,夏刺荥,季夏刺输,秋刺经,冬刺合。"实质上是根据手足三阴经的五输穴均以井木为始,与一年春夏秋冬四季顺序相应而提出的按季节选穴。另外,子午流注针法则是根据一日之中十二经脉气血盛衰开合的时辰,选用不同的五输穴治疗,此内容将在附篇中介绍。

二、原穴、络穴的临床应用

原穴的临床应用主要表现在诊断和治疗脏腑疾病。《灵枢·九针十二原》记载:"五脏有疾也,应出十二原。"说明十二原穴能反映脏腑病候,故可用于诊断相应脏腑的疾病。《难经·六十六难》记载:"三焦者,原气之别使也,主通行三气,经历于五脏六腑。"所以针刺原穴能使三焦通达,激发原气,维护正气,抗御外邪。《难经·六十六难》说:"五脏六腑之有病者,皆取其原也。"说明原穴可用于治疗相应脏腑疾病。

络穴是络脉从本经别出的部位,因为十二络脉能沟通表里两经,有"一络通两经"之说,故十二络脉具有加强表里两经联系的作用,所以络穴除可治疗其络脉的虚实病证外,还常用于治疗表里两经的病证,正如《针经指南》所云:"络穴正在两经中间……若刺络穴,表里皆活。"如肝经络穴蠡沟,既可治疗肝经病证,又可治疗胆经病证;同样胆经络穴光明,既可治疗胆经病证,又可治疗肝经病证。可见,络穴的作用主要是扩大了经脉的治疗范围。

临床治疗中,原穴和络穴既可单独应用,也可相互配合使用。临床上常把先病经脉的原穴和后病的相表里经脉的络穴相配合,称为原络配穴法或主客原络配穴法,是表里经配穴法的典型应用。如肺经先病,先取其经的原穴太渊,大肠经后病,再取该经络穴偏历。反之,大肠经先病,先取本经原穴合谷,肺经后病,后取该经络穴列缺。十二经脉原穴与络穴见表6-4。

表6-4　十二经脉原穴与络穴表

经脉	原穴	络穴	经脉	原穴	络穴
手太阴肺经	太渊	列缺	手阳明大肠经	合谷	偏历
手厥阴心包经	大陵	内关	手少阳三焦经	阳池	外关
手少阴心经	神门	通里	手太阳小肠经	腕骨	支正
足太阴脾经	太白	公孙	足阳明胃经	冲阳	丰隆
足厥阴肝经	太冲	蠡沟	足少阳胆经	丘墟	光明
足少阴肾经	太溪	大钟	足太阳膀胱经	京骨	飞扬

三、背俞穴、募穴的临床应用

背俞穴、募穴与脏腑关系密切,因此,某一脏腑有病时,可以应用背俞穴、募穴进行治疗。如《素问·长刺节论》云:"迫脏刺背,背俞也。"《标幽赋》云:"岂不闻脏腑病,而求门、海、俞、募之微。"均说明背俞穴、募穴可以治疗脏腑病证。背俞穴和募穴不仅可以治疗相应的脏腑疾病,也可以治疗与脏腑经络相联属的五官九窍、皮肉筋骨的病证。如肺热咳嗽,可泻肺之背俞穴肺俞;寒邪犯胃出现的胃痛,可灸胃之募穴中脘;肝开窍于目,主筋,目疾、筋病可选肝俞等。

《难经·六十七难》曰:"阴病行阳,阳病行阴。故令募在阴,俞在阳。"《素问·阴阳应象大论》曰:"从阴引阳,从阳引阴。"认为脏病(阴病)多与背俞穴(阳部)相关,腑病(阳病)多与募穴(阴部)联系。明代张世贤《图注八十一难经辨真》又说:"阴病行阳,当从阳引阴,其治在俞;阳病行阴,当从阴引阳,其治在募"。所以临床上脏病多选其背俞穴治疗,腑病多选其募穴治疗。这是从阴阳理论角度来运用背俞穴、募穴的一种方法,但并不是绝对的。《灵枢·卫气》云:"气在胸者,止之膺与背腧。气在腹者,止之背腧⋯⋯"说明脏腑之气可通过气街与其背俞穴、募穴相联系。由于背俞穴、募穴密切联系脏腑之气,所以临床上常用俞募配穴法,即把病变脏腑的背俞穴、募穴配合运用,以发挥其协同作用。俞募配穴法是前后配穴法的典型应用。《素问·奇病论》载:"口苦者⋯⋯此人者,数谋虑不决,故胆虚,气上溢而口为之苦,治之以胆募、俞。"是最早记载的俞募配穴法。

背俞穴和募穴也用于诊断疾病。脏腑发生病变时,常在背俞穴、募穴出现阳性反应,如压痛、凹陷、条索状物等,因此诊察按压背俞穴、募穴,结合其他四诊资料可诊断脏腑的疾病。

背俞穴和募穴的组成见表6-5。

表6-5 背俞穴与募穴表

六脏	背俞穴	募穴	六腑	背俞穴	募穴
肺	肺俞	中府	大肠	大肠俞	天枢
心包	厥阴俞	膻中	三焦	三焦俞	石门
心	心俞	巨阙	小肠	小肠俞	关元
脾	脾俞	章门	胃	胃俞	中脘
肝	肝俞	期门	胆	胆俞	日月
肾	肾俞	京门	膀胱	膀胱俞	中极

四、八会穴的临床应用

八会穴包括脏会章门,腑会中脘,气会膻中,血会膈俞,筋会阳陵泉,脉会太渊,骨会大杼,髓会绝骨(悬钟)。8个穴位虽属于不同经脉,但对于各自所会的脏、腑、气、血、筋、脉、骨、髓相关的病证有特殊的治疗作用,故临床上常作为治疗相关病证的主要穴位。如六腑之病,可选腑会中脘,血证可选血会膈俞等。此外,《难经·四十五难》记载:"热病在内,取其会之气穴也。"提示八会穴还可治疗相关的热病。

五、郄穴的临床应用

郄穴是治疗本经和相应脏腑病证的重要穴位,多用于治疗本经循行部位及所属脏腑的急性病症。一般来说,阴经郄穴多治疗血证,阳经郄穴多治疗痛证。如肺病咯血,取肺经郄穴孔最;急性胃脘痛、乳肿痛,取胃经郄穴梁丘等。

郄穴除单独使用外,常与八会穴配合使用,故有"郄会配穴"之称。如用梁丘配腑会中脘治疗急性胃痛疗效更好。

另外,脏腑疾患也可在相应的郄穴上出现疼痛或压痛,有助于疾病的诊断。各经郄穴见表6-6。

六、下合穴的临床应用

六腑胃、大肠、小肠、胆、膀胱、三焦的下合穴依次分别为足三里、上巨虚、下巨虚、阳陵泉、委中、委阳。

下合穴主要用于治疗六腑疾病。《灵枢·邪气脏腑病形》指出:"合治内腑。"《素问·咳论》也说:"治府者,治其合。"概括了下合穴的主治特点,主要用于治疗与六腑相关的疾病,如治疗肠痛取上巨虚,治疗泄利脓血取下巨虚,治疗胆绞痛取阳陵泉等。

另外,下合穴也可协助诊断疾病。

表 6-6　十六经脉郄穴表

经脉	郄穴	经脉	郄穴
手太阴肺经	孔最	手阳明大肠经	温溜
手厥阴心包经	郄门	手少阳三焦经	会宗
手少阴心经	阴郄	手太阳小肠经	养老
足太阴脾经	地机	足阳明胃经	梁丘
足厥阴肝经	中都	足少阳胆经	外丘
足少阴肾经	水泉	足太阳膀胱经	金门
阴维脉	筑宾	阳维脉	阳交
阴跷脉	交信	阳跷脉	跗阳

七、八脉交会穴的临床应用

八脉交会穴分别与相应的奇经八脉相通,所以在临床上,此八穴既可以治疗本经脉的病证,也可以治疗所相通奇经的病证。八脉交会穴在临床上应用十分广泛。李梴在《医学入门》中说:"八法者,奇经八脉为要,乃十二经之大会也","周身三百六十穴统于手足六十六穴,六十六穴又统于八穴"。表明了这八个穴位的重要意义。

八脉交会穴在临床上,可作为远道取穴单独选用,也可配上头身部的邻近穴,远近配穴应用,又常上下配合应用,如公孙配内关,治疗胃、心、胸部的病证;后溪配申脉,治内眼角、耳、项、肩胛部的病证及发热恶寒等表证;外关配足临泣,治外眼角、耳、颊、颈、肩部的病证及寒热往来症;列缺配照海,治咽喉、胸膈、肺等部位的病证。八脉交会穴配伍及主治病证见表 6-7。

表 6-7　八脉交会穴及主治表

穴名	主治奇经病证	相配合主病
公孙	冲脉病证	胃、心、胸疾病
内关	阴维脉病证	
外关	阳维脉病证	目外眦、颊、颈、耳后、肩疾病
足临泣	带脉病证	
后溪	督脉病证	目内眦、项、耳、肩胛疾病
申脉	阳跷脉病证	
列缺	任脉病证	胸、肺、膈、喉咙疾病
照海	阴跷脉病证	

八、交会穴的临床应用

交会穴具有治疗交会经脉疾病的作用。如三阴交是脾经腧穴,足三阴经又在此相交会,故该穴不仅治疗足太阴脾经病证,也可治疗足少阴肾经和足厥阴肝经病证;大椎是督脉腧穴,手足三阳经与督脉在此相交会,故既可治疗督脉病证,又可治疗诸阳经的一些全身性疾患。历代文献对交会穴的记载略有不同,但绝大部分内容出自《针灸甲乙经》,根据该书所载,交会穴见表 6-8。

表6-8 经脉交会穴表（O所属经 √交会经）

	足太阴经	手太阴经	足厥阴经	手厥阴经	足少阴经	手少阴经	足太阳经	手太阳经	足少阳经	手少阳经	足阳明经	手阳明经	任脉	冲脉	督脉	带脉	阴维脉	阳维脉	阴跷脉	阳跷脉	备注
承浆											√	√	O		√						《针灸大成》
廉泉													O				√				
天突													O				√				
上脘								√			√		O								
中脘								√		√	√		O								手太阳、少阳、足阳明所生
下脘	√												O								
阴交													O	√							
关元	√		√		√								O								
中极	√		√		√								O								
曲骨			√										O								
会阴													O	√	√						
三阴交	O		√		√																
冲门	O		√																		
府舍	O		√														√				
大横	O																√				
腹哀	O																√				
中府	√	O																			
章门			O						√												

续表

	足太阴经	手太阴经	足厥阴经	手厥阴经	足少阴经	手少阴经	足太阳经	手太阳经	足少阳经	手少阳经	足阳明经	手阳明经	任脉	冲脉	督脉	带脉	阴维脉	阳维脉	阴跷脉	阳跷脉	备注
期门	∨		○														∨				
天池				○					∨												
横骨					○									∨							
大赫					○									∨							
气穴					○									∨							
四满					○									∨							
中注					○									∨							
肓俞					○									∨							
商曲					○									∨							
石关					○									∨							
阴都					○									∨							
腹通谷					○									∨							
幽门					○									∨							
照海					○														∨		阴跷脉所生
交信					○														∨		
筑宾					○												∨				
神庭							∨				∨				○						

续表

穴位	足太阴经	手太阴经	足厥阴经	手厥阴经	足少阴经	手少阴经	足太阳经	手太阳经	足少阳经	手少阳经	足阳明经	手阳明经	任脉	冲脉	督脉	带脉	阴维脉	阳维脉	阴跷脉	阳跷脉	备注
水沟											√	√			○						
百会							√								○						
脑户							√								○						
风府															○			√			
哑门															○			√			
大椎							√	√	√	√	√	√			○						
陶道							√								○						《铜人》
长强					√				√						○						《铜人》
睛明							○	√			√								√	√	《素问·气府论》
大杼							○	√							○						
风门							○								○						
附分							○	√													
跗阳							○													√	
申脉							○													√	阳跷脉所生
仆参							○													√	
金门							○											√			
臑俞							√	○										√		√	

236

续表

穴名	足太阴经	手太阴经	足厥阴经	手厥阴经	足少阴经	手少阴经	足太阳经	手太阳经	足少阳经	手少阳经	足阳明经	手阳明经	任脉	冲脉	督脉	带脉	阴维脉	阳维脉	阴跷脉	阳跷脉	备注
秉风								○	∨	∨		∨									
颧髎								○		∨											
听宫								○	∨	∨											
瞳子髎								∨	○	∨	∨										
上关									○	∨	∨										
颔厌									○	∨	∨										
听会									○	∨											手少阳脉气所发
悬厘									○	∨	∨										
曲鬓								∨	○												
天冲								∨	○												
率谷								∨	○												
浮白								∨	○												
头窍阴								∨	○												
完骨								∨	○												
本神									○									∨			
阳白									○									∨			
头临泣								∨	○									∨			

笔记栏

续表

穴位	足太阴经	手太阴经	足厥阴经	手厥阴经	足少阴经	手少阴经	足太阳经	手太阳经	足少阳经	手少阳经	足阳明经	手阳明经	任脉	冲脉	督脉	带脉	阳维脉	阴维脉	阳跷脉	阴跷脉	备注
目窗									○								∨				
正营									○								∨				
承灵									○								∨				
脑空									○								∨				
风池									○								∨				
肩井									○	∨							∨				
日月	∨								○								∨				
环跳							∨		○												
带脉									○							∨					
五枢									○							∨					
维道									○							∨					
居髎									○										∨		
阳交									○								∨				
臑会										∨		○									手阳明之络
丝竹空									∨	○											
天髎										∨		○					∨				足少阳脉气所发
翳风									∨	○											

续表

腧穴	足太阴经	手太阴经	足厥阴经	手厥阴经	足少阴经	手少阴经	足太阳经	手太阳经	足少阳经	手少阳经	足阳明经	手阳明经	任脉	冲脉	督脉	带脉	阴维脉	阳维脉	阴跷脉	阳跷脉	备注
角孙								√	√	○											
耳和髎								√	√	○											《铜人》
承泣											○		√							√	
巨髎											○		√							√	
地仓											○	√								√	
下关									√		○										
头维									√		○							√			
气冲											○			√							冲脉所起
臂臑												○									手阳明络之会
肩髃												○								√	
巨骨												○								√	
迎香											√	○									

（赵吉平）

笔记栏

学习小结

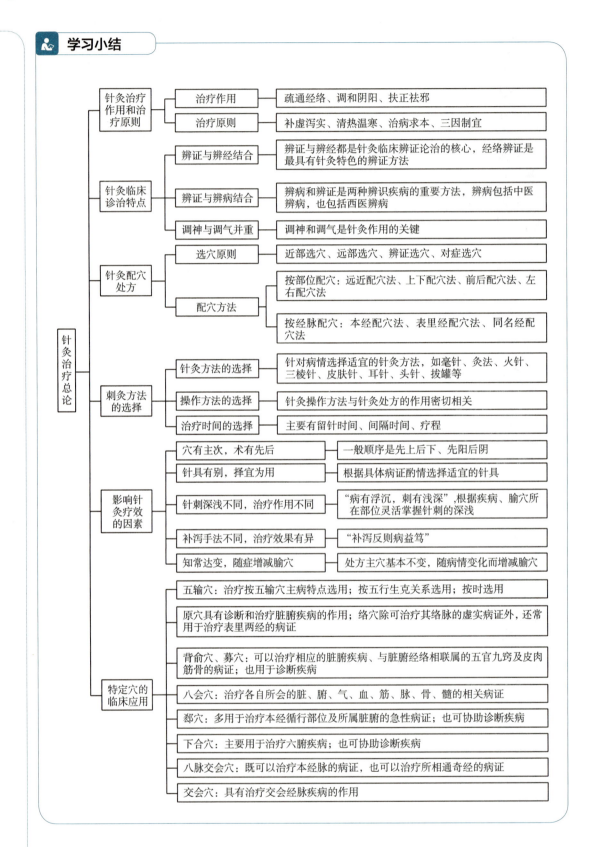

复习思考题

1. 如何理解针灸"调和阴阳"的治疗作用？

2. "陷下则灸之""菀陈则除之"的含义是什么？举例说明其临床应用。

3. 针灸的临床诊治特点是什么？对临床的指导意义如何？

4. 试举例说明"辨证与辨病结合"的临床意义。

5. 什么是"辨证选穴""对症选穴"？请举例说明。

6. 什么是前后配穴法、表里经配穴法？请举例说明。

7. 刺灸法中，时间因素对疗效的影响体现在哪些方面？

8. 请结合临床实例思考针刺深浅对治疗作用的影响。

9. 五输穴的临床应用主要包括哪些方面？

10. 络穴为什么可以治疗表里两经的疾病？

11. 如何理解《素问·阴阳应象大论》所载"从阴引阳，从阳引阴"？

12. 郄穴常用于治疗哪些疾病？

扫一扫
测一测

◇◇◇ **第七章** ◇◇◇

针灸治疗各论

> **学习目标**
>
> 1. 掌握各病的辨证要点、基本治疗,尤其是常见病的辨证要点、基本治疗。
> 2. 熟悉各病的病因病机、其他治疗。

第一节 内科病证

一、中风

中风是以突然昏仆、不省人事、半身不遂,伴口角㖞斜、语言不利,或不经昏仆仅以口㖞、半身不遂为主症的一类病证。中风的发生与多种因素有关,风、火、痰、瘀为主要病因。病位在脑,但与心、肝、脾、肾关系密切。基本病机是脏腑阴阳失调,气血逆乱,上扰清窍,窍闭神匿,神不导气。

中风多见于现代西医学中的脑血管病,名为卒中。包括缺血性脑卒中和出血性脑卒中两大类。如脑梗死、脑出血、蛛网膜下腔出血等。

【辨证要点】临床主要根据神志、肢体状态(包括偏瘫程度、肌肉紧张度、偏身感觉)、全身兼症、病程等进行辨证。

主症:半身不遂,舌强语謇,口角㖞斜。

1. 辨中经络与中脏腑 意识清楚,半身不遂,口角㖞斜,语言不利,为中经络;突然昏仆,不省人事,或神志恍惚、嗜睡,兼见半身不遂,口角㖞斜,为中脏腑。中经络者病位较浅,病情较轻,多为本病的轻症或重症的缓解期和后遗症期;中脏腑者病位较深,病情较重,多为本病重症的急性期。

2. 中经络者辨兼症 兼面红目赤,眩晕头痛,口苦,舌红或绛,苔黄,脉弦有力者,为肝阳暴亢;兼肢体麻木或手足拘急,头晕目眩,苔腻,脉弦滑者,为风痰阻络;口黏痰多,腹胀便秘,舌红,苔黄腻或灰黑,脉弦滑大者,为痰热腑实;兼肢体软弱,偏身麻木,面色淡白,气短乏力,舌黯,苔白腻,脉细涩者,为气虚血瘀;兼肢体麻木,手足拘挛,眩晕,耳鸣,舌红,苔少,脉细数者,为阴虚风动。

3. 中脏腑者辨闭证与脱证 神昏,牙关紧闭,口噤不开,两手握固,肢体强痉,大小便闭者,为闭证,属实;昏聩无知,目合口开,四肢瘫软,手撒肢冷,汗多,二便自遗,脉微细欲绝者,为脱证,属虚。

【治疗】

1. 基本治疗

(1)中经络

治法：疏通经络，醒脑调神。取督脉、手厥阴及足太阴经穴为主。

主穴：水沟　内关　三阴交　极泉　尺泽　委中

配穴：肝阳暴亢,配太冲、太溪；风痰阻络,配丰隆、风池；痰热腑实,配曲池、内庭、丰隆；气虚血瘀,配气海、血海、足三里；阴虚风动,配太溪、风池。上肢不遂,配肩髃、曲池、手三里、合谷；手指不伸,配腕骨；下肢不遂,配环跳、风市、阳陵泉、足三里、悬钟、太冲。病侧肢体屈曲拘挛者,肘部配曲泽,腕部配大陵；足内翻,配丘墟透照海；足外翻,配太溪、中封；足下垂,配解溪。口角㖞斜,配地仓、颊车、合谷、太冲；语言謇涩,配廉泉、通里、哑门；头晕,配风池、天柱；吞咽困难,配廉泉、金津、玉液；复视,配风池、睛明；便秘,配天枢、丰隆、支沟；尿失禁、尿潴留,配中极、关元；中风后痴呆,配百会、四神聪、风府、风池、悬钟、足三里、大钟；中风后抑郁,配百会、神门、丰隆、合谷、太冲。

方义：中风病位在脑,督脉入络脑,水沟为督脉要穴,可醒脑开窍、调神导气；心主血脉藏神,内关为心包经络穴,可调理心气、疏通气血；三阴交为足三阴经交会穴,可滋补肝肾；极泉、尺泽、委中,可疏通肢体经络。

操作：水沟用雀啄法,以眼球湿润为度；余穴取患侧,内关用泻法；针极泉时,在标准定位下 1 寸心经上取穴,避开腋毛、动脉,直刺进针,用提插泻法,以患者上肢有麻胀感和抽动感为度；尺泽、委中直刺,用提插泻法,使肢体抽动。三阴交用提插补法。可用电针。

(2)中脏腑

1)闭证

治法：平肝息风,醒脑开窍。取督脉、手足厥阴经穴和十二井穴为主。

主穴：水沟　内关　太冲　十二井

配穴：牙关紧闭,配颊车、合谷；语言不利,配廉泉、哑门、关冲。

方义：脑为元神之府,督脉入络脑,水沟为督脉穴,可醒脑开窍,调神导气；内关为心包经络穴,可调理心气,促进气血运行；太冲为足厥阴肝经原穴,可降逆平肝。十二井穴点刺出血,可开窍启闭。

操作：水沟用雀啄法,以眼球湿润为度；十二井穴用三棱针点刺出血；余穴毫针刺用泻法。

2)脱证

治法：回阳固脱。以任脉穴为主。

主穴：关元　神阙

方义：关元、神阙均为任脉穴位,为元气、真气所系部位,故重灸两穴,以回阳救逆。

操作：神阙用隔盐灸,关元用大艾炷隔姜灸,灸至四肢转温为止。

2. 其他治疗

(1)头针法：取顶颞前斜线、顶颞后斜线、顶旁 1 线及顶旁 2 线,快速捻转 2~3 分钟,每次留针 30 分钟。

(2)电针法：在患侧上、下肢各选一组穴位,采用断续波或疏密波,以肌肉微颤为度,每次通电 20~30 分钟。

【按语】

1. 针灸治疗中风有较好的疗效,特别是针灸早期介入治疗及针灸治疗期间结合康复训练有利于疾病的康复。但在疾病急性期,要注重现代医学的诊断和治疗,注意鉴别缺血性卒中和出血性脑卒中,当出现神昏、高热、心衰、颅压增高等情况时,要采用综合治疗措施。

2. 古代医家治疗中风,多以头部、手足阳明经穴为主,针法早期宜轻,随病程延长,手法逐渐加重,或配合点刺放血综合治疗。

3. 本病重在预防,不但要警惕和防治中风先兆,还要预防和降低复发的危险,积极进行治疗和康复训练,防止病情加重,减轻残疾程度,促进功能恢复。

4. 长期卧床的中风患者要注意预防褥疮,保持大便通畅。

附:假性延髓麻痹

假性延髓麻痹是双侧皮质延髓束受损所产生的病证,又称"假性球麻痹"。本病属于中医学"痦痱""噎膈"等范畴。本病的发生与痰浊、瘀血等因素有关。病位在脑,累及舌咽。基本病机是脑络及与舌相连部位的经脉阻滞,舌窍不利。

【辨证要点】以软腭、咽喉、舌肌运动障碍为主,常见吞咽困难、构音障碍。

【治疗】

治法:调神导气,通关利窍。以近部选穴为主,配合循经远端取穴、辨证选穴。

主穴:颈部取穴:廉泉　夹廉泉　人迎　扶突

　　　项部取穴:风池　风府　哑门　完骨

　　　咽舌部取穴:金津　玉液　咽后壁

配穴:酌情循经远端选穴:列缺与照海、通里与内关、丰隆与三阴交、合谷与太冲。伴有偏瘫,配肩髃、曲池、外关、合谷、后溪、环跳、足三里、阳陵泉、悬钟;强哭强笑,配百会、印堂、水沟;中枢性尿失禁,配四神聪、百会;痰多,配丰隆、中脘。

方义:颈部、项部、咽舌部腧穴,均为对症取穴、近部取穴,可疏通患部气血,通关利窍,利咽开音,是治疗吞咽困难、语言障碍的有效穴位。根据病情可单取颈部、项部、咽舌部的腧穴,或配合应用。

操作:毫针刺。廉泉、夹廉泉宜向舌根方向刺入,以局部酸胀感为度;人迎直刺,使局部有窒息样感觉;扶突向喉头方向斜刺,使针感放射至喉头。风府、风池、完骨针刺向喉结,哑门刺向下颌,也以局部酸胀感为度。金津、玉液、咽后壁点刺出血。

【按语】

1. 针灸治疗本病疗效较好,但应注意针刺的深度、方向及手法刺激量,量到方能取效。

2. 应针对原发病进行治疗,导致皮质延髓束受损的原发病稳定并逐渐恢复时,预后良好;原发病加重和反复发作,预后不佳。

3. 针灸治疗可参考中国针灸学会标准《循证针灸临床实践指南——中风后假性球麻痹》。

二、眩晕

眩晕是自觉头晕眼花、视物旋转的一种症状,又称头眩、掉眩、冒眩等,轻者闭目可止,重者如坐车船,旋转不定,不能站立,或伴有恶心、呕吐、汗出、面色苍白等症状,严重者可突然仆倒。眩晕发生与忧郁恼怒、恣食厚味、劳伤过度、跌仆损伤等因素有关。病位在脑,与肝、脾、肾相关。基本病机实证为风、火、痰、瘀扰乱清窍;虚证为髓海不足或气血虚弱,清窍失养。

眩晕多见于西医学的高血压、低血压、脑动脉硬化、颈椎病、贫血、神经衰弱、耳源性眩晕等疾病。

【辨证要点】临床根据眩晕特点、全身兼症、病程等进行辨证。

主症:头晕目眩、视物旋转。轻者如坐车船,飘摇不定,闭目少顷即可复常;重者两眼昏花缭乱,视物不明,旋摇不止,难以站立,昏昏欲倒,甚则跌仆。

1. 辨虚实 一般新病多实,久病多虚;体壮者多实,体弱者多虚;发作期多实,缓解期多虚;病久常虚中夹实,虚实夹杂。

2. 辨兼症 兼面红目赤,目胀耳鸣,烦躁易怒,舌红,苔黄,脉弦数者,为肝阳上亢;兼头重如裹,视物旋转,舌淡,苔白腻,脉弦滑者,为痰湿中阻。兼目眩,面白或萎黄,神倦乏力,舌淡,苔薄白,脉弱者,为气血虚弱;眩晕久作不已,兼少寐健忘,耳鸣,腰酸膝软,舌红,脉弦细者,为肾精不足。

【治疗】

1. 基本治疗

（1）实证

治法:平肝潜阳,化痰定眩。取督脉、足少阳及手足厥阴经穴为主。

主穴:百会 风池 太冲 内关

配穴:肝阳上亢,配行间、侠溪、太溪;痰湿中阻配头维、中脘、丰隆。高血压,配曲池、足三里、人迎;颈性眩晕,配风府、天柱、颈夹脊;贫血,配膏肓、膈俞;耳源性眩晕配听宫、翳风、中渚。

方义:眩晕病位在脑,脑为髓海,督脉入络于脑,百会可清头目,止眩晕;风池既可疏调头部气机,又与足厥阴肝经原穴太冲相配合,清泻肝胆,平肝潜阳;内关为八脉交会穴,通于阴维脉,宽胸理气、和胃化痰,与太冲相配以助平肝之力。

操作:毫针泻法。针刺风池穴应正确把握针刺的方向、角度和深度。

（2）虚证

治法:益气养血,益精定眩。以督脉穴和相应背俞穴为主。

主穴:百会 风池 肝俞 肾俞 足三里

配穴:气血虚弱,配气海、脾俞、胃俞;肾精不足,配太溪、悬钟、三阴交。贫血,配膏肓、膈俞;神经衰弱,配内关、神门、三阴交;低血压,配素髎、百会、气海。

方义:百会、风池缓急定眩;肝俞、肾俞为背俞穴,能滋补肝肾,益精填髓,培元固本;足三里补益气血,充髓止晕。

操作:百会、风池平补平泻,余穴补法。可灸。

2. 其他治疗

（1）头针法:取顶中线、枕下旁线,毫针沿头皮刺入,快速捻转,留针30分钟。

（2）耳针法:取肾上腺、皮质下、枕、神门、额、内耳,每次取3~5穴,毫针刺或用压丸法。

（3）三棱针法:取印堂、太阳、头维、百会等穴,用三棱针点刺出血数滴。适用于眩晕实证者。

【按语】

1. 针灸治疗本病效果较好,但应查明原因,明确诊断,并分清标本缓急。眩晕急重者,先治其标;眩晕较轻者或在发作间歇期,应注意原发病的治疗。

2. 眩晕发作时,嘱患者闭目或平卧,若伴有呕吐应防止呕吐物误入气管。

3. 饮食上以清淡食物为主,戒烟酒。

附: 高血压

高血压是以安静状态下持续性动脉血压增高 [SBP ≥ 140mmHg 和(或)DBP ≥ 90mmHg] 为主要表现的一种慢性疾病。临床上可分为原发性和继发性两大类。病因至今未明,一般认为与遗传、饮食、精神紧张等相关。本病属于中医"头痛""眩晕"等范畴,多因情志失调、饮食失节、内伤虚损等导致肝肾阴阳失调所致。

【辨证要点】临床以持续性动脉血压增高为诊断依据的基础上,根据全身兼症进行辨证。

主症:头晕,头痛,疲劳,心悸,失眠,健忘。

辨兼症:兼急躁易怒,面红目赤,舌红,苔干黄,脉弦者,为肝火亢盛;兼头重脚轻,耳鸣,五心烦热,舌红,苔薄白,脉弦细者,为阴虚阳亢;兼头痛头重,胸闷脘痞,苔白腻,脉滑者,为痰湿壅盛;兼头痛,心悸,气短,唇甲青紫,舌质紫黯,脉细涩者,为气虚血瘀;兼心悸,耳鸣,腰膝酸软,夜间多尿,舌淡黯,苔薄,脉沉细无力者,为阴阳两虚。

【治疗】

1. 基本治疗

治法:平肝潜阳,调和气血。取足厥阴、手阳明经穴及督脉穴为主。

主穴:百会 风池 曲池 合谷 太冲 三阴交

配穴:肝火亢盛,配行间;阴虚阳亢,配太溪、肝俞;痰湿壅盛,配足三里、丰隆;气虚血瘀,配气海、膈俞;阴阳两虚,配肾俞、关元。头晕头重,配太阳、头维;心悸怔忡,配内关、神门。

方义:百会泻诸阳之气,平降肝火;风池疏调头部气机,平肝潜阳;太冲疏肝理气,潜降肝阳;曲池、合谷清泻阳明,理气降压;三阴交为足三阴经交会穴,可调补肝脾肾以治其本。

操作:太冲朝涌泉方向透刺。余穴平补平泻。

2. 其他治疗

(1)耳针法:取耳尖、降压沟、肾上腺、交感、神门、心。每次取 3~5 穴,毫针刺或用埋针法、压丸法。血压过高者可在降压沟和耳尖点刺出血。

(2)三棱针法:取耳尖、百会、大椎、印堂、太冲、曲池等穴。每次选 1~2 穴,每穴点刺出血 3~5 滴。

(3)皮肤针法:取项后、气管两侧及腰骶部脊柱两侧,也可取乳突区和前臂掌面正中线。轻、中度叩刺,以皮肤潮红或微出血为度。

【按语】

1. 针灸具有良好的降压作用,可改善各期高血压的临床症状,但对Ⅲ期高血压应与药物治疗相配合,效果更好。高血压危象时慎用针灸治疗。

2. 本病采用针灸治疗期间,要注意降压药的服用,在血压趋于正常或自觉症状明显好转后,方能逐渐调整药量,不可突然停药。有研究表明,将收缩压控制在 120mmHg 之内,可能有效减少中风和死亡的发生。

3. 患者平素应避免精神刺激,饮食宜清淡、低盐,戒烟酒。

三、头痛

头痛是以头部疼痛为主要表现的病证,可见于临床各科急慢性疾病之中。头痛常与外感风邪以及情志、饮食、体虚、久病等因素有关。本病病位在头,与肝、脾、肾关系密切。头为"髓海",又为诸阳之会、清阳之府,所有阳经都循行到头,足厥阴肝经、督脉亦行于颠顶,故头痛又与手足三阳经、足厥阴经、督脉密切相关。基本病机是头部脉络不通,或脑窍失养。

头痛多见于西医学的高血压、血管性头痛、神经性头痛、脑炎、脑膜炎、急性脑血管疾病、脑瘤、青光眼、额窦炎、肌收缩性头痛等疾病之中。

【辨证要点】临床主要根据头痛的部位、疼痛的性质、发病原因、全身兼症等进行辨证。

主症:头部疼痛。发病较急,痛无休止,外感表证明显,为外感头痛。反复发作,时轻时重,常伴头晕,遇劳或情志刺激而发作、加重,为内伤头痛。

1. 辨经络　枕部痛或下连于项者,为太阳头痛;额痛或兼眉棱、鼻根部痛者,为阳明头痛;两侧头痛者,为少阳头痛;颠顶痛或连于目系者,为厥阴头痛。

2. 辨虚实　发病较急,痛无休止,头痛连及项背,痛势剧,多表现为掣痛、跳痛、灼痛、胀痛、重痛,外感表证明显者,多属实证。起病较缓,反复发作,时轻时重,痛势较缓,常伴头晕,遇劳或情志刺激而发作、加重,多表现为隐痛、空痛、昏痛,多属虚证或虚实夹杂之证。

3. 辨兼症　头痛连及项背,兼恶风畏寒,苔薄白,脉浮紧者,为风寒头痛;头痛而胀,兼发热,苔黄,脉浮数者,为风热头痛;头痛如裹,兼肢体困重,苔白腻,脉濡者,为风湿头痛;头胀痛、跳痛、掣痛或两侧、颠顶作痛,兼心烦易怒、口苦、脉弦者,为肝阳上亢头痛;头痛昏蒙,兼胸闷脘胀,苔白腻,脉滑者,为痰浊头痛;头痛迁延日久,或头部有外伤史,痛处固定不移,舌紫黯,脉细涩者,为瘀血头痛;头空痛、昏痛,兼神疲无力,面色不华,舌淡苔白,脉细弱者,为血虚头痛。

【治疗】

1. 基本治疗

治法:调和气血,通络止痛。根据疼痛部位选局部穴,配合循经远端取穴为主。

主穴:百会　风池　阿是穴　合谷

配穴:太阳头痛,配天柱、后溪、昆仑;阳明头痛,配头维、内庭;少阳头痛,配率谷、外关、足临泣;厥阴头痛,配四神聪、太冲、内关。风寒头痛,配风门、列缺;风热头痛,配曲池、大椎;风湿头痛,配头维、阴陵泉;肝阳上亢头痛,配太溪、太冲;痰浊头痛,配中脘、丰隆;瘀血头痛,配血海、膈俞;血虚头痛,配脾俞、足三里。

方义:百会、风池、阿是穴,可疏导头部经气;风池为足少阳胆经与阳维脉的交会穴,能祛风活血、通络止痛;合谷为行气止痛要穴,善治头面诸疾。诸穴合用,共奏通经活络止痛之效。

操作:毫针刺,虚补实泻。寒证可加灸。头痛剧烈者,阿是穴可采用强刺激和久留针。瘀血头痛可在阿是穴点刺出血。

2. 其他治疗

(1)耳针法:取脑、额、枕、神门、肝,每次选2~3穴,毫针刺或用埋针法、压丸法。顽固性头痛可在耳背静脉点刺出血。

(2)皮肤针法:取太阳、印堂、阿是穴,采用中、重度叩刺,使少量出血。适用于外感头痛、瘀血头痛。

(3)穴位注射法:取风池穴,用1%利多卡因溶液或维生素B$_{12}$注射液,每穴注射0.5~1ml,每日或隔日1次。适用于顽固性头痛。

【按语】

1. 针灸治疗头痛有较好的效果,头痛原因复杂,对于多次治疗无效,或头痛继续加重者,要考虑某些颅脑病变,需查明原因。对高血压头痛慎用强刺激。

2. 古代医家治疗头痛,多以头部、阳经腧穴为主。针法上泻多于补,并应用艾灸、刺络放血、贴敷等疗法综合治疗。

3. 患者在治疗期间,应禁烟酒,适当参加体育锻炼,避免过劳和精神刺激,注意休息。

附:偏头痛

偏头痛指一侧头部疼痛反复发作,常伴有恶心、呕吐,对光及声音过敏等特点。由神经、血管功能失调所引起,并与遗传有关,以年轻成年女性居多。本病病位在头,与肝、胆关系密切。侧头部为足少阳胆经循行所过之处,恼怒、紧张及风火痰浊之邪导致侧头部经络功能失常,脉络不通而出现头痛。

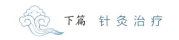

【辨证要点】

主症：头痛多为一侧,常局限于额部、颞部和枕部,疼痛开始时为剧烈的搏动性疼痛,后转为持续性钝痛。任何时间皆可发作,但以早晨起床时多发,症状可持续数小时到数天。典型的偏头痛有先兆症状,如眼前闪烁暗点、视野缺损、单盲或同侧偏盲。发作时头痛部位可由头的一个部位到另一个部位,可同时放射至颈、肩部。

辨兼症：头胀痛,眩晕,胸胁胀痛,舌红少苔,脉弦或细数者,为肝阳上亢;头痛昏沉,胸脘痞闷,苔白腻,脉滑者,为痰湿偏盛;头痛日久,痛有定处,其痛如刺,舌紫黯或有瘀斑,苔薄,脉细涩者,为瘀血阻络。

【治疗】

治法：疏泄肝胆,通经止痛。取局部穴,手足少阳、足厥阴经穴为主。

主穴：阿是穴　丝竹空　率谷　太阳　风池　外关　足临泣　太冲

配穴：肝阳上亢,配百会、行间;痰湿偏盛,配中脘、丰隆;瘀血阻络,配血海、膈俞。

方义：阿是穴、丝竹空、率谷、太阳可疏导头部经气;风池祛风活血,通络止痛;外关、足临泣为八脉交会穴,上下相配,疏通少阳经气;足临泣、太冲表里经相配,疏泄肝胆。

操作：毫针刺,泻法。当偏头痛发作时一般以远端穴为主,予较强刺激。

【按语】

1. 针灸治疗偏头痛可明显减轻症状和减少发作频率。有研究表明,在偏头痛典型发作前针刺比在发作中进行针刺效果明显。

2. 古代医家治疗偏头痛,常采用局部取穴与循经取穴相结合;针刺多用泻法。

3. 保证足够的睡眠,保持情绪的稳定,有助于提高针灸治疗效果。

4. 针灸治疗可参考中国针灸学会标准《循证针灸临床实践指南——偏头痛》。

四、面瘫

面瘫是以口角向一侧歪斜、眼睑闭合不全为主症的病证,又称为"口眼㖞斜"。本病的发生多与劳作过度、情绪郁结,感受风寒或风热有关。本病病位在面部,与阳明、太阳经筋密切相关。《灵枢·经筋》曰:"足之阳明,手之太阳,筋急则口目为㖞,眦急不能卒视。"基本病机是面部经筋失于濡养,筋肌弛缓不收;病久则面部筋肉失去濡养而枯槁萎缩。

西医学中,本病多指周围性面瘫,最常见于贝尔麻痹,也可见于亨特(Hunt)综合征等。

【辨证要点】临床主要根据面部症状、体征、病程和全身兼症等进行辨证。

主症：口眼㖞斜。本病发病急骤,表现为一侧面部肌肉板滞、麻木、瘫痪,额纹消失,眼裂变大,露睛流泪,鼻唇沟变浅,口角下垂歪向健侧,患侧不能皱眉、蹙额、闭目、露齿、鼓颊。部分患者初起时有耳后疼痛,还可出现患侧舌前2/3味觉减退或消失,听觉过敏等症状。

1. 辨经络　足太阳、足阳明经筋分别为"目上网"和"目下网",故眼睑不能闭合者多与之相关;口颊部为手太阳和手足阳明经筋所主,故口㖞者责之于此三条经筋。

2. 辨病期　急性期以实为主,后遗症期以虚为主。部分患者病程迁延日久,可因瘫痪肌肉出现挛缩,口角反牵向患侧,甚则出现面肌痉挛,形成"倒错"现象。

3. 辨兼症　发病初期,面部有感寒史,舌淡,苔薄白,脉浮紧者,为风寒外袭;继发于风热感冒或其他感染性疾病,舌红,苔薄黄,脉浮数者,为风热侵袭。恢复期或病程较长者,兼肢体困倦无力,面部筋肉萎缩,舌淡苔白,脉沉细者,为气血不足。

【治疗】

1. 基本治疗

治法：祛风通络,疏调经筋。取局部穴、手足阳明经穴为主。

主穴：攒竹 丝竹空 阳白 四白 颧髎 颊车 地仓 合谷 太冲

配穴：风寒外袭,配风池、风府；风热侵袭,配外关、关冲；气血不足,配足三里、气海。眼睑闭合不全,配鱼腰、申脉；流泪,配承泣；鼻唇沟变浅,配迎香；人中沟歪斜,配水沟；颏唇沟歪斜,配承浆；耳后乳突部疼痛,配翳风、完骨、风池；舌麻、味觉减退,配廉泉、足三里；听觉过敏,配听宫、中渚。

方义：面部诸穴可疏通局部经筋气血,活血通络。"面口合谷收",合谷为循经远端取穴,可祛除面部筋络邪气,通经活络。太冲为足厥阴经原穴,与合谷相配,具有加强疏调面颊部经气作用。

操作：急性期,毫针刺面部穴位手法不宜过重,肢体远端穴位可行泻法且手法宜重。恢复期,足三里行补法,合谷、太冲行平补平泻法。恢复期多加灸法。

2. 其他治疗

(1)皮肤针法：取阳白、颧髎、地仓、颊车,轻叩,以局部潮红为度,每日或隔日 1 次,适用于面瘫恢复期。

(2)电针法：取太阳、阳白、地仓、颊车。断续波,刺激 10~20 分钟,刺激强度以患者面部肌肉微见跳动且能耐受为宜,适用于面瘫久病不愈者。

(3)刺络拔罐法：取阳白、颧髎、地仓、颊车。用皮肤针叩刺或三棱针点刺出血后加拔火罐,适用于面瘫各期。

【按语】

1. 针灸治疗周围性面瘫具有良好疗效。古代医家治疗面瘫,以局部穴配取远端阳明经穴为主；在针刺法上,早期取穴宜少,手法宜轻,加灸效果更好。

2. 周围性面瘫的预后与面神经的损伤程度有关。一般而言,无菌性炎症导致的面瘫预后较好,而病毒导致的面瘫,如亨特(Hunt)综合征,则预后较差。如果 3 个月内不能恢复者,多留有后遗症。应注意周围性面瘫与中枢性面瘫的鉴别。

3. 治疗期间面部应避风寒。眼睑闭合不全者,宜点眼药水防止感染。

4. 针灸治疗可参考中国针灸学会标准《循证针灸临床实践指南——贝尔面瘫》。

五、面肌痉挛

面肌痉挛是以面部肌肉不自主抽搐为特征的病证,又称面肌抽搐。面肌痉挛常与情志内伤及气血不足等因素有关。病位在面部经筋。基本病机是外邪阻滞或内风扰动,筋脉拘急。

面肌痉挛属于中医学中的"面风""痉证""眼睑眴动"等范畴。

【辨证要点】临床主要根据面部症状及全身兼症进行辨证。

主症：一侧面部肌肉阵发性不自主抽动,早期表现为眼轮匝肌间歇性抽搐,逐渐向口角、整个面肌扩散。后期可出现肌无力、肌萎缩、肌瘫痪。

辨兼症：面肌抽搐,每因情绪波动而发作或症状加重,伴抑郁,心烦失眠,胁肋或少腹胀满疼痛,咽干口苦,或头晕目眩,头胀头痛,面红目赤,舌淡,苔薄白,脉弦者,为肝阳化风；面肌抽搐甚则牵拽同侧口角,伴头昏目眩,两目干涩,视物模糊,耳鸣失眠,体倦乏力,声低气弱,心烦失眠,面色苍白无华,爪甲无华,舌质淡,苔薄,脉弦细或细弱者,为血虚风动。

【治疗】

治法：疏肝息风,养血止痉。以局部穴、手阳明及足厥阴经穴为主。

主穴：攒竹 颧髎 太阳 阿是穴 风池 合谷 太冲

配穴：肝阳化风,配百会、间使；血虚风动,配足三里、三阴交。精神紧张,配四神聪、大

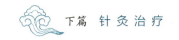

陵、神门;劳累后加剧,配百会、肝俞、脾俞。

方义:攒竹、颧髎、太阳、阿是穴均为局部取穴,可通行经气,舒缓筋急;风池为足少阳胆经穴,可行气息风;太冲、合谷配合为"四关穴",可镇静调气,柔肝缓急。

操作:局部穴、阿是穴宜浅刺、轻刺,余穴平补平泻。

【按语】

1. 针灸治疗本病有一定的疗效,宜早期介入。

2. 古代医家治疗面肌痉挛,多以局部取穴为主;针法上多采用浅刺类方法,或综合治疗。

3. 本病易复发,患者应当注意休息和调畅情志。

六、面痛

面痛是以眼、面颊部出现放射性、烧灼样抽掣疼痛为主症的疾病,又称"面风痛""面颊痛"。面痛常与外感邪气、情志内伤、久病或外伤成瘀等因素有关。病位在面部,与手足三阳经关系密切。基本病机是面部经络气血阻滞,经脉不通,不通则痛。

面痛相当于西医学的三叉神经痛。

【辨证要点】临床主要根据面痛的具体部位和全身兼症进行辨证。

主症:面部突然疼痛,呈闪电样、刀割样、针刺样、电灼样剧痛,痛引面部肌肉抽搐,多伴有面部潮红、流泪、流涎、流涕等。面痛一般持续数秒至数分钟。发作次数不定,间歇期无症状。

1. 辨经络 眼部痛属足太阳经证;上颌、下颌部痛属手足阳明经和手太阳经证。

2. 辨兼症 遇寒痛甚,舌淡,苔白,脉浮紧者,为外感风寒;痛处有灼热感,舌红,苔薄黄,脉浮数者,为外感风热;有外伤史,或病程日久,痛点多固定不移,舌黯或有瘀斑,脉细涩者,为气滞血瘀;烦躁易怒,口渴便秘,舌红,苔黄,脉数者,为肝胃郁热;形体消瘦,颧红,脉细数无力者,为阴虚阳亢。

【治疗】

1. 基本治疗

治法:疏通经络,祛风止痛。取局部穴,手足阳明经穴为主。

主穴:四白 下关 地仓 合谷 太冲 内庭

配穴:眼部疼痛,加攒竹、阳白;上颌支痛,加颧髎、迎香;下颌支痛,加承浆、颊车、翳风。外感风寒,配风池、列缺;外感风热,配曲池、外关;气滞血瘀,配内关、三阴交;肝胃郁热,配行间、内庭;阴虚阳亢,配风池、太溪。

方义:面部诸穴可疏通面部经络;合谷、太冲为四关穴,分属手阳明、足厥阴经,两经循行均上达于面部,可祛风通络止痛;内庭为足阳明经荥穴,与面部腧穴相配,疏通面部阳明经气。

操作:毫针泻法。面部穴位宜轻刺而久留针,远端穴位宜重刺激。外感风寒可加灸。

2. 其他治疗

(1)皮内针法:在面部寻找扳机点,将揿针刺入,外以胶布固定,埋藏2~3日更换揿针。

(2)耳针法:取面颊、额、颌、神门。毫针刺或用埋针法。

(3)刺络拔罐法:取颧髎、地仓、颊车,用三棱针点刺后拔罐。适用于气滞血瘀者。

【按语】

1. 针刺对三叉神经痛有较好的止痛效果,特别是对原发性三叉神经疼痛效果更佳。古代医家治疗面痛,多以面部和手足阳明经穴为主。

2. 要注意起居有常,忌食生冷辛辣食物,避免精神紧张。

3. 针灸治疗可参考中国针灸学会标准《循证针灸临床实践指南——原发性三叉神经痛》。

七、感冒

感冒又称"伤风""冒风",是风邪侵袭人体所致的以头痛、鼻塞、流涕、喷嚏、恶寒、发热、全身不适等为主要表现的常见外感疾病。本病的发生常与风邪或时疫毒邪、体虚等因素有关,以风邪为主因,每与当令之气(寒、热、暑湿)或非时之气(时行疫毒)夹杂为患。病位在肺卫,基本病机为卫表失和,肺失宣肃。

西医学中上呼吸道感染属于感冒的范畴,流行性感冒属于时行感冒的范畴。

【辨证要点】临床主要根据是否有流行性、全身兼症等进行辨证。

主症:恶寒发热、鼻塞、流涕、咳嗽、头痛、周身酸楚不适。

1. 辨类型 普通感冒呈散发性,肺卫症状明显,病情较轻,少有传变;虚人感冒为平素体虚之人感冒,病情缠绵不愈或反复感冒;时行感冒呈流行性发病,肺卫症状轻而全身症状重,传染性强。

2. 辨兼症 恶寒重,发热轻或不发热,无汗,喷嚏,苔薄白,脉浮紧者,为风寒感冒;微恶风寒,发热重,浊涕,痰稠或黄,咽痛,苔薄黄,脉浮数者,为风热感冒;夹湿,则头胀如裹,胸闷纳呆;夹暑,则汗出不解,心烦口渴。

【治疗】

1. 基本治疗

治法:祛风解表。取手太阴、手阳明经穴及督脉穴为主。

主穴:列缺 合谷 风池 大椎 太阳

配穴:风寒感冒,配风门、肺俞;风热感冒,配曲池、尺泽;夹湿,配阴陵泉;夹暑,配委中。虚人感冒,配足三里;鼻塞,配迎香;头痛甚,配头维、印堂;咽喉疼痛,配少商、商阳;全身酸楚,配身柱。

方义:感冒为外邪侵犯肺卫所致,取手太阴经络穴列缺、手阳明经原穴合谷"原络配穴"以祛邪解表;风池为足少阳经与阳维脉的交会穴,"阳维为病苦寒热",故风池既可疏散风邪,与太阳穴相配又可清利头目;督脉主一身之阳气,大椎温灸可通阳散寒,刺络出血可清泻热邪。

操作:主穴以毫针泻法为主。风寒感冒,大椎施以灸法;风热感冒,大椎施以刺络拔罐法。

2. 其他治疗

(1)耳针法:取肺、气管、内鼻、耳尖。耳尖点刺放血,余穴采用毫针刺或用埋针法、压丸法。

(2)三棱针法:取大椎、尺泽、委中、耳尖、耳垂、少商。在大椎穴挑刺放血,并拔火罐5~10分钟。委中、尺泽局部常规消毒后,用三棱针点刺静脉出血,令其血流自止。少商、耳尖、耳垂点刺出血数滴。适用于风热感冒。

(3)拔罐法:取大椎、身柱、大杼、肺俞,留罐5~15分钟,或用闪罐法、走罐法。

【按语】

1. 感冒与流行性脑脊髓膜炎、流行性乙型脑炎、流行性腮腺炎等传染病的早期症状相似,应加以鉴别。时行感冒传染性强,临床宜综合治疗。

2. 古代医家治疗感冒,多以辨证取穴和对症选穴相结合;多采用泻法,或应用艾灸、刺

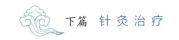

络放血、走罐等综合治疗。现代研究表明,针刺大椎穴可使冷敏神经元的放电减少,热敏神经元的放电增加,从而达到降温的目的。

3. 感冒患者应多饮开水,饮食宜清淡,要保持室内空气流通,温度适宜。

4. 在感冒流行期,针灸足三里(双),每日1次,连续3日,有预防作用。

八、咳嗽

咳嗽是指肺气上逆,以发出咳声或咳吐痰液为主要表现的一种病证。有声无痰为咳,有痰无声为嗽。临床常分为外感、内伤两大类。咳嗽病位在肺,与肝、脾、肾关系密切。外感咳嗽是由外邪从口鼻皮毛而入,肺卫受邪,肺气不宣所致;内伤咳嗽则为脏腑功能失常,肺气不利,肺失宣降所致。基本病机是肺失宣降。

咳嗽多见于西医学的上呼吸道感染、急慢性支气管炎、支气管扩张、肺炎、肺结核、肺癌等疾病之中。

【辨证要点】临床主要根据病程长短、咳嗽轻重及全身兼症等进行辨证。

主症:咳逆有声,或伴咯痰。

1. 辨外感内伤　外感咳嗽,多为新病,起病急,病程短,常伴恶寒、发热等肺卫表证。内伤咳嗽,多为久病,常反复发作,病程长,可伴见他脏症状。

2. 辨虚实　外感咳嗽以感受风寒或风热之邪为主,咳而急剧,声重,多属实证;内伤咳嗽多因肝、脾、肾功能失调,肺失宣肃所致,或咳声低怯,或洪亮有力,或咳声粗浊,或咳声嘶哑,多为虚实夹杂、本虚标实之证。

3. 辨兼症　咳嗽声重,痰稀色白,伴风寒表证,舌苔薄白,脉浮或浮紧者,为风寒袭肺;咳嗽频剧,咯痰黄稠,伴风热表证,舌苔薄黄,脉浮数或滑数者,为风热犯肺。痰多色白,胸脘痞闷,舌苔白腻,脉象濡滑者,为痰湿阻肺;气逆咳嗽,阵阵而作,胁痛口苦,舌红苔薄黄少津,脉弦数者,为肝火灼肺;干咳声短,少痰或痰中带血,潮热盗汗,舌红少苔,脉细数者,为肺阴亏虚。

【治疗】

1. 基本治疗

(1)外感咳嗽

治法:疏风解表,宣肺止咳。取手太阴、手阳明经穴为主。

主穴:肺俞　列缺　合谷

配穴:风寒袭肺,配风门、太渊;风热犯肺,配大椎、曲池;咽喉痛,配少商放血。

方义:肺俞为肺之背俞穴,可调理肺脏气机,使其清肃有权,泻之宣肺、补之益肺,无论虚实及外感内伤的咳嗽,均可使用;列缺为肺经络穴,散风祛邪,宣肺解表;合谷为大肠经原穴,与列缺原络相配,共奏宣肺解表、止咳之功。

操作:毫针泻法,风寒袭肺者宜留针,可针灸并用,或加拔火罐;风热犯肺宜疾刺,大椎可点刺放血。

其他腧穴常规操作。外感咳嗽针用泻法,肺俞可配闪罐,每日治疗1~2次;内伤咳嗽针用平补平泻或补法,每日或隔日治疗1次。

(2)内伤咳嗽

治法:肃肺理气,止咳化痰。取手、足太阴经穴为主。

主穴:肺俞　太渊　三阴交

配穴:痰湿阻肺,配丰隆、阴陵泉;肝火灼肺,配行间、鱼际;肺阴亏虚,配膏肓。咯血,配孔最;胁痛,配阳陵泉;咽喉干痒,配太溪;盗汗,配阴郄;小便不利,配阴陵泉;气短乏力,配足三里、气海。

方义：肺俞调理肺气；太渊为肺经原穴，本经真气所注，可利肺化痰；三阴交为肝脾肾三经之交会穴，疏肝健脾，化痰止咳。

操作：主穴用毫针平补平泻，或加用灸法。

2. 其他治疗

(1)拔罐法：取背部第1~12胸椎两侧足太阳膀胱经第一侧线，用留罐法，至皮肤瘀血为度。或选取大杼至膈俞，用走罐法，至局部皮肤瘀血为度。

(2)皮肤针法：选取后颈部第5~7颈椎两侧、气管两侧、天突、肘窝及大、小鱼际部进行叩刺，适用于外感咳嗽；或选取项后至背部第1~7胸椎两侧足太阳膀胱经、颈前气管两侧、膻中、天突叩刺，适用于咳嗽日久，反复发作者。

(3)穴位贴敷法：选肺俞、定喘、风门、膻中、丰隆等穴，用白芥子、甘遂、细辛、丁香、苍术、川芎等量研成细粉，制成药饼，贴敷在穴位，一般贴敷2~3小时。多用于内伤咳嗽。

(4)耳针法：取肺、脾、肝、气管、神门。每次选用2~3穴，毫针刺或用埋针法、压丸法。

【按语】

1. 咳嗽见于多种呼吸系统疾病，针灸对于缓解咳嗽有一定疗效，外感咳嗽效果尤佳。内伤咳嗽必须明确诊断，重视原发病的治疗，以免延误病情。

2. 古代医家治咳，多选用背部穴位为主；针法上补泻兼施，并采用药物贴敷、刺络拔罐等疗法综合治疗。现代研究表明，针灸及穴位贴敷等疗法可调节机体免疫功能，增强机体防御能力；改善肺功能，缓解支气管痉挛和黏膜水肿；调节炎症介质的分泌，减轻炎症反应。

3. 治疗期间饮食应忌生冷、刺激之品，禁烟酒。

九、哮喘

哮喘是以突然发作的呼吸急促，喉间哮鸣，甚则张口抬肩，不能平卧为主要表现的反复发作性疾患。哮与喘都有呼吸急促的表现，而"哮"以呼吸急促，喉间有哮鸣音为特征；"喘"以呼吸困难，甚则张口抬肩为特征。临床所见哮必兼喘，喘未必兼哮。哮喘的发生以宿痰伏肺为根本，与外邪侵袭、饮食不当、情志刺激、体虚劳倦有关。病位在肺，与脾、肾关系密切。发作期多为痰气搏结，壅阻气道；缓解期多为肺、肾等脏气虚弱，兼有痰浊内阻。基本病机是痰饮阻塞气道，肺失宣降。

哮喘多见于西医学的支气管哮喘、慢性喘息性支气管炎、肺炎、肺气肿、心源性哮喘等疾病之中。

【辨证要点】临床主要根据喘息状况、全身兼症，结合病程、病因等进行辨证。

主症：呼吸急促，喉中哮鸣，甚则张口抬肩，鼻翼扇动，不能平卧。

1. 辨虚实　实证病程短，表现为哮喘声高气粗，气息短促有力，呼出为快，体质不虚，脉象有力。虚证病程长，反复发作，表现为哮喘声低气怯，气息短促无力，深吸为快，体质虚弱，脉弱无力。

2. 辨外感内伤　外感者起病急，病程短，多有表证；内伤者病程久，反复发作，多无表证。

3. 辨兼症　喉中哮鸣如水鸡声，痰多，色白，稀薄或多泡沫，常伴风寒表证，苔薄白而滑，脉浮紧者，为风寒外袭；喉中痰鸣如吼，胸高气粗，痰色黄或白，黏着稠厚，伴口渴、便秘，舌红，苔黄腻，脉滑数者，为痰热阻肺；喘促气短，动则加剧，喉中痰鸣，痰稀，神疲，汗出，舌淡，苔白，脉细弱者，为肺气虚；气息短促，呼多吸少，动则喘甚，耳鸣，腰膝酸软，舌淡，苔薄白，脉沉细者，为肾气虚。

【治疗】

1. 基本治疗

（1）实证

治法：祛邪肃肺，化痰平喘。取手太阴经穴及相应背俞穴为主。

主穴：列缺　尺泽　肺俞　中府　定喘

配穴：风寒外袭，配风门、合谷；痰热阻肺，配丰隆、曲池。喘甚者，配天突。

方义：手太阴经络穴列缺可宣通肺气，祛邪外出；合穴尺泽以肃肺化痰，降逆平喘；肺俞、中府乃肺之俞、募穴，俞募相配，调理肺脏，宣肺祛痰，止哮平喘，虚实之证皆可用之；定喘为止哮平喘的经验效穴。

操作：毫针泻法，风寒者可加灸；痰热阻肺者可点刺放血，定喘可刺络拔罐。

（2）虚证

治法：补肺益肾，止哮平喘。取相应背俞穴及手太阴、足少阴经穴为主。

主穴：肺俞　膏肓　肾俞　太渊　太溪　足三里　定喘

配穴：肺气虚，配气海、膻中；肾气虚，配气海、关元。

方义：肺俞、肾俞为背俞穴，可补益肺肾；膏肓为治疗慢性虚损疾病之要穴；肺经原穴太渊配肾经原穴太溪，可充肺肾真元之气；足三里调和胃气，以资生化之源，使水谷精微上归于肺，肺气充则自能卫外；定喘为平喘之效穴。

操作：毫针补法。可加用灸法或拔罐。

2. 其他治疗

（1）穴位贴敷法：选肺俞、膏肓、膻中、定喘。常用白芥子、甘遂、细辛等共研细末，用生姜汁调制成药饼，可放少许丁桂散，贴敷于穴位，一般贴敷 2~3 小时，以局部红晕微痛为度。

（2）皮肤针法：取鱼际至尺泽穴手太阴肺经循行部、第 1 胸椎至第 2 腰椎旁开 1.5 寸足太阳膀胱经循行部，循经叩刺，以皮肤潮红或微渗血为度。

（3）穴位埋线法：取肺俞、定喘、膻中，进行穴位埋线。

（4）耳针法：取对屏尖、肾上腺、气管、肺、皮质下、交感。每次选用 3~5 穴，毫针刺法。发作期每日 1~2 次；缓解期用弱刺激，每周 2 次。

【按语】

1. 哮喘可见于多种疾病，应明确诊断。发作严重及哮喘持续状态，应积极配合药物治疗。

2. 在哮喘的缓解期进行针灸治疗，尤其是在三伏天做穴位贴敷治疗，对减轻发作有明显效果。

3. 古代医家治疗哮喘，以选取手太阴肺经腧穴和背俞穴为主。针法虚补实泻，并配合穴位贴敷、刺络拔罐或直接灸法综合治疗。

4. 哮喘患者在季节交替、气候变化时应注意保暖。属过敏体质者，注意避免接触致敏原，忌食刺激性、易过敏食物。

5. 针灸治疗可参考中国针灸学会标准《循证针灸临床实践指南——成人支气管哮喘》。

十、心悸

心悸，又名"惊悸""怔忡"，是指患者自觉心跳异常，心慌不安，甚至不能自主的一种病证。心悸多与体虚劳倦、七情所伤、感受外邪、药食不当等因素有关。本病的病位在心，与肝、脾、肺、肾功能失调均密切相关。基本病机是气血阴阳亏虚，心失濡养，或邪扰心神，心神不宁。

本证常见于西医学的心脏神经症、风湿性心脏病、高血压性心脏病、冠状动脉粥样硬化性心脏病、贫血、甲状腺功能亢进等疾病中。

【辨证要点】临床主要根据病情轻重程度、全身兼症,结合病因进行辨证。

主症:自觉心跳异常,心慌不安,甚至不能自主。

1. 辨病情轻重 因惊恐劳累而发,时作时止,全身状况较好,则病情较轻,名惊悸;与惊恐无关,终日悸动,全身状况较差,则病情较重,名怔忡。

2. 辨兼症 常因惊恐而发,气短自汗,少寐多梦,舌淡,苔薄,脉细弦者,为心胆虚怯;失眠健忘,头晕乏力,舌淡,苔薄白,脉弱无力者,为心脾两虚;少寐多梦,五心烦热,舌红少苔,脉细数者,为阴虚火旺;胸闷烦躁,口苦咽干,大便秘结,小便短赤,舌红苔黄腻,脉弦滑者,为痰火扰心;胸闷气短,咳吐痰涎,面浮足肿,舌淡,苔白滑,脉沉细者而滑,为水气凌心;心痛阵发,唇甲青紫,舌质紫黯,或有瘀斑,脉细涩或结代者,为心脉瘀阻。

【治疗】

1. 基本治疗

治法:宁心安神,定悸止惊。取手少阴、手厥阴经穴及相应俞募穴为主。

主穴:内关 神门 郄门 心俞 巨阙

配穴:心胆虚怯,配胆俞;心脾两虚,配脾俞、足三里;阴虚火旺,配太溪、肾俞;痰火扰心,配尺泽、丰隆;水气凌心,配气海、阴陵泉;心脉瘀阻,配膻中、膈俞。易惊,配大陵;浮肿,配水分。

方义:内关为心包经络穴,理气通络、安神定悸作用显著,为治疗心悸的必选穴位;心经原穴神门可调理心经气血;郄门为手厥阴经郄穴,有宽胸理气,宁心安神之效;心俞、巨阙,俞募相配,有养心安神、镇惊定悸之功。

操作:毫针平补平泻。水气凌心者心俞可加灸法,心脉瘀阻者膈俞可用刺络拔罐。

2. 其他治疗

(1)耳针法:取心、交感、神门、皮质下。毫针刺或用埋针法、压丸法。

(2)穴位注射法:取心俞、厥阴俞、内关、膻中。用维生素 B_1 注射液或维生素 B_{12} 注射液,每次选用 1~2 穴,每穴注射 0.5ml。

(3)皮肤针法:取心俞、厥阴俞、巨阙、内关、膻中。叩至局部出现红晕略有出血点为度。

【按语】

1. 心悸常见于多种心血管疾病,治疗前须先明确诊断。针灸治疗心悸不仅能控制症状,而且对引起心悸的疾病也有一定的治疗作用,但对器质性心脏病,须针对病情的轻重缓急,采用综合治疗措施。

2. 古代医家治疗心悸,以手厥阴经腧穴和俞募配穴为主;针法多用补法,或针与灸并用综合治疗。现代研究表明,针灸可以通过改善内脏的自主神经功能,特别是心脏的迷走神经和交感神经,来达到调节心率和心脏功能的作用。

3. 心悸患者平素应避免恼怒、惊恐等不良情志因素刺激,保持乐观精神状态,饮食宜低脂低盐,戒绝烟酒。

十一、不寐

不寐,是以经常不能获得正常睡眠,睡眠时间、深度不足为特征的病证。轻者入睡困难,或寐而易醒,重者彻夜不眠。不寐常与饮食不节、情志失常、劳逸失调、病后体虚等因素有关。病位在心,与肝、脾、肾等脏腑功能失调密切相关。基本病机是心神失养或心神被扰,心神不安,阴跷脉、阳跷脉功能失调。脑为元神之府,不寐与脑也有密切关系。

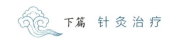

不寐多见于西医学的神经衰弱、围绝经期综合征、焦虑性神经症、抑郁性神经症、贫血等多种疾病中。

【辨证要点】临床主要根据睡眠症状特点、全身兼症进行辨证。

主症：以不能获得正常睡眠为主症。轻者入寐困难或寐而易醒，醒后不寐；重者彻夜难眠。

1. 辨虚实　兼心烦易怒，脘闷胁胀，口苦，多由肝火、脾胃不和所致，属实证；兼头晕耳鸣，神疲乏力，心悸健忘，多由肾虚、胆虚、心脾亏虚所致，属虚证。

2. 辨兼症　兼多梦易醒，心悸健忘，舌淡，苔薄白，脉细弱者，为心脾两虚；兼心烦不寐，或时寐时醒，手足心热，颧红潮热，舌红，苔少，脉细数者，为心肾不交；兼夜寐多梦，易惊善恐，舌淡，苔薄，脉弦细者，为心胆气虚；兼难以入睡，急躁易怒，舌红，苔黄，脉弦数者，为肝火扰神；兼眠而不安，胸闷脘痞，舌红，苔黄腻，脉滑数者，为脾胃不和。

【治疗】

1. 基本治疗

治法：宁心安神，舒脑安眠。取手少阴、足太阴经穴及督脉穴、八脉交会穴为主。

主穴：神门　三阴交　百会　安眠　照海　申脉

配穴：心脾两虚，配心俞、脾俞；心肾不交，配太溪、肾俞；心胆气虚，配心俞、胆俞；肝火扰神，配行间、侠溪；脾胃不和，配足三里、内关。噩梦多，配厉兑、隐白；头晕，配风池、悬钟；健忘，配四神聪；多梦，配大陵。

方义：心主神明，取心经原穴神门以宁心安神；三阴交为足三阴经交会穴，能和调与不寐密切相关的肝脾肾三脏；脑为元神之府，督脉入属于脑，取用督脉穴百会有镇静安神，舒脑安眠的作用；安眠是治疗不寐的经验效穴；跷脉主寤寐，司眼睑开阖，照海通阴跷脉，申脉通阳跷脉，两穴同用可和调阴阳跷脉以安神。

操作：毫针平补平泻，照海用补法，申脉用泻法。心脾两虚、心胆气虚者可配合百会及背俞穴艾灸。

2. 其他治疗

(1)耳针法：取皮质下、心、神门。毫针刺或用埋针法、压丸法。入睡前或醒后不易入睡时可轻轻按压耳穴以增强刺激。

(2)皮肤针法：自项至腰部的督脉和足太阳膀胱经背部第一侧线，用皮肤针轻叩至皮肤潮红即可。

(3)拔罐法：自项至腰部沿足太阳膀胱经来回走罐，以潮红为度。

【按语】

1. 针灸对不寐效果明显，疗效确切，治疗时间以下午和晚上为宜，因午后阳衰阴长，阳渐入于阴，此时针灸可顺其势而提高疗效。

2. 古代医家治疗不寐，多取足太阴脾经下肢部和足太阳膀胱经背部腧穴，针、灸并用，针法上多用补法。

3. 养成有规律的起居作息习惯，避免过度紧张等情绪，进行适当的户外活动均有助于睡眠。

4. 针灸治疗可参考中国针灸学会标准《循证针灸临床实践指南——失眠》。

十二、胸痹

胸痹是以胸部闷痛，甚则胸痛彻背，短气，喘息不得卧为主症的一种病证。轻者仅感胸闷如塞，重者胸痛如绞，肢冷汗出。胸痹与寒邪内侵、饮食不当、情志失调、年老体虚等因素有关。病位在心,与肝、脾、肾有关。基本病机是胸中经脉不畅或胸阳不振,心脉痹阻。

本病多见于西医学的冠心病、心绞痛、心肌炎和心包炎等疾病之中。

【辨证要点】临床主要根据病情轻重、疼痛的性质,及全身兼症进行辨证。

主症:胸部闷痛,或绞痛,或胸痛彻背。

1. 辨病情轻重 胸闷如塞,胀满不适,偶尔发作,持续时间短,则病证轻。胸痛如绞,痛彻肩背,发作频繁,持续时间长,则病证重。

2. 辨兼症 胸闷、疼痛,或痛引背部,气短喘促,咳痰黏稠,舌淡,苔白腻,脉滑者,为痰浊内蕴;胸痛如刺,或绞痛阵发,痛彻肩背,兼胸闷短气,唇紫,舌质黯,脉细涩或结代者,为瘀血痹阻;胸闷心痛兼心悸短气,神倦怯寒,舌淡,苔白滑,脉沉迟者,为胸阳不振。

【治疗】

1. 基本治疗

治法:宽胸理气,通络止痛。取手少阴、手厥阴经穴及俞募穴为主。

主穴:内关 郄门 膻中 心俞 巨阙

配穴:痰浊内蕴,配太渊、丰隆;瘀血痹阻,配膈俞、太冲;胸阳不振,配至阳、气海。纳少倦怠,配足三里、脾俞;唇紫,配少冲、中冲点刺出血。

方义:内关为心包经络穴及八脉交会穴之一,通于阴维脉,可调理心气,活血通络,为治疗胸痹的特效穴,与手厥阴经郄穴郄门相配,可调理心气,通络止痛;局部选用气会膻中,与心的俞募穴心俞、巨阙相配,以宽胸理气,振奋心阳。

操作:毫针平补平泻,膻中可配合拔罐,胸阳不振者配合灸法。

2. 其他治疗

(1)耳针法:取胸、心、肺、交感、神门。毫针刺或用埋针法、压丸法。

(2)穴位注射法:选内关、心俞。用复方丹参注射液,每穴 0.3~0.5ml,每日 1 次。

【按语】

1. 针灸治疗胸痹尤其在缓解症状方面有较好的疗效,但如出现胸痛剧烈、痛如刀绞、肢冷汗出等危急病情,应及时寻求综合治疗。

2. 古代医家治疗胸痹,多取心经、心包经及俞募配穴为主。针法上在急性发作时常用泻法,病缓之时用补法,或采用灸法、放血疗法等综合疗法。

3. 注意寒温适宜,避免劳累和情绪激动。要做到饮食有节,戒烟限酒,保持大便畅通。

十三、郁病

郁病是以心情抑郁、情绪不宁或易怒喜哭等为主要临床表现的一种病证。郁病多与情志不舒、思虑过度、饮食不节等因素有关。本病病位在肝,可涉及心、脾、肾。基本病机是气机郁滞,心神被扰或心神失养。

西医学的神经衰弱、抑郁性神经症、焦虑性神经症、癔症、围绝经期综合征等可以参照本病治疗。

【辨证要点】临床主要根据主症特点、病程及全身兼症进行辨证。

主症:忧郁不畅,失眠多梦,易怒善哭。部分患者会伴发突然失明、失听、失语、肢体瘫痪和意识障碍等。

1. 辨虚实 病程较短,伴胸胁胀痛,急躁易怒,咽中梗塞,时欲太息,脉弦或滑者多为实证;病程较长,伴神疲乏力,心悸不安,虚烦不寐,悲忧善哭,脉细者多为虚证。

2. 辨兼症 兼胸胁胀痛,舌苔薄白,脉弦者,为肝气郁结;兼急躁易怒,口干而苦,舌红苔黄,脉弦数者,为气郁化火;兼咽中如有物梗塞,舌苔白腻,脉弦滑者,为痰气郁结;兼精神恍惚,多疑易惊,悲忧善哭,舌淡,脉弦者,为心神惑乱;兼多思善疑,失眠健忘,神疲纳差,舌淡苔薄,脉细者,为心脾两虚;兼情绪不宁,五心烦热,两目干涩,舌红少苔,脉细数者,为肝肾阴虚。

【治疗】

1. 基本治疗

治法:疏肝理气,舒心解郁。取督脉穴及手足厥阴、手少阴经穴为主。

主穴:印堂 百会 水沟 太冲 内关 神门

配穴:肝气郁结,配膻中、期门;气郁化火,配行间、侠溪;痰气郁结,配丰隆、阴陵泉、天突;心神惑乱,配通里、心俞、三阴交;心脾两虚,配心俞、脾俞、足三里、三阴交;肝肾阴虚,配肝俞、肾俞、太溪、三阴交。精神恍惚,配中冲;失眠健忘,配四神聪;神疲纳差,配足三里;咽部异物梗塞感明显者,配天突、照海。

方义:脑为元神之府,督脉入络脑,故印堂、百会、水沟可安神解郁;太冲为肝经原穴,用之以疏肝理气,通畅气机;心藏神,内关为心包经络穴,神门为心经原穴,两穴可调理心气,舒心解郁。

操作:太冲、水沟行泻法,其余主穴行平补平泻法。精神恍惚可中冲点刺放血。

2. 其他治疗

(1)耳针法:取肝、心、神门、交感,毫针刺或用埋针法、压丸法。

(2)电针法:取百会、印堂、内关、神门、太冲,采用连续波。

【按语】

1. 针灸治疗郁病有较好的疗效。在治疗过程中,应配合精神和心理治疗,以提高疗效。

2. 古代医家治疗郁病,多以心经、心包经及头部腧穴为主,针刺、灸法及放血疗法是常用的方法。

3. 避免不良的情绪刺激,适度的户外运动有助于康复。

4. 针灸治疗可参考中国针灸学会标准《循证针灸临床实践指南——抑郁症》。

附:抑郁性神经症

抑郁性神经症又称神经症性抑郁,是一种以心境低落为特征,伴随兴趣下降、精力减退、思维迟缓、自责自罪等表现的一种精神疾病,与遗传、体质、环境、精神因素等有关。中医学将其归于"郁病"的范畴,本病病位在脑,与心、肝、脾、肾密切相关。情志不畅、多虑伤脾、久病体弱、年事渐高等导致元神被扰或元神失养均可发病。郁病以实证为多见,久病多为虚实夹杂病证。

【辨证要点】

主症:持续2周以上的心境低落,同时伴随对日常生活兴趣丧失、精力减退、精神运动性激越或迟缓、不适当的内疚感或自我评价过低、思考能力下降、睡眠障碍、食欲不振或体重明显减轻、性欲减退、有自杀意念或行为这9项症状中的至少4项即可诊断为抑郁性神经症。

辨兼症:兼烦躁,胸胁胀痛,舌红,苔薄,脉弦者,为肝郁气滞;兼面色晦暗,月经后期,舌质紫黯或瘀点,脉弦涩者,为气滞血瘀;兼眩晕,脘腹胀闷,咽有梗阻感,舌淡红,苔白腻,脉弦滑者,为痰湿内蕴;兼乏力,心悸,失眠,舌淡,脉细弱者,为气血不足;兼五心烦热,腰膝酸软,两目干涩,舌红,少苔,脉细数者,为肝肾亏虚。

【治疗】

1. 基本治疗

治法:调理元神,除忧解郁。取督脉及手足厥阴、手少阴经穴为主。

主穴：百会　印堂　太冲　神门　内关　三阴交

配穴：肝郁气滞，配膻中、期门；气滞血瘀，配膈俞、血海；痰湿内蕴，配丰隆、阴陵泉；气血不足，配脾俞、足三里；肝肾亏虚，配肝俞、肾俞。头痛，配风池、合谷；纳差，配中脘、足三里。

方义：百会、印堂安神解郁；太冲疏肝解郁；内关、神门配合可舒心解郁；三阴交健脾益气，养血安神。

操作：毫针平补平泻。气血不足可配合灸法。

2. 其他治疗

(1)耳针法：取肝、心、神门、交感、皮质下，毫针刺或用埋针法、压丸法。

(2)电针法：取百会、神庭、印堂、内关、足三里、三阴交，采用连续波。

【按语】

1. 针灸治疗抑郁性神经症有较好的疗效。可配合药物、认知及行为训练等疗法，以提高治疗效果。

2. 进行适当的体育运动和社交活动，有助于康复和预防复发。

十四、癫狂

癫狂是一种精神失常的病证。沉默静呆，表情淡漠，语无伦次者为癫证，属阴；狂躁不安，打人毁物者为狂证，属阳。两者可相互转化，故临床癫狂并称。其发病多因先天禀赋异常和情志刺激所致。病位在脑，与心、肝、脾等关系密切。病理因素不离乎痰，癫因痰气，狂因痰火。基本病机是情志刺激，内伤脏腑，损及脑神，神明失常。

本病相当于西医学中的狂躁型、抑郁型精神分裂症，反应性精神病等。

【辨证要点】临床主要根据癫狂的发病特点、全身兼症进行辨证。

主症：精神失常。

1. 辨癫与狂　精神抑郁，表情淡漠，沉默痴呆，语无伦次，静而少动，喃喃自语，为癫证；精神亢奋，狂躁不安，喧扰吵骂，登高而歌，弃衣而走，毁物伤人，为狂证。

2. 癫证辨兼症　善怒易哭，时时太息，舌淡，苔薄白，脉弦者，为肝郁气滞；哭笑无常，多疑多虑，苔白腻，脉弦滑者，为痰气郁结；神思恍惚，面色无华，舌淡，苔薄白，脉细无力者，为心脾两虚。

3. 狂证辨兼症　狂乱无知，登高而歌，舌质红绛，苔黄腻或黄燥，脉弦大滑数者，为痰火扰神；躁扰不安，或呆滞少语，妄闻妄见，面色晦滞，舌质紫黯，脉弦数或细涩者，为痰热瘀结；妄言妄为，但呼之能自制，舌红少苔，脉细数者，为火盛伤阴。

【治疗】

1. 基本治疗

(1)癫证

治法：理气化痰，醒神开窍。以督脉、手足厥阴经穴为主。

主穴：水沟　后溪　内关　太冲　丰隆

配穴：肝郁气滞，配行间、膻中；痰气郁结，配中脘、膻中；心脾两虚，配心俞、脾俞。哭笑无常，配百会；体倦纳呆，配足三里。

方义：水沟为督脉穴，"十三鬼穴"之一，后溪为八脉交会八穴之一，通督脉，两穴合用有醒神开窍之功，为古代治疗癫狂等精神疾患的经验效穴。内关为心包经络穴，可宽胸理气，舒心解郁。太冲为肝经原穴，与化痰要穴丰隆合用，可疏肝解郁，理气化痰。

操作：毫针泻法，水沟强刺激以眼球湿润或流泪为佳。

（2）狂证

治法：化痰泻火，清心安神。取督脉及手厥阴、手少阴经穴为主。

主穴：水沟　大椎　内关　劳宫　中冲　神门　丰隆

配穴：痰火扰神，配太冲、内庭；痰热瘀结，配血海、膈俞；火盛伤阴，配行间、太溪。妄想，配丝竹空、太溪；幻视，配睛明；幻听，配听会、听宫、耳门；幻嗅，配迎香、合谷；痴呆，配百会、四神聪、通里。

方义：督脉为阳脉之海，与脑相通，水沟、大椎为督脉经穴，可醒脑开窍，调神定志，大椎又可清泻火热；内关、劳宫、中冲分别为心包经络穴、荥穴、井穴，与心经原穴神门同用，能宽胸理气，调畅血脉，清泻心火，安神定志；丰隆为化痰要穴，用之痰除神清。

操作：毫针泻法，水沟强刺激以眼球湿润或流泪为佳，中冲点刺放血。

2. 其他治疗

（1）耳针法：取肝、心、神门、皮质下，毫针刺或用埋针法、压丸法。

（2）穴位注射法：取心俞、肝俞、膈俞、间使、丰隆、三阴交，每次交替选取 1~2 穴，用氯丙嗪注射液 25~50mg，每日 1 次。

（3）三棱针法：取十三鬼穴，每次用 3~5 穴，每穴点刺放血 3~5 滴，隔日 1 次。

【按语】

1. 针灸治疗本病有一定的疗效，在治疗过程中应严密监护患者，防止自伤或伤害他人，毁坏物品。

2. 古代医家治疗癫狂，多以膀胱经、督脉及头部腧穴为主，针法上多用泻法。

3. 病易反复发作，宜在病情缓解后继续巩固治疗，并避免精神刺激。

十五、痴呆

痴呆是以呆傻愚笨为主要临床表现的一种疾病，又称"痴证""呆病"。痴呆常与老年精气亏虚、情志失调、外伤及中毒有关。病位在脑，与肝、心、脾、肾等脏腑功能失调有关。基本病机是瘀血、痰湿瘀阻脑络，或气血、脑髓不足，脑窍失养，神明失用。

本病常见于西医学的老年性痴呆、脑血管性痴呆以及脑外伤、脑炎、一氧化碳中毒后痴呆等。

【辨证要点】临床主要根据痴呆的病情轻重、全身兼症进行辨证。

主症：呆傻愚笨。

1. 辨病情轻重　轻者表现为神清淡漠，寡言少语，反应迟钝，记忆减退等；重者表现为神情呆滞，言辞颠倒，行为怪僻，记忆障碍，智力衰退，生活不能自理等。

2. 辨兼症　兼头晕耳鸣，腰酸骨软，步履艰难，舌质红，苔薄白，脉沉细者，为肝肾亏虚；神情呆滞，体倦思卧，兼面色㿠白，心悸气短，舌质淡，苔薄白，脉细弱者，为心脾两虚；兼脘腹胀满，倦怠思卧，舌质淡，苔白腻者，为痰浊蒙窍；兼善惊易恐，肌肤甲错，或肢体麻木不遂，舌质紫黯，脉细涩者，为瘀血阻络。

【治疗】

1. 基本治疗

治法：醒脑调神，充髓益智。取督脉及手厥阴、足少阴经穴为主。

主穴：百会　四神聪　内关　太溪　悬钟　足三里

配穴：肝肾亏虚，配肝俞、肾俞；心脾两虚，配心俞、脾俞；痰浊蒙窍，配丰隆、中脘；瘀血阻络，配膈俞、内关。

方义：督脉穴百会、心包经络穴内关，与四神聪相配，能醒脑调神；脑为髓海，悬钟为髓

笔记栏

会、太溪为肾经原穴,两穴相配可充养髓海,健脑益智;足三里化生气血以助生髓。

操作:毫针刺,太溪、悬钟行补法,太冲行泻法,余穴平补平泻。

2. 其他治疗

(1)耳针法:取皮质下、枕、心、神门,毫针刺或用埋针法、压丸法。

(2)头针法:取额中线、顶中线、枕上正中线,毫针行较强捻转刺激,或配合使用电针。

【按语】

1. 针灸治疗痴呆有一定的作用,主要体现在控制和延缓疾病的进展。早期效果较好,晚期疗效较差。

2. 古代医家治疗痴呆,多取心包经和背部腧穴;针法上采用针、灸并用的综合疗法。

3. 注意情志调摄,积极发挥针灸治未病的预防作用。

十六、痫病

痫病是以猝然昏仆,口吐涎沫,两目上视,强直抽搐,或有鸣声,醒后神志如常为特征的发作性疾病,俗称"羊痫风"。常因情志失调、禀赋不足、饮食不节、脑络瘀阻而发病。病位在脑,与肝、心、脾、肾功能失调有关。基本病机是各种因素导致风、痰、火、瘀蒙蔽清窍,扰乱神明,元神失控。

本病相当于西医学的癫痫。

【辨证要点】临床主要根据发病时间、发作期的症状表现、间歇期全身兼症进行辨证。

主症:猝然昏仆,口吐涎沫,两目上视,强直抽搐或有鸣声,醒后神志如常。

1. 辨虚实　病程短,发作间隔时间久,发作时抽搐劲急,发作后机体疲乏较易恢复,多为实证。病程长,发作间隔时间短,发作时抽搐较弱,发作后精神萎靡,平复较慢,多为虚证。

2. 辨病期　发作期:多见于痫病初期,猝然昏倒,不省人事,牙关紧闭,口吐白沫,或有吼叫声,发作后肢体酸痛疲乏,略加休息即可恢复正常。间歇期:多见于痫病后期,发作次数频繁,抽搐强度减弱,苏醒后精神萎靡,表情痴呆,智力减退。

3. 发作期辨大、小发作　发作前常有眩晕头痛,胸闷不舒,神疲乏力等先兆,旋即突然昏仆,不省人事,两目上视,牙关紧闭,四肢抽搐,口吐白沫,或发怪叫,二便自遗,发作后平复如常人,为大发作;动作突然中断,手中物件落地,头部低垂,两目瞪视,呼之不应,数秒至数分钟后即可恢复,为小发作。

4. 间歇期辨兼症　兼急躁易怒,咯痰不爽,舌红,苔黄腻,脉弦滑而数者,为痰火扰神;兼胸闷,痰多,舌淡,苔白腻,脉弦滑者,为风痰闭阻;兼头部刺痛,或有脑部外伤史,舌质紫黯,脉涩者,为瘀阻脑络;兼神疲乏力,面色苍白,舌淡,苔白腻,脉沉弱者,为心脾两虚;兼神志恍惚,两目干涩,腰膝酸软,舌红,苔薄黄,脉细数者,为肝肾阴虚。

【治疗】

1. 基本治疗

(1)发作期

治法:醒脑开窍。以督脉、手厥阴经穴为主。

主穴:水沟　百会　后溪　内关　涌泉

配穴:大发作,配十宣、涌泉。小发作,配神门、神庭。

方义:水沟、百会为督脉经穴,后溪通督脉,用之可醒脑开窍,解痉止搐;内关为心包经络穴,能和胃化浊,调畅心气,醒神开窍;涌泉为肾经井穴,可开窍醒神。

操作:毫针泻法。水沟宜强刺激致眼球湿润或流泪。十宣可点刺放血。

（2）间歇期

治法：化痰息风，理气通络。取手足厥阴经穴及任脉、督脉穴为主。

主穴：鸠尾　印堂　太冲　丰隆　间使　腰奇

配穴：痰火扰神，配神门、行间、内庭；风痰闭阻，配合谷、风池、阴陵泉；瘀阻脑络，配膈俞、血海、百会；心脾两虚，配心俞、脾俞、足三里；肝肾阴虚，配肝俞、肾俞、三阴交。发作频繁、神疲乏力，配气海；健忘失眠，配四神聪；智力减退、表情呆滞，配肾俞、灸关元。

方义：鸠尾为任脉络穴，是治疗痫病的要穴；印堂为督脉穴，可醒脑宁神；太冲为肝经原穴，能平息肝风，理气通络；丰隆为化痰要穴，可豁痰化浊；间使为心包经经穴，有理心气、调心神之功，与腰奇同为治疗痫病的经验穴。

操作：毫针刺，太冲、丰隆泻法，余穴平补平泻。

2. 其他治疗

（1）耳针法：取心、肝、皮质下、神门，毫针刺，或埋针或压丸法。

（2）穴位注射法：取足三里、内关、大椎、风池，每次选用 2 穴，用维生素 B_1 注射液，或维生素 B_{12} 注射液，或当归注射液，每穴 0.5ml，每日 1 次。

【按语】

1. 针灸治疗痫病有一定的疗效，但对继发性癫痫，应积极治疗原发病。对持续发作伴有高热、昏迷等危重患者，必须采取综合疗法。

2. 古代医家治疗痫病，多以任督二脉穴及头部、四肢末端腧穴为主；常用针刺、灸法及放血疗法。

3. 避免不良的精神刺激和过度劳累，有助于患者康复，防止复发。

十七、震颤麻痹

震颤麻痹是指以静止性震颤、肌强直、运动徐缓、姿势步态异常为主要特征的锥体外系疾病，分为原发性和继发性两种。

震颤麻痹属中医学"颤证"范畴，本病的发生常与年老体虚、情志过极、劳逸失当或久病脏腑受损等因素有关。本病病位在脑，与肝、脾、肾相关。基本病机是筋脉失养，虚风内动，或筋脉阻遏，痰热动风。

【辨证要点】临床主要根据发病轻重、全身兼症进行辨证。

主症：以震颤、肌强直、运动徐缓为三大主症。

1. 辨病情轻重　发病早期表现为肢体的某个局部轻微颤动，以头摇动或手足微颤多见，尚能坚持工作和自理生活；重者可见头部振摇大动，甚则肢体颤动不止，或肢节出现痉挛拘急，肌肉僵硬，动作迟缓，转侧不利，自主活动减少，言语謇涩，终至生活不能自理。

2. 辨标本虚实　本病为本虚标实，以本虚证居多。肝肾亏损、气血亏虚为病之本，痰热动风，气滞血瘀为病之标；发病之初，以肝风、痰火、瘀血标实为主；久病不愈，多为气血不足，肝肾亏虚，髓海不足；虚实相杂者以本虚为主。

3. 辨兼症　兼胸脘痞闷，头晕目眩，舌体胖大，质淡有齿痕者，为痰浊风动；健忘易惊，神情淡漠，舌质紫黯，脉细涩者，为瘀血阻络；兼头晕目眩，耳鸣，腰膝酸软，舌体瘦，质黯红，脉细弦者，为肝肾亏虚；兼四肢乏力，面色无华，舌质黯淡，苔白，脉细无力者，为气血不足。

【治疗】

1. 基本治疗

治法：补益肝肾、化痰通络，息风止痉。取督脉、足厥阴经穴为主。

主穴：百会　风池　曲池　合谷　太冲　阳陵泉

配穴：痰浊风动,配丰隆、中脘、阴陵泉；加瘀血阻络,配内关、膈俞、血海；肝肾亏虚,配肝俞、肾俞、三阴交；气血亏损,配气海、血海、足三里。震颤甚,配大椎；头项强直,配天柱；下颌颤动,配承浆；上肢不稳,配手三里、肘髎、外关；下肢不稳,配足三里、悬钟；肢体僵直,配大包、期门。

方义：百会位于颠顶,通过督脉入络脑,乃局部取穴以醒脑、宁神、定惊。风池祛风、宁神定痉；曲池、合谷属手阳明经,可通经络、行气血；太冲乃肝经原穴,可平肝息风,与合谷相配为"开四关",可通行气血,养血柔筋,舒筋通络；阳陵泉为筋之会穴,可柔筋止颤。

操作：毫针平补平泻。虚证者可加灸。

2. 其他治疗

(1)耳针法：取皮质下、神门、枕、颈、肘、腕、指、膝,每次选 2~4 穴,毫针刺,或加用电针刺激或用压丸法。

(2)头针法：取顶中线、顶颞后斜线、顶旁 1 线及顶旁 2 线。毫针平刺入头皮下,快速捻转 1~2 分钟,每次留针 20 分钟,留针期间反复捻转 2~3 次。

(3)穴位注射法：取天柱、大椎、曲池、手三里、阳陵泉、足三里、三阴交、风池等,每次选用 2~3 穴,用丹参注射液或黄芪注射液等,每穴注入药液 0.5~2ml。

【按语】

1. 震颤麻痹作为一种难治病,迄今尚无根治的药物。针灸有改善震颤麻痹症状的作用,并在一定程度上延缓病情进展、降低西药的不良反应。

2. 要注意教导患者做手指和腿部运动,鼓励患者主动活动,如吃饭、穿衣等,可以防止僵直。

十八、消渴

消渴是以多饮、多食、多尿、消瘦或尿有甜味为主要临床表现的一种病证。消渴发病多与禀赋不足、饮食不节、情志失调、劳逸过度等因素有关。病变脏腑主要在肺、胃、肾,又以肾为关键。基本病机为阴虚燥热,其中阴虚为本,燥热为标。病程日久,阴损及阳,可致阴阳俱虚。根据症状及病情程度,分为上、中、下三消。

消渴与西医学的糖尿病基本一致。尿崩症也可参考本部分内容治疗。

【辨证要点】临床主要根据多饮、多食、多尿的轻重以及病程、全身兼症进行辨证。

主症：多饮、多食、多尿、形体消瘦,或尿有甜味。

1. 辨本症与并发症 多饮、多食、多尿、乏力、消瘦为消渴病的本症。本病易发生诸多并发症,如痈疽、眼疾、肺痨、肢体麻木等。

2. 辨兼症 烦渴多饮,口干咽燥,舌边尖红,苔薄黄,脉洪数者,为肺燥津伤,为上消,病变在肺；多食易饥,口干欲饮,苔黄,脉滑实有力者,为胃热津伤,为中消,病变在胃；尿频量多,混浊如脂膏,舌红,少苔,脉细数者,为肾阴亏虚,或见小便频数,混浊如膏,面色黧黑,腰膝酸软,舌淡,苔白而干,脉沉细无力者,为阴阳两虚,为下消,病变在肾。

【治疗】

1. 基本治疗

治法：养阴生津,清热润燥。取相应脏腑背俞穴及足太阴、足少阴经穴为主。

主穴：肺俞　脾俞　肾俞　胃脘下俞　太溪　三阴交

配穴：肺燥津伤,配太渊、少府；胃热津伤,配内庭、地机；肾阴亏虚,配复溜、太冲；阴阳两虚,配关元、命门。视物模糊,配睛明、光明；口干,配金津、玉液；大便秘结,配天枢；皮肤瘙痒,配风池、曲池、血海；上肢疼痛、麻木,配肩髃、曲池、合谷；下肢疼痛、麻木,配风市、阳陵泉、解溪。

方义：肺俞、脾俞、肾俞分别为肺、脾、肾的背俞穴，能清肺润燥，健脾生津，滋补肾阴，以应上中下三消；太溪为肾经原穴，三阴交为肝脾肾三经交会穴，可养胃阴，补肝肾，清虚热；胃脘下俞是治疗消渴的经验效穴。

操作：肾俞、太溪行毫针补法，其余主穴行平补平泻法。阴阳两虚者可配合灸法。金津、玉液可点刺出血。

2. 其他治疗

(1)耳针法：取胰胆、肺、胃、肾、内分泌，毫针刺或用埋针法、压丸法。

(2)穴位注射法：取肺俞、心俞、脾俞、胃俞、肾俞、三焦俞，每次选取 2 穴，用当归或黄芪注射液或小剂量胰岛素，每穴 0.5~1ml，隔日 1 次。

【按语】

1. 针灸治疗对消渴病情轻者有一定疗效，对于糖尿病并发症的治疗效果较好。

2. 古代医家治疗消渴，多取膀胱经尤其以背俞穴为主，灸法多于针法。

3. 针灸时注意严格消毒，预防皮肤化脓感染，用穴要少而精。

4. 针灸治疗可参考中国针灸学会标准《循证针灸临床实践指南——糖尿病周围神经病变》。

十九、胁痛

胁痛是以一侧或两侧胁肋部疼痛为主要表现的病证。胁痛多与情志不畅、跌仆损伤、饮食所伤、外感湿热、劳欲久病等因素有关。本病的病位在肝胆，与脾、胃、肾有关。胁肋部为肝胆经络所过之处，各种外来致病因素或肝胆疏泄失常，均可导致胁肋部经脉不通或经脉失养而出现胁痛。

胁痛常见于西医学的急慢性肝炎、肝硬化、肝癌、急慢性胆囊炎、胆石症等肝胆病变以及肋间神经痛、胁肋外伤等。

【辨证要点】临床主要根据疼痛部位、全身兼症结合病程、病因进行辨证。

主症：一侧或两侧胁肋部疼痛。

1. 辨经络　肝胆两经布于胁肋，故胁痛病位主要为肝胆经，表现在胁肋部。

2. 辨气血　胀痛多属气郁，且疼痛游走不定，时轻时重，症状轻重与情绪变化有关；刺痛多属血瘀，且痛处固定，疼痛持续不已，局部拒按，入夜尤甚。

3. 辨虚实　实证以气滞、血瘀、湿热为主，病程短，来势急，疼痛较重而拒按；虚证多属阴血不足，病程长，来势缓，其痛隐隐。

4. 辨兼症　胀痛，拒按，兼脘闷，恶心，纳呆，口苦，尿赤，或有黄疸，舌苔黄腻，脉弦滑者，为肝胆湿热；胀痛，走窜不定，情志不舒则加重，胸闷，善太息，舌苔薄白，脉弦者，为肝郁气滞；刺痛，痛处固定而拒按，或胁下有积块，舌质紫黯，脉沉涩者，为瘀血阻络；胁肋隐痛，遇劳加重，口干咽燥，两目干涩，心中烦热，舌红，少苔，脉弦细者，为肝阴不足。

【治疗】

1. 基本治疗

治法：疏肝利胆，和络止痛。取足厥阴、手足少阳经穴为主。

主穴：期门　日月　阳陵泉　支沟

配穴：肝胆湿热，配行间、阴陵泉；肝郁气滞，配太冲、内关；瘀血阻络，配膈俞、阿是穴；肝阴不足，配肝俞、肾俞。脘闷纳呆，配足三里；头晕目眩，配风池。

方义：局部取肝、胆的募穴期门、日月，远取胆经合穴阳陵泉，可疏肝利胆，通畅胁肋，和络止痛；支沟为三焦经经穴，有疏通三焦气机之功，其善理胁肋之气，为治疗胁肋疾病的要穴。

操作：阳陵泉、支沟行毫针泻法，期门、日月行平补平泻法。瘀血阻络者可加用阿是穴刺络拔罐。

2. 其他治疗

(1)耳针法：取肝、胆、交感、神门，毫针刺或用埋针法、压丸法。

(2)电针法：疼痛部位的相应节段夹脊穴、支沟，采用疏密波，通电 20 分钟，隔日 1 次，适用于肋间神经痛。

(3)穴位注射法：取疼痛部位的相应节段夹脊穴，用 10% 葡萄糖注射液 10ml，或加维生素 B$_{12}$ 注射液 1ml，每穴 0.5~1ml。

【按语】

1. 针灸治疗胁痛效果较好。急性胁肋疼痛用针灸止痛后应注意查明病因，明确诊断，采取相应的治疗措施。

2. 古代医家治疗胁痛多以足厥阴和手足少阳经穴为主，在针刺手法上泻多于补。

3. 饮食应清淡，忌肥甘厚味。心情舒畅，切忌恼怒。

4. 针灸治疗可参考中国针灸学会标准《循证针灸临床实践指南——胁痛》。

二十、胃痛

胃痛，又称胃脘痛，是以上腹胃脘部反复发作性疼痛为主要临床表现的病证。由于痛处心下，古人又名"心下痛""胃心痛"等。胃痛与寒邪客胃、饮食伤胃、情志不畅和脾胃虚弱等因素有关。胃痛的病位在胃，与肝、脾也有关。基本病机是胃气失和、胃络不通或胃失温煦濡养。

胃痛多见于西医学的急慢性胃炎、消化性溃疡、胃神经症、胃黏膜脱垂、胃痉挛、胃扭转、胃下垂等疾病。

【辨证要点】临床主要根据胃痛的程度、性质、起病缓急及全身兼症进行辨证。

主症：上腹胃脘部疼痛。

1. 辨虚实　病势较急，痛势较剧，痛处拒按，食后痛甚，多为实证。病势较缓，痛势较轻，痛处喜按，空腹痛甚，多为虚证。

2. 辨兼症　胃痛暴作，恶寒喜暖，苔薄白，脉弦紧者，为寒邪客胃；胀满而痛，兼嗳腐吞酸，苔厚腻，脉滑者，为饮食停滞；胃脘胀痛，兼攻痛连胁，苔薄白，脉弦者，为肝气犯胃；疼痛如刺，痛有定处，舌质紫黯，脉细涩者，为瘀血阻络；隐痛喜暖，舌淡苔薄，脉虚弱者，为脾胃虚寒；灼热隐痛，舌红，少苔，脉细数者，为胃阴不足。

【治疗】

1. 基本治疗

治法：和胃止痛。取足阳明经穴及胃的募穴为主。

主穴：中脘　足三里　内关

配穴：寒邪客胃，配胃俞；饮食停滞，配下脘、梁门；肝气犯胃，配太冲、期门；瘀血阻络，配膈俞、三阴交；脾胃虚寒，配关元、脾俞、胃俞；胃阴不足，配三阴交、内庭。急性胃炎者，配梁丘；消化性溃疡者，配公孙。

方义：病位在胃，中脘居于胃脘部，为胃的募穴、腑会，可理气和胃，足三里为胃经的合穴、胃的下合穴，可疏理胃肠气机，两穴远近相配，通降胃气；内关为手厥阴经络穴，又为八脉交会穴，通于阴维脉，可宽胸利气。三穴合用能调理中焦，和胃止痛，是治疗胃腑疾患的要穴。

操作:主穴毫针刺行平补平泻法。寒气客胃或脾胃虚寒者宜加用灸法。

2. 其他治疗

(1)耳针法:取胃、交感、神门,毫针刺或用埋针法、压丸法。

(2)穴位注射法:取中脘、足三里,用丹参注射液或复方当归注射液,每穴1~2ml,隔日1次。

【按语】

1. 针灸治疗胃痛具有较明显的疗效,尤其对胃痉挛所致的胃痛疗效更佳。当胃痛出现胃出血、胃穿孔等重症时,必须采取综合治疗。胃痛还要与肝胆疾患、胰腺炎、心肌梗死相鉴别。

2. 古代医家治疗胃痛,多以胃经、膀胱经及任脉腧穴为主,操作上灸法的运用多于针法。

3. 平时应注重饮食调养,同时保持情志舒畅。

4. 针灸治疗可参考中国针灸学会标准《循证针灸临床实践指南——慢性萎缩性胃炎》。

二十一、呕吐

呕吐是以胃内容物经口吐出为主要临床表现的病证,既可单独为患,亦可见于多种疾病。以有声有物谓之呕,有物无声谓之吐,有声无物谓之干呕,合称呕吐。呕吐常与外邪犯胃、饮食不节、情志失调、体虚劳倦等因素有关。病位在胃,与肝、脾有关。基本病机是胃失和降,气逆于上。

呕吐多见于西医学的急慢性胃炎、贲门痉挛、幽门痉挛、胰腺炎、胃神经症,以及耳源性眩晕等疾病。

【辨证要点】临床主要根据起病缓急、呕吐物的性状和量、全身兼症进行辨证。

主症:呕吐食物、痰饮、水液,或干呕无物。

1. 辨虚实 起病较急,病程较短,呕吐物量多且酸腐臭秽,脉实有力,多为实证。起病缓慢,病程较长,时作时止,呕而无力,呕吐物不多,酸臭味不甚,倦怠乏力,脉弱无力,多为虚证。

2. 辨兼症 呕吐清水或稀涎,食久乃吐,舌淡,苔薄白,脉迟者,为寒邪客胃;呕吐酸苦热臭,食入即吐,舌红,苔薄黄,脉数者,为热邪内蕴;呕吐宿食,吐后舒畅,苔厚腻,脉滑实者,为饮食停滞;呕吐痰涎,脘闷纳呆,苔白腻,脉滑者,为痰饮内阻;呕吐酸水,每因情志不遂而发作,苔薄白,脉弦者,为肝气犯胃;泛吐清水,时作时止,舌淡,苔薄,脉弱者,为脾胃虚寒。

【治疗】

1. 基本治疗

治法:和胃理气,降逆止呕。取足阳明经穴及胃的募穴为主。

主穴:中脘 足三里 内关

配穴:寒邪客胃,配上脘、胃俞;热邪内蕴,配合谷、金津、玉液;饮食停滞,配下脘、梁门;痰饮内阻,配膻中、丰隆;肝气犯胃,配太冲、阳陵泉;脾胃虚寒,配脾俞、胃俞。反酸呕甚者,配公孙;腹胀肠鸣,配脾俞、大肠俞;大便燥结或大便溏薄,配天枢。

方义:病位在胃,故取胃的募穴、腑会中脘,理气和胃止呕;取胃经的合穴、胃的下合穴足三里,通降胃气;内关可宽胸利气,和胃降逆,为止呕要穴。

操作:主穴毫针刺行平补平泻法。寒气客胃或脾胃虚寒宜配合灸法。热邪内蕴者金津、玉液点刺出血。

2. 其他治疗

(1)耳针法:取胃、贲门、交感,毫针刺或用埋针法、压丸法。

(2)穴位注射法:取中脘、足三里,用维生素 B_1 注射液或维生素 B_{12} 注射液,每穴 0.5~1ml,隔日 1 次。

【按语】

1. 针灸治疗呕吐有确切疗效。由上消化道严重梗阻、癌肿引起的呕吐以及脑源性呕吐,针灸只能对症处理,应积极治疗原发病。

2. 古代医家治疗呕吐,多以俞募穴为主,在针法上急则用泻法,缓则采用虚补实泻方法,并配合点刺放血等方法。

3. 平时注意饮食调养,保持情志舒畅。

4. 针灸治疗可参考中国针灸学会标准《循证针灸临床实践指南——痞满》。

二十二、腹痛

腹痛是以胃脘以下、耻骨毛际以上部位发生疼痛为主要表现的一种病证,可见于多种脏腑疾患。腹痛常与感受外邪、饮食不节、情志不畅、劳倦体虚等因素有关。腹部内有肝、胆、脾、肾、大小肠、膀胱等脏腑,体表为足阳明、足少阳、足三阴经、冲任带脉所过,若外邪侵袭或内有所伤均能导致腹痛。本病病位在腹,与肝、胆、脾、肾、膀胱、大小肠有关。基本病机是腹部脏腑经脉气血运行不畅或经脉失却温养。

腹痛见于西医学的许多疾病当中,如急慢性肠炎、肠痉挛、肠易激综合征等。

【辨证要点】临床主要根据疼痛的性质、程度以及起病缓急、全身兼症进行辨证。

主症:胃脘以下、耻骨毛际以上部位疼痛。

1. 辨缓急、辨虚实 突然发病,痛势剧烈,痛时拒按,属急性腹痛,多为实证。病程较长,痛势绵绵,痛时喜按,属慢性腹痛,多为虚证,或虚实夹杂。

2. 辨兼症 腹痛拘急、暴作,得温痛减,舌淡,苔薄白,脉沉紧者,为寒邪内积;腹痛灼热,得凉痛减,舌红,苔黄腻,脉滑数者,为湿热壅滞;腹部胀满疼痛,痛而欲泻,泻后痛减,舌苔厚腻,脉滑者,为饮食停滞;腹部胀痛,兼攻窜两胁,痛引少腹,遇怒痛剧,苔薄白,舌质紫黯,脉弦者,为气滞血瘀;腹痛绵绵,时作时止,喜按喜温,舌质淡,苔薄白,脉沉细者,为脾阳不振。

【治疗】

1. 基本治疗

治法:和胃调肠,缓急止痛。取足阳明、足太阴经穴及相应脏腑募穴为主。

主穴:中脘 天枢 足三里 三阴交

配穴:寒邪内积,配神阙、关元;湿热壅滞,配阴陵泉、内庭;饮食停滞,配下脘、梁门;气滞血瘀,配太冲、血海;脾阳不振,配脾俞、章门。

方义:中脘为腑会又是胃的募穴,天枢为大肠的募穴,两穴均位于腹部;足三里乃胃腑的下合穴,"肚腹三里留",三穴合用可通调腹部气机。三阴交调理足三阴经气血,通调气机。

操作:主穴平补平泻为主。寒邪内积或脾阳不振可配合灸法。

2. 其他治疗

(1)耳针法:取大肠、小肠、腹、交感、神门,毫针刺或用埋针法、压丸法。

(2)穴位注射法:取天枢、足三里,用维生素 B_1 注射液,每穴 0.5~1ml,每日 1 次。

【按语】

1. 针灸治疗腹痛疗效较好,但由于腹痛病因复杂,针刺止痛后应明确诊断,以防耽误病情。如属于急腹症者,针灸治疗的同时,应密切观察病情,并采取其他治疗措施。

2. 古代医家治疗腹痛,以局部取穴与远端取穴相结合。现代研究表明,针灸能促进内源性脑啡肽的生成,提高神经末梢对疼痛感受的阈值,并能调节自主神经系统,缓解肠道痉挛,从而达到治疗腹痛的效果。

二十三、泄泻

泄泻又称"腹泻",是指排便次数增多,便质稀薄,甚至如水样的病证。大便溏薄称为"泄",大便如水注称为"泻"。泄泻发生与感受外邪、饮食不节、情志失调、脾胃虚弱、年老体弱、久病体虚等因素有关。本病病位在肠,与脾关系最为密切,也与胃、肝、肾有关。基本病机是脾虚湿盛,肠道传化失常,清浊不分。

泄泻常见于西医学的急慢性肠炎、胃肠功能紊乱、肠易激综合征、慢性非特异性溃疡性结肠炎、肠结核等疾病。

【辨证要点】临床主要根据病程长短、病势缓急、便质情况、全身兼症等进行辨证。

主症:大便次数增多,便质清稀或完谷不化,甚至如水样。

1. 辨缓急、辨虚实　发病势急,病程短,便泻次数多,腹痛拒按,泻后痛减,属急性泄泻,多为实证;起病势缓,病程长,便泻次数较少,腹痛不甚且喜按,属慢性泄泻,多为虚证,或虚实夹杂。

2. 辨兼症　泄泻清稀,兼身寒喜温,舌淡,苔白腻,脉濡缓者,为寒湿内盛;大便黄褐臭秽,兼肛门灼热,舌红,苔黄腻,脉濡数者,为肠腑湿热;大便稀溏,臭如败卵,苔厚腻,脉滑者,为食滞肠胃。腹痛泄泻每于情志不畅时发生,兼胸胁胀闷,舌淡,脉弦者,为肝气乘脾;大便溏薄,饮食稍有不当则大便次数增多,舌淡,苔薄白,脉细弱者,为脾气虚弱;黎明之前脐腹作痛,肠鸣即泻,泻后即安,舌淡,苔白,脉沉细者,为肾阳虚衰。

【治疗】

1. 基本治疗

(1)急性泄泻

治法:除湿导滞,通调腑气。取足阳明、足太阴经穴为主。

主穴:天枢　上巨虚　阴陵泉　水分

配穴:寒湿内盛,配神阙,宜用灸法;肠腑湿热,配内庭、曲池;食滞肠胃,配中脘。泻下脓血,配曲池、三阴交、内庭。

方义:天枢、上巨虚均为足阳明胃经腧穴,天枢为大肠募穴,可调理肠胃气机,上巨虚为大肠下合穴,可运化湿滞,取"合治内腑"之意;阴陵泉可健脾化湿;水分利小便而实大便。

操作:毫针泻法。寒湿内盛者神阙用隔姜灸。

(2)慢性泄泻

治法:健脾温肾,固本止泻。取任脉及足阳明、足太阴经穴为主。

主穴:神阙　天枢　足三里　公孙

配穴:肝气乘脾,配太冲;脾气虚弱,配脾俞、太白;肾阳虚衰,配肾俞、命门。久泻不愈,配百会。

方义:灸神阙可温补元阳,固本止泻;天枢为大肠募穴,能调理肠胃气机;足三里、公孙能调理脾胃,健脾化湿止泻。

操作:神阙用灸法;毫针刺天枢用平补平泻法;足三里、公孙用补法。

2. 其他治疗

(1)耳针法:取大肠、脾、交感,毫针刺或用埋针法、压丸法。

(2)穴位注射法:取天枢、上巨虚,用维生素 B_1 注射液或维生素 B_{12} 注射液,每穴 0.5~1ml,每日 1 次。

【按语】

1. 针灸对泄泻有较好的疗效。若泄泻频繁有脱水现象者,应综合治疗。

2. 古代医家治疗泄泻,以任脉、胃经、脾经及腹部腧穴为主,灸法的运用多于其他针灸疗法。

3. 治疗期间须控制饮食,忌生冷、油腻、刺激性食物,平时注意饮食卫生。

二十四、痢疾

痢疾是以腹痛腹泻,里急后重,痢下赤白脓血为主症的病证,是夏秋季常见的肠道传染病。古称"肠澼""滞下""下利"。痢疾多与外感时邪疫毒,饮食不节等因素有关。本病病位在肠,与脾、胃有关。基本病机是邪壅肠腑,气血壅滞,肠道传化失司,脂络受伤。

西医学中,可见于急性细菌性痢疾、阿米巴痢疾、中毒性细菌性痢疾等。

【辨证要点】临床主要根据病程长短、发病缓急、痢下情况、全身兼症等进行辨证。

主症:腹痛、里急后重、下痢赤白脓血。

1. 辨虚实 发病急,病程短,腹痛胀满,痛而拒按,痛时窘迫欲便,便后里急后重暂时减轻者为实;发病慢,时轻时重,病程长,腹痛绵绵,痛而喜按,便后里急后重不减,坠胀甚者为虚中夹实。

2. 辨兼症 腹痛,里急后重,下痢赤白相杂,肛门灼热,小便短赤,舌红,苔黄腻,脉滑数者,为湿热痢;腹痛,里急后重,痢下赤白黏冻,苔白腻,脉濡缓者,为寒湿痢;发病急骤,腹痛剧烈,痢下脓血,里急后重甚,壮热口渴,烦躁,舌红绛,苔黄燥,脉滑数者,为疫毒痢;下痢赤白脓血,恶心呕吐,不能进食,舌苔腻,脉滑者,为噤口痢;痢下时发时止,日久不愈,发则下痢脓血或黏冻,临厕腹痛里急,舌淡,苔腻,脉濡软或虚数者,为休息痢。

【治疗】

1. 基本治疗

治法:通肠导滞,调气和血。取大肠的募穴、下合穴为主。

主穴:合谷 天枢 上巨虚 三阴交

配穴:湿热痢,配曲池、内庭;寒湿痢,配中脘、气海;疫毒痢,配大椎、太冲,十宣放血;噤口痢,配内关、中脘;休息痢,配脾俞、足三里。久痢脱肛,配气海、百会。

方义:合谷为大肠经原穴,天枢为大肠的募穴,上巨虚为大肠的下合穴,"合治内腑",三穴同用能通调大肠腑气,行气和血,血和则脓血自愈,气行则后重自除;三阴交为肝脾肾三经交会穴,可健脾利湿。

操作:主穴毫针泻法。急性者每日治疗 1~2 次,每次留针 30 分钟。寒湿痢、休息痢可加艾灸。

2. 其他治疗

(1)耳针法:取大肠、直肠下段、胃、脾、肾、腹,每次以 3~4 穴,急性痢疾用强刺激,留针30 分钟,每日 1~2 次。慢性痢疾用轻刺激,亦可用埋针法或压丸法。

(2)穴位注射法:取穴参照基本治疗,用盐酸小檗碱注射液,或用 5% 葡萄糖注射液,或用维生素 B_1 注射液,每穴注射 0.5~1ml,每日 1 次。

【按语】

1. 针灸治疗急性细菌性痢疾、阿米巴痢疾,疗效显著。但中毒性细菌性痢疾病情凶险,应采取综合治疗措施。

2. 古代医家治疗痢疾,多以俞募配穴和阳明经穴为主。在针法上多采用针与灸相结合的治疗方法。

3. 急性痢疾发病时应进行床边隔离,注意饮食。

二十五、便秘

便秘是指大便秘结不通,排便时间和排便间隔时间延长,或粪质不硬,虽有便意但排出不畅的病证。便秘多与饮食不节、情志失调、劳倦体虚、外邪侵袭等因素有关。便秘的病位在肠,与脾、胃、肺、肝、肾等脏腑的功能失调有关。基本病机是肠腑壅塞不通或肠失滋润,大肠传导不利。

本病可见于西医学的功能性便秘、药物性便秘以及内分泌和代谢性疾病所致的便秘等。

【辨证要点】临床主要根据排便周期、粪质、体质、全身兼症等进行辨证。

主症:大便干结不通或粪质不干但排出不畅。

1. 辨虚实 年老体弱,粪质不干,便下无力,伴心悸气短,腰膝酸软,多为虚证;年轻体壮,大便干结,伴腹胀腹痛,多为实证。

2. 辨兼症 兼腹胀腹痛,口干口臭,小便短赤,舌红,苔黄燥,脉滑数者,为热秘;兼腹中胀痛,连及两胁,苔薄腻,脉弦者,为气秘;兼腹中冷痛,小便清长,舌淡,苔白,脉沉迟者,为冷秘;大便或干燥或并不干硬,虽有便意,临厕努挣乏力,舌质淡,脉细弱者,为虚秘。

【治疗】

1. 基本治疗

治法:通润肠腑,调肠通便。取大肠的背俞穴、募穴及下合穴为主。

主穴:天枢 大肠俞 上巨虚 支沟 照海

配穴:热秘,配曲池、内庭;气秘,配太冲、中脘;冷秘,配关元、神阙;虚秘,配足三里、脾俞、气海。

方义:天枢为大肠募穴,与大肠俞同用为俞募配穴法,上巨虚为大肠下合穴,三穴共用可通调大肠腑气,腑气通则大肠传导功能复常。支沟为三焦经经穴,能宣通三焦气机,通调肠腑;照海为肾经经穴,可滋润肠腑,两穴配用,通润相济,为治疗便秘的效穴。

操作:毫针实泻虚补。冷秘、虚秘宜配合灸法。

2. 其他治疗

(1)耳针法:取大肠、直肠、交感,毫针刺或用埋针法、压丸法。

(2)穴位注射法:取天枢、大肠俞,用维生素 B_1 注射液或维生素 B_{12} 注射液,每穴0.5~1ml,每日 1 次。

【按语】

1. 针灸治疗功能性便秘有较好的效果,但对长期使用泻药的患者疗效较差。

2. 古代医家治疗便秘,多取腹部及下背部腧穴为主,针刺多于艾灸,以泻法为主。

3. 平时应坚持体育锻炼,饮食宜清淡,多食蔬菜水果及粗纤维食物,补充足量的水液,养成定时排便的习惯。

4. 针灸治疗可参考中国针灸学会标准《循证针灸临床实践指南——慢性便秘》。

5. 有高质量的研究证明,电针天枢、腹结和上巨虚为主治疗慢性便秘疗效确切。治疗普通功能性便秘可有效增加患者自主排便次数,改善排便不尽和费力感;对于一般缓泻药效果不好的顽固性便秘,可增加患者完全自主排便次数、改善排便费力和粪便性状;电针治疗便秘还有较好的持续效应。

二十六、癃闭

癃闭是以小便量少,排尿困难,甚则小便闭塞不通为主症的一种病证。其中小便不畅,点滴而短少,病势较缓者称为癃;小便闭塞,点滴不通,病势较急者称为闭。癃闭常与外邪侵袭、饮食不节、情志内伤、瘀浊内停及体虚久病等因素有关。本病病位主要在膀胱与肾,与三焦、肺、脾、肝等关系密切。本病分为虚实两端,实证多为湿热、气滞、瘀血、结石使膀胱气化不利;虚证为脾虚气弱、肾阳衰惫使膀胱气化无权。基本病机是膀胱气化功能失常。

癃闭可见于西医学的膀胱、尿道器质性和功能性病变,前列腺疾患等各种原因引起的排尿困难和尿潴留,如神经性尿闭、膀胱括约肌痉挛、尿道结石、前列腺增生、脊髓炎等。

【辨证要点】临床主要根据病程长短、病势缓急、小便情况及全身兼症进行辨证。

主症:排尿困难。

1. 辨虚实　发病急,病程较短,体质好,小便闭塞不通,赤热或短而不利,努责无效,小腹胀急而痛者,为实证;发病缓,病程较长,体质较差,小便滴沥不爽,排出无力,甚则点滴不通,精神疲惫者,为虚证;若湿热灼伤肾阴,肺热伤津,水液无以下注膀胱,又脾肾虚损日久,可致气虚无力推动而兼夹血瘀,皆为虚实夹杂之证。

2. 辨兼症　兼尿量极少而短赤灼热,口渴不欲饮,舌质红,苔黄腻,脉滑数者,为膀胱湿热;兼咽干烦渴,或有咳嗽,舌红,苔薄黄,脉数者,为肺热壅盛;兼情志抑郁,胁腹胀满,舌红,苔薄黄,脉弦者,为肝郁气滞;尿细如线或点滴不通,兼小腹胀满疼痛,舌紫黯,或有瘀点,脉涩者,为浊瘀阻塞;时欲小便而不得出,兼小腹坠胀,大便不坚,舌淡,苔白,脉细弱者,为脾虚气弱;小便排出无力,兼腰膝酸软,舌淡胖,苔薄白,脉沉细者,为肾气亏虚。

【治疗】

1. 基本治疗

(1)实证

治法:清热利湿,行气活血。以足太阳、足太阴经穴及相应俞募穴为主。

主穴:中极　膀胱俞　秩边　阴陵泉　三阴交

配穴:膀胱湿热,配委阳;肺热壅盛,配尺泽;肝郁气滞,配太冲、大敦;浊瘀阻塞,配次髎、膈俞。

方义:膀胱募穴中极与膀胱背俞穴膀胱俞俞募相配,促进膀胱气化;秩边为膀胱经穴,深刺可疏导膀胱气机;阴陵泉清利湿热而通小便;三阴交通调足三阴经气血,消除瘀滞。

操作:毫针泻法。秩边穴用芒针深刺 2.5~3 寸,以针感向会阴部放射为度。针刺中极前,应首先检查膀胱的膨胀程度,以决定针刺的方向、角度和深度,膀胱充盈者不能直刺,应向下斜刺、浅刺,使针感到达会阴并引起小腹收缩、抽动为佳。

(2)虚证

治法:温补脾肾,益气启闭。取足太阳经穴、任脉穴及相应背俞穴为主。

主穴:秩边　关元　脾俞　三焦俞　肾俞

配穴:脾虚气弱,配气海、足三里;肾气亏虚,配命门、太溪。无尿意或无力排尿者,配气海、曲骨。

方义:秩边为膀胱经穴,深刺可疏导膀胱气机;关元为任脉与足三阴经交会穴,能温补下元,鼓舞膀胱气化;脾俞、肾俞补益脾肾;三焦俞通调三焦,促进膀胱气化功能。

操作:秩边操作同上;余穴均用毫针补法,亦可用温针灸。

2. 其他治疗

(1)耳针法:取肾、膀胱、肺、肝、脾、三焦、交感、神门、皮质下、腰骶椎,每次选 3~5 穴,毫针中强刺激,或用埋针法、压丸法。

(2)穴位贴敷法:取神阙穴。用葱白、冰片、田螺或鲜青蒿、甘草、甘遂各适量,混合捣烂后敷于脐部,外用纱布固定,加热敷。

【按语】

1. 针灸治疗癃闭有一定效果,尤其对于功能性尿潴留,疗效更佳。但对于脊髓损伤、尿路梗阻所致癃闭,应在治疗原发病的基础上行针灸治疗。

2. 古代医家治疗癃闭,多以局部穴位为主,针法上泻多于补,或配合艾灸方法治疗。

3. 针灸治疗可参考中国针灸学会标准《循证针灸临床实践指南——术后尿潴留》。

附1:慢性前列腺炎

慢性前列腺炎是泌尿生殖系统最常见的疾病之一,症状轻重不等,轻者无明显症状,较重者可见会阴部坠胀疼痛,小便不利,尿道口流出乳白色黏液。发病年龄多集中在20~40岁之间。一般分为细菌性前列腺炎和非细菌性前列腺炎两种。

本病属于中医"淋浊""白浊""癃闭""白淫"等病的范畴。本病多因肾阳受损,命门火衰不能蒸化;或湿热下注,痰瘀内结,败精滞留所致。本病病位在下焦,与肾、膀胱、脾关系密切。

【辨证要点】

主症:病情较重者,下腹部、会阴部或阴囊部疼痛,疼痛可放射到腰骶部、耻骨区、睾丸或腹股沟等处,可有排尿不适、尿频、尿急、排尿灼热感,尿道口常有白色分泌物溢出。患者有神疲乏力、头晕、腰背酸痛、性欲减退、遗精、早泄、阳痿等。

辨兼症:尿频、尿急、尿痛,尿道口时有白浊溢出,舌红,苔黄腻,脉滑数者,为湿热下注;尿滴白,尿意不尽,尿后余沥,劳累后加剧,舌淡,苔薄白,脉细弱者,为脾虚气陷;尿滴沥不尽,腰膝酸软,舌淡,苔薄白,脉沉细弱者,为肾气不足。

【治疗】

1. 基本治疗

治法:健脾化湿,理气活血。取任脉及足少阴、太阴经穴为主。

主穴:中极　会阴　太溪　三阴交　阴陵泉

配穴:湿热下注,配三焦俞、委阳;脾虚气陷,配脾俞、气海;肾气不足,配肾俞、关元。

方义:中极为任脉与足三阴经的交会穴,会阴为任、督二脉交会穴,均为局部取穴,可交通阴阳,清利下焦;太溪补益肾气,三阴交调理肝脾肾,阴陵泉健脾利湿。诸穴合用,共奏补肾健脾、排除浊瘀之功效。

操作:毫针平补平泻。

2. 其他治疗

(1)穴位注射疗法:取大赫、次髎,用胎盘注射液或当归注射液,每次每穴注射0.5~1ml,每周2次。

(2)耳针法:取肾、脾、三焦、交感、皮质下、外生殖器,每次取3~4穴,毫针刺或用埋针法、压丸法。

(3)皮肤针法:取三阴交、曲泉、关元、曲骨、归来、水沟、腹股沟、夹脊14~21椎,叩刺至局部皮肤潮红为度。

【按语】

1. 针灸对慢性前列腺炎有一定的疗效,但需要长期治疗。顽固不愈者,应考虑中西医结合治疗。

2. 在治疗过程中,应强调临床护理,注意防寒保温,忌食刺激性食物。配合局部热敷或艾灸有助于改善症状。

附2:前列腺增生症

前列腺增生症,是以尿频、排尿困难,甚至出现尿潴留为主要表现的疾病。常见于老年男性,大多发生于50~70岁之间。

本病属于中医"癃闭"的范畴。本病多因肾元亏虚,阴寒凝聚,瘀血内结;或湿热下注,津液耗损,水道阻塞,使排尿不畅。病位在肾与膀胱。

【辨证要点】

主症:尿频、排尿困难,甚至出现尿潴留。

辨兼症:小便点滴不通,或量少灼热,兼小腹胀满,舌红,苔黄腻,脉数者,为膀胱湿热;小便淋沥不爽,排出无力,甚则点滴不通,兼腰膝酸软,舌质淡,脉沉细者,为肾气不足。

【治疗】

1. 基本治疗

治法:清利湿热,补肾固本。取任脉、足太阴经穴为主。

主穴:气海　中极　会阴　秩边透水道　三阴交　列缺

配穴:膀胱湿热,配阴陵泉、金门、飞扬;肾气不足,配关元、足三里。

方义:气海以培补元气,中极为膀胱之募,能清热利湿、通调膀胱气机;会阴交通阴阳,清利下焦;秩边透水道,通调水道;三阴交调整肝脾肾三脏的功能;列缺为肺经的络穴,通任脉,具有宣上导下的作用。

操作:毫针虚补实泻,肾气不足者可用灸法。秩边透水道得气后,行针使针感放射至小腹部为宜。

2. 其他治疗

(1)耳针法:取肾、尿道、膀胱、外生殖器、脑,每次取3~5穴,针刺或王不留行压丸。

(2)电针法:①阴陵泉、阳陵泉、水道、曲泉;②三阴交、膀胱俞、委阳、三焦俞。以上任选1组,交替使用,用高频脉冲电刺激,30分钟。

(3)艾灸法:取会阴、曲骨、曲泉以艾条悬灸,每穴灸15分钟,至局部皮肤潮红灼热,但以不灼伤皮肤为度。灸后,可在会阴和曲骨两穴局部按摩,每穴按摩5~10分钟。病情较重者,宜同时针刺三阴交、太溪,平补平泻,并可在关元、气海、肾俞、脾俞加用温灸盒。

【按语】

1. 针灸治疗前列腺增生有一定的效果,可明显改善患者的排尿不畅及尿道刺激症状。如反复治疗无效,应采取其他治疗方法。

2. 古代医家治疗前列腺增生,多以下腹部和足三阴经穴为主;针法上采用毫针透穴刺法为主。

3. 要注意劳逸结合,保持心情舒畅,饮食忌食辛辣之品,戒除烟酒。

二十七、压力性尿失禁

压力性尿失禁是清醒状态下,当腹内压突然增高(咳嗽、喷嚏、大笑、屏气、站立、行走、跳跃、颠簸、提举重物等)时,导致尿液不自主流出的病症。以老年女性为多。

中医学认为,本病多因劳伤、气虚、老年肾亏或女性多次分娩、产伤,耗损肾气,使下元不固、膀胱失约;或创伤后瘀阻下焦、湿热下注于膀胱所致。病位在下焦,与肾、膀胱、肺、脾关系密切。

【辨证要点】临床主要根据病程长短、病势缓急及全身兼症进行辨证。

主症:清醒状态下,腹内压突然增高时尿液不自主流出。

1. 辨虚实　发病急,病程较短,体质好,腹压增高时,偶尔有尿失禁发生,为实证;发病缓,病程较长,体质较差,精神疲惫,任何屏气用力、行走或运动、直立或斜卧位时均可发生尿失禁者,为虚证。

2. 辨兼症 兼小便清长,遇寒加重,腰膝酸软,两足无力,舌质淡,苔薄,脉沉弱者,为肾气不固;兼尿意频急,气短懒言,身重乏力,舌胖大,脉沉细者,为肺脾气虚;兼小便频数,排尿灼热,溲赤而臭,舌偏红,苔黄腻,脉细滑数者,为湿热下注;兼小腹胀满隐痛,有阴部外伤史或阴部手术史,舌质黯或有紫斑,脉沉涩者,为下焦瘀滞。

【治疗】

1. 基本治疗

治法:益气化瘀,固摄膀胱。以任脉、足太阳经穴为主。

主穴:中极 气海 肾俞 膀胱俞 三阴交

配穴:肾气不固,配太溪、命门;脾肺气虚,配肺俞、脾俞、足三里;湿热下注,配秩边透水道、阴陵泉;下焦瘀滞,配次髎、蠡沟。

方义:取膀胱募穴中极与膀胱的背俞穴膀胱俞俞募相配,调理肾与膀胱气机,固摄膀胱;肾俞补肾固本;气海调和气血,又可益气固摄膀胱;三阴交通调足三阴经气血,通络化瘀。

操作:毫针刺,虚补实泻。可加灸法或温针灸;中极、气海向下斜刺,使针感向阴部放射。

2. 其他治疗

(1)耳针法:取肾、膀胱、尿道。毫针刺,或用埋针法、压丸法。

(2)电针法:气海、关元、中极、曲骨、足三里、三阴交。腹部穴针刺时要求针感放射至前阴部。电针用疏密波或断续波刺激 30 分钟。

【按语】

1. 针灸治疗压力性尿失禁有较好效果,尤其对于功能性的疗效更佳。器质性的压力性尿失禁应结合原发病的治疗。有高质量的研究证明,电针治疗女性压力性尿失禁疗效确切。研究以次髎、中髎、会阳、肾俞和三阴交为主穴,次髎、中髎和会阳芒针深刺,电针强刺激,可减少患者尿失禁量和失禁次数,其疗效可能好于盆底肌训练;电针治疗还有较好的持续效应。

2. 多饮水能促进排尿反射,并可预防泌尿道感染。但在睡前应限制饮水,以减少夜间尿量。

3. 指导患者积极进行盆底部肌肉的锻炼,以增强控制排尿的能力。

二十八、阳痿

阳痿是指成年男子性交时,由于阴茎痿软不举,或举而不坚,或坚而不久,无法进行正常性生活的病证。阳痿的发生常与劳欲过度、七情所伤、外邪侵袭等因素有关。本病病位在宗筋,与肝、心、肾、脾相关,在经脉上主要与足厥阴、足少阴、足阳明经有关。基本病机是气血不足,宗筋失养或宗筋受灼而弛纵所引起。

本病可见于西医学的性神经衰弱及某些慢性疾病以阳痿为主要表现者。

【辨证要点】临床主要根据阴器勃起情况、全身兼症进行辨证。

主症:性生活时阴茎不能勃起,或勃起不坚,临房时早泄,随之痿软,或虽能性交,但不经泄精而自行痿软。

1. 辨虚实 有虚实之分,多为虚实夹杂之证。阴茎勃起不坚,时间短暂,每多早泄,阴囊潮湿、臊臭,小便黄赤者,为实证;阴茎勃起困难,时有滑精,头晕耳鸣,心悸气短,腰酸乏力者,为虚证。病程久者,常虚实转化而为虚实夹杂之证。

2. 辨兼症 兼有滑精,头晕耳鸣,舌淡白,脉细弱者,为肾阳不足;兼心悸易惊,胆怯多疑,苔薄白,脉弦细者,为惊恐伤肾;兼失眠多梦,神疲乏力,舌淡,苔薄白者,为心脾两虚;兼阴囊潮湿,瘙痒腥臭,小便赤色灼痛,舌红,苔黄腻,脉滑数者,为湿热下注;兼心情抑郁,胸胁胀痛,苔薄白,脉弦者,为肝郁气滞。

【治疗】

1. 基本治疗

治法:补益肾气。取任脉、足太阴经穴及相应背俞穴为主。

主穴:关元　肾俞　三阴交

配穴:肾阳不足,配命门、太溪;惊恐伤肾,配志室、胆俞;心脾两虚,配心俞、脾俞、足三里;湿热下注,配曲骨、阴陵泉;肝郁气滞,配太冲、内关。失眠多梦,配内关、神门、心俞;食欲不振,配中脘、足三里;腰膝酸软,配命门、阳陵泉。

方义:关元为任脉与足三阴经的交会穴,是元气所存之处,补之使真元得充,恢复肾之作强功能,直接兴奋宗筋;三阴交为足三阴经交会穴,补益肝肾,健运脾土;肾俞以培补肾气。

操作:毫针平补平泻;针刺关元针尖略向下斜刺,使针感向前阴放射。

2. 其他治疗

(1)耳针法:取肾、肝、心、脾、外生殖器、神门、内分泌、皮质下,每次选3~5穴,针刺施以弱刺激,每日或隔日1次;或用埋针法、压丸法。

(2)穴位注射法:取关元、三阴交、肾俞、足三里,可选用胎盘组织液、黄芪注射液、当归注射液、丙酸睾酮5mg或维生素 B_1 50mg等,每穴注入药液0.5~1ml。

【按语】

1. 对继发于糖尿病、动脉硬化、皮质醇增多症等的阳痿患者,应在积极治疗原发病的基础上配合针灸治疗。

2. 古代医家治疗阳痿,多以腰骶部和小腹部穴位为主;针法上补多于泻,并配合艾灸等方法治疗。现代研究表明,针刺可以兴奋阴茎神经,调整阴部神经 - 脊神经节段反射弧作用,改善阴茎局部的血液循环,影响性腺的分泌功能,从而使阴茎恢复勃起功能。

3. 应节制房事,避免过食醇酒肥甘,调畅情志。应配合心理疏导以提高疗效。

附:性功能障碍

性功能障碍指男子阴茎勃起、性交、射精或女子性冷淡等性功能障碍,以致不能进行或无法完成正常性交过程的病证。以性欲低下或无性欲、阳痿、早泄、不射精等为主要表现。本病属于中医"阳痿""早泄""阳冷"的范畴。发病常与先天禀赋不足、房劳过度、情志等因素有关。病位在肾,与心、肝、脾关系密切。肝气郁结及肾阳不足,均可导致性功能低下。

【辨证要点】临床主要根据主症和全身兼症进行辨证。

主症:包括男子的性欲异常、勃起功能异常、阴茎异常勃起、早泄、遗精、不射精;女子的性欲淡漠、性交疼痛和性高潮缺乏等异常。

辨兼症:男子临房阴茎不举或早泄、平时有遗精,女子月经稀少,腰膝酸软,四肢不温,舌淡苔白,脉沉细而弱者,为肾阳不足;男子遗精、阳痿、早泄,女子性欲淡漠、月经稀少色淡,面色无华,舌淡,苔白,脉细弱无力者,为心脾两虚;男子过于兴奋、激动、紧张以致阳痿、早泄,女子恐惧异性接触、平时胆怯多疑,苔薄腻,脉弦细者,为惊恐伤肾;阳痿、早泄、遗精,外阴潮湿,下肢灼热酸沉,苔黄腻,脉沉滑者,为湿热下注;情志抑郁不舒,心烦易怒,男子阳痿、不射精,女子经行不畅或闭经、乳房胀痛,舌黯淡,脉弦细,为肝郁气滞。

【治疗】

1. 基本治疗

治法:补益心肾,疏肝理气。取任脉及足太阴、足太阳经穴为主。

主穴：关元　肾俞　次髎　秩边　三阴交

配穴：肾阳不足，配命门、足三里；心脾两虚，配心俞、脾俞；惊恐伤肾，配心俞、胆俞、神门；湿热下注，配曲骨、阴陵泉；肝郁气滞，配太冲、合谷。阳强，配太冲、蠡沟、侠溪；早泄，配精宫、足三里。

方义：关元为任脉与足三阴经的交会穴，是元气所存之处，补之使真元得充，恢复肾之作强功能，直接兴奋宗筋；肾俞、次髎、秩边属足太阳经，位于腰骶部，调补下元，益肾填精；三阴交为足三阴经交会穴，补益肝肾，健运脾土。

操作：关元、曲骨等穴针尖向下斜刺，使针感向阴部放散；余穴毫针平补平泻。

2. 其他治疗

(1)皮肤针法：取下腹部任脉穴、腰骶部夹脊、足三里、三阴交，轻、中度刺激。

(2)耳针法：取心、肝、脾、外生殖器、神门、肾、皮质下。每次选 3~4 穴，毫针刺或用埋针法、压丸法。

(3)穴位注射法：取肾俞、中极、足三里、三阴交，每次选 1~2 穴，选用复方当归、黄芪等中药注射剂或绒毛膜促性腺激素 500U，每穴注入 2ml。隔日 1 次。也可选用人胎盘组织液、鹿茸精注射液，每穴注射 1~2ml。

【按语】

1. 针灸对由器质性病变引起者疗效欠佳，而对由精神因素引起的性功能低下有显著的疗效，坚持针灸并配合心理治疗，往往可获痊愈。

2. 现代研究表明，针灸有调节大脑皮质边缘叶及下丘脑作用，同时能提高患者血液中睾酮的浓度，降低血中雌二醇、催乳素的含量。

3. 应节制房事，加强营养，进行适当的体育锻炼，增强体质。

二十九、痿证

痿证是以肢体筋脉弛缓，软弱无力，日久因不能随意运动而致肌肉萎缩甚或瘫痪为主要临床表现的一类病证。痿证常与感受外邪、饮食不节、久病房劳、跌仆损伤、药物损伤等因素有关。病位在筋脉肌肉，与肺、脾、肝、肾有关。基本病机是筋脉失于濡润，肌肉弛纵不收。

本病多见于西医学的感染性多发性神经根炎、运动神经元病、重症肌无力、周围神经损伤、外伤性截瘫等。

【辨证要点】临床主要根据起病缓急、肢体痿软情况、全身兼症进行辨证。

主症：肢体软弱无力、筋脉弛缓，甚则肌肉萎缩或瘫痪。

1. 辨虚实　起病急，病情发展较快，肢体力弱，肌肉萎缩不明显，多为外感温热毒邪或湿热之邪，属实证。病情渐进发展，肢体弛缓，肌肉萎缩明显，多为内伤饮食或劳倦，致脾胃虚弱或肝肾阴虚，属虚证。

2. 辨兼症　发热多汗，热退后突然出现肢体软弱无力，舌红，苔黄，脉细数者，为肺热津伤；肢体逐渐痿软无力，下肢为重，麻木不仁，舌红，苔黄腻，脉濡数者，为湿热浸淫；肢体痿软无力，时好时差，舌淡，苔白，脉细缓者，为脾胃虚弱；肢体痿软失用，肌肉萎缩，腰酸膝软，舌红，少苔，脉细数者，为肝肾亏虚。

【治疗】

1. 基本治疗

治法：调和气血，濡养筋脉。取手足阳明、少阳经穴和夹脊穴为主。

主穴：上肢：颈、胸部夹脊穴　肩髃　曲池　外关　合谷

下肢：腰部夹脊穴　环跳　髀关　足三里　阳陵泉　悬钟　解溪

配穴：肺热津伤，配尺泽、大椎；湿热浸淫，配阴陵泉、中极；脾胃虚弱，配脾俞、胃俞；肝肾亏虚，配肝俞、肾俞。上肢肌肉萎缩，配手阳明经排刺；下肢肌肉萎缩，配足阳明经排刺；大便干燥或便溏，配天枢；耳鸣，配听宫。

方义：阳明经多气多血，主润宗筋，取肩髃、曲池、合谷、髀关、足三里、解溪等阳明经穴，可疏通经络，调理气血，濡养宗筋，取"治痿独取阳明"之意；华佗夹脊穴位于督脉之旁，与膀胱经经气相通，可调和脏腑以增强肌力，宣通督脉以振奋阳气；环跳、外关、阳陵泉、悬钟为少阳经的腧穴，能辅佐阳明经通行气血，其中阳陵泉、悬钟分别为筋会、髓会，有强筋壮骨之功。

操作：毫针虚补实泻。瘫痪肌肉处穴位可加电针。

2. 其他治疗

(1)头针法：上肢选用顶颞前斜线中 2/5、顶旁 2 线；下肢选用顶颞前斜线上 1/5、顶中线、顶旁 1 线，留针期间配合患肢的活动。

(2)穴位注射法：上肢选肩髃、曲池、外关、合谷；下肢选环跳、髀关、足三里、阳陵泉、悬钟、解溪，用维生素 B$_1$ 注射液或维生素 B$_{12}$ 注射液，每次取 2~4 穴，每穴 0.5~1ml，隔日 1 次。

(3)皮肤针法：沿患肢阳明经及相应夹脊穴反复叩刺，以微出血为度，隔日 1 次。

【按语】

1. 针灸治疗痿证有一定的疗效，但疗程较长，配合推拿、理疗可提高疗效。

2. 古代医家治疗痿证以阳经和四肢部腧穴为主，多采用针、灸及放血等方法。

3. 应加强功能锻炼。卧床患者应保持四肢功能体位，同时注意预防褥疮发生。

附 1：小儿麻痹症

小儿麻痹症亦称脊髓灰质炎，是由脊髓灰质炎病毒引起的一种急性传染病。常见于 2~4 岁儿童，5 岁以后发病率显著降低。多由于感受湿热、时疫之毒、由口鼻侵入肺胃二经，流注经络，导致气血失调，筋脉肌肉失养。后期可出现肢体麻痹，肌肉萎缩、瘫痪等症，则归属于中医学"痿证""痿躄"范畴。

【辨证要点】

主症：发热、咽痛、肢体疼痛、弛缓性瘫痪。

小儿麻痹症的病程可以分为以下几个阶段：

前驱期：起病 1~4 天，出现发热、咳嗽、咽痛、腹泻等。

瘫痪前期：热退后 1~6 天，体温再度上升，并出现肌肉疼痛，感觉过敏。

瘫痪期：相继出现不同部位的瘫痪，并逐渐加重，肌张力低下，腱反射消失。

恢复期：热退后，瘫痪不再发展，并从肢体远端起逐渐恢复，腱反射也渐渐复常，6 个月内恢复较为明显。

后遗症期：1~2 年后瘫痪肢体仍未恢复，并发生肌肉萎缩、痉挛和关节变形，出现腕下垂、足下垂、足外翻、足内翻、脊柱畸形等。

【治疗】

1. 基本治疗

治法：疏通经络，濡养筋脉。取手足阳明经穴和夹脊穴为主。

主穴：上肢麻痹：颈、胸部夹脊穴　肩髃　曲池　合谷

　　　下肢麻痹：腰部夹脊穴　髀关　伏兔　足三里

　　　腹肌麻痹：胸部夹脊穴　带脉　梁门　天枢

配穴：腕下垂配外关，足下垂加解溪，足外翻配三阴交、太溪，足内翻配悬钟、昆仑。

方义：阳明经多气多血，主润宗筋。"治痿独取阳明"，故取肩髃、曲池、合谷、髀关、伏兔、足三里、梁门等，疏通经络，调理气血，濡养宗筋；华佗夹脊穴位于督脉之旁，与膀胱经经

气相通,用之可调和脏腑以增强肌力,宣通督脉以振奋阳气;带脉、天枢为腹部经穴,乃局部取穴以通行气血。

操作:毫针刺,平补平泻。

2. 其他治疗

(1)穴位注射法:上肢麻痹选肩髃、曲池、手三里;下肢麻痹选环跳、髀关、伏兔、足三里、殷门、阳陵泉,用维生素 B_1 注射液或维生素 B_{12} 注射液或当归注射液,每次取 2~4 穴,每穴 0.5~1ml,隔日 1 次。

(2)穴位埋线法:根据受害肌群选择相关穴位,上肢选肩髃、肩髎、臂臑、臑会;下肢选肾俞、环跳、髀关、伏兔、承扶、风市、承山、足三里,每次取 2~3 穴。适用于腰臀部、肩臂部及腿部肌肉瘫痪并有明显萎缩者。

【按语】

1. 应在急性期过后及时介入针灸治疗,以提高治疗效果。

2. 古代医家治疗本病多以病变局部和阳明经穴为主。

3. 应积极配合功能锻炼,注意纠正不良姿势。

附 2:重症肌无力

重症肌无力是一种神经 - 肌肉接头处传递功能障碍所引起的自身免疫性疾病。临床主要特征是局部或全身骨骼肌易于疲劳,晨轻暮重,重复收缩后肌力减退明显,而休息或用抗胆碱酯酶药物后可以暂时减轻或消失。本病可发生于任何年龄,女性比男性多。

本病属于中医的"痿证""睑废"等范畴。多因禀赋不足、劳倦过度、久病伤正,使脾胃虚弱,气血不足,或肝肾亏虚,精血不足,进而筋肉失养而发病。

【辨证要点】临床主要根据起病缓急、肌力减退情况、全身兼症进行辨证。

主症:一侧或两侧,或左右交替出现上睑下垂,晨间睑裂较大,晚间下垂明显,也可有斜视、复视等,为眼肌无力型。表现为咀嚼、吞咽困难,构音不清,连续说话后声音越来越轻,为延髓肌无力型。抬头、屈颈无力,常有头下垂、举臂困难和步行易跌,为脊髓肌无力型。上述各型的症状都出现,累及全身肌群,为全身肌无力型。

辨兼症:眼睑下垂,肢体痿软无力,逐渐加重,甚者吞咽困难,兼乏力倦怠,少气懒言,大便溏薄,舌体胖,苔薄白,脉细弱者,为脾胃虚弱;眼睑下垂,斜视或复视,下肢软弱无力,甚则行动不利,兼腰脊酸软,耳鸣,舌红,少苔,脉细数者,为肝肾阴虚。

【治疗】

1. 基本治疗

治法:补脾益肾、养血荣筋。取手足阳明经穴、夹脊穴、任脉穴为主。

主穴:关元 气海 三阴交 太溪 足三里 合谷 夹脊穴

配穴:脾胃虚弱,配脾俞、胃俞;肝肾阴虚,配肝俞、肾俞。眼睑下垂,配阳白、攒竹;头下垂,配风池、天柱;上肢无力,配肩髃、曲池、手三里;下肢无力,配环跳、伏兔、阳陵泉、悬钟。

方义:关元、气海可以补益真元之气;太溪、三阴交养胃阴,补肝肾;合谷、足三里疏通经络,调理气血,濡养宗筋;夹脊穴可调和脏腑以增强肌力,宣通督脉以振奋阳气。

操作:毫针补法。关元、气海可用灸法。

2. 其他治疗

(1)皮肤针法:沿膀胱经背部第一侧线、患肢阳明经及患侧眼部攒竹 - 阳白 - 丝竹空、目内眦 - 上眼睑 - 瞳子髎连线,轻叩至皮肤潮红。

(2)头针法:取顶颞前斜线、顶中线、顶旁 1 线、顶旁 2 线,毫针中等刺激,可配合电针。

笔记栏

【按语】

1. 针灸可与中药、推拿等配合。
2. 避免劳累、精神刺激，预防感冒。

● （赵吉平　尚秀葵　韩德雄　黄日龙　张学君　刘宝林）

PPT 课件

第二节　妇科病证

一、月经不调

月经不调是指月经的周期、经色、经量、经质等发生异常的病证。本病主要包括月经先期（经早）、月经后期（经迟）和月经先后无定期（经乱）。其发生常与感受寒邪、饮食伤脾或情志不畅等因素有关。病位在胞宫，与冲、任二脉及肾、肝、脾关系密切。月经先期多由气虚或血热所致；月经后期多由血虚、血寒和气滞所致；月经先后不定多由肝郁或肾虚所致。月经不调的基本病机是脏腑失常，气血不和，冲任损伤。

月经不调多见于西医学排卵障碍性异常子宫出血、生殖器炎症及肿瘤等疾病。

【辨证要点】临床主要根据月经的周期、量、色、质的情况及全身兼症进行辨证。

主症：月经周期异常。

1. 辨经期　月经周期提前 7 日以上，甚至 10 余日一行，连续 2 个月经周期以上者为月经先期；月经周期推迟 7 日以上，甚至 40~50 日一潮，连续 2 个月经周期以上者为月经后期；月经周期或提前或延后 7 日以上，交替不定且连续 3 个周期以上者为月经先后无定期。

2. 辨虚实　经色深红或色黯，质稠或有血块者为实证；月经量少，色淡质稀者为虚证。

3. 辨兼症　月经先期中，兼口渴欲饮，舌红，苔黄，脉数者，为实热证；兼经色鲜红质稠，舌红，苔少，脉细数者，为虚热证；兼神疲乏力，舌淡，脉细者，为气虚证。月经后期中，兼小腹冷痛，苔薄白，脉沉紧者，为寒凝证；兼面色少华，小腹隐痛喜按，舌淡，苔薄，脉细者，为血虚证。月经先后无定期中，兼少腹胀痛拒按，或胸胁乳房胀痛，苔薄，脉弦者，为肝郁证；兼腰骶酸痛，舌淡，脉沉弱者，为肾虚证。

【治疗】

1. 基本治疗

（1）月经先期

治法：调理冲任，清热调经。取任脉、足太阴经穴为主。

主穴：关元　三阴交　血海

配穴：实热，配行间；虚热，配太溪；气虚，配足三里、脾俞。月经过多，配隐白。

方义：关元为任脉与足三阴经的交会穴，奇经八脉隶于肝肾，故本穴是益肝肾、调冲任的要穴；三阴交为足三阴经交会穴，可调理肝、脾、肾三脏，养血调经，是治疗月经病的要穴；血海为足太阴经穴，具有和气血、调冲任的作用。

操作：毫针刺，虚补实泻，虚证可加灸。

（2）月经后期

治法：温经散寒，行血调经。以任脉、足太阴经穴为主。

主穴：气海　三阴交　归来

配穴：寒凝，配关元、命门；血虚，配足三里、血海。

方义：气海是任脉穴，具有益气温阳、散寒通经的作用；归来为胃经穴位，穴近胞宫，具有调经活血的作用；三阴交为足三阴经交会穴，可健脾益肾、疏肝调经，为治疗月经病的要穴。

操作：毫针补法，可加灸。

（3）月经先后无定期

治法：调补肝肾，理血调经。以任脉、足太阴经穴为主。

主穴：关元　三阴交　肝俞

配穴：肝郁，配期门、太冲；肾虚，配肾俞、太溪。

方义：关元、三阴交为治疗月经病要穴，具有调节冲任、理血调经之功；肝俞为肝之背俞穴，有疏肝理气、养血调经的作用，且肝肾同源，故又可补益肾精。

操作：毫针刺，虚补实泻法。

2. 其他治疗

（1）耳针法：取内分泌、皮质下、子宫、肾、肝。每次选2~4穴，毫针刺或用埋针法、压丸法。

（2）艾灸法：取关元穴。隔姜灸，尤适用于月经后期。

【按语】

1. 针灸对功能性月经不调有较好的疗效，如是生殖系统器质性病变引起者应采取综合治疗措施。

2. 古代医家治疗月经不调，常以下腹部及腰骶部穴位为主，并配合远端的辨证取穴相结合。

3. 本病多在经前5~7日开始针灸治疗，至月经来潮停止，连续治疗3个月经周期为1个疗程。

二、痛经

凡在经期或经行前后出现周期性小腹疼痛或痛引腰骶，甚至剧痛晕厥者，称为痛经。其发生常与受寒饮冷、情志不调、禀赋素虚、气血不足等因素有关。病位在胞宫，与肝、肾及冲、任二脉关系密切。基本病机是气血滞于胞宫，冲任瘀阻；或冲任虚损，胞脉失于濡养。

痛经分为原发性痛经和继发性痛经。原发性痛经指生殖器官无器质性病变，以青少年女性多见；继发性痛经多见于子宫内膜异位症、子宫腺肌病、盆腔炎或宫颈狭窄等，以育龄期妇女多见。

【辨证要点】临床主要根据疼痛的性质、时间以及全身兼症进行辨证。

主症：经期或行经前后小腹疼痛。

1. 辨虚实　痛发于经前或经行之初，以绞痛、灼痛、刺痛为主，疼痛拒按者，为实证；月经将净或经后始作痛者，以隐痛、坠痛为主，喜按喜揉者，为虚证。量少，质稠，行而不畅，血色紫黯有块，块下痛缓者，为实证；量少，色淡或色黯者，为虚证。

2. 辨兼症　经前或经期小腹胀痛拒按，经行不畅，经血色紫有块，兼乳房胀痛，舌紫，脉弦者，为气滞血瘀；兼小腹冷痛拒按，得热痛减，月经量少色黯，舌黯，苔白，脉沉紧者，为寒凝血瘀。经后小腹绵绵作痛，兼月经色红量少，腰膝酸软，头晕耳鸣，舌淡红，苔薄，脉细弦者，为肝肾亏损；兼小腹隐痛喜按，月经量少色淡，舌淡，脉细无力者，为气血虚弱。

【治疗】

1. 基本治疗

（1）实证

治法：行气活血，调经止痛。取任脉、足太阴经穴为主。

主穴:中极 次髎 地机 三阴交 十七椎

配穴:气滞血瘀,配太冲、血海;寒凝血瘀,配关元、归来。

方义:中极为任脉穴,与足三阴经相交会,可调冲任、理下焦;次髎、十七椎为治疗痛经的经验穴;地机为脾经郄穴,取之能行气活血止痛;三阴交为足三阴经交会穴,能调理肝、脾、肾,活血止痛。

操作:毫针泻法,寒凝者加艾灸。

(2)虚证

治法:调补气血,温养冲任。取任脉、足太阴、足阳明经穴为主。

主穴:关元 足三里 三阴交 十七椎

配穴:气血虚弱,配气海、脾俞;肝肾亏损,配太溪、肝俞、肾俞。

方义:关元为任脉穴,又为全身强壮要穴,可补益肝肾,温养冲任;足三里为足阳明胃经合穴,功擅补益气血;三阴交可调理肝、脾、肾,健脾益气养血;十七椎为治疗痛经的经验效穴。

操作:毫针补法,可加灸。

2. 其他治疗

(1)耳针法:取内分泌、内生殖器、交感、神门、皮质下、肾。每次选 2~4 穴,毫针刺或用埋针法、压丸法。

(2)艾灸法:取关元、气海。隔附子饼灸 3~5 壮。

(3)穴位注射法:取中极、关元、次髎。用 1% 利多卡因注射液或当归注射液,每次取 2 穴,每穴注射药液 1~2ml,隔日 1 次。

【按语】

1. 针灸对原发性痛经有较好的疗效,对继发性痛经应采取综合治疗措施。针灸治疗本病,一般多在经前 5~7 日开始,每日或隔日 1 次,至经期结束停止,连续 3 个月经周期为 1 个疗程。

2. 古代医家治疗痛经多以任脉和肾经、脾经腧穴为主,且针灸并用。

3. 经期应防止受凉及过食生冷,避免剧烈运动和精神刺激。

4. 针灸治疗可参考中国针灸学会标准《循证针灸临床实践指南——原发性痛经》。

三、经闭

经闭是指女子年逾 16 周岁,月经尚未来潮,或月经来潮后又中断 6 个月以上的病症。本病发生与禀赋不足、七情所伤、感受寒邪、饮食劳倦、久病大病相关。病位在胞宫,与肝、肾、脾有关。基本病机是冲任血海空虚,血枯经闭;冲任血海受阻,血滞经闭。

经闭可见于西医学中下丘脑、垂体、卵巢、子宫等功能失调,或甲状腺、肾上腺疾病及慢性消耗性疾病中。

【辨证要点】临床主要根据病因、全身兼症进行辨证。

主症:女子年逾 16 周岁尚未初潮或经行又复中断 6 个月以上。

1. 辨虚实 年逾 16 周岁尚未行经,或虽已行经但月经逐渐稀发,渐至停经;或发育欠佳、体质纤弱、有失血史、久病大病后者,为虚证。若平素月经尚可,因情志不遂、饮食不节,或形体肥胖等而突然停经者,为实证。

2. 辨兼症 月经周期延迟,量少色淡,渐至经闭,舌淡,苔薄,脉细者,为气血虚弱;年逾 16 周岁尚未行经,或第二性征发育不良,伴腰腿酸软,舌淡,苔薄,脉沉细者,为肾气亏虚。月经停闭不行,兼胸胁乳房胀痛,少腹胀痛拒按,舌紫黯,脉弦或涩者,为气滞血瘀;月经延

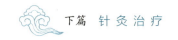

后,量少色淡质黏,渐至经闭,或兼形体肥胖,苔腻,脉滑者,为痰湿阻滞。

【治疗】

1. 基本治疗

(1)血枯经闭

治法:调补冲任,养血通经。取任脉及足太阴、足阳明经穴为主。

主穴:关元 足三里 三阴交 归来 脾俞

配穴:气血虚弱,配气海、膈俞;肾气亏虚,配太溪、肾俞。

方义:关元为任脉与足三阴经交会穴,可补下焦真元而化生精血;足三里为胃经合穴,配合脾俞强健脾胃而化生气血;三阴交调理脾、肝、肾及冲、任二脉;归来位于下腹部,邻近胞宫,且属足阳明胃经,配足三里、脾俞可健脾胃以滋化源,血海充盈,月事自下。

操作:毫针补法,可灸。

(2)血滞经闭

治法:健脾行气,活血通经。取任脉及足太阴经穴为主。

主穴:中极 三阴交 血海 归来

配穴:气滞血瘀,配合谷、太冲;痰湿阻滞,配阴陵泉、丰隆。

方义:中极为任脉与足三阴经交会穴,能通调冲任,疏通下焦;三阴交、血海通调脾经,交通胞脉;归来位于下腹部,具有活血调经作用,为治疗闭经的效穴。诸穴同用可活血化瘀,调和冲任,使月事得下。

操作:毫针泻法。

2. 其他治疗

(1)耳针法:取内分泌、内生殖器、肾、肝、心。每次取 2~4 穴,毫针刺或用埋针法、压丸法。

(2)皮肤针法:取腰骶部相应背俞穴和夹脊穴以及下腹部任脉、肾经、脾经、带脉等。从上而下,循经叩刺,隔日 1 次。

【按语】

1. 针灸对精神因素导致的经闭有较好的疗效,对于器质性病变引起的经闭,要采取综合治疗。应明确发病原因,尤其要注意与早期妊娠相鉴别。

2. 古代医家治疗闭经多从肝、脾、肾三脏入手,选穴涉及任、冲、带脉和肝经、脾经、肾经等,并根据病情虚实进行调整。

3. 患者应调畅情绪,加强锻炼,劳逸结合,起居有度。

四、崩漏

崩漏指经血非时暴下不止或淋漓不尽,前者谓之崩中,后者谓之漏下。本病多与素体阳盛、劳倦思虑、饮食不节、房劳多产、七情内伤等因素有关。病位在胞宫,与冲、任二脉及肝、脾、肾关系密切。基本病机是子宫藏泻失常,冲任不固,不能制约经血。

崩漏多见于西医学中排卵障碍性异常子宫出血及子宫肌瘤等病症。

【辨证要点】临床可根据发病缓急、经量、经色及全身兼症进行辨证。

主症:经血非时暴下不止或淋漓不尽。

1. 辨虚实 经血非时暴下,量多势急,色红质稠者,为实证;经血久崩久漏,淋漓难尽,色淡质稀者,为虚证。

2. 辨兼症 月经量多,色鲜红或深红,质稠,舌红,脉数者,为血热;月经时多时少,色紫黯有块,舌黯,脉弦或涩者,为血瘀;出血量多,色紫红而黏腻,兼带下量多,苔黄腻,脉濡数者,为湿热;血色正常或有血块,兼时叹息,小腹胀痛,苔薄,脉弦者,为气郁。月经量多,色淡质稀,苔白,脉沉弱者,为脾虚;经血色淡质清,兼腰酸肢冷,舌淡,苔薄,脉沉细者,为肾虚。

【治疗】

1. 基本治疗

(1)实证

治法:清热利湿,固经止血。取任脉、足太阴经穴为主。

主穴:关元　三阴交　隐白　公孙

配穴:血热,配行间、血海;血瘀,配血海、膈俞;湿热,配中极、阴陵泉;气郁,配膻中、太冲。

方义:关元为任脉与足三阴经交会穴,公孙通冲脉,两穴配合可通调冲任,固摄经血;三阴交为足三阴经交会穴,既可健脾调肝固肾,又可清泻三经的湿、热、瘀邪,邪除则脾可统血;隐白为脾经的井穴,可健脾统血,是治疗崩漏的经验穴。

操作:毫针刺,关元用平补平泻法,余穴用泻法,隐白用灸法。

(2)虚证

治法:健脾补肾,固冲止血。取任脉及足太阴、足阳明经穴为主。

主穴:气海　三阴交　肾俞　足三里

配穴:脾虚,配百会、脾俞;肾虚,配命门、太溪。

方义:气海既是任脉穴,又为气之海,可补下元,固胞宫;三阴交为足三阴经交会穴,配合肾俞可补脾肾,固冲任;足三里为胃经合穴,善助气血化生,补气摄血。

操作:毫针补法,可灸。

2. 其他治疗

(1)耳针法:取内分泌、内生殖器、肾、脾、缘中。每次选 2~4 穴,毫针刺,或用埋针法、压丸法。

(2)皮肤针法:取腰骶部相应背俞穴和夹脊穴以及下腹部任脉、肾经、脾经、带脉等。从上而下,循经叩刺至局部微出血,隔日 1 次。

【按语】

1. 治疗崩漏,应根据"急则治其标,缓则治其本"的原则,暴崩之际,急宜止崩,以防厥脱;血止之后,宜固本善后,防止复发。

2. 古代医家治疗崩漏,多从脾、肾两脏入手,选穴涉及任脉和足太阴、足少阴等经,特别是灸隐白穴治疗崩漏,历代医籍多有记载。

3. 针灸治疗本病疗效较好,但疗程较长,应坚持治疗。若大出血出现虚脱时,应及时抢救,采取综合治疗措施。

五、带下病

带下病指妇女带下量明显增多,色、质、气味发生异常的一种疾病。本病多与感受湿邪、素体虚弱、饮食劳倦等因素有关。本病病位在胞宫,与带脉、任脉及脾、肾关系密切。基本病机是湿邪伤及任带,任脉失固,带脉失约。

带下病多见于西医学的阴道炎、宫颈炎、盆腔炎、内分泌功能失调、宫颈或宫体肿瘤等疾病。

【辨证要点】临床主要根据带下的量、色、质、味以及全身兼症进行辨证。

主症:带下量明显增多。

辨兼症:带下量多,色黄或赤,质稠,有臭味,兼阴部瘙痒者,为湿热下注,属实证。带下色白质黏无臭,绵绵不断,舌淡,苔薄,脉细者,为脾虚;带下清冷,稀薄如水,兼腰酸肢冷,舌淡,苔薄,脉沉细者,为肾虚,两者属于虚证。

【治疗】

1. 基本治疗

治法:利湿化浊,固摄带脉。取任脉、足太阴经穴为主。

主穴:中极　三阴交　带脉　白环俞

配穴:湿热下注,配阴陵泉、水道;脾虚,配足三里、脾俞;肾虚,配关元、肾俞。阴痒,配蠡沟、太冲。

方义:中极为任脉与足三阴经交会穴,可清利下焦,利湿化浊,健脾益肾;三阴交健脾利湿,调理肝肾以止带。带脉穴为足少阳经与带脉交会穴,能固摄带脉,调理经气;白环俞属膀胱经,可助膀胱气化,利下焦湿热,是治疗带下病的效穴。

操作:毫针平补平泻法。

2. 其他治疗

(1)耳针法:取内分泌、内生殖器、肾、脾、盆腔、三焦。每次取 2~4 穴,毫针刺或用埋针法、压丸法。

(2)艾灸法:取三阴交、中极、命门、神阙。温和灸,每穴 5~10 分钟。适用于脾虚、肾虚所致的带下。

【按语】

1. 针灸治疗本病疗效较好。但带下病病因复杂,应注意鉴别。

2. 古代医家治疗带下病,常以清利湿热为主,选取足厥阴肝经及足太阴脾经的腧穴为主。

3. 饮食有节,忌食生冷辛辣、厚味。保持外阴清洁干爽,注意经期及产褥期的卫生。

六、不孕症

不孕症指女子婚后未避孕,有正常性生活,同居 1 年而未受孕;或曾有过妊娠,之后未避孕,连续 1 年未再孕。前者为原发性不孕,后者为继发性不孕。本病常与禀赋不足、房事不节、反复流产、情志失调、饮食所伤等因素有关。病位在胞宫,与冲、任二脉及肝、脾、肾关系密切。基本病机是天癸乏源或胞脉阻滞,冲任不调,不能摄精成孕。

不孕症常见于西医学的排卵功能障碍、输卵管阻塞、子宫先天畸形、子宫内膜异位症、盆腔炎等疾病之中。

【辨证要点】临床主要根据经期、月经的色量质、全身兼症进行辨证。

主症:育龄妇女未避孕,有正常性生活 1 年以上未受孕。

1. 辨虚实　经期延后或停闭不行,伴头晕耳鸣,腰膝酸软,失眠多梦者,为虚证;月经先后无定期或经闭,经来腹痛,色黯有块,伴烦躁,善太息,胸闷泛恶者,为实证。

2. 辨兼症　兼月经后期,量少色淡,性欲淡漠,小便清长,舌淡,苔白,脉沉细者,为肾虚胞寒。兼经期先后不定,经来腹痛,行而不畅,量少色黯,经前乳房胀痛,烦躁易怒,舌质黯红,苔薄白,脉弦者,为肝气郁结;兼形体肥胖,经行推后而不畅,带下量多,头晕心悸,胸闷泛恶,舌淡胖,苔白腻,脉滑者,为痰湿内阻;兼经来腹痛,经色紫黯,有血块,块下痛减,舌质紫黯或有瘀斑,苔薄白,脉弦或弦细涩者,为瘀滞胞宫。

【治疗】

1. 基本治疗

治法:调理冲任、补肾助孕。取任脉、足少阴经穴和肾的背俞穴为主。

主穴:关元　肾俞　太溪　三阴交

配穴:肾虚胞寒,配神阙、命门;肝气郁结,配期门、太冲;痰湿内阻,配丰隆、阴陵泉;瘀滞胞宫,配血海、膈俞。

方义:关元属任脉穴,位于脐下为元阴元阳生发之处,可调冲任,暖胞宫;肾俞为肾之背俞穴,太溪为肾经原穴,两穴相配可补益肾气,以治其本;三阴交通于肝经、脾经、肾经,可疏肝理气行瘀,健脾化湿导滞,补益肾阴肾阳,调和冲任气血。

操作:毫针刺,虚补实泻。肾虚胞寒者,可加灸。

2. 其他治疗

(1)耳针法:取内分泌、内生殖器、皮质下、肝、肾。每次取 2~4 穴,毫针刺或用埋针法、压丸法。

(2)穴位埋线法:取三阴交、子宫,按埋线法常规操作,每月 1 次。

【按语】

1. 针灸治疗不孕症有一定的疗效。一般而言,年龄轻、发育正常、功能性不孕者,预后较好,反之,年龄大、器质性病变不孕者,疗效较差。

2. 古代医家治疗不孕,多从调整全身阴阳气血平衡入手,选穴多以下腹部穴、背俞穴及足三阴经腧穴为主,且针灸并用。

七、绝经前后诸症

绝经前后诸症指妇女在绝经期前后,围绕月经紊乱或绝经而出现如烘热汗出、烦躁易怒、眩晕耳鸣、心悸失眠、腰背酸痛及情志不宁等症状。本病与先天禀赋、情志所伤、劳逸失度、经孕产乳所伤等因素有关。病位在肾,与肝、脾、心关系密切。基本病机是肾气不足,冲任气血失调,阴阳失去平衡。

绝经前后诸症相当于西医学中围绝经期综合征,也可见于卵巢功能衰退、雌激素分泌减少等症。

【辨证要点】临床主要在主症基础上,结合全身兼症进行辨证。

主症:月经紊乱或停闭,潮热面红,汗出心悸,情志不宁。

辨兼症:兼头晕耳鸣,失眠多梦,五心烦热,腰膝酸软,舌红,苔少,脉数者,为肾阴虚;兼面色晦暗,精神萎靡,形寒肢冷,纳差腹胀,小便频数,舌淡,苔薄,脉沉细者,为肾阳虚。兼头晕目眩,心烦易怒,胸闷胁胀,舌红,少苔,脉弦细而数者,为肝阳上亢;兼形体肥胖,胸闷痰多,脘腹胀满,食少,浮肿,便溏,舌胖,苔腻,脉滑者,为痰气郁结。

【治疗】

1. 基本治疗

治法:滋补肝肾,调理冲任。取任脉、足太阴经穴及相应背俞穴为主。

主穴:气海 三阴交 肾俞 肝俞 太溪

配穴:肾阴虚,配照海、阴谷;肾阳虚,配关元、命门;肝阳上亢,配风池、太冲;痰气郁结,配中脘、丰隆。烦躁失眠,配心俞、神门;纳少便溏,配足三里、阴陵泉。

方义:气海为任脉穴,可补益精气,调理冲任,益气固本;三阴交为肝脾肾三经交会穴,与肝俞、肾俞合用,可健脾、疏肝、益肾;太溪与肾俞相配,滋补肾精以治其本。

操作:毫针补法。肾阳虚者,可加灸。

2. 其他治疗

(1)耳针法:取内分泌、内生殖器、皮质下、肝、心、肾、交感、神门。每次选 2~4,毫针刺或用埋针法、压丸法。

(2)电针法:取三阴交、太溪。疏密波,弱刺激,每日 1 次。

【按语】

1. 针灸治疗本病疗效较好,能显著改善烘热汗出和情志不宁等症状。

2. 古代医家治疗绝经前后诸症,常以疏理肝气,滋补肾阴为主,选取任脉及相关的背俞穴为主。

3. 平时要保持乐观豁达的心态,注意劳逸结合,生活起居要有规律。

八、阴挺

阴挺是指阴道中有物下坠,甚至挺出阴户之外,色淡红,状如鹅卵。本病发生与产伤未复、房劳多产、禀赋不足、年老体衰等因素有关。病位在胞宫,与冲、任、督、带脉及脾肾关系密切。基本病机是冲任不固,带脉失约,无力系胞而成阴挺。

阴挺相当于西医学的子宫脱垂。

【辨证要点】临床主要根据子宫脱垂程度及全身兼症进行辨证。

主症:小腹坠痛,子宫下移或脱出阴道口外,咳嗽、站立时加重。

辨兼症:兼遇劳则甚,下腹坠胀,神疲乏力,少气懒言,带下色白,量多质稀,舌淡,苔薄,脉虚弱者,为脾虚;兼腰膝酸软,头晕耳鸣,小便频数,舌淡红,脉沉弱者,为肾虚。

【治疗】

1. 基本治疗

治法:健脾益肾,固摄胞宫。取督脉、任脉及足太阴经穴为主。

主穴:百会　气海　维道　子宫　三阴交

配穴:脾虚,配脾俞、足三里;肾虚,配肾俞、太溪。

方义:督、任、冲三脉同起于胞宫,百会为督脉穴,位于颠顶,可升阳举陷;气海为任脉穴,邻近胞宫,可益气固胞;维道为足少阳与带脉交会穴,可维系带脉,固摄胞宫;子宫为经外奇穴,是治疗阴挺经验穴;三阴交调理肝、脾、肾,维系胞脉。

操作:百会穴温和灸,余穴用毫针补法。

2. 其他治疗

(1)耳针法:取肾、脾、内生殖器、外生殖器、皮质下、交感。每次选2~3穴,毫针刺或用埋针法、压丸法。

(2)芒针法:取子宫、提托、气海、带脉。每次选用1穴,以5~8寸长针灸针,针尖朝向耻骨联合方向,针深达肌层,横行刺入,反复捻转,使患者会阴和小腹部有抽动感后,再缓慢提针。

【按语】

1. 针灸治疗阴挺有一定的疗效,对轻度子宫脱垂效果明显,较重者,尤其是合并阴道前后壁膨出者,疗效欠佳。

2. 古代医家治疗阴挺,常选取任脉和足三阴经腧穴为主,针用补法或采用灸法。

3. 避免重体力劳动;对可引起腹压增高的疾病,如久咳、便秘等积极治疗;可配合加强盆底肌肉的运动锻炼。

九、缺乳

缺乳指妇女在产后哺乳期内乳汁分泌不足或全无,又称"产后乳少""乳汁不足""乳汁不行"等。其发生常与素体亏虚或形体肥胖、营养缺乏、分娩失血过多及产后情志不畅等因素有关。本病病位在乳房,胃经经过乳房,肝经至乳下,脾经行乳外,故本病与胃、肝、脾关系密切。基本病机是气血不足,乳汁无以生化;或气机不畅,乳络不通。

与西医学病名相同。西医学认为,哺乳方法、营养、睡眠、情绪及健康状况等因素均可影响乳汁分泌。

【辨证要点】临床主要根据乳汁的量、质,乳房情况及全身兼症进行辨证。

主症:产后乳汁分泌量少,甚或乳汁全无。

1. 辨虚实　产后乳少,乳房松软不胀,或乳腺细小者,为虚证;产后乳少,乳房胀满而痛,乳腺胀硬,或乳房虽松软,但躯体肥盛者,为实证。

2. 辨兼症　乳少汁稀,兼面色少华、倦怠乏力,舌淡,苔薄白,脉细者,为气血虚弱。乳少汁稠,兼胸胁胀满,情志抑郁,舌红,苔薄黄,脉弦者,为肝郁气滞;乳少汁稠,兼胸闷痰多,纳呆呕恶,腹胀便溏,舌淡胖,苔厚腻,脉濡滑者,为痰浊阻滞。

【治疗】

1. 基本治疗

治法:调理气血,疏通乳络。取局部穴、足阳明经穴为主。

主穴:乳根　膻中　少泽

配穴:气血虚弱,配足三里、脾俞;肝郁气滞,配太冲、期门;痰浊阻滞,配中脘、丰隆。

方义:乳根位于乳下,为足阳明经穴,可补益气血,疏通阳明经气,通畅乳络;膻中位于两乳之间,为气会,既可益气养血生乳,又能理气开郁通乳;少泽善通乳络,为通乳之经验穴。

操作:乳根针尖向乳基底部横刺至双乳微胀为佳;膻中向两侧乳房横刺;少泽点刺出血或浅刺。

2. 其他治疗

(1)耳针法:取内分泌、交感、胸、肝、脾。每次取 2~4 穴,毫针刺或用埋针法、压丸法。

(2)艾灸法:取膻中、乳根,温和灸每穴 10~20 分钟,每日 1~2 次。适用于气血不足、痰浊阻滞者。

【按语】

1. 针灸治疗乳少有较好的疗效。对乳汁排出不畅而有乳房胀满者,应排出积乳,防止发生乳痈。

2. 古代医家治疗乳少,多选用阳明经腧穴及经验穴,以补血和补气为主,针灸并用。

3. 患者宜保持心情愉快,保证充足睡眠,避免过度疲劳,并掌握正确的哺乳方法。

(任　珊)

第三节　儿 科 病 证

PPT 课件

一、小儿遗尿

小儿遗尿是以 5 岁以上幼儿睡眠中经常小便自遗,醒后方知为主要表现的一种病症,又称为"尿床""夜尿症"。本病常与肾气不足、脾肺气虚、肝经湿热等因素有关。病位在膀胱,与任脉及肾、肺、脾、肝关系密切。基本病机是膀胱、肾及三焦气化功能失调,膀胱约束无权。

本病可见于西医学中泌尿系统感染、隐性脊柱裂异常等,也与精神因素有关。偶因疲劳或睡前多饮而遗尿者,不作病态。

【辨证要点】临床主要根据病程、小便量色、全身兼症进行辨证。

主症:5 岁以上幼儿睡眠中小便自遗,醒后方知。

1. 辨虚实寒热　病程长,体质弱,尿频清长,舌质淡,苔薄滑,为虚寒。病程短,体质壮实,尿量少而色黄味臊,舌质红,苔黄,为实热。

2. 辨兼症　兼神疲乏力,精神不振,面色淡白,肢凉怕冷,舌淡,脉沉迟无力者,为肾气不足;少气懒言,食欲不振,大便溏薄,自汗出,舌淡,苔薄,脉细无力者,为脾肺气虚;量少味臊,性情急躁,面赤唇红,或夜间咬齿,苔黄,脉数有力者,为肝经郁热。

【治疗】

1. 基本治疗

治法:健脾益气,固肾止遗。以任脉、足太阴经穴及膀胱的俞募穴为主。

主穴:关元　中极　膀胱俞　三阴交

配穴:肾气不足,配命门、肾俞、太溪;肺脾气虚,配气海、肺俞、脾俞;肝经湿热,配行间、阳陵泉。夜梦多,配百会、神门。

方义:关元为任与足三阴经交会穴,可培补元气,固摄下元;中极、膀胱俞合用为膀胱之俞募配穴,可振奋膀胱气化功能;三阴交为足三阴经交会穴,可通调肝、脾、肾三经经气,健脾益气,益肾固本而止遗尿。

操作:毫针刺,虚补实泻。下腹部穴位针尖向下斜刺,以针感传导致前阴部为佳。虚证可灸。

2. 其他治疗

(1)耳针法:取膀胱、肾、皮质下、内分泌、尿道、神门。毫针刺法,或埋针法、压丸法。

(2)皮肤针法:取胸11~腰2夹脊、肾俞、气海、曲骨、三阴交。皮肤针轻度叩刺。

(3)穴位贴敷法:取神阙。用煅龙牡、覆盆子、肉桂各30g,生麻黄10g,冰片6g,共研细末,每次用5~10g,用醋调成膏饼状贴于脐部,夜敷昼揭。

【按语】

1. 针灸治疗本病疗效确切,但对器质性病变引起的遗尿,应治疗其原发病。

2. 古代医家治疗小儿遗尿,常以俞募配穴与辨证取穴相结合,针刺多用补法,并配合艾灸。

3. 鼓励患儿建立自信心,控制患儿睡前饮水,夜间可定时唤醒患儿起床排尿,逐渐养成自觉起床排尿的良好习惯。

二、小儿食积

小儿食积是以不思乳食、食而不化、腹胀嗳腐,大便不调等为特征的脾胃病症。本病的发生多与喂养不当、禀赋不足、病后失调、感染虫疾等因素有关。病位在脾胃,基本病机是乳食内积,脾虚失运。本病既可单纯出现,也可夹杂于其他疾病中。

本病可见于西医学中的功能性消化不良、消化功能紊乱、急慢性腹泻、肠寄生虫病等。

【辨证要点】临床辨证应分清虚实寒热。

主症:不思饮食,脘腹胀满或疼痛,或伴有呕吐,大便酸臭或溏薄。

1. 辨食积与疳积　疳积以形体消瘦为特征,食积以不思乳食、食而不化、脘腹胀满、大便酸臭为特征。疳积、食积可以互相影响、互相转化。

2. 辨虚实　平素体健,乳食不节而食滞脾胃者,为实证;平素脾胃虚寒,乳食停滞中焦,日久而食积者,为虚中夹实。

3. 辨兼症　兼脘腹胀满拒按,食欲不振,大便臭秽,烦躁多啼,夜卧不安,纳呆,小便短黄,低热,舌红,苔白厚或黄腻,脉滑数,指纹紫滞者,为乳食内积;兼面色萎黄,形体消瘦,夜卧不安,不思饮食,大便稀薄,夹有乳食残渣,唇舌淡红,苔白腻,脉细滑者,为脾胃虚弱。

【治疗】

1. 基本治疗

治法：健脾和胃，化积消滞。取胃、大肠的募穴、下合穴为主。

主穴：中脘　天枢　足三里　上巨虚

配穴：乳食内积者，配梁门、建里；脾胃虚弱者，配胃俞、脾俞。

方义：中脘为胃之募穴，天枢为大肠募穴，同取可通调胃肠之积滞；足三里为胃经合穴，扶土以补中气，与大肠下合穴上巨虚相配，调理胃肠。

操作：毫针刺，平补平泻。

2. 其他治疗

(1)耳针法：取胃、神门、大肠。毫针刺法，或压丸法。

(2)皮肤针法：取脾俞、胃俞、三焦俞、足三里等，轻叩，隔日 1 次。

(3)捏脊法：取脊柱及其两侧。使患儿俯卧，裸露背部。从长强穴向上，用双手拇指指腹和食指中节靠拇指的侧面捏起皮肤，一捏一放，交替向上至大椎穴，重复 3 遍；再从白环俞沿脊柱两侧 1.5 寸处捏起，自下向上，随捏随放，至大杼穴，重复 3 遍，每日 1 次。

【按语】

1. 针灸治疗本病有较好的疗效。

2. 古代医家治疗小儿食积，多采用四缝穴点刺为主或选取足太阴脾经穴。

3. 注意调节患儿饮食，合理喂养。忌暴饮暴食，过食油腻、生冷及妄加滋补之品等。

附：疳积

疳积是一种由多种疾病引起的慢性疾病，常见于 1~5 岁儿童，临床以面黄肌瘦、毛发稀疏枯黄、精神萎靡或烦躁、饮食异常为特征。本病多因喂养不当或内伤慢性疾病而导致，病位在脾胃。基本病机是脾胃受损，津液耗伤。

本病多见于西医学中的小儿严重营养不良、佝偻病以及慢性腹泻等病症。

【辨证要点】临床主要根据全身兼症进行辨证。

主症：形体羸瘦，精神疲惫，面色萎黄，毛发稀疏干枯，饮食异常。

辨兼症：兼大便干稀不调，乏力，纳呆，唇舌色淡，脉细无力者，为脾胃虚弱；兼肚腹膨胀，食欲不振，大便酸臭或夹有不消化食物，舌淡，苔腻，脉沉细而滑者，为食积；兼嗜食无度，或喜食异物，脘腹胀大，时有腹痛，吮指磨牙，舌淡，脉细弦者，为虫积。

【治疗】

1. 基本治疗

治法：健脾益胃，化滞消疳。取胃之募穴、足阳明经穴为主。

主穴：中脘　脾俞　足三里　四缝

配穴：脾胃虚弱，配胃俞、天枢；食积，配下脘、梁门；虫积，配百虫窝、天枢。重症，配神阙、膏肓。潮热，配太溪、三阴交。

方义：中脘为胃之募穴、腑之会穴，可和胃理肠；足三里为足阳明之合穴、胃之下合穴，与脾的背俞穴脾俞合用，可扶土而补中气，脾胃功能旺盛，则生化之源可复。四缝是治疗疳积的经验穴。

操作：毫针刺，平补平泻或补法。四缝三棱针点刺，出针后挤出黄白色黏液。

2. 其他治疗

(1)捏脊法：参考"小儿食积"。

(2)割治法：取鱼际部位，严格消毒，0.4cm 宽的平口手术刀纵切约 0.4cm，取出脂肪 0.3g 左右，然后进行外科包扎。

【按语】

1. 针刺治疗本病有一定的疗效。因其他慢性疾病所致者,应注意根治其原发病。

2. 古代医家治疗本病亦多选用三棱针点刺四缝穴为主。

三、小儿惊风

小儿惊风是以四肢抽搐、口噤不开、角弓反张,甚则神志不清为特征的病证。临床根据其表现分为急惊风与慢惊风两类。急惊风多因外感时邪、饮食内伤、暴受惊恐,导致热极生风而发病;慢惊风则多由先天禀赋不足或久病正虚,导致虚风内动所致。病位在脑,与心、肝、脾、肾关系密切。基本病机为热极生风或虚风内动,扰动神明。

本证多见于西医学中脑膜炎、脑炎、高热、癫痫等疾病。

【辨证要点】临床主要根据发病缓急、发作时间、神志情况、全身兼症进行辨证。

主症:四肢抽搐、口噤不开、角弓反张,甚则神志不清。

1. 辨急、慢惊风　急惊风发病急骤,高热,抽风,甚则神昏。慢惊风起病缓慢,时惊时止,全身肌肉强直性或阵发性痉挛,神志清。

2. 辨病情轻重　如发作次数较少,持续时间较短,发作后无神志、运动障碍者,为轻症;如反复发作,持续时间较长,伴有高热、神志不清和运动障碍者,为重症,应及时治疗,否则有生命危险。

3. 辨兼症　发热,头痛,鼻塞,咳嗽,咽痛,随即出现烦躁、神昏、惊风,舌苔薄,脉浮数者,为外感惊风;壮热面赤,烦躁不宁,摇头弄舌,牙关紧闭,呼吸急促,舌苔微黄,脉浮数或弦滑者,为痰热惊风;面黄肌瘦,形神疲惫,昏睡露睛,时有抽搐,大便稀薄,舌淡,苔薄,脉沉迟无力者,为脾肾阳虚;神倦虚烦,面色潮红,手足心热,舌红少苔,脉沉细而数者,为肝肾阴虚。

【治疗】

1. 基本治疗

(1)急惊风

治法:镇惊开窍,豁痰息风。取督脉及足厥阴、足阳明经穴为主。

主穴:水沟　印堂　合谷　太冲

配穴:外感惊风,配大椎、十宣或十二井;痰热惊风,配丰隆;惊恐惊风,配神门、百会。壮热,配大椎、曲池;口噤,配颊车。

方义:水沟、印堂位居督脉,有醒脑开窍、安神镇惊之功;合谷、太冲相配,谓"开四关",擅长息风镇惊、开窍止痉,为治疗惊厥的常用穴。

操作:毫针刺,泻法。大椎、十宣或十二井点刺出血。

(2)慢惊风

治法:健脾益肾,镇惊息风。取督脉及足阳明、足厥阴经穴为主。

主穴:百会　印堂　气海　足三里　太冲

配穴:脾肾阳虚,配脾俞、肾俞、关元;肝肾阴虚,配肾俞、肝俞、太溪。

方义:百会、印堂为督脉经穴,有醒神定惊之功;气海益气培元;足三里补脾健胃;太冲平肝息风。

操作:毫针刺,补法或平补平泻法,可加灸。

2. 其他治疗

(1)耳针法:取交感、神门、皮质下、心、肝、脾。每次取2~4穴,毫针刺或用埋针法、压丸法。

(2)指针法:神昏窍闭,牙关紧急者,可用指按合谷穴。

（3）灸法：取角孙，灯火灸，多用于急惊风。取大椎、脾俞、命门、关元、气海、百会、足三里，温和灸，适用于脾肾阳虚者。

【按语】

1. 针灸可缓解小儿惊风症状，但要查明病因，针对病因施治。

2. 惊风发作时，立即使患儿平卧，头偏向一侧，解开衣领，将压舌板缠上多层纱布塞入上、下白齿之间，防止咬伤舌体。保持呼吸道通畅，并随时清理痰涎和分泌物。

3. 古代医家治疗急惊风多选用头面部及四肢末端的穴位，如水沟、印堂、合谷、太冲、十宣等，治疗慢惊风以头面部和胸腹部的任、督脉穴为主，同时也加用具有扶正作用的脾经腧穴。

四、抽动障碍

抽动障碍是一种主要发生于儿童期，以不随意的突发、重复、非节律性的单一或多部位肌肉运动和（或）异常发声为主要临床表现的神经精神性疾病。又称抽动 - 秽语综合征、多发性抽搐症等。其发生与禀赋不足、产伤、窒息、感受外邪、情志失调等因素有关。病位主要在肝，与心、脾、肾密切相关。其标为风火痰湿，其本为肝脾肾功能失常，基本病机是痰热生风或虚风内动。

本病属中医的"慢惊风""瘛疭""筋惕肉瞤""肝风""抽搐"等范畴。

【辨证要点】临床主要在主症的基础上，根据病程、抽动性质，及全身兼症进行辨证。

主症：慢性、波动性、多发性运动肌快速抽搐，并伴有不自主发声和语言障碍。

1. 辨标本虚实　抽动频繁，抽动有力者，为实证；肢体震颤，抽动无力者，为虚证。

2. 辨兼症　兼面红耳赤，急躁易怒，抽动频繁，摇头耸肩，口出异声秽语，大便秘结，舌红苔黄，脉弦数者，为气郁化火；兼面黄体瘦，胸闷作咳，抽动无常，夜睡不安，纳少厌食，舌质淡，苔白或腻者，为脾虚痰聚；兼形体消瘦，两颧潮红，抽动无力，五心烦热，舌红苔少者，为阴虚风动。

【治疗】

1. 基本治疗

治法：平肝息风，调神止搐。以督脉及足厥阴、足少阳经穴为主。

主穴：百会　风池　筋缩　肝俞　太冲　合谷

配穴：气郁化火，配侠溪、行间；脾虚痰聚，配脾俞、足三里；阴虚风动，配三阴交、肾俞。喉中声响，配廉泉、颈夹脊；摇头耸肩，配肩井、天柱；少寐多动，配四神聪、神门。

方义：脑为元神之府，百会、风池位居头部，能疏利脑窍，调神导气，平息风阳，镇静安神以止痉；太冲为疏肝之要穴，与合谷相伍为四关穴，功善息风定搐。肝俞与筋缩穴配合，可疏肝理筋止搐。

操作：毫针刺，平补平泻。脾虚痰聚可配合灸法。

2. 其他治疗

（1）耳针：取皮质下、神门、心、肝、脾、肾、相应抽动部位。抽动发作频繁者用毫针刺，实证可加耳尖放血；病情较缓者用压丸法。

（2）头针：取顶颞前斜线、额中线、顶中线、颞前线。可加电针，密波，留针 15~20 分钟。

【按语】

1. 针灸治疗本病疗效较好，可控制和减轻抽动症状，尤其对于喉肌痉挛发出的怪声有速效。

2. 针灸治疗的同时宜配合支持性心理治疗，并加强精神调护，避免精神刺激。

3. 合理安排患儿的生活和学习,培养良好的生活习惯,减轻学习负担。

五、小儿脑性瘫痪

小儿脑性瘫痪是以小儿大脑发育不全、智力低下、四肢运动障碍为主要症状的一种疾病,简称为小儿脑瘫,本病与先天禀赋不足、肝肾亏虚,后天调养失当、气血虚弱等因素有关。病位在脑,与五脏密切相关。基本病机是脑髓失充或脑络受损,脏腑、筋骨肌肉失养。

本病属中医儿科"五软""五迟""五硬""胎弱"等范畴。

【辨证要点】临床主要根据病情的轻重及兼症进行辨证。

主症:智力低下,发育迟缓,四肢运动障碍。

1. 辨病情轻重　单侧瘫痪或行走不稳、囟门闭合较晚、出牙延迟,但神情清爽者,属轻证;双侧瘫痪或筋骨痿弱、不能言语、精神萎靡不振甚至痴呆者,为重证。

2. 辨兼症　筋骨瘦弱,发育迟缓,坐立、行走、生齿等明显迟于正常同龄小儿,兼智力迟钝,面色无华,舌淡,苔薄白,脉细弱者,为肝肾不足;筋肉痿软,头项无力,兼精神倦怠,神情呆滞,语言发育迟缓,流涎不禁,舌淡,苔白,脉细弱者,为心脾两虚;兼痴呆失语,反应迟钝,手足软而不用,舌淡紫或有瘀点,脉沉涩或弦滑者,为痰瘀阻络。

【治疗】

1. 基本治疗

治法:滋养肝肾,化瘀通络,健脑益聪。取督脉、足阳明经穴及夹脊穴为主。

主穴:百会　大椎　四神聪　悬钟　夹脊　足三里　合谷

配穴:肝肾不足,配肝俞、肾俞;心脾两虚,配心俞、脾俞;痰瘀阻络,配膈俞、丰隆。上肢瘫,配肩髃、手三里、外关;下肢瘫,配环跳、阳陵泉、委中、太冲;头项倾斜,配天柱;腰部瘫软,配腰阳关、命门;语言障碍,配通里、廉泉。

方义:百会、大椎为督脉穴,督脉入络脑,能补髓健脑、开窍益智;四神聪为经外奇穴,功善醒脑益智宁神;悬钟为髓会,可益髓补脑,强壮筋骨;夹脊穴可调整脏腑,通阳活络、强腰壮脊;足三里为阳明经穴,可补脾胃,益气血,养脑髓,滋筋骨,通经络;合谷调理气血,化瘀通络。

操作:毫针补法。

2. 其他治疗

(1)头针法:取额中线、顶颞前斜线、顶旁1线、顶旁2线、顶中线、颞后线、枕下旁线。每次取2~4穴,双侧取穴,毫针刺,留针1~2小时,隔日1次。

(2)耳针法:取脑干、心、肝、肾、胃、皮质下。每次取2~4穴,毫针刺或用埋针法、压丸法。

(3)小儿推拿:补肾经、补脾经、补肝经、推三关各300次,揉中脘、气海、命门、关元、百会、四神聪、环跳、足三里、悬钟等穴各200次,擦督脉及膀胱经第一侧线至皮肤红为止。

【按语】

1. 针灸治疗可以改善症状,年龄小、病程短者效果较好,但需坚持较长时间治疗。

2. 古代医家多选用督脉、背俞穴以补先天,用多气多血的阳明经穴以补后天。

3. 配合物理治疗、康复训练有助于本病的治疗。

六、注意力缺陷多动障碍

注意力缺陷多动障碍是指儿童智力正常或基本正常,但有不同程度的注意力涣散、活动过多、情绪不稳、冲动任性、自我控制能力差、学习困难等症状。本病曾称"小儿多动症"。中医学认为本病与先天禀赋不足、后天失养、外伤瘀滞或情志失调等因素有关。病位在心、脑,与肝、脾、肾关系密切。基本病机是髓海空虚,元神失养,或气血不足,心神失养。

属于中医学的"脏躁""躁动""虚烦""健忘"等范畴。

【辨证要点】临床主要根据病情的虚实、全身兼症进行辨证。

主症:本病以注意力不集中、活动过多、情绪不稳、冲动任性,伴有不同程度的学习困难,但智力正常或基本正常为主症。

1. 辨虚实　本病为本虚标实之证。多动、急躁、冲动任性,属标实;不同程度的学习困难、注意力涣散,属本虚。

2. 辨兼症　兼急躁易怒,多动多语,五心烦热,盗汗多梦,舌红,苔黄,脉细数者,为阴虚阳亢;兼精神疲倦,记忆力差,面色无华,遗尿,纳少便溏,舌淡,苔白,脉细缓者,为心脾两虚。

【治疗】

1. 基本治疗

治法:调和阴阳,安神定志。取督脉及手少阴、手厥阴、足少阴经穴为主。

主穴:印堂　四神聪　太冲　风池　神门　内关

配穴:阴虚阳亢,配三阴交、太溪;心脾两虚,配心俞、脾俞。烦躁不安,配照海、神庭;记忆力差,配悬钟;盗汗,配阴郄、复溜;纳少,配中脘、足三里;遗尿,配中极、膀胱俞。

方义:印堂为督脉穴,有健脑安神之效;四神聪位于头部,可安神定志,益智健脑;太冲为肝经原穴,与胆经风池相配,镇肝息风潜阳;神门为心之原穴,内关为心包之络,合用可宁心镇定安神。

操作:毫针刺,虚补实泻,风池及四肢穴位可用速刺法,不留针。

2. 其他治疗

(1)耳针法:取脑干、心、肝、肾、皮质下、肾上腺、交感、枕。每次取 2~4 穴,毫针刺或用埋针法、压丸法。

(2)皮肤针法:取夹脊(第 7~17 椎)、百会、印堂、三阴交、阳陵泉。轻叩,以皮肤潮红为度。每日 1 次。

(3)头针法:取顶颞前斜线、额中线、顶中线、顶旁 1 线、顶旁 2 线、颞前线。头针常规针刺。隔日 1 次。

【按语】

1. 针灸能较好地减轻临床症状,但在治疗期间要配合行为纠正,培养患儿养成良好的生活习惯,方能疗效更佳。

2. 要配合必要的心理治疗,不断增强其自信心。

(杜　旭)

第四节　骨伤科病证

07章04节PPT

PPT 课件

一、痹证

痹证是以肌肉、韧带、关节发生疼痛、麻木、重着、屈伸不利,甚或关节肿大、灼热为主要临床表现的病证。常与外感风、寒、湿、热等邪气及人体正气不足等因素有关。病位在肉、筋、骨。基本病机是经络不通,气血痹阻。临床常分为行痹、痛痹、着痹、热痹。

痹证多见于西医学风湿性关节炎、类风湿关节炎、骨关节炎、纤维组织炎、神经痛等疾病之中。

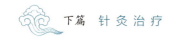

【辨证要点】临床主要根据疼痛的特点、部位、全身兼症等进行辨证。

主症:关节肌肉疼痛,屈伸不利。

1. 辨病性 痛无定处,舌质淡,苔薄白,脉浮者,为行痹;疼痛剧烈,痛有定处,遇寒痛剧,苔薄白,脉弦紧者,为痛痹;疼痛重着,或肿胀麻木,苔白腻,脉濡缓者,为着痹;红肿热痛,舌红,苔黄燥,脉滑数者,为热痹。

2. 辨经络 按照疼痛部位不同,依据经脉体表分布规律进行经络辨证。如膝关节内侧疼痛者,为足太阴经证;膝关节外侧疼痛者,为足阳明经证或足少阳经证等。

【治疗】

1. 基本治疗

治法:通络止痛。以局部穴位为主,配合循经取穴及辨证选穴。

主穴:阿是穴 局部经穴

配穴:行痹,配膈俞、血海;痛痹,配肾俞、关元;着痹,配阴陵泉、足三里;热痹,配大椎、曲池。另可根据疼痛的部位循经配穴。

方义:阿是穴和局部经穴能疏通局部经络气血,调和营卫,则风寒湿热等外邪无所依附,痹证自除。

操作:毫针泻法或平补平泻。痛痹、着痹者加灸法。大椎、曲池可点刺放血,局部腧穴可加拔罐法。

2. 其他治疗

(1)皮肤针法:取阿是穴,中、重度叩刺,使少量出血。

(2)拔罐法:取阿是穴,行闪罐法拔至皮肤潮红;或用留罐法,每次留罐10分钟,隔日治疗1次。

(3)穴位注射法:取阿是穴、局部经穴,用1%利多卡因注射液、维生素 B_{12} 注射液或当归注射液等,每穴注射 0.5~1ml,每日或隔日1次。

【按语】

1. 针灸治疗痹证效果较好,对风湿性关节炎效果尤佳。类风湿关节炎病情缠绵反复,属于顽痹范畴,非一时能获效。

2. 古人治疗痹证,常以局部取穴与辨证取穴相结合,并可以采用对应取穴法,包括以左治右、以右治左(巨刺、缪刺)、以上治下、以下治上(腕踝对应、肘膝对应、肩髋对应)、以前治后、以后治前等,常获奇效。

3. 患者平时应注意关节的保暖,避免风寒湿邪的侵袭。

附1:膝骨关节炎

膝骨关节炎,是一种慢性进行性骨关节软骨的退行性病变,以膝关节反复发作性疼痛和逐渐出现活动障碍为主要表现的病症,又称膝关节退行性关节炎。主要病理变化是关节软骨面的退行性变和继发性的骨质增生、滑膜炎症、关节囊牵张、附近韧带及腱组织受到刺激等。

本病属中医学"痹证"范畴,肝肾亏虚是根本,风寒湿邪是外因,瘀血是其病变过程中的病理产物,本病病位在骨与筋。

【治疗】

治法:柔筋壮骨,通络止痛。取局部经穴和阿是穴为主。

主穴:犊鼻 膝眼 阳陵泉 梁丘 血海 阿是穴

方义:诸穴均为近部选穴,疏通膝部筋脉,柔筋壮骨止痛。阳陵泉为筋之会,有强筋壮骨之效。

操作:毫针虚补实泻,可加电针,或加灸法。局部腧穴可以采用透刺法,如外膝眼透内膝眼、阳陵泉透阴陵泉、梁丘透血海等。

【按语】

1. 对膝关节红肿、关节腔有积液者,膝眼针刺宜浅,针具消毒要严格,预防感染。

2. 古人治疗膝骨关节炎,以局部取穴为主,针刺多采用泻法。

3. 患者在治疗期间,注意休息,避免感受风寒湿邪。

4. 针灸治疗可参考中国针灸学会标准《循证针灸临床实践指南——膝骨关节炎》。

5. 有高质量的证据表明,以犊鼻、内膝眼、曲泉、膝阳关、阿是穴为主,并根据经络辨证属于足三阳经证或足三阴经证进行循经取穴,以电针治疗,可明显减轻膝关节疼痛,改善膝关节功能,疗效可持续半年以上。在临床实践中推荐采用电针疗法治疗膝骨关节炎。

附2:股外侧皮神经炎

股外侧皮神经炎是临床最常见的以股外侧皮神经损害为主要症状的一种病症,表现为大腿前外侧麻木、蚁行感,或伴有刺痛、板滞、烧灼等异常感觉。

本病属中医学“皮痹”范畴,外伤及感受寒湿是常见的病因,病位在股外侧皮部,瘀血阻络是主要病机。

【治疗】

治法:活血通络,除痹止痛。取局部经穴和阿是穴为主。

主穴:阿是穴　阴市　风市　伏兔

方义:诸穴均为近部选穴,疏通股外侧皮部脉络,起到活血通络,除痹止痛之效。

操作:毫针泻法。阿是穴用皮肤针叩刺,少量出血。可加拔火罐。

【按语】

1. 本病病位较浅,以近部选穴为主,针刺宜用毛刺、赞刺、半刺法等浅刺类手法。皮肤针叩刺是治疗本病常用而有效的治疗方法。

2. 古人治疗股外侧皮神经炎,常以局部取穴为主,采用浅刺类针法。

3. 患者在治疗期间,注意局部保暖,避免感受风寒湿邪。

二、项痹

项痹是指颈部麻木胀痛,转侧不利。本病与伏案久坐、跌仆损伤、外邪侵袭或年迈体弱、肝肾不足等因素有关,病位在颈部筋骨,与督脉、手足太阳及少阳经关系密切。颈部感受风寒,阻痹气血,或劳作过度、外伤,损及筋脉,气滞血瘀,或年老肝血亏虚、肾精不足,筋骨失养,皆可使颈部经络气血不利,不通则痛。基本病机是筋骨受损,经络气血阻滞不通。

项痹多见于西医学的颈椎病等疾病之中。

【辨证要点】临床主要根据麻木疼痛的特点、部位、病因进行辨证。

主症:头枕、颈项、肩背、上肢等部位疼痛以及进行性肢体感觉和运动功能障碍。

1. 辨经络　颈项、肩、臂放射性疼痛麻木,伴第1~3指麻木者,为手阳明经证,伴第4~5指麻木者,为手太阳经证;颈项后枕部疼痛,项部僵紧不舒者,为督脉、足太阳经证。

2. 辨兼症　有明显的受寒史,遇寒痛增者,为外邪内侵;有颈部外伤或劳作过度史,痛如针刺者,为气滞血瘀;颈肩部酸痛,兼眩晕乏力者,为肝肾不足。

【治疗】

1. 基本治疗

治法:通经止痛。取局部穴,手足太阳经穴、督脉穴为主。

主穴:颈夹脊　天柱　风池　曲池　后溪　悬钟　阿是穴

配穴:阳明经证,配合谷;太阳经证,配申脉;督脉证,配风府。外邪内侵,配合谷、列缺;

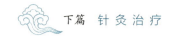

气滞血瘀,配膈俞、血海;肝肾不足,配肝俞、肾俞。上肢麻痛,配合谷、手三里;头晕头痛,配百会或四神聪;恶心、呕吐,配中脘、内关。

方义:颈夹脊能疏调颈部筋骨;天柱疏通太阳经气;风池疏通少阳经气;曲池是手阳明经穴,后溪是手太阳经穴,通于督脉,两穴分别疏通阳明、太阳经气;悬钟为髓会,有滋肾壮骨,以求治本的作用;阿是穴调节局部筋脉。

操作:夹脊穴宜直刺或向颈椎斜刺,得气后行平补平泻手法。余穴用泻法。

2. 其他治疗

(1)刺络拔罐法:在局部压痛点以三棱针点刺放血后拔罐。

(2)穴位注射法:取局部压痛点,选当归注射液或维生素 B_{12} 注射液、0.1% 利多卡因注射液,每穴注射 1ml,隔日 1 次。

(3)电针法:参考基本治疗取穴,每次选 2~3 对穴位,用连续波或疏密波,每日 1 次。

【按语】

1. 针灸对颈型、神经根型颈椎病效果较佳,针刺时要注重针感的传导。

2. 日常颈椎保健有助于预防颈椎病的发生。

3. 针灸治疗可参考中国针灸学会标准《循证针灸临床实践指南——神经根型颈椎病》。

三、落枕

落枕是指颈部突然发生疼痛、活动受限的一种病证,又称"失枕""失颈"。落枕常与睡眠姿势不正,寒邪侵袭颈背部等因素有关。病位在颈项部经筋,与督脉、手足太阳和足少阳经密切相关。基本病机是颈项部经筋受损,筋络拘急,气血阻滞不通。

西医学认为,本病是各种原因导致颈部肌肉痉挛所致,如颈肌劳损、颈肌风湿病、颈部扭挫伤、颈椎退行性变以及颈椎关节突关节滑膜嵌顿、半脱位或肌肉筋膜的炎症等所引起的颈项强痛和活动障碍等疾病。

【辨证要点】临床主要根据疼痛的部位、性质以及发病原因等进行辨证。

主症:颈项强痛,活动受限,项背部或颈肩部压痛明显。

1. 辨经络　项背部强痛,低头加重,项背部压痛明显者为督脉、太阳经证;颈肩部疼痛,头部歪向患侧,颈肩部压痛明显者,为少阳经证。

2. 辨兼症　有明显的感受风寒史,颈项疼痛重着,或伴病变局部恶寒、头痛者,为风寒袭络;颈项部刺痛,固定不移,且有明显的夜卧姿势不当或颈项外伤史者,为气滞血瘀。

【治疗】

1. 基本治疗

治法:疏经活络,调和气血。取阿是穴和手太阳、足少阳经穴为主。

主穴:外劳宫　天柱　阿是穴　后溪　悬钟

配穴:督脉、太阳经证,配大椎、束骨;少阳经证,配风池、肩井。风寒袭络,配风池、合谷;气滞血瘀,配内关、合谷。肩痛,配肩髃;背痛,配天宗。

方义:外劳宫是治疗落枕的经验穴;天柱、阿是穴舒缓局部筋脉;后溪、悬钟能够疏调督脉、太阳经脉及少阳经脉气血。诸穴远近相配,共奏疏调颈部气血、缓急止痛之效。

操作:毫针泻法。先刺远端外劳宫、后溪、悬钟,持续捻转,嘱患者慢慢活动颈部,一般颈项疼痛立即缓解,再针刺局部腧穴。风寒袭络者可局部配合艾灸,气滞血瘀者可局部配合三棱针点刺放血。

2. 其他治疗

(1)拔罐法:取局部压痛点,先施闪罐法,再施坐罐法。也可以配合刺络拔罐法。

（2）耳针法：取颈、颈椎、枕、神门，毫针中等刺激，持续运针，令患者同时慢慢活动颈项部。

【按语】

1. 针刺治疗落枕疗效较好，宜先取远端腧穴，采用动留针法，活动颈项部，多可立即显效。

2. 古人治疗落枕，常以局部取穴与远端取穴相结合，针刺远端穴位采用阻力针法。

3. 睡眠时要注意枕头高低适当，同时注意颈项部保暖，避免感受风寒。

4. 患者若反复落枕，应考虑颈椎病。

四、漏肩风

漏肩风是指以肩部酸重疼痛、肩关节活动不利为主要表现的病证。多发于 50 岁左右的成人，故俗称"五十肩"。本病与体虚、劳损、风寒侵袭等因素有关。病位在肩部经筋，与手三阳、手太阴经密切相关。基本病机是肩部经脉闭阻不通或筋肉失于濡养。

漏肩风多见于西医学中的肩关节周围炎。西医认为本病是软组织退行性、炎症性病变。

【辨证要点】

主症：肩周疼痛、酸重，夜间为甚，常因天气变化及劳累而诱发或加重，患者肩前、后及外侧压痛，主动和被动外展、后伸、上举等功能明显受限，后期可出现肌肉萎缩。

临床主要根据疼痛的部位、性质以及发病原因、病期等进行辨证。

1. 辨病期 本病早期以疼痛为主，后期以功能障碍为主。早期单侧肩部酸痛，偶见两侧同时受累。其痛可向颈部和上臂放散，或呈弥散性疼痛。静止痛为本病的特征，表现为日轻夜重，晚间常可痛醒，晨起肩关节稍活动后疼痛可减轻。肩关节活动明显受限，局部按压出现广泛性压痛。后期疼痛程度减轻，而功能障碍加重，活动明显受限，故又称"肩凝症""冻结肩"等。

2. 辨经络 疼痛以肩前外部为主者，为手阳明经证；以肩外侧为主者，为手少阳经证；以肩后部为主者，为手太阳经证；以肩前近腋窝部为主者，为手太阴经证。

3. 辨兼症 有明显感受风寒史、遇风痛增者，为外邪内侵；肩部有外伤或劳作过度史、疼痛拒按者，为气滞血瘀；肩部以酸痛为主，劳累加重，或伴眩晕乏力者，为气血虚弱。

【治疗】

1. 基本治疗

治法：通经活络，舒筋止痛。取局部穴位为主，配合循经远端取穴。

主穴：肩髃 肩髎 肩贞 阿是穴 阳陵泉 条口透承山

配穴：手阳明经证，配合谷；手少阳经证，配外关；手太阳经证，配后溪；手太阴经证，配尺泽。外邪内侵，配合谷、风池；气滞血瘀，配内关、膈俞；气血虚弱，配足三里、气海。

方义：肩髃、肩髎、肩贞及阿是穴，均为局部取穴，可疏通肩部经络气血，活血祛风止痛。阳陵泉为筋之会，可舒筋止痛。条口透承山为临床经验效穴，可疏导太阳、阳明两经气血通经止痛。

操作：毫针泻法或平补平泻。先刺远端穴，行针后让患者运动肩关节。局部穴可加灸法。

2. 其他治疗

（1）刺络拔罐法：取局部压痛点，以三棱针点刺或皮肤针叩刺，少量出血后拔火罐。

（2）穴位注射法：取局部压痛点，选用当归注射液或维生素 B_{12} 注射液、0.1% 利多卡因注射液，每处注射 2ml，隔日 1 次。

(3)小针刀疗法：肩关节出现粘连时，可用针刀松解粘连。

【按语】

1. 针灸对本病有较好的止痛效果。配合推拿治疗，有助于早日康复。

2. 古人治疗漏肩风，常以局部取穴与远端取穴相结合，针刺多泻法，远端穴位宜采用阻力针法。

3. 对于肩关节活动障碍者要坚持功能锻炼并注意肩部保暖，有助于本病的治疗。

4. 针灸治疗可参考中国针灸学会标准《循证针灸临床实践指南——肩周炎》。

五、肘劳

肘劳是指肘部疼痛，伴有伸腕和前臂旋转功能障碍的慢性劳损性疾病。本病属中医学"伤筋"范畴，一般起病缓慢，常反复发作，无明显外伤史，多见于从事旋转前臂和屈伸肘关节的劳动者。本病与慢性劳损有关，病位在肘部手三阳经筋。基本病机为经筋受损，筋脉不通，气血阻滞。

肘劳多见于西医学中的肱骨外上髁炎、肱骨内上髁炎和尺骨鹰嘴炎等疾病。

【辨证要点】临床主要根据肘劳的发生部位进行辨证。

主症：肘关节活动时疼痛，有时可向前臂、腕部和上肢放射，局部肿痛不明显，有明显而固定的压痛点，肘关节活动不受限。

辨经络：肘关节外上方（肱骨外上髁周围）明显压痛者，俗称网球肘，为手阳明经筋证；肘关节内下方（肱骨内上髁周围）明显压痛者，俗称高尔夫球肘，为手太阳经筋证；肘关节外部（尺骨鹰嘴处）明显压痛者，俗称学生肘或矿工肘，为手少阳经筋证。

【治疗】

1. 基本治疗

治法：舒筋通络。取阿是穴为主。

主穴：阿是穴

配穴：手阳明经筋证，配曲池、手三里；手太阳经筋证，配小海、阳谷；手少阳经筋证，配天井、外关。

方义：阿是穴能疏通局部经络气血，舒筋止痛。

操作：毫针泻法。压痛点局部采用多向透刺法，或行齐刺法，局部可温针灸或电针。

2. 其他治疗

(1)穴位注射法：取阿是穴，选当归注射液或1%利多卡因注射液、维生素 B_{12} 注射液，每穴注射 0.5~1ml，每日或隔日 1 次。

(2)火针法：将火针烧至白炽后，焠刺肘劳疼痛局部，深度为 3~5 分，隔日治疗 1 次。

(3)小针刀法：用小针刀松解肱骨外上髁、肱骨内上髁等部位肌腱附着点处，剥离其中的粘连组织。

【按语】

1. 针灸治疗肘劳有较好的临床疗效，治疗期间应避免肘部过度用力，急性发作者应绝对禁止肘关节运动。

2. 可配合推拿、药物熏洗和贴敷疗法。

3. 注意肘部保暖，避免风寒湿邪的侵袭。

六、腰痛

腰痛又称"腰脊痛"，是以自觉腰部疼痛为主症的一类病证。本病与感受外邪、跌仆损伤、劳欲过度等因素有关。病位在腰部，与肾关系密切，也与足太阳膀胱经、督脉等关系密切。基本病机是腰部经络气血阻滞，或精血亏虚，经脉失于温养。

腰痛多见于西医学的腰部软组织损伤、肌肉风湿病、腰椎病变及部分腹腔、盆腔内脏病变等疾病之中。

【辨证要点】临床主要根据疼痛的部位、性质以及全身兼症、发病原因进行辨证。

主症：腰部疼痛。

1. 辨经络　疼痛在腰脊中部者，为督脉病证，疼痛在腰脊两侧者，为足太阳经证。

2. 辨虚实　腰痛起病较急，疼痛明显，痛处拒按者，为实证；起病隐袭，腰部酸痛，痛势较缓，病程缠绵者，为虚证。

3. 辨兼症　腰部冷痛重着，或拘挛不可俯仰，有明显腰部受寒史者，为寒湿腰痛；腰部刺痛，痛有定处，腰部有明显损伤或陈伤史者，为瘀血腰痛；腰痛起病缓慢，隐隐作痛，反复发作者，为肾虚腰痛。

【治疗】

1. 基本治疗

治法：通经止痛。取阿是穴及足太阳经穴为主。

主穴：大肠俞　阿是穴　委中

配穴：督脉病证，配后溪；足太阳经证，配申脉。寒湿腰痛，配命门、腰阳关；瘀血腰痛，配膈俞、次髎；肾虚腰痛，配肾俞、太溪。腰椎病变，配腰部夹脊穴。

方义：大肠俞、阿是穴疏通腰部气血，通经止痛；委中为足太阳膀胱经的合穴，"腰背委中求"，循经远取委中，能疏通足太阳经气，是治疗腰背部疼痛的要穴。

操作：毫针虚补实泻法。寒湿腰痛或肾虚腰痛，加灸法；瘀血腰痛，阿是穴用刺络拔罐；痛势较急者，委中点刺放血。

2. 其他治疗

(1)耳针法：取腰骶椎、肾、膀胱、神门，每次选2~3穴，毫针刺或用埋针法、压丸法。施治过程中让患者同时活动腰部。

(2)刺络拔罐法：取阿是穴，以三棱针点刺放血或皮肤针叩刺出血后拔罐。

(3)穴位注射法：取阿是穴，选地塞米松注射液5ml和普鲁卡因注射液2ml混合液，每穴注射0.5~1ml，2~3日1次。

【按语】

1. 针灸治疗腰痛有较好的效果。特别是对风湿性腰痛、腰肌劳损、腰椎病变引起的腰痛者效果更佳。

2. 古人治疗腰痛，常以局部取穴配合足太阳经穴为主。针多用泻法或刺络放血疗法。

3. 注意加强腰部肌肉的锻炼，注意日常生活及工作的姿势与体位，避免久坐、久劳。对腰椎病变患者，避免过度负重。

4. 针灸治疗可参考中国针灸学会标准《循证针灸临床实践指南——腰痛》。

附1：腰椎间盘突出症

腰椎间盘突出症是腰椎间盘发生退行性病变后，在外力作用下，纤维环破裂，髓核突出刺激或压迫神经根、血管或脊髓等组织所引起的腰痛，并且伴有坐骨神经放射性疼痛等症状的一种病变。又称腰椎间盘纤维环破裂髓核突出症。

腰椎间盘突出症属于中医学"腰痛""痹证"的范畴。多因风寒湿邪、跌仆损伤或肾气不足而致。病位在腰。基本病机是腰部经络气血凝滞，筋骨不利或肾精亏虚，腰部失于濡养温煦。

【辨证要点】临床主要根据腰及下肢疼痛部位、影像学检查结果辨别椎间盘突出的部位和经络病位。

主症：腰部疼痛,下肢放射痛。咳嗽、喷嚏、用力排便时症状加重,疼痛多为间歇性。

辨经络：腰痛伴大腿前侧疼痛,为第1腰椎间盘突出,属足阳明经证;腰痛伴外阴、大腿内侧疼痛,为第2腰椎间盘突出,属足厥阴、太阴经证;腰痛伴大腿外侧、后侧痛,为第3、4腰椎间盘突出,为足少阳、足太阳经证;腰痛伴小腿至足踝酸麻痛,为第5腰椎间盘突出,属于足少阳经证。

辨兼症：参考"腰痛"进行兼症辨别。

【治疗】

治法：柔筋壮骨,通络止痛。以局部穴、阿是穴为主,配合循经远端取穴。

主穴：相应的夹脊穴　肾俞　大肠俞　环跳　委中　阳陵泉

配穴：足阳明经证,配伏兔、梁丘;足厥阴、太阴经证,配太冲、箕门;足少阳、足太阳经证,配悬钟、昆仑;足少阳经证,配风市。寒湿腰痛,配命门、腰阳关;瘀血腰痛,配膈俞、次髎;肾虚腰痛,配志室、太溪。腰痛明显,配阿是穴、次髎。

方义：相应的夹脊穴、肾俞、大肠俞均为近部选穴,能疏通腰部筋脉,柔筋壮骨;环跳、委中、阳陵泉循经取穴,疏通经络,改善下肢放射痛。

操作：毫针平补平泻法。

【按语】

1. 针灸治疗本病有一定的疗效,能消除神经根炎症水肿,达到治疗的目的。

2. 本病宜早治疗,防止病变局部组织粘连。

3. 患者急性期宜卧硬板床休息,禁止搬运重物,避免风寒侵袭。

附2：坐骨神经痛

坐骨神经痛是指多种病因所致的坐骨神经通路的病损,以腰、臀、大腿后侧、小腿后外侧及足外侧疼痛为主要特点的综合征。本病多见于感染性疾病、脊柱肿瘤、腰椎间盘突出症、骨盆病变、腰骶软组织劳损及部分内科疾病中。通常分为根性坐骨神经痛和干性坐骨神经痛两种,临床上以根性坐骨神经痛多见。

坐骨神经痛属于中医学"坐骨风""腿股风""腰腿痛""痹证"等范畴,其发生常与感受外邪、跌仆闪挫有关。病位主要在足太阳、足少阳经脉和经筋。感受风寒湿邪,痹阻经脉;或腰部跌仆闪挫,损伤筋脉,致经络不通,气血瘀滞均可导致本病。

【辨证要点】根据坐骨神经痛的疼痛部位、病因和兼症进行辨证。

主症：腰或臀、大腿后侧、小腿后外侧及足外侧的放射样、电击样、烧灼样疼痛。腰部病变使神经根受压迫或刺激引起者为根性坐骨神经痛;坐骨神经干受压迫或刺激引起者为干性坐骨神经痛。

1. 辨虚实　起病急骤,痛势剧烈,痛处固定,拒按者,为实证。起病缓慢,痛势隐隐,喜揉按,伴腰膝酸软,倦怠乏力,脉沉细者,为虚证。

2. 辨经络　疼痛以下肢后侧为主者,为足太阳经证;以下肢外侧为主者,为足少阳经证。

3. 辨兼症　腰腿冷痛重着,遇冷加重,舌质淡,苔白滑,脉沉迟者,为寒湿证;腰腿疼痛剧烈,痛处固定不移,有外伤史,舌质紫黯,脉涩者,为瘀血证;痛势隐隐,喜揉喜按,舌淡,脉细者,为气血不足证。

【治疗】

治法：通经止痛。取足太阳、足少阳经穴为主。

主穴：足太阳经证：腰夹脊　秩边　委中　承山　昆仑　阿是穴

足少阳经证：腰夹脊　环跳　阳陵泉　悬钟　丘墟　阿是穴

配穴：感受寒湿，配命门、腰阳关；瘀血阻络，配血海、膈俞；气血不足，配足三里、三阴交。

方义：腰夹脊穴是治疗腰腿痛的要穴，可疏通局部气血。取足太阳、足少阳经诸穴，可以疏通经脉，调和气血；取阿是穴可疏通局部经络气血，诸穴合用，达到"通则不痛"目的。

操作：毫针虚补实泻法。秩边、环跳以针感沿腰腿部足太阳、足少阳经向下传导为佳，但不宜多次重复刺激。

【按语】

1. 针灸治疗坐骨神经痛效果显著。椎间盘突出者急性期宜卧床休息。

2. 久治不愈者，要查明病因，排除腰骶椎结核、严重椎间盘病变等。

3. 平时注意保暖，减少腰椎负荷，避免久坐、久行等易使病情加重因素。

4. 针灸治疗可参考中国针灸学会标准《循证针灸临床实践指南——坐骨神经痛》。

七、腱鞘囊肿

腱鞘囊肿是发生于关节或腱鞘附近的囊性肿物，内含无色透明或微呈白色、淡黄色的浓稠黏液。西医学认为，腱鞘囊肿与手或足肌腱关节的慢性劳损、机械刺激或外伤等有关，常见于腕背和足背部及指、趾附近。

本病属于中医学"筋结""筋瘤"范畴。多因过度劳累，外伤筋脉，或因经久站立、扭伤等致筋脉不和、气血运行不畅，阻滞于筋脉络道而成。本病病位在筋，属经筋病。基本病机为经筋劳伤，气血凝滞。

【辨证要点】临床主要根据腱鞘囊肿的部位进行辨证。

主症：腕背或足背部缓慢发展的囊性肿物，呈圆球状，表面光滑，边界清楚，质软，有波动感，无明显自觉症状或有轻微酸痛；囊液充满时，囊壁变为坚硬，局部压痛。

辨经络：发于腕背者，为手少阳经筋证，发于足背者，为足阳明经筋证。

【治疗】

1. 基本治疗

治法：活血散结，疏调经筋。取阿是穴为主。

主穴：囊肿局部阿是穴。

配穴：手少阳经筋证，配外关，足阳明经筋证，配解溪。

方义：本病病位在经筋，"在筋守筋"，故囊肿局部阿是穴围刺，有活血散结、疏调经筋的作用，配合艾灸的温通作用，加快囊肿的消退。

操作：囊肿局部常规消毒，用较粗的毫针在囊肿的正中和四周各刺入 1 针，针尖均刺向囊肿的中心，以刺破囊壁为度，出针时摇大针孔。可配合温针灸或艾条温和灸。

2. 其他治疗

（1）三棱针法：取阿是穴，在囊肿局部常规消毒，医者左手掐持囊肿，右手持三棱针对准囊肿高点处迅速刺入，并向四周深刺，务必刺破囊壁，但勿透过囊的下层，然后快速出针，双手合力挤压囊肿，使囊内的胶状黏液全部排出，局部擦净，常规消毒后加压包扎 3~5 日。如囊肿再起，1 周后再行治疗。

（2）火针法：取阿是穴，用火针点刺囊肿局部，视囊肿大小，每次点刺 2~3 针。

【按语】

1. 针灸治疗腱鞘囊肿效果较好，治疗时应注意严格消毒，以防感染。

2. 古人治疗腱鞘囊肿，以局部围刺为主。

3. 治疗期间及愈后 1 个月内,应注意休息,避免患处关节过度摩擦而复发。

八、腱鞘炎

腱鞘炎系因肌腱在腱鞘内较长时间过度摩擦或反复损伤后,滑膜出现水肿,渗出增加、增厚等炎性变化,引起腱鞘管壁增厚、粘连或狭窄的病症。

本病属于中医学"筋痹"的范畴,常因慢性劳损导致,病位在筋,属经筋病,多因闪扭劳损,或感受风、寒、湿邪,稽留于肌肤筋肉之间,经络气血凝涩不通,使经筋受损所致。

【辨证要点】临床主要根据腱鞘炎的部位进行经络辨证。

主症:在桡骨茎突、屈指肌腱、桡侧伸腕肌腱(腕关节背侧及腕骨上)等关节部位出现局部活动障碍、压痛和硬结,严重时可产生关节弹响、屈伸不利等症状。

辨经络:发于桡骨茎突腕背者,为手阳明经筋证;发于屈指肌腱者,为手三阴经筋证。

【治疗】

1. 基本治疗

治法:活血调筋,柔筋止痛。取阿是穴为主。

主穴:阿是穴。

配穴:手阳明经筋证阳溪、列缺;手三阴经筋证,配相应的四缝穴;发于足背部,配解溪。

方义:本病病位在经筋,"在筋守筋",故阿是穴围刺,有活血调筋、柔筋通络止痛的作用。

操作:毫针泻法。

2. 其他治疗

(1)皮肤针法:取局部腧穴,用皮肤针自四周向中心处叩刺,微量渗血,10~15 天为 1 个疗程。

(2)火针法:在阿是穴采用火针焠刺法,速刺速出。

【按语】

1. 针灸治疗腱鞘炎效果较好,治疗时应注意严格消毒,以防感染。

2. 古人治疗腱鞘炎,常采用局部取穴为主。

3. 治疗期间及愈后,应注意休息和局部保暖,避免患处关节过度摩擦而复发。

4. 针灸治疗可参考中国针灸学会标准《循证针灸临床实践指南——腱鞘炎所致疼痛》。

九、筋膜炎

筋膜炎是指肌肉和筋膜的无菌性炎症反应。以患部弥漫性钝痛、局部发凉、皮肤麻木、肌肉痉挛和运动障碍为主要表现,又称纤维组织炎、纤维肌痛综合征。

本病属于中医学"痹证""背脊伤筋"等范畴。多因闪扭劳损,或感受风、寒、湿邪所致。病位在筋,属经筋病。基本病机是脉络痹阻,经筋受损。

【辨证要点】临床主要根据疼痛的部位、兼症、发病原因进行辨证。

主症:患部弥漫性钝痛,局部发凉,皮肤麻木,肌肉痉挛和运动障碍。病程长,常因劳累气候变化而诱发或加重。患部有明显的局限性压痛点,可触到条索或结节状物。

1. 辨经络 痛在项背脊旁者,为足太阳经筋证;在肩胛者,为手太阳经筋证;在腰臀者,为足太阳经筋证。

2. 辨兼症 有明显劳损病史,患处痛如锥刺,舌紫黯,脉弦涩者,为瘀血阻络;因触冒寒湿而发病,酸痛拘紧,遇寒加重者,为寒湿痹阻。

【治疗】

1. 基本治疗

治法:温经通络,疏调经筋。以阿是穴、局部腧穴为主,配合循经远部取穴。

主穴：阿是穴　局部腧穴

　　　项背部：阿是穴　风池　天柱　百劳　后溪　束骨

　　　肩胛部：阿是穴　肩井　天宗　秉风　肩外俞　后溪

　　　腰臀部：阿是穴　肾俞　大肠俞　秩边　昆仑

配穴：瘀血阻络，配膈俞、三阴交；寒湿痹阻，配大椎、腰阳关。

方义：本病病位在经筋，"在筋守筋"，取阿是穴、局部腧穴能疏通局部经络，配合循经远部取穴，加强疏导本经气血的作用，以达舒筋散结、"通则不痛"的目的。

操作：毫针泻法。可配合温针灸或温和灸。

2. 其他治疗

(1) 火针法：取阿是穴，选中粗火针，垂直点刺，刺入约 2 分。每周 2 次。

(2) 拔罐法：取阿是穴，以三棱针点刺出血，再拔火罐，留罐 10~20 分钟。

(3) 小针刀法：根据腰背部肌筋膜压痛点、结节点确定进针点，以针刀沿肌肉走行方向进行松解。每次最多选 6 个点。

【按语】

1. 针灸治疗筋膜炎方法多样，疗效显著。且患者要劳逸结合，注意局部保暖。

2. 古人治疗筋膜炎，以局部取穴为主，针刺多用泻法。

十、扭伤

扭伤是指四肢关节或躯体的软组织损伤，临床表现为局部肿胀疼痛，关节活动障碍等。本病多发于腰、踝、膝、腕、肘、髋等部位。多因剧烈运动或负重不当、跌仆闪挫、牵拉以及过度扭转等原因引起筋脉及关节损伤，气血壅滞于局部，经气运行受阻所致。病位在经筋。基本病机是筋脉损伤，气血壅滞，经气受阻。

【辨证要点】主要根据病程长短、扭伤部位等进行辨证。

主症：扭伤部位肿胀疼痛，可伴有肌肤青紫，关节活动受限，而无骨折、脱臼、皮肉破损等情况。

1. 辨病期　新伤者，有新伤史，疼痛剧烈、局部肿胀明显，关节活动功能受限明显。陈旧伤者，有扭伤病史，疼痛渐不明显，肤色青紫，关节活动受限；部分患者仍有明显肿痛或硬结如块。

2. 辨经络　按照扭伤部位，根据经筋分布进行经络辨证：如急性腰扭伤，痛在脊柱正中者，为督脉病证；痛在脊柱一侧或两侧膀胱经循行线上者，为足太阳经筋病证；痛在脊柱旁（督脉与膀胱经之间）者，为手阳明经筋病证。如踝关节扭伤，痛点在外踝下方者，为足太阳经筋证；在外踝前下方者，为足少阳经筋证；在内踝下方者，为足少阴经筋证；在内踝前下方者，为足太阴经筋证。

3. 辨兼症　新伤疼痛肿胀，活动不利者，为气滞血瘀；陈旧伤，遇寒冷反复发作者，为寒湿侵袭、瘀血阻络。

【治疗】

1. 基本治疗

治法：祛瘀消肿，舒筋通络。取阿是穴、扭伤局部经穴为主。

主穴：阿是穴　局部腧穴

　　　腰部：阿是穴　大肠俞　腰痛点　委中

　　　颈部：阿是穴　风池　绝骨　后溪

　　　肩部：阿是穴　肩髃　肩髎　肩贞

笔记栏

肘部:阿是穴　曲池　小海　天井

腕部:阿是穴　阳溪　阳池　阳谷

髋部:阿是穴　环跳　秩边　居髎

膝部:阿是穴　膝眼　膝阳关　梁丘

踝部:阿是穴　申脉　解溪　丘墟

配穴:①根据病位配合循经远端取穴。急性腰扭伤:督脉病证,配水沟或后溪;足太阳经筋病证,配昆仑或后溪;手阳明经筋病证,配手三里或三间。②根据病位在其上下循经邻近取穴,如膝内侧扭伤,病在足太阴脾经,可在扭伤部位其上取血海,其下取阴陵泉。③根据手足同名经配穴法进行上下配穴。方法:踝关节与腕关节对应、膝关节与肘关节对应、髋关节与肩关节对应。例如,踝关节外侧昆仑穴、申脉穴处扭伤,病在足太阳经,可在对侧腕关节手太阳经养老穴、阳谷穴处寻找最明显的压痛的穴位针刺;再如,膝关节内上方扭伤,病在足太阴经,可在对侧手太阴经尺泽穴处寻找最明显的压痛点针刺;以此类推。

方义:扭伤多为关节伤筋,属经筋病,"在筋守筋",局部腧穴,可疏通经络,宣散壅滞,并配合循经远部取穴,加强疏导本经气血的作用,达到"通则不痛"的效果。

操作:毫针泻法。陈旧性损伤可用温针灸。急性扭伤者,常采用阻力针法具有针入痛止之效。

2. 其他治疗

(1)耳针法:取对应部位的敏感点、神门,中强度刺激,或用埋针法、压丸法。

(2)刺络拔罐法:取阿是穴,以皮肤针叩刺疼痛肿胀局部,以微渗血为度,加拔火罐。

【按语】

1. 针灸治疗扭伤有较好的效果。临床常采用近部选穴与远部选穴相结合的方法。还可以配合推拿、药物熏洗等方法。

2. 古人治疗扭伤,常以对应取穴为主,采用缪刺法。

3. 扭伤早期适当限制局部的活动,避免加重损伤。早期应配合冷敷止血,24 小时内禁止热敷,24 小时后予以热敷,促进血液循环,以助瘀血消散。

4. 针刺前要排除骨折、脱位、韧带撕裂等疾病。

5. 针灸治疗可参考中国针灸学会标准《循证针灸临床实践指南——踝关节扭伤后疼痛》。

（王　军）

第五节　皮外科病证

一、瘾疹

瘾疹是以皮肤异常瘙痒,并时隐时现成片风团为特征的过敏性皮肤疾病,又称为"风疹"。瘾疹的发生与禀赋不耐、风邪侵袭、食用鱼虾荤腥食物等因素有关。本病病位在肌肤腠理。基本病机是营卫失和,邪郁腠理。

瘾疹相当于西医学的急、慢性荨麻疹。

【辨证要点】临床主要根据皮疹性状、病程长短、全身兼症等进行辨证。

主症:皮肤上出现风团,发无定处,时发时退,伴有瘙痒,消退后不留痕迹。

1. 辨缓急　起病急骤,皮肤突发瘙痒不止,可见大小不等、形状各异的风团,融合成片或孤立散在,淡红或白色,边界清楚,此伏彼起,一日之内可发作数次者,病情较急;反复发

07章05节PPT

PPT 课件

作,缠绵不愈,风团时多时少时无者,病情较缓。

2. 辨兼症　风团色红,灼热剧痒,遇热加重,舌红,苔薄黄,脉浮数者,为风热犯表;风团色白,遇风寒加重,舌淡,苔薄白,脉浮紧者,为风寒束表;风团色红,脘腹疼痛,恶心呕吐,舌红,苔黄腻,脉滑数者,为胃肠积热;风疹反复发作,午后或夜间加剧,口干,舌红,少苔,脉细数无力者,为血虚风燥。

【治疗】

1. 基本治疗

治法:疏风和营止痒。取手阳明、足太阴经穴为主。

主穴:曲池　合谷　血海　膈俞　委中　三阴交

配穴:风热犯表,配大椎、风门;风寒束表,配风门、肺俞;胃肠积热,配天枢、足三里;血虚风燥,配脾俞、足三里。呼吸困难,配天突;恶心呕吐,配内关。

方义:曲池、合谷属于手阳明经穴,与肺经相表里,可通经络、行气血、疏风清热;血海、膈俞、委中合用意在"治风先治血,血行风自灭",两组穴位相配能疏风、活血、止痒;三阴交属足太阴经,乃足三阴经之交会穴,可养血活血、润燥祛风止痒。

操作:毫针泻法。委中、膈俞可刺络放血。风寒束表或湿邪较重者可灸,血虚风燥者只针不灸。

2. 其他治疗

(1)皮肤针法:取曲泽、曲池、大椎、风门、血海、夹脊等穴。中度刺激,至皮肤充血或隐隐出血为度。

(2)拔罐法:取神阙穴,选用大号玻璃罐,先留罐5分钟,起罐后再拔5分钟,如此反复拔3次。也可以用闪罐法拔至穴位局部充血。

(3)耳针法:取肺、胃、肠、肝、肾、肾上腺、神门、风溪。毫针浅刺,中度刺激。也可在耳背静脉放血数滴,或用埋针法、压丸法。

【按语】

1. 针灸治疗急性瘾疹者效果良好,但对慢性瘾疹者较难根除,应查明原因,针对病因进行治疗。若患者伴见胸闷、气喘、呼吸困难,应采取综合治疗,严重者可能引起窒息而危及生命。

2. 避免接触过敏原。应忌食鱼虾、咖啡等辛辣刺激性食物。

二、湿疹

湿疹是一种由多种内外因素引起的过敏性炎症性皮肤病。以多形性皮损,对称分布,易于渗出,自觉瘙痒,反复发作和慢性化为临床特征。可见于全身各个部位。本病病因复杂,目前认为是一种变态反应性慢性皮肤病,可能与体质、感染、精神因素、消化系统功能障碍、内分泌及代谢障碍有关。临床上一般分为急性、亚急性和慢性3类。

在中医古代文献中,因其症状及病变部位的不同,有"浸淫疮""面游风""四弯风""湿毒疮"等称谓。现在中医学中称之为"湿疮"。其发病内因主要与体质、情志、腑脏功能失调有关,外因主要与湿、风、热及饮食不当有关。病位在肌肤腠理。基本病机是湿热相搏,化燥生风,皮肤受损。

【辨证】临床主要根据皮疹性状、病程长短、全身兼症等进行辨证。

主症:皮疹呈多形性损害,可呈对称性分布,瘙痒剧烈,遇热或入睡时加剧。

辨病期:急性期多见红斑、丘疹、水疱、渗出、糜烂、结痂等;慢性期多见皮肤呈褐红色、浸润、肥厚、粗糙、皲裂、苔藓样改变等。

辨兼症:皮损初起,皮肤焮红潮热,兼身热口渴,大便秘结,小便短赤,舌质红,舌苔黄

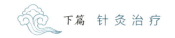

腻,脉滑数者,为湿热浸淫;发病较缓,皮肤轻度潮红,渗液、糜烂,兼胸闷纳呆,大便或溏,舌淡红,舌苔腻,脉濡者,为脾虚湿蕴;病情迁延反复,皮肤粗糙脱屑、开裂,兼头昏乏力,舌质淡,苔薄白,脉细者,为血虚风燥。

【治疗】

1. 基本治疗

治法:清热利湿。以手足阳明经、足太阴经穴为主。

主穴:曲池　足三里　三阴交　阴陵泉　风市　阿是穴

配穴:湿热浸淫,配合谷、内庭;脾虚湿蕴,配太白、脾俞;血虚风燥,配膈俞、血海。发于阴囊,配曲泉、蠡沟;发于肛门,配长强、委中;发于肘、膝窝,配尺泽、委中;发于面部,配风池、颧髎。

方义:曲池清泻阳明热邪;足三里健脾化湿,补益气血,标本兼顾;三阴交、阴陵泉清化湿浊;取患部阿是穴可疏调局部经络之气,配合风市以祛风止痒。

操作:患部阿是穴毫针围刺。

2. 其他治疗

(1)皮肤针法:取背部督脉、足太阳膀胱经第一侧线。中等强度叩刺,至皮肤潮红为度。

(2)刺络拔罐法:取阿是穴,用三棱针散刺或梅花针重扣,再加拔火罐,使之出血。适用于慢性期皮肤肥厚、苔藓样改变者。

(3)火针法:取阿是穴,施予密刺法。渗液、糜烂处不宜使用。

【按语】

1. 针灸治疗本病能较好缓解症状,但对慢性患者较难根治。针灸中药并用能够提高疗效。

2. 忌食鱼虾、浓茶、咖啡、辛辣等食物,远离过敏原。避免精神紧张,防止过度劳累。

三、蛇串疮

蛇串疮是皮肤上出现成簇水疱,呈带状分布,并伴有烧灼样疼痛为特征的一种急性疱疹性皮肤病,又称为"蛇丹""蜘蛛疮""腰缠龙"等。其发病常与情志不畅、过食辛辣厚味、感受火热时毒有关。本病病位在肌肤腠理,主要与肝、脾相关。基本病机是湿热火毒蕴结肌肤,病久不愈者其病机为瘀血阻滞经络。

本病相当于西医学的带状疱疹。

【辨证要点】根据疱疹的部位、性状,结合全身兼症等进行辨证。

主症:初起时患部皮肤灼热刺痛、发红,继则出现簇集性粟粒大小丘状疱疹,多呈带状排列,多发生于身体一侧,以腰、胁部最为常见。疱疹消失后部分患者可遗留疼痛,可持续数月或更久。

1. 辨经络　疹发于胁肋部者,为足厥阴、少阳经证;发于腹部者,为足太阴、阳明经证;发于耳后者,为手足少阳经证。

2. 辨兼症　皮损鲜红,疱壁紧张,灼热刺痛,兼口苦,烦躁易怒,苔黄,脉弦滑数者,为肝胆火盛;皮损色淡,疱壁松弛,兼胸脘痞满,纳差,舌红,苔黄腻,脉濡数者,为脾胃湿热;皮疹消退后局部仍疼痛不止,或见有色素沉着,兼心烦不寐,舌紫黯,苔薄白,脉弦细者,为瘀血阻络。

【治疗】

1. 基本治疗

治法:泻火解毒,清热利湿。取局部阿是穴及相应夹脊穴为主。

主穴:局部阿是穴　相应夹脊穴

配穴:足厥阴、少阳经证,配太冲、阳陵泉;足太阴、阳明经证,配足三里、三阴交;手足少阳经证,配关冲、外关。肝胆火盛,配行间、侠溪;脾胃湿热,配阴陵泉、内庭;瘀血阻络,配血海、三阴交。

方义:局部阿是穴围刺或点刺拔罐,可引火毒外出;本病是疱疹病毒侵害神经根所致,取相应的夹脊穴,直针毒邪所留之处,可泻火解毒,通络止痛。

操作:毫针泻法,强刺激。皮损局部阿是穴用围刺,根据疱疹面积的大小选取数点,向疱疹中央沿皮平刺,尤其宜在疱疹带的头、尾针刺。

2. 其他治疗

(1)火针法:急性期:取局部阿是穴,围绕疱疹周围进行点刺,在疱疹局部行密刺或散刺,深度以透入疱疹皮肤为度。后遗神经痛期:取局部阿是穴、相应夹脊穴,采用密刺、散刺、点刺,深度以透入皮肤为度。

(2)皮肤针法:取局部阿是穴,中、重度叩刺,使出血,并可加用艾条熏灸或加拔罐治疗。适用于疱疹后期,遗留疼痛者。

(3)刺络拔罐法:急性期取疱疹处及周围皮肤,用三棱针刺破疱疹,使疱内液体流出,并拔火罐,令出血。后遗症期也可在患处行刺络拔罐。

(4)耳针法:取胰胆、肝、肾上腺、神门。毫针刺或用埋针法、压丸法。

(5)激光照射法:用氦-氖激光仪分区散焦照射皮损局部,距离40~60cm,每分区照射10分钟。

【按语】

1. 针灸治疗本病有较好效果。对疱疹后遗神经痛者也有较好的止痛效果。

2. 若疱疹处皮损严重者,应注意患部感染。若为恶性肿瘤合并本病时,应采取中西医综合治疗措施。

3. 本病应与湿疹、单纯疱疹、接触性皮炎、虫咬皮炎等相鉴别。

4. 针灸治疗可参考中国针灸学会标准《循证针灸临床实践指南——带状疱疹》。

四、神经性皮炎

神经性皮炎是皮肤神经功能失调所致的肥厚性皮肤病,又称慢性单纯性苔藓,临床以皮肤损害呈苔藓样改变和阵发性剧痒为特征,分为局限性神经皮炎和播散性神经皮炎两种。与大脑皮质兴奋和抑制过程平衡失调有关,精神因素被认为是主要的诱因,情绪紧张、神经衰弱、焦虑都可促使皮损发生或复发。

本病属于中医学"牛皮癣""顽癣""摄领疮"范畴。多与情志不遂、风热侵袭、过食辛辣等因素有关。本病病位在肌肤腠理络脉,与肺、肝关系密切。基本病机是风热外袭或郁火外窜肌肤,化燥生风,肌肤失养。

【辨证要点】临床主要根据局部皮损状况及全身兼症进行辨证。

主症:好发于颈后、肘、腘、骶、踝等部位,初起瘙痒而无皮疹,反复搔抓后皮肤出现粟粒至绿豆大小丘疹,日久局部皮肤增厚、粗糙,呈皮革样苔藓样变。

辨兼症:发病初期,仅有瘙痒而无皮疹,或丘疹呈正常皮色或红色,食辛辣食物加重,舌红,苔薄黄,脉浮数者,为风热侵袭;兼心烦易怒,每因情志刺激后诱发或加重,舌红,苔薄黄,脉弦者,为肝郁化火;病久丘疹融合成片,皮肤增厚,干燥粗糙,色素沉着,或有灰白鳞屑,舌淡,苔白,脉细者,为血虚风燥。

【治疗】

1. 基本治疗

治法:祛风止痒,清热润燥。取局部阿是穴及手阳明、足太阴经穴为主。

主穴:阿是穴　曲池　合谷　血海　膈俞

配穴:风热侵袭,配外关、风池;肝郁化火,配太冲、肝俞;血虚风燥,配脾俞、三阴交、足三里。

方义:取阿是穴宣通局部气血,使肌肤得以濡养,祛风泻火,化瘀止痒;曲池、合谷为阳明经穴,可和血通络,祛风止痒;"治风先治血,血行风自灭",故取调理血分之要穴血海、膈俞凉血养血活血,濡润肌肤。

操作:阿是穴毫针围刺,针尖沿病灶基底部皮下向中心平刺。

2. 其他治疗

(1)皮肤针法:取阿是穴,轻者中度叩刺,以微有血点渗出为度;角化程度严重者重度叩刺,渗血较多为宜,并拔火罐,令出血。

(2)耳针法:取肺、神门、肾上腺、皮质下、内分泌、肝。毫针刺,中等刺激强度,或用埋针法、压丸法。

(3)灸法:取阿是穴,先涂以大蒜汁,将小艾炷置于其上,若皮损范围较大,可置多个艾炷,间距 1.5cm 左右,点燃烧净,除去艾灰,覆盖消毒敷料即可。

(4)穴位注射法:取曲池、足三里、大椎、肺俞、百会。每次选 2~3 穴,以维生素 B_{12} 500μg 与盐酸异丙嗪 25mg 注射液混合,每穴注入 0.5ml。

【按语】

1. 针灸主要治疗本病近期疗效较好。但由于该病缠绵难愈,疾病痊愈后仍需继续治疗 1 个月,以防复发。

2. 宜保持心情舒畅,忌恼怒,忌食辛辣、饮酒,忌用热水洗烫和用刺激性药物外搽。

五、痤疮

痤疮是毛囊及皮脂腺的一种慢性炎症性皮肤病,表现为皮肤丘疹、脓疱、结节、囊肿、黑头粉刺等,青春期多见,俗称"青春痘"。与遗传、免疫、内分泌紊乱、精神、饮食、胃肠、环境、化妆品使用等因素相关,青春期后大多自然痊愈或减轻。

中医称之为"肺风""粉刺"。多与先天禀赋异常、过食辛辣厚味、冲任不调等因素有关。本病病位在肌肤腠理,与肺、胃、肝关系密切。基本病机是热毒郁蒸肌肤,或冲任不调,肌肤失于疏泄。

【辨证要点】临床根据皮损情况及全身兼症进行辨证。

主症:初起为粉刺或黑头丘疹,可挤出乳白色粉质样物,后期可出现脓疱、硬结、瘢痕。

辨兼症:皮损以丘疹为主,多发于颜面、胸背上部,色红,或有痒痛,舌红,苔薄黄,脉浮数者,为肺经风热;丘疹红肿疼痛,或有脓疱、结节、囊肿等多种损害,面部油腻,兼便秘,舌红,苔黄腻,脉滑数者,为脾胃湿热;皮疹的消长与月经周期有关,经期皮疹增多或加重,兼月经不调或痛经,舌红,苔腻,脉弦细数者,为冲任不调。

【治疗】

1. 基本治疗

治法:疏风清热,行气活血。取局部腧穴及手足阳明经穴为主。

主穴:大椎　阳白　颧髎　合谷　曲池　内庭

配穴:肺经风热,配少商、尺泽;脾胃湿热,配足三里、阴陵泉;冲任不调,配气海、三阴交。

方义:大椎为督脉与三阳经交会穴,可透达诸阳经郁热;面部腧穴可疏通局部气血,使肌肤疏泄功能得以调畅;阳明经多气多血,手足阳明经均循行于面,手阳明经又与肺经相表里,肺主皮毛,故取合谷、曲池、内庭清阳明邪热。

操作:毫针泻法。少商、尺泽可用三棱针点刺放血。

2. 其他治疗

(1)刺络拔罐法:取大椎、肺俞、膈俞、阿是穴。三棱针点刺出血,留罐 5 分钟。

(2)挑治法:在背部第 1~12 胸椎旁 0.5~3 寸范围内寻找丘疹样阳性反应点,用三棱针挑刺,挑断皮下部分纤维组织,使之出血少许。每周 1~2 次。

(3)耳针法:取耳尖、肺、大肠、内分泌、交感、面颊、肾上腺。每次选用 3~4 穴,耳尖、面颊可点刺放血,余穴用毫针刺,中度刺激。

【按语】

1. 针灸对痤疮效果较好,配合中药调治可提高疗效。

2. 要忌食辛辣、油腻,多食新鲜蔬菜及水果,保持大便通畅。应用温水洗脸,严禁用手挤压丘疹。

六、斑秃

斑秃是一种突发的头部斑块状脱发的病证,严重者可致头发全部脱落,又称“油风”,俗称“鬼剃头”。任何年龄均可发生,以青壮年多见。

斑秃属中医学“头风”范畴。常与肝肾不足、脾胃虚弱、情志不遂、思虑太过等因素有关。本病病位在头部皮毛,与肝、肾关系密切。基本病机是精血亏虚或气滞血瘀,血不养发。

【辨证要点】临床主要根据全身兼症进行辨证。

主症:头发突然斑块状脱落,脱发区边界清晰,呈椭圆、圆形或不规则形。少数患者发生全秃,甚至眉毛、胡须、阴毛或腋毛均脱落。

辨兼症:兼头晕耳鸣,腰膝酸软,舌淡,少苔或无苔,脉沉细无力者,为肝肾不足;兼患部发痒,面色无华,头晕,失眠,舌淡,苔薄,脉细弱者,为血虚生风;若病程较长,面色晦黯,兼胸闷胁痛,舌质紫黯,苔少,脉弦涩者,为气滞血瘀。

【治疗】

1. 基本治疗

治法:养血祛风,活血化瘀。取局部腧穴及督脉穴为主。

主穴:阿是穴(脱发区)　百会　风池　膈俞

配穴:肝肾不足,配肝俞、肾俞;血虚生风,配足三里、血海;气滞血瘀,配太冲、血海。

方义:阿是穴可疏通局部经络气血;百会为足太阳经与督脉交会穴,风池为足少阳经与阳维脉交会穴,两穴皆位于头部,也可疏通患部气血,疏散风邪;膈俞补之能益气养血,泻之能活血化瘀。

操作:阿是穴毫针围刺。

2. 其他疗法

(1)皮肤针法:取阿是穴,虚证者,轻叩至局部发红为度;气滞血瘀者以微有渗血为度。并可用生姜汁涂擦。隔日 1 次。

(2)艾灸法:取阿是穴。熏灸患部至皮肤潮红。每次 10~15 分钟,每日 1~2 次。

(3)穴位注射法:取阿是穴、头维、百会、风池。选用维生素 B_{12} 注射液或三磷酸腺苷,每穴注射 0.5ml。

【按语】

1. 针灸治疗斑秃疗效较好。

2. 本病应注意与脂溢性脱发相鉴别。

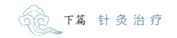

3. 患者要保持心情舒畅,作息要规律。不宜用碱性强的肥皂洗头。

七、疔疮

疔疮是一种急性化脓性外科常见病,因其初起疮形小,但根深坚硬如钉而名为疔疮。好发于颜面和手足部,根据发病部位和形状不同,有"人中疔""虎口疔""蛇头疔""红丝疔"等名称。其发生多与肌肤不洁破损、恣食肥甘等有关。本病病位在肌肤,基本病机是火毒蕴结肌肤。

本病相当于西医的急性化脓性感染,如疖、痈、气性坏疽、急性甲沟炎、急性淋巴管炎等。

【辨证要点】临床上主要根据疔疮的部位、病势、病情程度等进行辨证。

主症:初起如粟粒状小脓头,发病迅速,根深坚硬如钉,始觉麻痒,而疼痛轻微,继则红肿灼热,疼痛加剧,可伴有恶寒发热等全身症状。

1. 辨经络 疔发于面部人中沟,属督脉证;发于面部鼻翼旁,属足阳明经证;发于食指端,属手阳明经证;发于拇指端,为手太阴经证;发于足底部,为足少阴经证,依此类推。

2. 辨常证、变证 属于常证者,初起疮形小如粟米,根深坚硬如钉,始觉麻痒不适,疼痛较轻;继则脓疮增大,红肿灼热,疼痛加剧,恶寒发热,舌红,苔黄,脉数,为火毒流传经络。其中,发于四肢者,或可见红线隐隐于皮下,并迅速向上走窜,形成"红丝疔"。属于变证者,兼见寒战、高热、烦躁、神昏、谵语、头痛、呕吐,为疔疮内攻脏腑,称为"疔疮走黄"。

【治疗】

1. 基本治疗

治法:泻火解毒。取督脉、手阳明经穴为主。

主穴:身柱 灵台 合谷 委中

配穴:①根据经络辨证循经远部取穴。如发于人中沟,属督脉证,配大椎;发于面部,属阳明经证,配商阳、内庭。②根据患部所属的经脉进行首尾配穴。如发于鼻翼旁,配对侧的商阳;发于食指端,配对侧的迎香。③若为红丝疔,从红丝终点依次点刺到起点,点刺出血;若为疔疮走黄,配十二井穴、大椎、曲泽,点刺出血;若为火毒流传经络,配曲池、大椎。④高热,配大椎、十宣、十二井;神昏,配水沟、十二井。

方义:督脉为阳脉之海,泻督脉可清泻火热之毒,故取身柱、灵台能清泻诸阳经之郁热,为治疗疔疮的经验效穴;合谷为手阳明大肠经原穴,阳明经多气多血,循行上达面部,可泻阳明火毒,亦可解肌表之毒邪,对颜面部疔疮更为适宜;委中别名"血郄",刺络放血可清泻血分蕴热而达凉血活血、消肿止痛之功。

操作:毫针泻法,强刺激,或点刺出血。

2. 其他治疗

(1)三棱针法:取背部肩胛间区丘疹样阳性反应点,或取心俞、脾俞,用三棱针挑刺,每次取2~4处。

(2)耳针法:取神门、肾上腺、枕、疔疮病发的对应部位。每次选2~4穴,毫针强刺激,也可用压丸法。

【按语】

1. 疔疮初起,针灸治疗有一定疗效。切忌挤压、挑刺,患处不宜针刺和拔罐。若红肿发硬或已成脓,应转外科处理。

2. 若毒热内盛,流窜经络,内攻脏腑则易出现高热、神昏谵语等"疔疮走黄"危候。疔疮走黄证候凶险,须及时抢救,综合治疗。

3. 易患疔疮者,忌食辛辣、鱼腥发物,力戒烟酒。

八、丹毒

丹毒是皮肤突然发红,色如涂丹的急性感染性疾病。因病损部位色赤如丹,故名;又因本病好发于四肢部和面部,又名流火。发病与湿热火毒等关系密切。本病病位在肌肤腠理,基本病机是火热邪毒郁于肌肤,气血壅遏。

西医学认为本病是由溶血性链球菌从皮肤或黏膜的细微破损处侵入皮内网状淋巴管所引起的急性炎症。

【辨证要点】临床主要根据丹毒发生的部位结合全身兼症进行辨证。

主症:局部皮肤突然变赤,色如丹涂脂染,焮红肿胀,边界分明。

辨部位、辨兼症:发于头面部,兼恶寒发热,头痛,骨节疼痛,眼胞肿胀,舌红,苔薄黄,脉浮数者,为火毒夹风;发于下肢,红斑表面出现黄色水疱,兼心烦胸闷,口苦口干,关节肿痛,小便黄赤,舌红,苔黄腻,脉弦滑数者,为火毒夹湿;若出现壮热烦躁,胸闷呕吐,神昏谵语等,属危急之候,为火毒内陷。

【治疗】

1. 基本治疗

治法:泻火解毒,活血化瘀。取督脉及手阳明经穴为主。

主穴:大椎　曲池　合谷　委中　阿是穴

配穴:火毒夹风,配百会、风池;火毒夹湿,配阴陵泉、血海、内庭;火毒内陷,配十宣或十二井。

方义:督脉为阳脉之海,阳明经多气多血,取督脉、阳明经穴大椎、合谷、曲池同用可泻阳热清火毒。委中别称"血郄",凡血分热毒壅盛的急症,用之最宜,配点刺大椎、委中和阿是穴点刺出血,既可清泻诸阳之热,又可清泄血分郁热,凉血解毒,寓"菀陈则除之"之意。

操作:毫针泻法。大椎、委中、十宣、十二井、阿是穴三棱针点刺出血。

2. 其他治疗

(1)耳针法:取耳尖、耳背静脉、皮损对应部位、肾上腺、皮质下。耳尖、耳背静脉放血,余穴毫针刺,中度刺激。

(2)刺络拔罐法:在阿是穴用皮肤针或三棱针刺出血,加拔火罐,使污血邪毒尽出,每日1次。面部慎用。

【按语】

1. 针刺治疗丹毒有一定疗效,一般应配合内服或外用中药,提高疗效,缩短病程。病情严重者,应结合其他治疗。

2. 对本病患者要注意隔离,器具应严格消毒,防止交叉感染。

九、痄腮

痄腮是以发热、耳下腮部肿胀疼痛为主要特征的一种急性传染性疾病,俗称"蛤蟆瘟""大头瘟"。多流行于冬春季节,好发于3~6岁儿童。其发生与感受风热疫毒之邪有关。本病病位在面部。少阳经脉行耳下,阳明经脉过腮部,风热疫毒之邪从口鼻而入,遏阻少阳、阳明经脉,郁而不散,蕴结于耳下腮部而发病。少阳与厥阴相表里,足厥阴肝经络阴器,若受邪较重,邪从少阳胆经内传厥阴肝经,则可出现睾丸红肿疼痛。基本病机是温毒之邪蕴结于少阳、阳明经。

本病相当于西医学的流行性腮腺炎。

【辨证要点】临床主要根据局部肿胀状况,结合全身兼症进行辨证。

主症:耳下腮部肿胀疼痛,一般是以耳垂为中心,向前、后、下发展,状如梨形,边缘不清;局部皮肤紧张、发亮但不红,触之坚韧有弹性,有轻触痛;咀嚼困难,常伴有发热。

1. 辨病情轻重　轻者,仅觉耳下腮部酸痛肿胀,可在数日内逐渐肿消痛止;较重者,伴有全身症状,如高热、神昏、抽搐等症。

2. 辨兼症　仅觉耳下腮部酸痛肿胀,而无其他见症,或兼恶寒、发热者,为温毒在表;耳下腮部红肿热痛,坚硬拒按,咀嚼困难,发热者,为温毒蕴结;高热烦渴,或见睾丸红肿疼痛,甚则神昏、抽搐者,为温毒内陷。

【治疗】

1. 基本治疗

治法:泻火解毒,消肿散结。取手少阳、手足阳明经穴为主。

主穴:翳风　颊车　外关　合谷　关冲

配穴:温毒在表,配风池、少商;温毒蕴结,配商阳、曲池、大椎;温毒内陷,配劳宫、曲泉、大敦。高热,配大椎、商阳;睾丸肿痛,配蠡沟、太冲;神昏抽搐,配水沟、十宣或十二井。

方义:本病以少阳经病变为主,牵及阳明,取手足少阳之会翳风、足阳明经穴颊车,宣散局部郁滞之气血;取手少阳经络穴外关、手阳明经原穴合谷清泻两经之郁热而解毒;关冲点刺出血以疏利少阳气机。

操作:诸穴毫针刺用泻法。关冲、商阳、十宣、十二井穴点刺出血。

2. 其他治疗

(1)灯草灸:取患侧角孙穴,施予灯草灸,一般病情轻者治疗1次即可。若肿势不退,次日再施灸1次。

(2)耳针法:取耳尖、面颊、肾上腺、对屏尖、内分泌。每次选2~3穴,毫针强刺激,或用埋针法、压丸法,也可放血。

【按语】

1. 针灸治疗痄腮效果良好。但若温毒炽盛,热极生风,内陷厥阴,则会发生痉、厥等变证,要结合其他治疗。

2. 发病期间宜饮食清淡,多饮水,保持大便通畅。

3. 本病传染性强,发病期应进行隔离。

十、乳痈

乳痈是以乳房红肿疼痛、乳汁排出不畅,结脓成痈为主症的急性化脓性疾病。多见于初产妇,好发于产后3~4周,又称"产后乳痈"。其发病与感受外邪火毒、忧思恼怒、恣食肥甘辛辣肥甘有关。本病病位在乳房部,与肝、胃关系密切。基本病机是胃热肝郁、火毒凝结。

本病相当于西医学的急性乳腺炎。

【辨证要点】临床主要根据局部肿痛特点结合全身兼症等进行辨证。

主症:乳房结块,红肿疼痛。

1. 辨经络　足厥阴肝经至乳下,足阳明胃经过乳房,故乳痈与足厥阴肝经、足阳明胃经关系密切。

2. 辨病期　初起乳房结块,肿胀疼痛,局部皮肤微红或不红者,为郁乳期。乳房内肿块逐渐增大,焮红热痛,持续性、搏动性疼痛加剧者,为酿脓期。脓肿形成,触之有波动感,脓溃后排流不畅,肿热不消,疼痛不减,身热不退,可能波及其他经络,形成"传囊乳痈"者,为溃脓期。

3. 辨兼症　兼胸闷胀痛,呕逆,纳呆,舌苔薄,脉弦者,为肝气郁结;兼口渴,口臭,便秘,苔黄腻,脉弦数者,为胃热壅滞;兼肿块增大,焮红疼痛,时有跳痛,舌苔黄,脉弦数者,为火毒凝结。

【治疗】

1. 基本治疗

治法：清热解毒，消肿散结。取足阳明、足厥阴经穴为主。

主穴：膻中　乳根　期门　足三里　内关　肩井　少泽

配穴：肝气郁结，配太冲；胃热壅滞，配曲池、内庭；火毒凝结，配厉兑、大敦点刺放血。乳房痛甚，配梁丘；恶寒发热，配合谷、曲池；烦躁口苦，配行间。

方义：乳痈为病，主因于胃热肝郁，故取胃之下合穴足三里以清泻阳明胃热，肝之募穴期门疏通厥阴肝郁；病位在胸，取膻中、乳根、内关远近相配，能宽胸理气。肩井、少泽为治疗乳痈的经验效穴，有"肩井乳痈而极效"之说。

操作：毫针泻法。少泽点刺放血；膻中向患侧乳房横刺；乳根向上刺入乳房底部，肩井向前方刺入。注意胸背部及肩部穴位不能直刺或深刺，以免伤及内脏。

2. 其他治疗

(1)三棱针法：在背部肩胛区寻找阳性反应点(反应点为红色小斑点，颜色鲜红，指压不退色，稀疏散在，数量不等)，用三棱针挑刺并挤压出血，出血量以血色变为正常为度。

(2)隔物灸法：取阿是穴，用葱白或大蒜捣烂，敷局部患处，用艾条熏灸 10~20 分钟。本法适用于乳痈初起尚未成脓时。

(3)拔罐法：乳痈溃脓期，在局部取穴，用三棱针点刺出血后拔罐排脓。

【按语】

1. 针灸治疗本病初期疗效肯定，可配合局部热敷、按摩以提高疗效。溃脓期应以外科治疗为主。

2. 古代医家治疗乳痈，多以阳明经、厥阴经腧穴为主。针法以泻为主，并应用艾灸、刺络放血、拔罐等疗法。

3. 注意保持乳头清洁卫生，定时哺乳，断乳时应防乳汁淤积。饮食宜清淡，保持心情舒畅。

十一、乳癖

乳癖是妇女乳房部常见的慢性良性肿块，以乳房肿块和胀痛为主症，又称"乳痰""乳核"。常见于中青年女性，每因喜怒、随经期而消长。发病多与情志内伤、忧思恼怒有关。本病病位在乳房部，与胃、肝、脾三经密切相关。基本病机为气滞痰凝，冲任失调。

乳癖相当于西医学的乳腺小叶增生、乳房囊性增生与乳房纤维瘤等疾病。

【辨证要点】临床主要根据乳部肿块状况、部位、全身兼症等进行辨证。

主症：单侧或双侧乳房发生单个或多个大小不等的肿块，增长缓慢，胀痛或压痛，表面光滑，边界清楚，推之可动，质地坚韧或呈囊性感。

1. 辨经络　足厥阴肝经至乳下，足阳明胃经过乳房，足太阴脾经行乳外，故乳癖与胃、肝、脾三经关系密切。

2. 辨兼症　乳房肿块和胀痛随喜怒消长，兼急躁易怒，经行不畅，舌红，苔薄黄，脉弦滑者，为肝郁气滞；乳房肿块胀痛，兼胸闷不舒，恶心欲呕，苔腻，脉滑者，为痰浊凝结；乳房肿块和疼痛多在月经前加重，兼腰酸乏力，月经失调，色淡量少，舌淡，脉沉细者，为冲任失调。

【治疗】

1. 基本治疗

治法：理气化痰，调理冲任。取局部腧穴，阳明、足厥阴经穴为主。

主穴：膻中　乳根　屋翳　期门　足三里　太冲

配穴：肝郁气滞，配肝俞、内关；痰浊凝结，配丰隆、中脘；冲任失调，配关元、肝俞、肾俞。

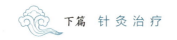

方义：乳根、屋翳属胃经，位于乳房局部，可通调阳明经气；期门邻近乳房，为肝之募穴，疏肝气，调冲任；膻中为气会，合期门可宽胸理气，散结化滞；循经远部取足三里、太冲，分别疏通胃经、肝经气机。

操作：毫针泻法。膻中向患侧乳房横刺；乳根向上刺入乳房底部；屋翳、期门沿肋间隙向外斜刺。

2. 其他治疗

(1)耳针法：取内分泌、神门、乳腺、卵巢、肝，毫针中度刺激，或用埋针法、压丸法。

(2)电针法：取乳根、屋翳，给予弱刺激。

【按语】

1. 针灸治疗有较好疗效，但本病为慢性病，需坚持治疗。

2. 本病应注意与乳腺癌鉴别，少数患者有癌变可能，必要时应手术治疗。

3. 患者要有定期自我检查的意识。

十二、肠痈

肠痈以转移性右下腹疼痛、反跳痛、肌紧张为主症。本病可发于任何年龄，青壮年为多见。多与饮食不节、暴食后剧烈运动、忧思郁怒等因素有关。本病病位在大肠，与脾胃关系密切。基本病机是肠腑气血凝滞，郁而化热，腐肉成痈。

肠痈相当于西医学的急、慢性阑尾炎。

【辨证要点】临床主要根据疼痛程度结合全身兼症进行辨证。

主症：转移性右下腹疼痛，疼痛呈持续性，阵发性加剧，右下腹有局限而固定的压痛，甚则出现腹肌紧张、反跳痛。

辨兼症：痛势不剧，无明显全身症状者，为肠腑气蕴；痛势剧烈，腹皮拘急、拒按，局部或可触及肿块，兼壮热汗出，脉象洪数等全身症状明显者，为热盛肉腐，属重证。

【治疗】

1. 基本治疗

治法：清热导滞，通腑调气。取足阳明经穴为主。

主穴：天枢　上巨虚　阑尾　阿是穴

配穴：热盛肉腐，配大肠俞、支沟。发热，配曲池；呕吐，配内关；便秘，配腹结；腹胀，配大肠俞。

方义：取大肠之募穴天枢通调肠腑气机，下合穴上巨虚疏导阳明腑气，配用治疗肠痈的经验效穴阑尾清热导滞、散瘀消肿，三穴合用，有清泻肠腑积热，调腑通肠之功；阿是穴可直达病所，导滞散结。

操作：毫针泻法。

2. 其他治疗

(1)电针法：取右天枢、右阑尾穴，电针刺激，强度以患者能够耐受为度。

(2)耳针法：取阑尾、大肠、交感、神门，毫针强刺激。

(3)穴位贴敷法：芒硝30g，生大黄10g，冰片5g，独头大蒜1枚。捣烂成膏，贴敷于腹部阿是穴，每日数次。适用于初期。

【按语】

1. 针灸对单纯性阑尾炎未化脓者有较好的疗效，但对已化脓有穿孔或坏死倾向者，宜及时转外科处理。

2. 本病初起腹痛不典型，可表现为全腹痛或脐周疼痛，后逐渐固定于右下腹，需密切注意观察,注意鉴别诊断。

十三、痔疮

痔疮是指在肛门内外出现的小肉状突出物,因常伴有肿痛、瘙痒、流水、出血等症状,故名痔疮。痔疮为成年人多发病。

痔疮的发生常与久坐久立、负重远行、嗜食辛辣、久泻、久痢、长期便秘、劳倦胎产等因素有关。本病病位在肛肠,与胃、肠两腑有关。督脉循行过肛肠,足太阳经别入肛中,故也与督脉、膀胱经关系密切。基本病机是肛肠络脉瘀滞,蕴生湿热,肛部筋脉横懈。

在西医学中,根据痔疮发生的位置,分为内痔、外痔和混合痔。

【辨证要点】根据痔疮状况及全身兼症等进行辨证。

主症:肛门部出现小肉状突出物,无症状或仅有异物感,也可伴有肛门处疼痛、肿胀和大便时出血。

辨兼症:痔疮疼痛、肿胀,兼肛周潮湿,便血鲜红,舌红苔黄腻,脉滑数者,为湿热下注;便时肛内有肿物脱出,不能自行回纳,便血色淡,兼脱肛,少气懒言,纳少便溏,舌淡苔白,脉细弱者,为脾虚下陷。

【治疗】

1. 基本治疗

治法:清热利湿,化瘀止血。取督脉和足太阳经穴为主。

主穴:长强　会阳　次髎　承山　二白

配穴:湿热下注,配三阴交、阴陵泉;脾虚气陷,配神阙、百会,用灸。肛门肿痛,配孔最、飞扬;便秘,配支沟、天枢;便后出血,配孔最、膈俞。

操作:毫针虚补实泻。脾虚下陷者宜用补法,可灸。

方义:近部取长强穴,可疏导肛门瘀滞之气血;足太阳经别自尻下别入肛门,故取足太阳之会阳、次髎、承山清泻肛肠湿热、消肿止痛、凉血止血;二白为治疗痔疮经验穴。

操作:长强沿尾骶骨内壁进针1~1.5寸,要求针感扩散至肛门周围;承山穴向上斜刺,使针感向上传导。百会可用艾灸。

2. 其他治疗

(1)三棱针法:取大肠俞或第7胸椎两侧至腰骶部范围内的阳性点(多见紫红色或粉红色丘疹)。每次选取2~4处进行挑刺,挤出血液或黏液。每周1次,连续3~4次。

(2)耳针法:取直肠下段、大肠、皮质下、脾、肾上腺、神门。每次选2~5穴,毫针刺,中强刺激。

(3)埋线法:取双侧关元俞、大肠俞,埋线,每月1~2次。

(4)三棱针法:取龈交穴点刺出血。

【按语】

1. 痔疮肿痛发作时,针刺能迅速缓解症状,若要根治需专科处理。

2. 注意劳逸结合并加强提肛运动,养成定时大便的习惯以减少痔疮的发生。

3. 平日多饮开水,多食新鲜水果、蔬菜,忌食辛辣刺激性食物。

十四、筋瘤

筋瘤是指以筋脉伸长、迂曲、蜿蜒、蚯蚓样、交错成团块状,伴或不伴酸困乏力等为主要表现的病证,好发于下肢,多见于久坐少动、持久站立或体力劳动者。常与恣食膏粱厚味、长期站立负重、感受寒湿、外伤筋脉有关。本病病位在筋脉,基本病机是瘀阻脉络,筋脉纵横。

西医学中的下肢静脉曲张所形成的静脉团块,属于"筋瘤"范畴。

【辨证要点】临床主要根据筋瘤性质结合全身兼症进行辨证。

主症:局部筋脉扩张、伸长、迂曲成团,产生患肢酸胀、乏力、沉重、容易疲倦,肢体远端多有水肿。晚期常出现皮肤萎缩、色素沉着、脱屑、瘙痒等症状,严重者常伴有浅静脉炎、静脉血栓、溃疡等并发症。

辨兼症:兼皮肤色素沉着,皮肤色紫黯,舌紫黯,脉涩者,为瘀血痹阻;兼气短懒言,面色萎黄,麻木不仁,舌黯淡,脉弱者,为气虚血瘀;兼肢体发凉沉重,舌淡胖,苔薄白,脉沉者,为寒湿凝结;兼肢体红肿热痛,烦躁,口臭,舌红,苔黄腻,脉滑数者,为湿热互结;兼尿赤便秘,舌红,苔黄腻,脉数者,为热毒炽盛。

【治疗】

1. 基本治疗

治法:祛瘀生新,疏通经络。取局部阿是穴及足阳明、足太阴经穴为主。

主穴:阿是穴　阳陵泉　足三里　阴陵泉　三阴交

配穴:瘀血痹阻,配合谷、血海;气虚血瘀,配气海、膈俞;寒湿凝结,配关元、丰隆;湿热互结,配内庭、丰隆;热毒炽盛,配委中、曲池。

方义:阿是穴刺络放血可祛瘀生新,疏通经络;病在筋脉,故取筋会阳陵泉;阴陵泉、足三里调运脾胃;三阴交为足三阴经之交会穴,可疏肝理脾。

操作:阿是穴刺络放血。

2. 其他治疗

(1)火针法:取局部阿是穴,以火针点刺出血。

(2)皮肤针法:在病变静脉的远端,用皮肤针重叩出血。

(3)三棱针法:取局部阿是穴,迅速刺入,适量出血。

(4)艾灸法:取局部阿是穴,以艾条悬起灸至皮肤潮红。

【按语】

1. 刺络放血可作为治疗本病的首选疗法,同时配合毫针针刺、艾灸等法以提高疗效。

2. 平时以弹力绷带包扎或穿弹力袜套压迫,休息时抬高下肢,以促进静脉回流。勿久立、久行。

3. 严重者可考虑手术剥离、结扎治疗。

4. 针灸治疗可参考中国针灸学会标准《循证针灸临床实践指南——下肢静脉曲张所致疼痛》。

(杨卓欣　赵吉平　赵中亭)

第六节　五官科病证

一、目赤肿痛

目赤肿痛是以白睛红赤肿痛、羞明多泪为主要临床表现的病证,为多种眼部疾患中的一个急性症状,具有传染性和流行性。又称"赤眼""风眼热""天行赤眼",俗称"红眼病"。其发生常与外感风热、时疫热毒,或肝胆火盛等因素有关。本病病位在目,与手少阳、手太阳、足阳明、足少阳、足厥阴等经脉有关,但与肝胆两经关系最为密切。基本病机为热毒蕴结目窍。本病以实证为主。

目赤肿痛常见于西医学急性结膜炎、假膜性结膜炎以及流行性出血性结膜炎等。

【辨证要点】临床主要根据发病缓急、眼部症状及全身兼症进行辨证。

主症：目赤肿痛，羞明，流泪，眵多。

辨兼症：起病较急，目睛红赤，沙涩灼热，羞明流泪，眵多清稀，苔薄白或微黄，脉浮数者，为外感风热；起病稍缓，病初眼有异物感，视物不清，继而目赤肿痛，眵多胶结，兼口苦咽干，苔黄，脉弦数者，为肝胆火盛。

【治疗】

1. 基本治疗

治法：疏风散热，消肿止痛。取局部穴及手阳明、足厥阴经穴为主。

主穴：睛明　太阳　风池　合谷　太冲

配穴：外感风热，配少商、外关；肝胆火盛，配侠溪、行间。

方义：睛明、太阳可宣泄眼部郁热以消肿；合谷为手阳明经原穴，善清头面热邪；太冲、风池分属于肝胆两经，上下相应，可清泻肝胆之火。

操作：毫针刺，泻法，太阳穴点刺放血。

2. 其他治疗

(1)挑刺法：在两肩胛间寻找敏感点，或在大椎两旁0.5寸处，选点用三棱针挑刺。本法适用于急性结膜炎。

(2)耳针法：取眼、神门、肝，毫针刺或用压丸法。亦可在耳尖或耳后静脉点刺出血。

(3)刺络拔罐法：取太阳穴，点刺出血后拔罐，每次留罐5分钟左右。

【按语】

1. 针灸治疗本病效果良好，可有效缓解症状，缩短疗程。

2. 古代医家治疗目赤肿痛，多以局部、阳经腧穴为主。针法多用泻法，并应用刺络放血、刺络拔罐等疗法综合治疗。

3. 本病流行时，注意洗脸用具隔离，勿食辛辣之物。

4. 针灸治疗可参考中国针灸学会标准《循证针灸临床实践指南——目赤痛》。

二、麦粒肿

麦粒肿是以胞睑边缘生疖，形似麦粒，红肿痒痛，易成脓溃破的眼病。又称"针眼""眼丹"等。本病的发生常与脾胃蕴热，或心火上炎，又复感风热等因素有关。病位在眼睑，眼睑属脾，太阳为目上网，阳明为目下网，故本病与脾胃及足太阳、足阳明两经关系密切。基本病机是体内积热与外风相搏，火热结聚于胞睑。

麦粒肿在西医学中称睑腺炎，是皮脂腺受感染而引起的一种急性脓性炎症。

【辨证要点】临床主要根据疖肿状况、病程及全身兼症进行辨证。

主症：以胞睑局部肿胀、疼痛、痒为主。始则眼睑痒痛并作，睑缘局限性红肿硬结、疼痛和触痛，继则红肿热痛加剧；数日后硬结顶端出现黄色脓点，破溃后脓自流出。

1. 辨兼症　疖肿初起，痒痛并作，红肿硬结，兼发热头痛，苔薄黄，脉浮数者，为风热外袭；胞睑红肿，硬结较大，有黄白色脓点，兼口渴喜饮，舌红，苔黄或腻，脉数者，为热毒炽盛；疖肿反复发作，红肿灼痛，兼口臭，便秘，舌苔黄腻，脉数者，为脾胃湿热。

2. 辨经络　生于上睑者与足太阳经相关，生于下睑者与足阳明经相关。

【治疗】

1. 基本治疗

治法：疏风清热，解毒散结。取局部穴及足太阳、足阳明经穴为主。

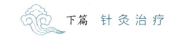

主穴:太阳　攒竹　风池　内庭

配穴:风热外袭,配外关、合谷、商阳;热毒炽盛者,配大椎、曲池;脾胃湿热,配内庭、阴陵泉。生于上睑,配至阴;生于下睑,配厉兑。

方义:太阳、攒竹为局部取穴,可清解眼部热毒,活血散结;风池是足少阳经与阳维脉的交会穴,可疏散头面之风热;内庭为足阳明经荥穴,用之可清热解毒,活血散结。

操作:毫针刺,用泻法。太阳、攒竹点刺放血。

2. 其他治疗

(1)挑刺法:在两肩胛间,第1~7胸椎两侧,探寻淡红色疹点,采用三棱针或粗毫针挑刺,放出少量血液,亦可挑断疹点处的皮下纤维组织。

(2)耳针法:取眼、脾、肾上腺、耳尖,耳尖点刺出血,余穴毫针刺,反复发作者用压丸法。

(3)刺络拔罐法:取大椎,三棱针散刺出血后拔罐。

【按语】

1. 针灸治疗麦粒肿初期疗效肯定,但成脓之后,应及时切开排脓,亦可采用挑刺、刺络拔罐等综合疗法进行治疗。

2. 古代医家治疗麦粒肿常采用局部穴与远道穴相结合,针刺用泻法,或用三棱针刺血。对于反复发作者,宜在肿块消退后进行针灸整体调治。

3. 麦粒肿患病期间切忌用手挤压排脓,饮食宜清淡。

三、近视

近视是以视近清楚、视远模糊为主症的眼病,又称"短视",古称"能近怯远症"。其发生常与先天禀赋不足、后天久视久思等因素有关。肝开窍于目,足厥阴肝经上目系,手少阴心经系目系,脾为气血生化之源。本病病位在目,与心、肝、脾、肾关系密切。基本病机是目络瘀阻,目失所养。

本病多见于西医学中的屈光不正,多发于青少年时期。

【辨证要点】临床主要根据全身兼症进行辨证。

主症:视近清晰,视远模糊,视力减退。

辨兼症:眼易疲劳,神疲乏力,面色不华,舌淡,脉细者,为心脾两虚;两目干涩,腰酸,舌红,脉细者,为肝肾不足。

【治疗】

1. 基本治疗

治法:补益肝肾,养血明目。取局部穴和足少阳经穴为主。

主穴:睛明　承泣　风池　光明

配穴:心脾两虚,配心俞、脾俞、足三里;肝肾阴虚,配肝俞、肾俞、照海。用眼过度、视物昏花,配四白、足三里、三阴交。

方义:睛明、承泣为局部取穴,可通络明目;风池内连眼络;光明为足少阳经之络穴,两穴相配可通经活络、养肝明目。

操作:毫针平补平泻法。针睛明时,应注意深度,避免刺伤眼球和血管。

2. 其他治疗

(1)皮肤针法:取眼周穴、风池,轻度或中度叩刺,至皮肤潮红为度。

(2)耳针法:取眼、肝、肾、心、脾、神门,每次选用2~3穴,毫针刺或用压丸法。

【按语】

1. 针刺治疗轻度、中度近视疗效肯定,近期疗效较好,能较快提高视力,尤其对假性近视效果显著,年龄越小效果越好。

2. 古代医家治疗近视,以局部取穴为主,针法上多用平补平泻。

3. 要注意用眼卫生,坚持做眼保健操,适当营养。

四、视神经萎缩

视神经萎缩以视力功能损害和视神经乳头苍白为主要特征,可分为原发性和继发性两大类。眼底检查可以帮助明确诊断。本病多与先天禀赋不足、内伤七情、头眼部外伤等因素有关。病位在眼,与肝、肾关系密切。基本病机是精血虚乏,或脉络瘀阻,精血不能上荣于目。

本病属于中医学的"青盲""视瞻昏渺"范畴。

【辨证要点】临床主要根据全身兼症进行辨证。

主症:患眼外观无异常而视力显著减退,甚至完全失明;视野改变与视力减退同步发展,视野向心性缩小,以红绿色视野缩小最为显著;瞳孔反应因视神经萎缩的轻重程度不同而迟缓或消失。

辨兼症:情志不舒,急躁易怒,舌红,苔薄,脉弦者,为肝气郁结;多有外伤史,舌色黯,有瘀斑,脉涩者,为气血瘀滞;双眼干涩,头晕耳鸣,舌红,苔薄,脉细数者,为肝肾亏虚。

【治疗】

治法:调补肝肾,养精明目。取局部穴和足少阳、足厥阴经穴为主。

主穴:球后　睛明　承泣　风池　太冲　光明

配穴:肝气郁结,配行间、侠溪;气血瘀滞,配合谷、膈俞;肝肾阴虚,配肝俞、肾俞、太溪。

方义:睛明、球后、承泣位于眼部,能通调眼部气血;风池属足少阳胆经,内通眼络,可通络明目;太冲为足厥阴肝经的原穴,光明为足少阳胆经的络穴,原络配用,以疏肝理气、养肝明目。

操作:毫针平补平泻法。球后、睛明及风池穴应注意针刺的角度、深度和方向,以保证针刺的安全。

【按语】

1. 视神经萎缩至今尚无满意的疗法。针灸有一定的近期疗效,可控制病情发展,促进康复,提高视力,延缓致盲。

2. 古代医家治疗多以局部穴位为主,配合脏腑辨证选取远端穴位;针法上平补平泻为主,注重局部穴位针感的获取和传导。

五、眼睑下垂

眼睑下垂是指上睑提举无力或不能抬起,以致睑裂变窄,遮盖部分或全部瞳仁而影响视力的一种眼病。其发生与禀赋不足、风邪外袭、脾虚气弱等因素有关。病位在上胞睑筋肉,胞睑属脾,"太阳为目上网",故本病与脾脏、足太阳经筋关系密切。基本病机是筋肉失养,经筋弛缓,睑肌无力。本病以虚证为多见。

眼睑下垂可见于西医学的重症肌无力眼肌型、眼外伤、动眼神经麻痹等引起的上睑下垂等。

【辨证要点】本病根据局部症状及全身兼症进行辨证。

主症:眼睑下垂。

辨兼症:自幼上睑下垂,无力抬举,视物时仰首举额张口,或以手提睑,舌质黯,苔薄,脉沉细,为肝肾不足;起病较缓,朝轻暮重,面色少华,纳呆,舌淡,苔薄,脉弱,为脾虚气弱;起病突然,重者目珠转动失灵,或视一为二,舌红,苔薄,脉弦,为风邪袭络。

【治疗】

1. 基本治疗

治法:补肾健脾,疏风通络。取局部穴及足太阴、足太阳经穴为主。

主穴:攒竹　丝竹空　阳白　三阴交　申脉

配穴:肝肾不足,配肝俞、肾俞、太溪;脾虚气弱,配脾俞、足三里、百会;风邪袭络,配合谷、风池。

方义:攒竹、丝竹空和阳白穴均位于眼上方,合用可通经活络,调和局部气血而升提眼睑;三阴交为脾、肝、肾三经的交会穴,具有补脾益肾、养血荣筋、调和气血的功效。申脉为足太阳膀胱经穴,足太阳经筋为目上网,故取申脉可疏利上睑经气。

操作:毫针平补平泻法,可加灸。攒竹、丝竹空、阳白既可相互透刺,又均可透刺鱼腰穴;百会穴多用灸法。

2. 其他治疗

(1)耳针法:取眼、肝、肾、心、脾、神门、脑,毫针刺或用压丸法。

(2)皮肤针:取患侧攒竹、眉冲、阳白、头临泣、目窗、目内眦 - 上眼睑 - 瞳子髎连线,用皮肤针轻度或中度叩刺,至皮肤潮红为度。

(3)神经干电刺激:取眶上神经与面神经刺激点(耳上切迹与眼外角连线中点)。针刺之后接电针仪,眶上神经接负极,面神经接正极,电流强度以患者能耐受为度。每次20分钟左右。

【按语】

1. 针灸对本病有一定的疗效。对先天性重症患者可考虑手术治疗。

2. 古代医家治疗眼睑下垂,常以局部取穴为主,结合辨证选取远端穴位。

3. 治疗期间应注意休息,避免劳累,勿复受风邪,以免加重病情。

六、耳鸣、耳聋

耳鸣、耳聋是指听觉异常、听力下降的病证。耳鸣以自觉耳内鸣响为主症,耳聋以听力减退或听觉丧失为主症。本病的发生常与外感风邪、肝胆火旺和肾精亏耗等因素有关。病位在耳,肾开窍于耳,少阳经入耳中,故本病与肝胆、肾关系密切。基本病机是耳部脉络不通或失于濡养。

耳鸣、耳聋可见于西医学中的多种疾病,包括耳科疾病、脑血管病、高血压、动脉硬化、贫血等。

【辨证要点】临床主要根据病程、耳鸣的声音、全身兼症等进行辨证。

主症:耳鸣、耳聋。

1. 辨虚实　暴病耳聋,或耳中觉胀,耳鸣如潮,鸣声隆隆不断,按之不减者,为实证;久病耳聋,耳鸣如蝉,时作时止,劳累则加剧,按之鸣声减弱者,为虚证。

2. 辨兼症　猝然发生耳鸣,耳聋,兼耳闷胀,舌红,苔薄,脉浮数者,为外感风邪;兼头胀,面赤,咽干,脉弦者,为肝胆火盛;兼耳内憋气感明显,胸闷痰多,苔黄腻,脉弦滑者,为痰火郁结。兼头晕,腰膝酸软,脉虚细者,为肾精亏损;兼神疲乏力,脉细弱者,为脾胃虚弱。

【治疗】

1. 基本治疗

(1)实证

治法:疏风泻火,通络开窍。取局部穴及手足少阳经穴为主。

主穴：听会　翳风　中渚　侠溪

配穴：外感风邪，配外关、合谷；肝胆火盛，配行间、丘墟；痰火郁结，配丰隆、阴陵泉。

方义：听会属足少阳经，翳风属手少阳经，两穴又均居耳前，可疏导少阳经气；循经远取侠溪、中渚，通上达下，疏导少阳经气，宣通耳窍。

操作：毫针泻法。听会、翳风的针感宜向耳底或耳周传导为佳。可加用电针。

（2）虚证

治法：补肾养窍。取局部穴及足少阴经穴为主。

主穴：听宫　翳风　太溪　肾俞

配穴：脾胃虚弱，配气海、足三里。

方义：太溪、肾俞能补肾填精，上荣耳窍；听宫、翳风均为局部穴位，气通耳内，具有聪耳启闭、宣通耳窍之功，为治耳疾要穴。

操作：毫针补法。听宫、翳风的针感宜向耳底或耳周传导为佳；太溪、肾俞可温针灸。

2. 其他治疗

（1）头针法：取颞后线，毫针刺，间歇运针，留针 20 分钟。

（2）耳针法：取肝、肾、心、内耳、皮质下、神门、皮质下，每次选用 3~5 穴，毫针刺，或压丸法。

（3）穴位注射法：取翳风、完骨、肾俞、阳陵泉等穴，选用丹参注射液或维生素 B_{12} 注射液，每穴 0.5~1ml。每日或隔日 1 次。

【按语】

1. 针刺治疗耳聋、耳鸣有一定疗效。有残余听力易取效，对神经性耳鸣、耳聋和突发性聋的效果一般较好。

2. 古代医家治疗耳鸣、耳聋，多以耳部、手足少阳经、足少阴经腧穴为主；并可配合头针、耳针等综合治疗。

3. 日常生活应适劳逸、慎喜怒、避房劳，注意摄生调养。

4. 针灸治疗可参考中国针灸学会标准《循证针灸临床实践指南——突发性耳聋》。

七、牙痛

牙痛是以牙齿疼痛为主要临床表现的常见口腔疾患。中医称"牙宣""牙槽风"等。本病发生常与外感风热、胃肠积热或肾气亏虚等因素有关，并因遇冷、热、酸、甜等刺激时发作或加重。病位在齿，肾主骨，齿为骨之余，手、足阳明经分别入下齿、上齿，故与胃、大肠、肾关系密切。基本病机是热伤龈肉，灼烁脉络。

牙痛常见于西医学的各种牙病，如龋齿、牙髓炎、冠周炎、根尖周围炎、牙本质过敏等。

【辨证要点】临床主要根据牙痛部位、疼痛程度、全身兼症等进行辨证。

主症：牙齿疼痛。

1. 辨经络　痛在下齿者为手阳明经证，痛在上齿者为足阳明经证。

2. 辨虚实　起病较急，疼痛剧烈，齿龈肿胀者，为实证；起病较缓，隐隐作痛，牙龈萎缩者，为虚证。

3. 辨兼症　起病急，兼齿痛龈肿，脉浮数者，为风火牙痛；牙痛剧烈，兼齿龈红肿或出脓血，舌红，苔黄燥，脉弦数者，为胃火牙痛；起病较缓，隐隐作痛，牙龈微红肿，或牙龈萎缩，舌红，少苔，脉细数者，为虚火牙痛。

【治疗】

1. 基本治疗

治法：祛风泻火，通络止痛。取局部穴、手足阳明经穴为主。

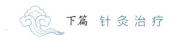
主穴：颊车　下关　合谷

配穴：风火牙痛，配外关、风池；胃火牙痛，配内庭、二间；虚火牙痛，配太溪、行间。

方义：阳明经循行入齿，合谷为手阳明经原穴，可清阳明之热和止痛，为治疗牙痛之要穴；颊车、下关属局部取穴，疏泄足阳明经气，消肿止痛。

操作：毫针泻法或平补平泻。合谷穴左右交叉刺，并持续行针 1~2 分钟。疼痛剧烈者每日治疗 2 次。

2. 其他治疗

(1)耳针法：取口、上颌或下颌、牙、神门、胃、肾，每次选用 3~5 穴，毫针中等强度刺激，或用压丸法。

(2)穴位注射法：取合谷、颊车、翳风、下关，选阿尼利定注射液或柴胡注射液，每次 2 穴，每穴注入 0.5~1ml，交替使用。

(3)穴位贴敷法：将大蒜捣烂，于睡前贴敷双侧阳溪穴，至发疱后取下，用于龋齿疼痛。

【按语】

1. 针刺治疗牙痛有较好的止痛效果。

2. 古代医家治疗牙痛，多局部取穴和远取阳明经穴为主，针法上多用泻法。

3. 注意口腔卫生和避免咀嚼硬物和冷、热、酸、甜的刺激。

4. 针灸治疗可参考中国针灸学会标准《循证针灸临床实践指南——牙痛》。

八、口疮

口疮是以口腔黏膜、舌局部出现浅表、单个或多个大小不等的黄白色溃烂点，以灼热疼痛反复发作为特征的口腔黏膜病。亦称"口糜""口疳"。本病发生常与过食辛辣厚味、嗜饮醇酒、外感风火燥邪、病后劳损等因素有关。心开窍于舌，脾开窍于口，脾经连舌本，散舌下，肾经夹舌本，故病位在口舌，与心、脾、肾关系密切。基本病机是脏腑热毒或虚火上炎于口舌。

口疮多见于西医学中的溃疡性口炎、复发性口疮。

【辨证要点】临床主要根据口疮的局部表现及全身兼症进行辨证。

主症：口腔唇颊等处黏膜出现圆形或椭圆形淡黄色或灰白色小点，周围红晕，表面凹陷，局部灼痛。

辨兼症：黄白色溃疡，周围鲜红微肿，灼热作痛，口渴，小便短赤，舌红，苔黄腻，脉滑数者，为心脾蕴热；口疮灰白，周围色淡红，溃疡面较小而少，反复绵延，舌红，苔少，脉细数者，为阴虚火旺。

【治疗】

1. 基本治疗

治法：清热泻火。取局部穴、手足阳明经穴为主。

主穴：地仓　廉泉　合谷　劳宫

配穴：阴虚火旺，配通里、照海；痛甚，配金津、玉液，点刺出血。

方义：地仓、廉泉为局部取穴，可清泻口舌邪热；合谷清泻阳明之热，为治疗口腔疾患的要穴。劳宫为手厥阴经荥穴，可清心火而止痛。

操作：毫针泻法。

2. 其他治疗

(1)三棱针法：取大椎及大椎旁开 1.5~2cm 处阿是穴，用三棱针挑断皮下纤维组织 2~3 根，挤压针孔，令少许出血。

（2）耳针法：取口、心、脾、胃、肾，毫针刺，或用压丸法。

（3）穴位贴敷法：吴茱萸 10g，研细末，用醋调成膏状，贴敷涌泉穴。

【按语】

1. 针灸对复发性口腔溃疡有较好的效果，预后良好，但不易根治。

2. 古代医家治疗口疮，常以局部取穴与阳明经或足少阴肾经远端取穴相结合，或配合病变部药物贴敷疗法。

3. 平时应注意口腔卫生，少食辛辣刺激物或海腥等易发之品，戒烟酒。

九、咽喉肿痛

咽喉肿痛是以咽喉红肿疼痛、吞咽不适为主症的一种病证，又称"喉痹""乳蛾"等。本病发生常与外感风热、饮食不节和体虚劳累等因素有关。病位在咽喉，咽通于胃，喉属于肺系，肾经上循喉咙，结于廉泉，故本病与肺、胃、肾等脏腑关系密切。基本病机是火热或虚火上灼咽喉。

咽喉肿痛多见于西医学中的急性咽炎、扁桃体炎、扁桃体周围脓肿、咽后脓肿、咽旁脓肿、急性喉炎等。

【辨证要点】临床主要根据咽喉局部表现及全身兼症进行辨证。

主症：咽喉部红肿疼痛、吞咽不适。

1. 辨虚实　发病较急，咽喉红肿灼痛，吞咽困难者，为实证；慢性咽痛，稍肿或有异物感者，为虚证。

2. 辨兼症　兼发热，汗出，头痛，咳嗽，舌质红，苔薄白或微黄，脉浮数者，为外感风热；兼吞咽困难，高热，口渴喜饮，大便秘结，小便黄赤，舌红，苔黄，脉数有力者，为肺胃热盛；咽干微肿，疼痛以午后或入夜尤甚，或咽部异物感，兼手足心热，舌红，少苔，脉细数者，为阴虚火旺。

【治疗】

1. 基本治疗

（1）实证

治法：清热利咽，消肿止痛。取局部穴，手太阴、手阳明经穴为主。

主穴：廉泉　少商　合谷　尺泽　关冲

配穴：外感风热，配风池、外关；肺胃热盛，配内庭、鱼际。

方义：廉泉为局部取穴，可疏导咽部气血，清泄郁热；少商为手太阴肺经的井穴，点刺出血，可清泻肺热，为治咽喉肿痛的要穴；合谷疏泄阳明郁热；尺泽为手太阴经合穴，可泻肺经实热；关冲为手少阳三焦经的井穴，点刺出血，可清泻三焦之火，消肿利咽。

操作：毫针泻法。少商、关冲可点刺出血。

（2）虚证

治法：滋阴降火，利咽止痛。取局部穴，足少阴、手太阴肺经穴为主。

主穴：廉泉　太溪　照海　列缺　鱼际

方义：廉泉为任脉穴，既可疏导咽部气血，又可承接阴津，润泽咽喉；太溪为肾经原穴，有滋阴降火作用；照海为足少阴肾经与阴跷脉的交会穴，列缺属手太阴肺经，经气通于任脉，两穴相配，为八脉交会组穴，善治咽喉疾患；鱼际为手太阴经的荥穴，可清肺热、利咽喉。

操作：毫针补法或平补平泻法。列缺、照海行针时可配合做吞咽动作。

2. 其他治疗

（1）三棱针法：取少商、商阳、耳背静脉，点刺出血。

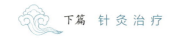 笔记栏

(2)皮肤针法：取合谷、大椎、后颈部、颌下、耳垂下方。中度或重度刺激。

(3)耳针法：取咽喉、心、扁桃体、耳尖等。毫针刺，或用压丸法。

【按语】

1. 针灸对咽喉肿痛实证疗效较好。

2. 古人治疗咽喉肿痛，多在手大指、次指爪甲旁点刺放血，或喉痹不能言，取足阳明经；能言，取手阳明经。

3. 忌食刺激性食物，戒烟酒，避免有害气体的不良刺激。

4. 若扁桃体化脓，或急性喉炎出现喉水肿，呼吸困难，应做专科处理。

十、鼻渊

鼻渊是以鼻流腥臭浊涕、鼻塞、嗅觉丧失等为主症的一种病证，重者又称为"脑漏"。本病的发生常与外热侵袭、胆腑郁热、脾胃湿热等因素有关。病位在鼻，与肺、肝胆、脾胃脏腑关系密切；与手足阳明、督脉等经脉有关。基本病机是湿热蕴结于鼻。

鼻渊多见于西医学的急慢性鼻炎、急慢性鼻窦炎、副鼻窦炎等。

【辨证要点】临床主要根据鼻涕的色、质、量及全身兼症进行脏腑辨证。

主症：鼻塞、流浊涕、嗅觉减退。

辨兼症：病变初起，黄白黏涕量多，兼鼻塞时作，舌红，苔微黄，脉浮数者，为肺经风热；黄浊黏稠如脓，鼻塞较重，兼眉心部疼痛，舌红，苔黄，脉弦数者，为肝胆郁热；黄浊带臭有脓出，不辨香臭，兼头重胀，舌红，苔黄腻，脉滑数者，为脾经湿热。

【治疗】

1. 基本治疗

治法：清热泻火，宣肺通窍。取局部穴、手阳明经穴为主。

主穴：迎香 印堂 合谷 列缺

配穴：肺经风热，配少商、尺泽；肝胆郁热，配行间、侠溪；脾经湿热，配阴陵泉、内庭。

方义：迎香位于鼻旁，印堂位于鼻上，宣通鼻窍、清泄郁热，均是治疗鼻渊要穴；合谷、迎香同属大肠经，两穴远近结合，清泻大肠经热邪；远取列缺，合谷为表里经配穴，可清泻肺热。

操作：毫针泻法。

2. 其他治疗

(1)耳针法：取内鼻、额、肺、肾上腺，毫针刺或用埋针法、压丸法。

(2)穴位注射法：取合谷、迎香穴，选复合维生素 B_{12} 注射液或鱼腥草注射液，每穴注入0.2~0.5ml。

(3)穴位贴敷法：取大椎、肺俞、脾俞、胃俞、胆俞，用白芥子30g，延胡索、甘遂、细辛、丁香、白芷、苍耳子、辛夷、薄荷各10g，研成细末，用生姜汁或辣椒水调糊，涂纱布上，撒上适量肉桂粉，贴敷上穴，保留4小时以上。每周1次，连续3次。

【按语】

1. 针灸治疗慢性鼻渊有一定效果，但一般疗程较长。

2. 古代医家治疗鼻渊，多以局部取穴配合手太阴经远端腧穴为主，针法多用泻。

3. 注意鼻腔卫生。戒除烟酒，忌食辛辣刺激食物。

十一、鼻鼽

鼻鼽是指突然和反复发作的以鼻痒、打喷嚏、流清涕、鼻塞等为主要表现的一种病证。呈季节性、阵发性发作，亦可常年发病。其发生常与正气不足、外邪侵袭等因素有关。病位

在鼻,与肺、脾、肾三脏关系密切。基本病机是肺气失宣,鼻窍壅塞。

本病可见于西医学中变应性鼻炎、血管运动性鼻炎、嗜酸细胞增多性非变应性鼻炎等疾病。

【辨证要点】临床主要根据鼻部症状、全身兼症进行辨证。

主症:鼻痒,打喷嚏,流清涕,鼻塞。

辨兼症:遇风冷易发,兼气短懒言,自汗,面色苍白,舌质淡,苔薄白,脉虚弱者,为肺气虚寒;患病日久,鼻塞鼻胀较重,兼面色萎黄,四肢倦怠,舌淡胖,边有齿痕,苔薄白,脉弱无力者,为脾气虚弱;病久体弱,兼神疲倦怠,形寒肢冷,小便清长,舌质淡,苔白,脉沉细无力者,为肾阳亏虚。

【治疗】

1. 基本治疗

治法:调补正气,通利鼻窍。取局部穴、手阳明经穴为主。

主穴:迎香 印堂 风池 合谷 足三里

配穴:肺气虚寒,配肺俞、气海;脾气虚弱,配脾俞、气海;肾阳亏虚,配肾俞、命门。

方义:迎香位于鼻旁,穴通鼻气,通利鼻窍;印堂位于鼻上,宣通鼻窍,均为治疗鼻疾的要穴;风池为足少阳胆经与阳维脉的交会穴,擅长祛风;合谷疏风解表,通利鼻窍;足三里益气固表。

操作:毫针平补平泻法。印堂由上往下沿皮直刺至鼻根部,迎香由下往上沿鼻唇沟斜刺。

2. 其他治疗

(1)耳针法:取内分泌、内鼻、肺、脾、肾穴。毫针刺法,或用埋针法、压丸法。

(2)穴位注射法:取迎香、合谷、足三里等穴。选用丹参注射液,或维生素 B_1、胎盘注射液等,每穴注射 0.5~1ml。

(3)穴位贴敷法:取大椎、肺俞、膏肓、肾俞、膻中穴。用白芥子 30g,延胡索、甘遂、细辛、丁香、白芷各 10g,研成粉末。上述药末用生姜汁调糊,涂纱布上,撒上适量肉桂粉,贴敷穴位。30~90 分钟后去掉,以局部红晕微痛为度。

(4)皮肤针法:取颈椎夹脊 1~4 椎、背部第 1 侧线、前臂部手太阴肺经。叩刺至局部皮肤潮红。

【按语】

1. 针灸治疗本病有较好的效果。发作期可减轻症状,缓解期可防止复发。

2. 古代医家治疗鼻鼽,常以局部取穴为主。

3. 治疗期间可用灸法调补肺脾肾,进行整体调理。

4. 针灸治疗可参考中国针灸学会标准《循证针灸临床实践指南——过敏性鼻炎》。

●(薛聆 付勇)

07章07节PPT

PPT 课件

第七节 急 症

一、晕厥

晕厥是指以突然昏倒,不省人事,四肢软瘫厥冷,少时苏醒恢复为主要表现的一种病证。又称为"暴厥""卒厥""尸厥"。常与气血不足、惊恐恼怒等因素有关。病位在脑,与心、肝关系密切。体质虚弱或情志过激,导致阴阳之气不相顺接,气血运行失常。晕厥以实证为多

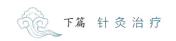

见,亦有虚实夹杂之证。

西医学多种疾病所致的血压急剧下降、心排出量骤减、脑动脉急性供血不足等均可引发晕厥。

【辨证要点】临床主要根据晕厥时间的长短、发病原因及全身兼症进行辨证。

主症:突然昏倒,不省人事,四肢软瘫厥冷,少时苏醒。

1. 辨病情轻重　轻者昏厥时间较短,数秒至数分钟后恢复清醒;重者昏厥时间较长,但苏醒后无明显后遗症。

2. 辨虚实　兼面色苍白,四肢厥冷,舌淡,苔薄白,脉细缓无力者,为虚证;兼呼吸急促,牙关紧闭,舌淡,苔薄白,脉沉弦者,为实证。

【治疗】

1. 基本治疗

治法:苏厥醒神。以督脉、手厥阴经穴为主。

主穴:水沟　百会　内关

配穴:虚证,配气海、足三里;实证,配合谷、太冲。

方义:水沟为督脉急救要穴,百会位于头顶,为百脉交会之地,两穴均有醒脑开窍之功;内关为心包经之络穴,可醒神宁心;三穴相伍共同作用于心、脑,以苏厥醒神。

操作:实证、急性发作时,在水沟、内关行提插手法,持续行针直至苏醒。虚证可在百会加用灸法。

2. 其他治疗

(1)耳针法:取心、脑、神门、皮质下、肾上腺,选 2~4 穴,毫针强刺激,间歇行针,虚证弱刺激。

(2)三棱针法:取太阳、十二井穴或十宣,三棱针点刺出血。

(3)指针法:取水沟、内关、合谷、太冲,用拇指重力掐按。

【按语】

1. 针灸作用于晕厥发作时可迅速醒神。但苏醒后,应结合辨病和辨证,针对原发病进行综合治疗。

2. 古代医家治疗晕厥,多以任脉穴为主;在针法上采用虚补实泻方法,并应用艾灸、刺络放血等疗法综合治疗。

二、虚脱

虚脱是以面色苍白、神志淡漠,或昏迷、肢冷汗出、血压下降为特征的危重证候。临床上常因中风、大汗、大吐、大泻、大失血、情志内伤、外感六淫邪毒等严重损伤气血津液,致阴阳离决者,称为暴脱;若因久病元气亏损,精气逐渐消亡所致者,称为虚脱。病位在心、脑。基本病机是阴液或阳气的迅速亡失。脱证为虚证。

本病类似西医学的心力衰竭、周围循环衰竭等。

【辨证要点】临床主要根据全身表现进行辨证。

主症:面色苍白,汗出淋漓,神情迟钝,四肢厥逆,少尿或二便失禁,甚则昏迷,血压下降,脉微欲绝。

辨亡阳、亡阴:大汗淋漓,汗出清稀而凉,手足厥冷,肌肤凉,口不渴,蜷卧神倦,甚则神昏蒙昧,舌质胖,脉微欲绝或虬大无力者,为亡阳;汗出黏而热,手足温,肌肤热,口渴,甚则昏迷,脉细数无力者,为亡阴。若病情恶化,每可导致阴阳俱脱的危候。

【治疗】

1. 基本治疗

治法：回阳固脱，苏厥救逆。以任脉、督脉为主。

主穴：素髎　水沟　神阙　关元　足三里

配穴：亡阳者，配气海；亡阴者，配太溪、涌泉。昏迷者，配百会、内关；肢冷脉微者，配百会。

方义：素髎属督脉，可升阳救逆，开窍醒神；水沟为急救要穴，可醒脑开窍、振奋阳气；神阙、关元为任脉穴，系于元气，重灸有回阳固脱之效。任、督二脉急救穴配合，可调节维系阴阳以防离决。取足三里有益心气、固正气之效。

操作：素髎、水沟、足三里毫针补法；神阙、关元重灸。

2. 其他治疗

(1)艾灸法：取百会、膻中、神阙、关元、气海，用直接灸，每次 2~3 穴，中等艾炷灸至脉复汗收为止。

(2)耳针法：取肾上腺、皮质下、心，毫针轻刺激，间歇运针，留针 1~2 小时。

【按语】

1. 虚脱可由多种原因引起，发病突然，病情复杂危急，针灸只是一种抢救措施，苏醒后应根据病因综合治疗。

2. 古代医家治疗虚脱，多以任脉、督脉穴位为主，多用补法。

三、高热

高热是指体温超过 39℃的急性症状，又称为"壮热""实热""日晡潮热"等。高热常与外感风热、暑热或温邪疫毒等因素有关。病位在卫、气、营、血。各种邪毒侵犯机体，或导致肺失清肃，或内入气分，或内犯心包，或内入营血，郁而发热，引起高热之症。

高热常见于各种感染性疾病、结缔组织病(如类风湿关节炎)、急性组织坏死(如急性心肌梗死、急性胰腺炎)、恶性肿瘤及某些代谢紊乱病症。

【辨证要点】临床主要根据全身兼症进行辨证。

主症：体温升高，超过 39℃。

辨兼症：发热恶寒，头痛无汗或少汗，咽痛咽干，苔薄白或薄黄，脉浮数者，为邪在肺卫；但发热不恶寒，大汗，大渴，喜冷饮，气喘痰黄，脉洪数或滑数者，为气分热盛；高热夜甚，兼斑疹隐隐，衄血，舌绛，甚则出现神昏谵语，抽搐者，为热入营血。

【治疗】

1. 基本治疗

治法：清泻热邪。以督脉和手阳明经穴、井穴为主。

主穴：大椎　合谷　外关　十二井穴或十宣

配穴：邪在肺卫，可配列缺、鱼际；气分热盛者，配曲池、内庭；热入营血者，配尺泽、委中、曲泽。神昏谵语，配中冲、素髎、水沟；热甚动风，抽搐，配阳陵泉、太冲。

方义：大椎属督脉穴，是诸阳之会，总督一身之阳，为泻热要穴；合谷为手阳明经之原穴，擅清泻阳明热邪；外关为手少阳之络，通于阳维脉，宣达三焦之气，疏散风热；十二井及十宣穴在四末，为阴阳经交接之处，刺之可调节阴阳、开窍苏厥、泻热祛邪。

操作：毫针泻法，大椎、十二井穴、十宣可点刺出血。

2. 其他治疗

(1)耳针法：取耳尖、耳背静脉、肾上腺、神门，耳尖、耳背静脉点刺放血，余穴毫针强

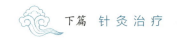

刺激。

(2)刮痧法:脊柱两侧和背俞穴,用刮痧板或瓷汤匙蘸麻油或清水刮至皮肤呈红紫色为度。

【按语】

1. 针灸退热有很好的效果,但在针灸治疗的同时,须查明原因,明确诊断,进行针对性治疗。

2. 古代医家治疗高热,多以督脉穴位、荥穴和井穴为主;在针法上多用泻法,并配合点刺放血方法治疗。

四、抽搐

抽搐是指以筋脉拘急致四肢不随意的肌肉抽动,或兼有项背强直、角弓反张、口噤不开等为主症。又称"瘛疭""痉证"。常与感受六淫疫毒、暴怒惊恐、头部外伤、药物中毒、失血伤津等因素有关。病位在脑,累及于肝。基本病机是筋脉失养、热极生风或虚风内动发为抽搐。

本症常见于西医学的小儿惊厥、破伤风、癔症、癫痫、颅脑外伤等。

【辨证要点】临床主要根据抽搐的发病原因、全身兼症进行辨证。

主症:四肢抽动,甚者伴有意识丧失,或伴有口噤不开,项背强直,角弓反张。

1. 辨外感和内伤　外感者,多为发热性抽搐,兼卫气营血证;内伤者,多为无热性抽搐,有素体不足病史。

2. 辨虚实　外感抽搐多为实,内伤抽搐多为虚;抽搐有力者为实,抽搐无力者为虚。

3. 辨兼症　起病急骤,四肢抽搐,颈项强直,口噤不开,角弓反张,舌红苔黄,脉洪数者,为热极生风;兼壮热烦躁,昏迷惊厥,喉间痰鸣,舌红,苔厚腻,脉滑数者,为痰热化风;手足搐搦,兼露睛,脉细无力者,为血虚生风。

【治疗】

1. 基本治疗

治法:息风止痉,清热开窍。取督脉、足厥阴经穴为主。

主穴:水沟　合谷　太冲　阳陵泉

配穴:热极生风,配曲池、大椎;痰热化风,配内关、丰隆;血虚生风,配血海、足三里。神昏不醒,配百会、十宣;角弓反张、项背强直,配后溪、申脉。

方义:督脉为病脊强反折,水沟属督脉穴,可醒脑开窍,调神导气,为止抽搐要穴;合谷、太冲相配,息风定惊;阳陵泉为足少阳经合穴,又为筋会,可镇肝息风、缓解痉挛。

操作:毫针泻法。大椎刺络拔罐,少商、十宣、中冲可点刺出血。

2. 其他治疗

耳针法:取皮质下、神门、肝、脾、缘中、心,毫针刺,中等度刺激。

【按语】

1. 针灸治疗抽搐有一定疗效,可镇惊止痉以救其急,痉止后须查明病因,采取针对病因的治疗。

2. 古代医家治疗抽搐,多以督脉经穴为主。针法上发作期多用泻法,缓解期结合病性补虚泻实。

3. 高热而抽搐者,应加强降温措施,并注意保持呼吸道通畅,加强护理。虚者应注意平时精神、饮食的护理,增强体质,减少和预防发作。

五、内脏绞痛

内脏绞痛是泛指因内脏病变出现的剧烈疼痛而言。临床常见的内脏急性痛证主要包括心绞痛、胆绞痛和肾绞痛,现分述如下:

(一) 心绞痛

心绞痛是以左侧胸部心前区突然发生的压榨性疼痛,伴心悸、胸闷、气短为特征的病证,是冠心病的主要临床表现。属中医学中"胸痹""心痛""厥心痛""真心痛"范畴。常与寒邪内侵、情志失调、饮食不当、年老体虚等因素有关。本病病位在心,与肝、肾、脾、胃有关。基本病机是心脉不通,或心脉失养,心络不畅。

西医学认为,心绞痛是由冠状动脉供血不足,心肌急剧、短暂的缺血、缺氧所致,如冠心病、心脏神经症、急性冠脉综合征、风湿热、冠状动脉炎、肥厚型心肌病等均可引起心绞痛。

【辨证要点】临床主要根据疼痛的特点、全身兼症进行辨证。

主症:突发胸闷及心前区压榨性或窒息性疼痛,或心痛如绞,心痛彻背。伴心悸、胸闷、气短、出汗、面色苍白、表情焦虑或恐惧感。疼痛一般持续 1~15 分钟不等,可放射至左肩、左上肢前内侧及无名指和小指。休息或含服硝酸甘油可缓解。

辨兼症:七情诱发,胸闷及心区压榨性疼痛或心痛如刺,烦躁不宁,舌质紫黯或有瘀斑,脉弦涩者,为气滞血瘀;遇寒诱发,唇甲青紫,心痛如刺,心痛彻背,四末不温,舌质紫黯苔薄白,脉弦紧或迟者,为寒邪凝滞;胸中痞闷而痛,痛彻肩背,喘不得卧,喉中痰鸣,呕恶纳呆,舌胖,苔厚腻,脉滑者,为痰浊闭阻;面色苍白或表情淡漠,甚至心痛彻背,遇冷则剧,自汗出、气促息微、四肢厥冷,唇甲青紫或淡白,舌淡胖,苔薄白,脉沉细微者,为阳气虚衰。

【治疗】

1. 基本治疗

治法:通阳行气,活血止痛。以手厥阴、手少阴经穴为主。

主穴:内关 郄门 阴郄 膻中

配穴:气滞血瘀,配太冲、膈俞;寒邪凝滞,配心俞、至阳;痰浊闭阻,配丰隆、脾俞、中脘;阳气虚衰,配关元、气海。

方义:内关为手厥阴经络穴及八脉交会穴之一,调理心气,活血通络,为治疗心绞痛的特效穴;郄门、阴郄分别为手厥阴经和手少阴经郄穴,活血、缓急、止痛;膻中为心包之募穴,为气会,疏调气机,治心胸疾患。

操作:毫针刺,虚补实泻。寒邪凝滞、阳气虚衰宜加用灸法。

2. 其他针法

耳针法:取心、小肠、交感、神门、内分泌,每次选 3~5 穴,毫针刺,中等刺激。

【按语】

1. 针灸治疗心绞痛有缓急止痛的作用。对重症心绞痛或持续发作,有心肌梗死可疑者,必须采取相应的综合治疗措施,及时救治。

2. 古代医家治疗心绞痛,多以俞募配穴和手厥阴、少阴经穴为主,针法上泻多于补。

3. 发作控制后,应针对病因辨证施治。注意节制饮食,适当参加体育锻炼。

(二) 胆绞痛

胆绞痛是以右上腹胁肋区绞痛,阵发性加剧或痛无休止为主要特征的病证,是一种常见的急腹症。属于中医学"胁痛"范畴。胆绞痛常与情志不遂、饮食不节、蛔虫阻滞等因素有关。病位在胆,与肝关系密切。基本病机是胆腑气机壅阻,不通则痛。

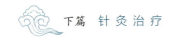

胆绞痛常见于西医学的多种胆道疾患如胆囊炎、胆管炎、胆石症、胆道蛔虫症等。

【辨证要点】临床主要根据疼痛的特点、全身兼症进行辨证。

主症：右上腹持续性绞痛，阵发性加剧。疼痛部位拒按，并向右肩背部放射。

辨兼症：突然作痛，呈持续性并阵发性加剧，疼痛常放射至右肩胛区，兼恶心呕吐、黄疸，舌苔黄腻，脉滑数者，为肝胆湿热；兼胁肋胀痛，走窜不定，脉弦者，为肝胆气滞；突发剧烈绞痛，有钻顶感，呈阵发性，脉紧者，为蛔虫妄动。

【治疗】

1. 基本治疗

治法：疏肝利胆、行气止痛。以足少阳经穴、胆的俞募穴为主。

主穴：胆囊　阳陵泉　胆俞　日月

配穴：肝胆湿热，配内庭、阴陵泉、行间；肝胆气滞，配太冲、丘墟；蛔虫妄动，配迎香透四白。

方义：胆囊为治疗胆腑疾病的经验穴；阳陵泉为足少阳之下合穴，可利胆止痛；胆俞为胆之俞穴，日月为胆之募穴，俞募相配，疏调肝胆气机，共奏疏肝利胆之功。

操作：毫针泻法。日月、胆俞注意针刺方向，勿深刺。

2. 其他疗法

(1)耳针法：取肝、胰胆、交感、神门、耳迷根，急性发作时采用毫针刺，强刺激，持续捻针。剧痛缓解后行压丸法，两耳交替进行。

(2)电针法：取阳陵泉、内关、心俞、胆俞。每次选取两对腧穴，选用疏密波。

(3)穴位注射法：取胆囊穴、胆俞。每次选一对腧穴，药物选用山莨菪碱(654-2)注射液或注射用水，每穴注射 0.5~1ml。

【按语】

1. 针灸治疗各种原因导致的胆绞痛的效果良好，但疼痛缓解后要对其原发病进行针对性治疗，以图治本。

2. 古代医家治疗胆绞痛，常以俞募配穴和少阳经穴为主，针法上多用泻法。

3. 患者平素应注意调节情志，饮食清淡，少食肥甘厚味。

(三) 肾绞痛

肾绞痛是以阵发性剧烈腰部或侧腹部绞痛并沿输尿管向髂窝、会阴、阴囊及下肢内侧放射，伴不同程度的尿痛、尿血为主要表现的病证，是由泌尿系结石引发的剧烈疼痛症。肾绞痛系泌尿系结石病，有肾结石、输尿管结石、膀胱结石、尿道结石之分。

本病属于中医学"腰痛""石淋""砂淋""血淋"的范畴，常与湿热之邪相关。本病病位在肾，与膀胱、脾关系密切。基本病机是湿热蕴结，煎液成石，阻于水道，通降失利。

【辨证要点】临床主要根据疼痛的特点、全身兼症进行辨证。

主症：剧烈腰部或侧腹部绞痛，或阴部急胀刺痛，多呈持续性或间歇性，或排尿困难或淋沥中断，或出现血尿。

辨兼症：突发绞痛，疼痛从后腰肾区，向腹前部同侧阴囊、大腿内侧放射，兼小便时有中断，尿血，舌红，苔黄腻，脉弦滑数者，为下焦湿热；尿痛已久，兼排尿无力，小便断续，舌质淡，苔薄白，脉沉细，为肾气不足。

【治疗】

1. 基本治疗

治法：清利湿热，通淋止痛。以足太阴经穴和相应背俞穴为主。

主穴：肾俞　膀胱俞　中极　三阴交　阴陵泉

配穴:下焦湿热,配委阳、合谷;肾气不足,配气海、关元。尿路上段结石,配京门、天枢;尿路中、下段结石,配水道、次髎。呕吐,配内关、足三里;尿血,配地机、血海。

方义:肾俞、膀胱俞为背俞穴,可助膀胱气化,清利下焦湿热,达调气止痛的目的;中极为膀胱募穴;三阴交为肝、脾、肾三经之交会,可鼓舞肾气,利尿通淋;阴陵泉清利湿热,通淋止痛。

操作:毫针泻法。

2. 其他疗法

耳针法:取肾、输尿管、交感、皮质下、三焦,毫针刺。

【按语】

1. 针灸对肾绞痛具有很好的止痛作用,症情缓解后,应中西医结合进行排石、消石治疗。

2. 古代医家治疗肾绞痛,多以小腹、腰骶穴为主。针法上泻多于补,或配合耳针法综合治疗。

3. 针灸排石有一定的疗效,其取决于结石的部位、大小、形状。一般认为,以结石直径<1cm,卵圆形,表面光滑,部位低的排出可能性较大。此外,平时应注意多饮水,做一些跳跃为主的运动,以促使结石下移,利于排出。

(沈 峰)

PPT课件

第八节 其 他 病 证

一、慢性疲劳综合征

慢性疲劳综合征是指至少半年以上的严重疲劳感为主,并伴有低热、头痛、失眠、记忆力下降、烦躁、耳鸣、骨骼肌疼痛、月经不调、性欲减退等表现的一组症候群。目前认为本病可能是由病毒感染、免疫系统问题、神经系统问题、精神疾病等多重因素造成。

本病属于中医学的"虚劳""五劳"等范畴。其发病常与禀赋不足、劳役过度、饮食起居失常、情志内伤等因素有关,与肝、脾、肾等关系密切。基本病机为五脏功能虚损,机体气血阴阳失调。

【辨证要点】临床主要根据全身兼症进行辨证。

主症:连续6个月以上原因不明的持续或反复发作的严重疲劳感或身体不适。

辨兼症:兼神疲乏力,注意力不集中,少气懒言,自汗,面白无华,失眠,舌淡白,脉细无力者,为气血两虚;兼烦躁易怒,眩晕健忘,视物昏花,胁肋胀闷,纳少便溏,失眠多梦,舌淡,苔薄,脉细弦或细涩者,为肝郁脾虚;兼心烦少寐,头晕耳鸣,舌红,苔少或无苔,脉细数者,为心肾不交。

【治疗】

1. 基本治疗

治法:疏肝理脾,补肾养心,调理气机。取相应背俞穴为主。

主穴:百会 脾俞 肝俞 肾俞 合谷 太冲 足三里 三阴交

配穴:气血两虚,配太白、膈俞;肝郁脾虚,配中脘、期门;心肾不交,配神门、太溪。失眠多梦,配安眠;健忘,配印堂、神庭;心悸,配内关;头晕、注意力不集中,配四神聪、悬钟。

方义:百会为督脉经穴,位于颠顶,为诸阳之会,可清利头目,健脑益神;脾俞、肝俞、肾俞均为背俞穴,通调脏腑气机,善治本脏虚证;合谷、太冲为原穴,可调理气机;足三里、三阴交相配,益气养血,健运脾胃。

操作:毫针刺,背俞穴用补法,余穴平补平泻。

2. 其他治疗

(1)耳针法:取心、肾、肝、脾、脑、神门、皮质下、交感,每次选 3~5 穴,用压丸法。

(2)拔罐法:取足太阳经脉背部第一、二侧线,行走罐法或闪罐法,以背部潮红为度。

【按语】

1. 针灸可以较好地缓解疲劳的自觉症状,调节患者的情绪和睡眠,改善体质虚弱的状况。

2. 古代医家治疗虚劳,以五脏背俞穴、强壮穴为主,多采用针刺、灸法、拔罐法等综合治疗。

3. 平素要保持情绪乐观,劳逸结合。

二、肥胖症

肥胖症是指由于能量摄入超过消耗,体内脂肪积聚过多,体重超过标准体重 20% 以上的慢性代谢性疾病。肥胖的发生与饮食失宜、劳逸失度、七情内伤、先天遗传等因素有关。病位主要在脾胃,可涉及肺、心、肝、肾。基本病机是脏腑功能失调,水湿、痰浊、膏脂壅滞于体内。

肥胖症有单纯性和继发性两类,前者不伴有明显神经或内分泌系统功能变化;后者常继发于神经、内分泌和代谢疾病,或与遗传、药物有关。肥胖症容易合并发生糖尿病、高血压等。

【辨证要点】临床主要根据肥胖状态、全身兼症进行辨证。

主症:形体肥胖,面肥颈臃,项厚背宽,腹大腰粗,臀丰腿圆。

1. 辨虚实 形体壮硕,肌肤紧而结实者为实证;肥胖臃肿虚浮,肌肤松弛者为虚证。

2. 辨兼症 兼消谷善饥,舌质红,苔黄腻,脉滑数者,为胃肠积热;兼食欲不振,大便溏薄,舌淡,苔薄,脉细弱者,为脾胃虚弱;兼畏寒怕冷,头晕腰酸,月经不调或阳痿早泄,舌淡,苔薄,脉沉细者,为肾阳亏虚。

【治疗】

1. 基本治疗

治法:健脾祛湿,化痰消脂。取任脉、手足阳明、足太阴经穴为主。

主穴:中脘 天枢 曲池 阴陵泉 丰隆 太冲

配穴:胃肠积热,配内庭;脾胃虚弱,配脾俞、足三里;肾阳亏虚,配肾俞、关元。心悸,配神门、内关;胸闷,配膻中、内关;嗜睡,配照海、申脉;腹部肥胖,配归来、下脘、中极;便秘,配支沟;性功能减退,配关元、肾俞;下肢水肿,配三阴交、水分。

方义:中脘为胃的募穴,天枢属于胃经,又为大肠募,两穴合用可健脾和胃、降浊消脂;曲池为手阳明大肠经的合穴,通调腑气;阴陵泉为足太阴脾经合穴,是祛湿要穴,丰隆为足阳明经络穴,是治痰要穴,两穴合用可分利水湿、蠲化痰浊;太冲疏肝而调理气机。

操作:诸穴均视患者肥胖程度及取穴部位的不同而比常规刺深 0.5~1.5 寸,可用电针。

2. 其他治疗

(1)耳针法:取口、胃、脾、肺、肾、三焦、内分泌、皮质下,每次选用 3~5 穴,毫针刺,或用埋针法、压丸法。

(2)皮肤针法:根据基本治疗处方取穴,加局部阿是穴,用皮肤针叩刺。实证重度刺激;

虚证中度刺激。

(3)电针法：根据基本治疗处方取穴，选 2~3 对穴位，疏密波，强刺激，每次 20~30 分钟。

【按语】

1. 针灸治疗单纯性肥胖效果较好，对于继发性肥胖应注意综合治疗。

2. 针灸减肥的同时应嘱患者加强体育锻炼，注意合理饮食，适当控制饮食。

3. 针灸治疗可参考中国针灸学会标准《循证针灸临床实践指南——单纯性肥胖病》。

三、衰老

衰老是指人体生命周期中随时间进展而表现出结构和功能衰退，适应性和抵抗力减退的过程。衰老常与劳逸过度，房事不节，饮食所伤，七情太过等因素有关。主要与肾、胃、脾、肝、肺、心等脏腑关系密切。基本病机是脏腑功能减退，阴阳失去平衡。

【辨证要点】临床主要根据全身兼症进行辨证。

主症：神疲健忘，反应迟钝，形寒肢冷，腰膝无力，动作缓慢，发脱齿摇，眩晕耳鸣，气短乏力，纳差少眠，甚则颜面浮肿等。

辨兼症：兼神情呆钝，耳鸣耳聋，腰膝酸软，舌淡，苔薄白，脉细尺弱者，为肾精不足；兼神疲乏力，少气懒言，舌淡，苔白，脉细弱者，为脾胃虚弱；兼胸闷心悸，咳喘气短，动则尤甚，舌淡黯，苔白，脉沉弱或结代者，为心肺气虚。

【治疗】

1. 基本治疗

治法：补益气血，调养脏腑。取任脉、足阳明经穴为主。

主穴：足三里　三阴交　关元　神阙　百会

配穴：肾精不足，配肾俞、太溪；脾胃虚弱，配脾俞、胃俞、太白；心肺气虚，配心俞、肺俞。

方义：足三里健脾养胃，调补气血，促进气血生化，是防病保健、延年益寿之要穴；三阴交调理足三阴经，健脾益胃，补益肝肾，养血填精；关元补益元气、益肾填精；神阙大补元气，温肾助阳；百会健脑益智，抗老防衰。

操作：神阙用灸法，余穴用毫针补法或温针灸。

2. 其他治疗

(1)耳针法：取肾、心、脑、内分泌、皮质下、耳迷根，每次选 2~4 穴，毫针刺或用压丸法。

(2)皮肤针法：在头部及督脉、背部膀胱经轻叩，以局部出现潮红为度。

(3)灸法：取脾俞、肾俞、关元、气海、足三里，每次选用 2~4 穴，温和灸或隔附子饼灸。

【按语】

1. 针刺配合灸法抗老防衰有较好的疗效，但应持之以恒。

2. 除针灸外，还应结合气功、运动、饮食等多种养生保健方法。

四、黄褐斑、除皱

(一)黄褐斑

黄褐斑是以面部对称性色素沉着斑为特点一种皮肤病。其发生与情志不遂、气血不和等因素有关。本病病位在面部肌肤，与阳明经及肝、脾、肾关系密切。基本病机是气滞血瘀，面失所养。

【辨证要点】临床主要根据全身兼症进行辨证。

主症：面部呈现局限性淡黑或褐色斑，常对称分布于面颊部、颧部，呈现蝴蝶形，无自觉症状。

辨兼症:颜面出现黄褐色斑片,兼急躁易怒,胸胁胀痛,舌质黯,苔薄白,脉沉细者,为气滞血瘀;斑片呈褐黑色,伴腰膝酸软,怠倦无力,身体羸瘦,舌红,苔少,脉沉细者,为肝肾阴虚。

【治疗】

1. 基本治疗

治法:调和气血,化瘀消斑。取局部穴和手阳明及足太阴经穴为主。

主穴:阿是穴 合谷 三阴交 血海

配穴:气滞血瘀,配太冲、膈俞;肝肾阴虚,配肝俞、肾俞、太溪。

方义:皮损区阿是穴可疏通局部气血;合谷疏调阳明经气血,"面口合谷收",为治疗面部疾病常用穴;三阴交为足三阴经交会穴,可调肝脾肾三脏,理气活血;因"无瘀不成斑",故选取足太阴经血海以养血活血。

操作:毫针平补平泻法,皮损部位用毫针围刺。

2. 其他治疗

(1)耳针法:取肝、肾、脾、肺、内分泌、肾上腺、面颊。每次选用3~4穴,毫针刺或用埋针法、压丸法。

(2)皮肤针法:以大椎为顶点,双侧肺俞为三角形的另外两点,在所形成的等腰三角形区域内叩刺,每次选用2~3个叩刺点,重刺激并加拔火罐。隔日1次。

【按语】

1. 针灸治疗黄褐斑有一定疗效,但疗程较长。

2. 治疗期间,注意防晒;起居有规律,保证充足睡眠;保持心情愉悦。

(二)除皱

皮肤皱纹是在真皮发生退行性变化、皮下脂肪减少及皮肤水分缺失的基础上形成的皱褶线条,是皮肤衰老的表现。其发生与自然衰老、七情变化、六淫侵袭、脏腑虚衰等因素有关。皮肤皱纹的出现与肺、脾、心、肾关系密切。基本病机是气血阴精不能上荣于面。

【辨证要点】临床主要根据全身兼症进行辨证。

主症:面部出现皱纹,皮肤松弛,失去光泽。多见于额部、眼角、面颊、口角等处。

辨兼症:面部干燥,皱纹浅而细小,面色萎黄,失眠心悸,气短乏力,纳呆便溏,舌淡,脉细者,为气血不足;面部皱纹深而粗大,面白无泽,精神萎靡,手足冰冷,腰膝酸软,舌淡,脉细无力者,为肾精不足。

【治疗】

1. 基本治疗

治法:益气养血,补益肾精。取局部穴和脏腑背俞穴为主。

主穴:阿是穴 阳白 太阳 颧髎 肺俞 脾俞 肾俞 合谷

配穴:气血不足,配足三里、三阴交;肾精不足,配太溪、关元。额部皱纹,配头临泣、鱼腰;眉间皱纹,配印堂、攒竹;鱼尾纹,配瞳子髎、丝竹空;下睑皱纹,配四白、巨髎;鼻唇纹,配迎香;口周皱纹,配地仓、承浆;颈纹,配风池、扶突。

方义:阿是穴、阳白、太阳、颧髎为局部取穴,可疏通经气,活血化瘀,改善局部营养,重在调外治标;肺主皮毛,脾统血,肾藏精,肺、脾、肾三脏背俞穴同用可调脏腑,理气血,重在调内治本;合谷疏调面部气血。

操作:毫针刺,平补平泻法,皱纹处以美容针沿皱纹走向平刺。

2. 其他治疗

(1)电针法:参照上述基本治疗针刺取穴,用疏密波中度刺激20~30分钟。

（2）刮痧法：取前额部、面颊部、下颏部、背部督脉循行线及足太阳经第一侧线。涂抹介质，用刮痧板刮拭。面部操作手法宜轻，不可用力过重，不必出痧；背部刮至皮肤潮红即可。隔日 1 次。

【按语】

1. 针灸防皱去皱有一定效果，但宜坚持长期调理。

2. 保证充分的休息时间，保持良好心境；避免表情过度夸张；讲究面部卫生，避免接触不洁物品、刺激性物品等。

3. 因疾病因素引起的皱纹，应先治疗原发病。

五、戒断综合征

戒断综合征是指长期抽烟、饮酒、吸毒之人，在成瘾、产生依赖后，突然中断而出现的烦躁不安、哈欠连作、流泪流涎、全身疲乏、昏昏欲睡、感觉迟钝等一系列瘾癖症候群。本病与肺、肝、脾、肾、脑关系密切。基本病机是毒邪久滞，内扰心神，气血津液亏虚，脏腑阴阳失调。

主要包括戒烟综合征和戒毒综合征。

（一）戒烟综合征

戒烟综合征是指长期抽烟者，一旦中断抽烟后，所出现的全身一系列的瘾癖症候群。戒烟综合征主要与肺、心、脑有关。

【辨证要点】临床主要根据全身兼症进行辨证。

主症：精神萎靡，疲乏无力，烦躁不安，呵欠连作，流泪流涎，口淡无味，咽喉不适。兼见心情不畅，胸闷痰多，恶心呕吐，焦虑，甚至出现肌肉抖动，感觉迟钝等症状。

【治疗】

1. 基本治疗

治法：安神除烦，宣肺化痰。取督脉、手太阴、手少阴经穴为主。

主穴：百会　神门　戒烟穴（列缺与阳溪连线的中点）　合谷　尺泽　丰隆

配穴：咽喉不适，配天突、列缺、照海；烦躁不安，配通里、内关；胸闷痰多，配膻中、内关；精神萎靡，配脾俞、足三里；肌肉抖动，配太冲、阳陵泉。

方义：百会为督脉穴，诸阳之会，可清利头目、健脑益神；神门乃心经原穴，戒烟穴为戒烟的经验效穴，两穴配合可宁心安神除烦；合谷为手阳明经原穴，疏调气血；尺泽为手太阴经合穴，丰隆为足阳明经络穴，两穴相配可宣肺理气化痰。

操作：毫针，平补平泻法。

2. 其他治疗

耳针法：取肺、口、心、内鼻、神门、皮质下、交感，用压丸法，两耳交替应用。每日自行按压 3~5 次，以加强刺激，烟瘾发作时随时按压。

【按语】

1. 针刺配合耳针戒烟效果较好，特别是近期疗效更佳。

2. 在治疗的同时，医师应加强对戒烟者的鼓励，使其能意志坚定、信心增强，真正戒除烟瘾。

（二）戒毒综合征

戒毒综合征是指吸毒者长期吸食毒品成瘾，戒断时所出现的全身一系列瘾癖症候群。戒毒综合征与心、脑、肝、脾、肾关系密切。

【辨证要点】临床主要根据全身兼症进行辨证。

主症：神疲呵欠，流泪流涕，汗出寒战，打喷嚏，恶心呕吐，厌食，腹痛腹泻，肌肉抽动，软弱无力，失眠心悸，烦躁易怒或精神抑郁，甚至打人毁物。

辨兼症：兼性情暴躁，烦扰不安，舌红，苔黄，脉弦数者，为肝风扰动；兼精神恍惚，头晕心悸，舌红，苔白，脉弦细者，为心肾不交；兼精神疲乏，肢体困倦，萎靡不振，肌肉震颤，舌淡，苔白，脉沉细弱者，为脾肾两虚。

【治疗】

1. 基本治疗

治法：安神定志，调理气血。取督脉、手厥阴、手少阴经穴为主。

主穴：百会　水沟　内关　劳宫　神门　合谷

配穴：肝风扰动，配太冲、侠溪；心肾不交，配心俞、肾俞；脾肾两虚，配脾俞、肾俞。腹痛腹泻、便秘，配天枢、上巨虚；烦躁惊厥，配中冲、涌泉；毒瘾发作初期，配太冲；肌肉抽搐，配阳陵泉；失眠，配照海、申脉；呕吐，配足三里。

方义：百会、水沟均为督脉穴，内通于脑，可清利头目，醒脑开窍；内关、劳宫分别为手厥阴经的络穴、荥穴，神门为心经之原穴，三穴同用可宁心安神、清心除烦；合谷为手阳明经原穴，可调气行血，镇静止痛。

操作：毫针泻法或平补平泻法。水沟刺向鼻中隔，强刺激。

2. 其他治疗

(1)耳针法：取肺、肾、内分泌、神门、皮质下、肾上腺，每次选3~5穴，毫针刺，强刺激，或用压丸法，两耳交替应用。

(2)电针法：参考基本治疗的取穴，用疏密波强刺激40~60分钟。

(3)拔罐法：取督脉、夹脊穴及膀胱经背俞穴，用皮肤针重叩出血后加拔罐，也可行走罐法。

【按语】

1. 针灸戒毒有一定的疗效。治疗前要详细了解病史，对因病吸毒者，要积极给予相应治疗。

2. 在针灸治疗的同时，进行心理疏导，鼓励患者，并与家庭与社会配合，可提高、巩固疗效。

六、术后切口疼痛

术后切口疼痛是指外科手术后切口部位的疼痛，尤其是在躺卧、翻身、起坐等动作时加剧。术后近期出现的切口痛多由于炎症刺激以及神经末梢传入神经损伤而引起；远期的疼痛多由于瘢痕组织刺激所致，或为神经的残余痛。基本病机是手术损伤经络，气血闭阻，或气血不足，经脉失荣。

【辨证要点】手术后切口部位的疼痛，一般是麻醉作用消失后切口即开始疼痛，24小时内达到顶峰，持续48~72小时。疼痛的程度与手术大小、部位和患者的耐受性有关。近期疼痛多为实证，远期疼痛多为虚证。

【治疗】

1. 基本治疗

治法：活血化瘀，通络止痛。取手足阳明经穴为主。

主穴：足三里　合谷　气海　三阴交

配穴：术后近期疼痛循经远端配穴，如胃部手术后配梁丘；远期疼痛配切口局部阿是穴。

方义：足三里、合谷为阳明经穴，阳明经为多气多血之经，取之可行气活血，通络止痛；气海大补元气；三阴交为肝脾肾三经交会穴，善疏经通络，活血养血。

操作：毫针平补平泻。

2. 其他治疗

(1)耳针法：取皮质下、神门、脑、交感、手术切口对应部位，毫针刺，或用压丸法。

(2)电针法：根据基本治疗取穴，疏密波，留针30分钟。

【按语】

1. 保持手术切口清洁，防止感染。

2. 治疗期间应该注意做好心理调理，通过阅读、交谈、深呼吸等方法分散患者对疼痛的注意力。

七、术后胃肠功能紊乱

术后胃肠功能紊乱是指手术后出现腹胀腹痛，恶心呕吐，排气排便困难或腹泻等胃肠功能障碍的一系列症状。其发生与手术麻醉、创伤，术后禁食、卧床、电解质紊乱、腹腔炎症等因素有关。病位在胃肠，与肝、胆、脾等脏腑有关。基本病机为手术损伤气血，肝失疏泄，脾失运化，腑气壅塞不畅。

【辨证要点】术后出现不同程度的腹胀腹痛、恶心呕吐、呃逆、食欲不振、大便失调等症状。

【治疗】

1. 基本治疗

治法：理气醒脾，调理气机。取手足阳明经穴为主。

主穴：天枢　支沟　内关　足三里　三阴交

配穴：腹泻，配公孙、下巨虚；排气困难，配上巨虚；呕吐甚者，配膈俞；尿潴留，配阴陵泉、中极；发热，配曲池、大椎。

方义：天枢为大肠募穴，可通调肠腑气机；支沟宣通三焦气机；内关宽胸理气，降逆止呕；足三里、三阴交调脾胃、和气血。

操作：毫针平补平泻。

2. 其他治疗

(1)耳针法：取胃、大肠、交感、肝、脾，毫针刺或用压丸法。

(2)电针法：取足三里、三阴交，疏密波，留针30分钟。

【按语】

1. 针灸治疗术后胃肠功能紊乱，促进胃肠功能恢复，疗效肯定。可在手术后12小时开始进行预防性治疗。

2. 术后需合理安排营养支持和饮食饮水计划，保持有效胃肠减压和循序渐进的功能锻炼。

八、肿瘤

肿瘤是指机体在各种致癌因子作用下，局部组织细胞增生所形成的新生物。根据其细胞特性及对机体的危害程度，又将肿瘤分为良性肿瘤和恶性肿瘤两大类。在此主要介绍针灸在恶性肿瘤辅助治疗中的运用。

肿瘤的发生与正气内虚、感受邪毒、七情所伤、饮食损伤等因素有关。基本病机是脏腑功能失调，气滞痰凝，瘀毒搏结。

【辨证要点】早期无明显症状，后期肿块逐渐增大，边界不清，质地坚硬，时有疼痛。常伴乏力、纳差、发热、消瘦等症状,并进行性加重;经化放疗治疗后可对消化系统及骨髓造血功能产生毒副作用,出现厌食、恶心、呕吐、呃逆或头晕乏力、心悸不安,毛发脱落,肢体颤动等症状。理化检查示白细胞、血小板、血红蛋白等下降。

【治疗】

1. 基本治疗

(1)减轻癌性疼痛

治法:调整阴阳,通络止痛。取手阳明、足厥阴经穴为主。

主穴:合谷 太冲 阿是穴

配穴:肝癌,配期门、肝俞、地机;肺癌,配孔最、中府;乳腺癌,配膻中、梁丘;脑瘤,配印堂、风池、涌泉。

方义:合谷与太冲分别为手阳明和足厥阴经原穴,上下相配,行气止痛。在疼痛部位选取 2~3 个阿是穴,以痛为腧,理气通络。

操作:毫针泻法,可加用电针。

(2)减轻放化疗反应

治法:健脾和胃,益气养血。取足阳明、足太阴经穴为主。

主穴:足三里 内关 膈俞 三阴交

配穴:骨髓抑制,配肾俞、肝俞、悬钟;消化系统功能异常,配中脘、脾俞、胃俞;乏力,配关元、气海;发热,配曲池、大椎。

方义:足三里健脾和胃,补益气血;内关宽胸理气,降逆止呕;膈俞为血会,以活血养血;三阴交补肝脾肾,生精养血。

操作:毫针补法。可用温和灸、隔姜灸。

(3)提高机体免疫力

治法:补肾益精,扶正固本。取任脉、足阳明经穴为主。

主穴:关元 神阙 足三里

配穴:肺癌,配肺俞、列缺、尺泽;肝癌,配肝俞、太冲;乳腺癌,配乳根、天宗;胃癌,配内关、中脘。

方义:关元、神阙为任脉穴,可扶正固本,回阳救逆;足三里为足阳明经合穴,可健脾益胃,扶正祛邪。三穴均是强壮要穴。

操作:神阙用灸法,余穴用毫针补法,也可加灸。

2. 其他治疗

耳针法:取胃、脾、肾、内分泌、皮质下、交感、病变相应部位,毫针刺或用埋针法、压丸法。

【按语】

1. 针灸用于减缓放化疗反应效果较好。若在放化疗前进行针灸治疗,效果更明显。

2. 针灸对各种原因导致的癌痛均有很好疗效,可减轻癌症患者的痛苦,提高生存质量。

3. 针灸还具有较好的调节癌症患者的精神压力和缓解癌性疲劳的作用。

(崔 海)

学习小结

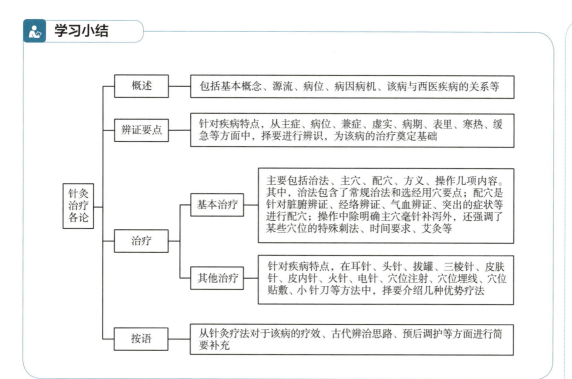

复习思考题

1. 简述针灸治疗头痛的辨治思路和处方。
2. 面瘫不同时期面部腧穴的针刺操作特点是什么？分析其原因。
3. 为什么治疗胃痛、呕吐的主穴是同一组腧穴？
4. 总结并分析针灸治疗月经病的取穴规律是什么？
5. 总结并分析针灸治疗颈、肩、腰、腿痛的辨治思路是什么？
6. 分析"在筋守筋,在骨守骨"的临床意义。
7. 简述针灸治疗蛇串疮的治法、主穴、配穴及局部穴的毫针刺法。
8. 总结并分析针灸治疗虚证、实证耳鸣耳聋在取穴、操作上有何不同？

扫一扫
测一测

◇◇◇ 附篇 ◇◇◇

参 考 资 料

第一节 古代人体部位释义

一、头面部

首：又称头。人体颈项以上部位的总称。

巅：其意有二。一，指头部，如称头部病为"巅疾"；二，顶也，又称"巅顶"（现为"颠顶"），俗称头顶，为头之最高处。如足太阳膀胱经、足厥阴肝经、督脉均上行至巅。

囟：同囟。颠顶前方正中为囟。即现代解剖学的前囟，相当于额骨和左右顶骨联结的部位。婴儿因颅骨尚未闭合，可扪及动脉搏动，称作囟门。

发际：头发之边缘。覆于全头之发的周边皆有发际，前额处者称前发际，后项处者称后发际，耳前后者称耳前发际、耳后发际。

额：又写作"頟"，又名"颡"，又名额颅，俗称额头、前额。为眉上发下之部分。

额角：前额眉弓上方圆形突起部。

头角：简称角。额角后高骨角也，为两耳上方表面最凸出处，即顶骨结节。也有称额角为头角者。

颜：又称庭、天庭、面首，即额中部。古时也有将"颜"与"天庭"解释为"两眉目之间"者。

面：前发际以下至颏的部分总称面。

阙：又名印堂，俗称眉心。两眉之间称阙中，两眉之间微上方称阙上。

眉棱骨：即眉弓。眉毛处皮下额骨隆起有棱处，额骨构成眼眶上部的部分。

眉本：与眉梢对举，俗称眉头。即眉毛之内侧端。

目窠：眼眶内凹陷如窝状的巢穴，俗称眼窝。

目胞：又名目裹，俗称眼胞，现称眼睑。上面称上眼睑，下面称下眼睑。

目纲：纲，或作"网"，又称眼弦，现称睑缘。即眼睑边缘生长睫毛处。上面的称目上纲（网），或上弦，即上睑缘；下面的称目下纲（网），或下弦，即下睑缘。

目内眦：眦，意为眼角。内眦又称大眦、赤眦，即靠近鼻侧的内眼角。

目锐眦：又称小眦、目外眦，即外眼角。

瞳子：又称瞳仁，即现代之瞳孔。

頞：又名下极、山根，俗称鼻梁。即两目之间、鼻柱之上凹陷处。

王宫：又称明堂骨，俗称鼻柱，即鼻根之下，鼻尖之上。一说指鼻根部。

明堂：即鼻。一说指鼻尖。

鼻准：又称准、面王。指鼻尖、鼻头。

方上：鼻准两旁为方上，即迎香穴之上。

頄、顴：均指顴、顴骨部。为眼眶下方之面部高骨。或谓目窠下眼眶骨为顴骨；頄指顴内

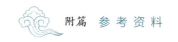

鼻旁的部位。

颊：面部两侧颧骨下方、下颌外上方、耳前方的部分。口颊内称"颊里"。

曲颊：又称曲牙。即下颌角部，因其弯曲向前，故名。

颊车：又称牙车、辅车。为下牙床骨，即下颌骨。

颌：构成口腔上下部的骨骼和肌肉组织，上部称上颌，下部称下颌，俗称"下巴"。

颐、颔：均指下颌部，又释颐为颔中，即口角外下方，腮部前方；颔为腮下。

玉堂：又名上含，指口内上腭部，其窍即颃颡。

颃颡：指上腭与鼻咽相通的部位，相当于咽喉上部。

水沟：又称人中。鼻下唇上中央之凹陷浅沟。

承浆：唇下颏上之中央凹陷处。

颏：承浆之下，下颌角之前，又称地阁，俗称下巴，现称下颌骨体。

吻：口四周之口唇称吻。一说指两口角。

颞颥：俗称太阳，现称翼点。眉弓外侧，颧弓上方。

曲隅：又名曲角、曲周，俗称鬓角。位于额角外下两旁，耳前上方的发际呈弯曲下垂的部分。

蔽：耳前小珠，又称耳门，现称耳屏。

耳缺：即耳屏上切迹。

耳郭：俗称耳朵。为外耳道以外全部耳壳的统称。

引垂：即耳垂。

齿本：即牙齿的根部。

断：又作龈。即牙龈，为牙齿根部淡红色肉。上部者称上断，下部者称下断。

舌本：即舌根。

二、颈项部

嗌：咽喉部之总称。咽嗌指咽头部，喉嗌指喉头部。

咽：颈部食物由之上下和呼吸的通道。位于鼻腔、口腔的后方，喉的上方，分为鼻咽、口咽和喉咽三部分。通称咽喉。

喉：又称喉咙。颈前部和气管相通的部分，是呼吸之气上下的通道，内有声带，又是发音器官。古时喉、咽互用或联用。

结喉：又称喉结，与现代解剖学同名。颈间喉外隆起之骨，女子不甚明显。

会厌：即会厌软骨。覆盖在喉的上端。古时认为是声音发出的门户。

颈：头与胸背之间部位的统称。或指舌骨至胸骨体上缘的部位。

项：头与肩背之间为项，即从枕骨到大椎穴之间。

枕骨：与现代解剖学同名。指后头中央隆起之骨。又称后山骨。

玉枕骨：枕外隆凸两旁高起之骨，现称枕骨上项线。

完骨：又称寿台骨。指耳后之高骨，现称乳突。

柱骨：又称天柱骨。张介宾说："肩背之上，颈项之根，为天柱骨。"即颈椎的下部。

缺盆：颈下之两侧，锁骨上凹陷处，即锁骨上窝。

巨骨：又称缺盆骨，现称锁骨。

三、躯干部

肩：与现代解剖学同名。颈项之下，左右两侧均称为肩。是上肢和躯干的连属处。

肩解:肩关节和肩胛冈部。

髆:同"膊",又称肩膊。指两肩及肩之偏后部分。一说为肩胛骨,或谓肩膊为肩胛区肌肉。

髃:又名髃骨、肩髃、肩端骨。相当于肩胛冈之肩峰端。

肩胛:意同现代解剖学肩胛骨。指肩下背侧成片之骨。

肩上:肩关节内上方。

背:躯干后面统称为背。

脊:又称脊骨、背骨、膂骨,俗称脊梁骨。中医的脊骨从第1胸椎开始,依次向下数至第4骶椎,共21节。

膂:又称膂筋。指脊柱两旁的肌肉,约当于骶棘肌分布处。膂骨指脊骨,即脊柱之统称。

腰:背部第12节以下,髂嵴以上的部分。

胂:泛指脊柱两侧的肌肉。

尻:脊柱骨的末端,相当于尾骨部分。一说尻骨又称为尾骶骨,即骶骨和尾骨。

尾闾:又称骶端、橛骨、穷骨。指尻骨的末节,即尾骨。

胸:缺盆下,腹之上的部位。

膺:即胸。

膻中:前胸正中、两乳之间的部位。

髑骭:又写作髑肝,又称鸠尾、前蔽骨、蔽心骨。胸骨下端蔽心之骨。现称胸骨剑突。

腋:肩下胁上之陷窝,俗称胳肢窝。

胁:两侧腋下到肋骨尽处之统称。

胠:腋下胁肋部。

季胁:又称季肋、软肋、橛肋。即胁下软肋的部分。

岐骨:指胸骨下端,剑突下端,即胸剑联合处。

曲甲:肩胛骨上1/3弯曲突出之处。现称肩胛冈。如曲垣穴在曲甲陷者中央。

腹:与现代解剖学同名。胸以下,脐以上称上腹;脐以下称少腹或小腹。一说脐下称小腹;脐下两旁称少腹。

神阙:即肚脐。

丹田:指脐直下3寸左右的部位,内与男子精室、女子胞宫所对应。

横骨:指两股之间的横起之骨。相当于现代解剖学上的耻骨。

曲骨:位于横骨的中央部,现称耻骨联合。

鼠鼷:即腹股沟部。气冲穴在鼠鼷部。

气街:指腹股沟股动脉处。

毛际:指下腹部阴毛的边际。

廷孔:又作庭孔,指阴道口。

篡:又名下极、屏翳,指前后二阴之间,即会阴部。

二阴:即前阴和后阴的统称。前阴又称下阴,是男、女外生殖器及尿道的总称。后阴指肛门部。

下极:指两阴之间,即会阴部。亦有指鼻根、肛门者。

四、上肢部

臑:臑骨,指肩下肘上之骨,即上臂骨,又称肱骨。臑,指上臂部。其屈侧称臑内,伸侧称臑外。狭义的臑肉指肱二头肌部。

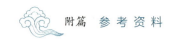

分肉：泛指肌肉。

肘：即肘关节。指臂和前臂相接的部分。其内侧面为肘窝,外侧为肘尖。

臂：指肘以下腕以上部分。现称前臂。其骨有正、辅两根。

臂骨：前臂骨中,在下而形长,连肘尖者为臂骨,即尺骨。

辅骨：前臂骨中,在上而形短者为辅骨,又名缠骨,即桡骨。在下肢指膝两侧之骨：内侧的名内辅骨,即股骨下端的内侧髁与胫骨上端的内侧髁组成的骨突;外侧的名外辅骨,即股骨外侧髁与胫骨外侧髁组成的骨突。或指腓骨,又称外辅骨。

腕：指前臂下端与手掌相连接的可以活动的部分。

手表：即手背。

兑骨：又称锐骨、高骨。小指侧臂骨下端之高骨。相当于尺骨茎突。一说指豌豆骨。

高骨：体表高突之骨的通称。或指大指侧臂骨下端的高起骨,相当于桡骨茎突。

寸口：两手桡侧掌横纹下,桡动脉搏动处。

掌：俗称手心。指、腕之间内侧面。其对侧称手背。

鱼：大指后侧隆起之肉。其外方赤白肉分界处称鱼际。

大指(趾)：指、趾,古通。即拇指(脚趾)。

大指(趾)次指(趾)：即第2指(趾)。在手亦称食指。

中指(趾)：即第3指(趾)。

小指(趾)次指(趾)：即小指侧之次指,即第4指(趾)。在手又称无名指、环指。

爪甲：即指(趾)甲。

赤白肉际：指手(足)的掌(跖)面与背面肤色明显差别的分界处。掌侧皮色较浅,称白肉;背侧肤色较深,称赤肉;两者交接之处称赤白肉际。

五、下肢部

臀：指骶骨部两旁隆起之臀大肌部分。

髀：指下肢膝上部分,即大腿,亦指大腿骨。

髀骨：指膝上之大骨,今称股骨。

髀枢：指髋关节部。又名髀厌、机、环跳。或指股部外侧最上方,股骨向外上方隆起的股骨大转子。

髀关：大腿前上端,即股四头肌之上端。

髀阳：指大腿外侧部。

股：膝以上通称股。俗称大腿。

股阴：指大腿内侧部。

鱼腹股：大腿内侧,其形如鱼腹处。即股内收肌群处。

伏兔：大腿前隆起的股四头肌,形如头朝下伏之兔,故名。

腘：膝部后面,腿部弯曲时形成凹窝,并呈现横纹,分别称腘窝和腘窝横纹。

膝：大腿与小腿之交接关节处。其关节称膝解,又名骸关。今称膝关节。

膝解：膝骨分解处,今称膝关节。

膑：膝前的圆形骨,亦称膝盖骨、连骸、髌骨。

犊鼻：即膝眼。状若牛犊之两鼻孔,故名。

胻骨：膝下踝上之小腿骨,亦称廉胫骨。其骨有二,在前者名成骨,又名骭骨,即今之胫骨;在后者名辅骨,即今之腓骨。

腨：又称腓肠,俗称小腿肚。今称腓肠肌。

踠：胫下尽处之曲节，今称踝关节。

踝：足上胫下隆起之大骨。内侧称内踝，为胫骨之下端；外侧称外踝，是腓骨之下端。

然骨：内踝下前方隆起之大骨，今称足舟骨。

绝骨：外踝之上三四寸许，腓骨凹陷的部位。

跗：又称跌或足跌，即足背。

覈骨：又写作核骨。第1跖趾关节内侧的圆形突起。

京骨：足小趾本节后外侧突起的半圆骨。即第5跖趾关节外侧的圆形突起。

三毛：足大趾爪甲后方有毛处。又称丛毛、聚毛。

踵：即足跟部。

歧骨：泛指两骨连接成角之处。如锁骨肩峰端与肩胛冈肩峰之连接处；第1、2掌骨连接处；胸骨下端与左右肋软骨结合处等。

本节：指掌指关节或跖趾关节的圆形突起，即掌指关节与跖趾关节处。其前方称本节前，后方称本节后。

第二节　针灸歌赋选

一、井荥输（原）经合穴歌（明·刘纯《医经小学》）

少商鱼际与太渊，经渠尺泽肺相连；商阳二三间合谷，阳溪曲池大肠牵。
厉兑内庭陷谷胃，冲阳解溪三里随；隐白大都太白脾，商丘阴陵泉要知。
少冲少府属于心，神门灵道少海寻；少泽前谷后溪腕，阳谷小海小肠经。
至阴通谷束京骨，昆仑委中膀胱知；涌泉然谷与太溪，复溜阴谷肾所宜。
中冲劳宫心包络，大陵间使传曲泽；关冲液门中渚焦，阳池支沟天井索。
大敦行间太冲看，中封曲泉属于肝；窍阴侠溪临泣胆，丘墟阳辅阳陵泉。

二、十五络穴歌（明·刘纯《医经小学》）

人身络脉一十五，我今逐一从头数：手太阴络为列缺，手少阴络即通里，
手厥阴络为内关，手太阳络支正是，手阳明络偏历当，手少阳络外关位，
足太阳络号飞扬，足阳明络丰隆记，足少阳络为光明，足太阴络公孙寄，
足少阴络名大钟，足厥阴络蠡沟配，阳督之络号长强，阴任之络为屏翳，
脾之大络是大包，十五络名君须记。

三、十二背俞穴歌（杨甲三《腧穴学》，上海科学技术出版社，1984）

三椎肺俞厥阴四，心五肝九十胆俞，十一脾俞十二胃，十三三焦椎旁居，
肾俞却与命门平，十四椎外穴是真，大肠十六小十八，膀胱俞与十九平。

四、十二募穴歌（杨甲三《腧穴学》，上海科学技术出版社，1984）

天枢大肠肺中府，关元小肠巨阙心，中极膀胱京门肾，胆日月肝期门寻，
脾募章门胃中脘，气化三焦石门针，心包募穴何处取？胸前膻中觅浅深。

五、八会穴歌（杨甲三《腧穴学》，上海科学技术出版社，1984）

腑会中脘脏章门，髓会绝骨筋阳陵，血会膈俞骨大杼，脉太渊气膻中存。

六、十六郄穴歌（杨甲三《腧穴学》，上海科学技术出版社，1984）

郄义即孔隙，本属气血集。肺向孔最取，大肠温溜别；胃经是梁丘，脾属地机穴；心则取阴郄，小肠养老列；膀胱金门守，肾向水泉施；心包郄门刺，三焦会宗持；胆郄在外丘，肝经中都是；阳跷跗阳走，阴跷交信期；阳维阳交穴，阴维筑宾知。

七、下合穴歌（杨甲三《腧穴学》，上海科学技术出版社，1984）

胃经下合三里乡，上下巨虚大小肠，膀胱当合委中穴，三焦下合属委阳，胆经之合阳陵泉，腑病用之效必彰。

八、八脉交会穴歌（明·徐凤《针灸大全》）

公孙冲脉胃心胸，内关阴维下总同；临泣胆经连带脉，阳维目锐外关逢。后溪督脉内眦颈，申脉阳跷络亦通；列缺任脉行肺系，阴跷照海膈喉咙。

九、骨度分寸歌（杨甲三《腧穴学》，上海科学技术出版社，1984）

用针取穴必中的，全身骨度君宜悉：前后发际一尺二，定骨之间九寸别；天突下九到胸岐，岐至脐中八寸厘，脐至横骨五等分，两乳之间八寸宜；脊柱腧穴椎间取，腰背诸穴依此列，横度悉依同身寸，胛边脊中三寸别；腋肘横纹九寸设，肘腕之间尺二折，横辅上廉一尺八，内辅内踝尺三说；髀下尺九到膝中，膝至外踝十六从，外踝尖至足底下，骨度折作三寸通。

十、十二经穴歌（明·李梴《医学入门》）

手太阴肺经穴歌：手太阴肺十一穴，中府云门天府诀，侠白尺泽孔最存，列缺经渠太渊涉，鱼际少商如韭叶（左右二十二穴）。

手阳明大肠经穴歌：手阳明穴起商阳，二间三间合谷藏，阳溪偏历温溜长，下廉上廉手三里，曲池肘髎五里近，臂臑肩髃巨骨当，天鼎扶突禾髎接，鼻旁五分号迎香（左右四十穴）。

足阳明胃经穴歌：四十五穴足阳明，头维下关颊车停，承泣四白巨髎经，地仓大迎对人迎，水突气舍连缺盆，气户库房屋翳屯，膺窗乳中延乳根，不容承满梁门起，关门太乙滑肉门，天枢外陵大巨存，水道归来气冲穴，髀关伏兔走阴市，梁丘犊鼻足三里，上巨虚连条口位，下巨虚跳上丰隆，解溪冲阳陷谷中，内庭厉兑经穴终（左右共九十穴）。

足太阴脾经穴歌：二十一穴脾中州，隐白在足大指头，大都太白公孙盛，商丘三阴交可求，漏谷地机阴陵穴，血海箕门冲门开，府舍腹结大横排，腹哀食窦连天溪，胸乡周荣大包随（左右四十二穴）。

手少阴心经穴歌：九穴午时手少阴，极泉青灵少海深，灵道通里阴郄邃，神门少府少冲寻（左右一十八穴）。

手太阳小肠经穴歌：手太阳穴一十九，少泽前谷后溪薮，腕骨阳谷养老绳，支正小海外辅肘，肩贞臑俞接天宗，髎外秉风曲垣首，肩外俞连肩中俞，天窗乃与天容偶，锐骨之端上颧髎，听宫耳前珠上走（左右三十八穴）。

足太阳膀胱经穴歌：足太阳经六十七，睛明目内红肉藏，攒竹眉冲与曲差，五处上寸半承光,通光络却玉枕昂,天柱后际大筋外,大杼背部第二行,风门肺俞厥阴四,心俞督俞膈俞强,肝胆脾胃俱挨次,三焦肾气海大肠,关元小肠到膀胱,中膂白环仔细量,自从大杼至白环,各各节外寸半长。上髎次髎中复下,一空二空腰髁当,会阳阴尾骨外取,附分侠脊第三行,魄户膏肓与神堂,譩譆膈关魂门九,阳纲意舍仍胃仓,肓门志室胞肓续,二十椎下秩边场。承扶臀横纹中央,殷门浮郄到委阳,委中合阳承筋是,承山飞扬踝跗阳,昆仑仆参连申脉,金门京骨束骨忙,通谷至阴小指旁(一百三十四穴)。

足少阴肾经穴歌:足少阴穴二十七,涌泉然谷太溪溢,大钟水泉通照海,复溜交信筑宾实,阴谷膝内跗骨后,以上从足走至膝。横骨大赫联气穴,四满中注肓俞脐,商曲石关阴都密,通谷幽门寸半辟。折量腹上分十一,步廊神封膺灵墟,神藏彧中俞府毕(左右五十四穴)。

手厥阴心包络经穴歌:九穴心包手厥阴,天池天泉曲泽深,郄门间使内关对,大陵劳宫中冲侵(左右一十八穴)。

手少阳三焦经穴歌:二十三穴手少阳,关冲液门中渚旁,阳池外关支沟正,会宗三阳四渎长,天井清冷渊消泺,臑会肩髎天髎堂,天牖翳风瘈脉青,颅息角孙丝竹张,和髎耳门听有常(左右四十六穴)。

足少阳胆经穴歌:少阳足经瞳子髎,四十四穴行迢迢,听会上关颔厌集,悬颅悬厘曲鬓翘,率谷天冲浮白次,窍阴完骨本神邀,阳白临泣四窗辟,正营承灵脑空摇,风池肩井渊腋部,辄筋日月京门标,带脉五枢维道续,居髎环跳风市招,中渎阳关阳陵穴,阳交外丘光明宵,阳辅悬钟丘墟外,足临泣地五侠溪,第四指端窍阴毕(左右八十八穴)。

足厥阴肝经穴歌:一十三穴足厥阴,大敦行间太冲侵,中封蠡沟中都近,膝关曲泉阴包临,五里阴廉羊矢穴,章门常对期门深(左右二十六穴)。

任脉经穴歌:任脉三八起阴会,曲骨中极关元锐,石门气海阴交仍,神阙水分下脘配。建里中上脘相连,巨阙鸠尾蔽骨下,中庭膻中慕玉堂,紫宫华盖璇玑夜,天突结喉是廉泉,唇下宛宛承浆舍(二十四穴)。

督脉经穴歌:督脉中行二十七,长强腰俞阳关密,命门悬枢接脊中,筋缩至阳灵台逸,神道身柱陶道长,大椎平肩二十一,哑门风府脑户深,强间后顶百会率,前顶囟会上星圆,神庭素髎水沟窟,兑端开口唇中央,龈交唇内任督毕(二十七穴)。

十一、八脉八穴治症歌(明·杨继洲《针灸大成》)

公孙
九种心疼延闷,结胸番胃难停,酒食积聚胃肠鸣,水食气疾膈病。
脐痛腹痛胁胀,肠风疟疾心疼,胎衣不下血迷心,泄泻公孙立应。
内关
中满心胸痞胀,肠鸣泄泻脱肛,食难下膈酒来伤,积块坚横胁抢。
妇女胁疼心痛,结胸里急难当,伤寒不解结胸膛,疟疾内关独当。
后溪
手足拘挛战掉,中风不语痫癫,头疼眼肿泪涟涟,腿膝背腰痛遍。
项强伤寒不解,牙齿腮肿喉咽,手麻足麻破伤牵,盗汗后溪先砭。
申脉
腰背屈强腿肿,恶风自汗头疼,雷头赤目痛眉棱,手足麻挛臂冷。
吹乳耳聋鼻衄,痫癫肢节烦憎,遍身肿满汗头淋,申脉先针有应。
临泣
手足中风不举,痛麻发热拘挛,头风痛肿项腮连,眼肿赤疼头旋。

齿痛耳聋咽肿,浮风瘙痒筋牵,腿疼胁胀肋肢偏,临泣针时有验。
外关
肢节肿疼膝冷,四肢不遂头风,背胯内外骨筋攻,头项眉棱皆痛。
手足热麻盗汗,破伤眼肿睛红,伤寒自汗表烘烘,独会外关为重。
列缺
痔疟变肿泄痢,唾红溺血咳痰,牙疼喉肿小便难,心胸腹疼噎咽。
产后发强不语,腰痛血疾脐寒,死胎不下膈中寒,列缺乳痈多散。
照海
喉塞小便淋涩,膀胱气痛肠鸣,食黄酒积腹脐并,呕泻胃番便紧。
难产昏迷积块,肠风下血常频,膈中快气气核侵,照海有功必定。

十二、四总穴歌(明·徐凤《针灸大全》)

肚腹三里留,腰背委中求。头项寻列缺,面口合谷收。

十三、回阳九针穴歌(明·高武《针灸聚英》)

哑门、劳宫、三阴交,涌泉、太溪、中脘接,环跳、三里、合谷并,此是回阳九针穴。

十四、孙思邈先生针十三鬼穴歌(明·徐凤《针灸大全》)

百邪癫狂所为病,针有十三穴须认。凡针之体先鬼宫,次针鬼信无不应。
一一从头逐一求,男从左起女从右。一针人中鬼宫停,左边下针右出针。
第二手大指甲下,名鬼信刺三分深。三针足大指甲下,名曰鬼垒入二分。
四针掌后大陵穴,入寸五分为鬼心。五针申脉名鬼路,火针三下七锃锃。
第六却寻大杼上,入发一寸名鬼枕。七刺耳垂下五分,名曰鬼床针要温。
八针承浆名鬼市,从左出右君须记。九针间使鬼路上,十针上星名鬼堂。
十一阴下缝三壮,女玉门头为鬼藏。十二曲池名鬼臣,火针仍要七锃锃。
十三舌头当舌中,此穴须名是鬼封。手足两边相对刺,若逢孤穴只单通。
此是先师真妙诀,狂猖恶鬼走无踪。

十五、马丹阳天星十二穴治杂病歌(明·杨继洲《针灸大成》)

三里内庭穴,曲池合谷接,委中配承山,太冲昆仑穴,环跳与阳陵,通里并列缺,合担用法担,合截用法截,三百六十穴,不出十二诀。治病如神灵,浑如汤泼雪,北斗降真机,金锁教彻,至人可传授,匪人莫浪说。

三里膝眼下,三寸两筋间。能通心腹胀,善治胃中寒,肠鸣并泄泻,腿肿膝胻痠,伤寒羸瘦损,气盅及诸般,年过三旬后,针灸眼便宽,取穴当审的,八分三壮安。

内庭次趾外,本属足阳明。能治四肢厥,喜静恶闻声,瘾疹咽喉痛,数欠及牙痛,疟疾不能食,针着便惺惺。(针三分,灸三壮)

曲池拱手取,屈肘骨边求。善治肘中痛,偏风手不收,挽弓开不得,筋缓莫梳头,喉闭促欲死,发热更无休,遍身风癣癞,针着即时瘳。(针五分,灸三壮)

合谷在虎口,两指歧骨间。头疼并面肿,疟疾热还寒,齿龋鼻衄血,口噤不开言,针入五分深,令人即便安。(灸三壮)

委中曲腘里,横纹脉中央。腰痛不能举,沉沉引脊梁,酸痛筋莫展,风痹复无常,膝头难伸屈,针入即安康。(针五分,禁灸)

承山名鱼腹,腨肠分肉间。善治腰疼痛,痔疾大便难,脚气并膝肿,辗转战疼酸,霍乱及转筋,穴中刺便安。(针七分,灸五壮)

太冲足大趾,节后二寸中。动脉知生死,能医惊痫风,咽喉并心胀,两足不能行,七疝偏坠肿,眼目似云朦,亦能疗腰痛,针下有神功。(针三分,灸三壮)

昆仑足外踝,跟骨上边寻。转筋腰尻痛,暴喘满冲心,举步行不得,一动即呻吟,若欲求安乐,须于此穴针。(针五分,灸三壮)

环跳在髀枢,侧卧屈足取。折腰莫能顾,冷风并湿痹,腿胯连腨痛,转侧重欷歔,若人针灸后,顷刻病消除。(针二寸,灸五壮)

阳陵居膝下,外廉一寸中。膝肿并麻木,冷痹及偏风,举足不能起,坐卧似衰翁,针入六分止,神功妙不同。(灸三壮)

通里腕侧后,去腕一寸中。欲言声不出,懊恼及怔忡,实则四肢重,头腮面颊红,虚则不能食,暴瘖面无容,毫针微微刺,方信有神功。(针三分,灸三壮)

列缺腕侧上,次指手交叉。善疗偏头患,遍身风痹麻,痰涎频壅上,口噤不开牙,若能明补泻,应手即如拿。(针三分,灸五壮)

十六、行针指要歌(明·高武《针灸聚英》)

或针风,先向风门气海中;或针水,水分夹脐脐边取;或针结,针著大肠泻水穴;或针劳,须向风门及胸膏肓;或针虚,气海丹田委中奇;或针气,膻中一穴分明记;或针嗽,肺俞风门须用灸;或针痰,先针中脘三里间;或针吐,中脘气海膻中补,翻胃吐食一般针,针中有妙少人知。

十七、标幽赋(元·窦默《针经指南》)

拯救之法,妙用者针。察岁时于天道,定形气于予心。春夏瘦而刺浅,秋冬肥而刺深。不穷经络阴阳,多逢刺禁;既论脏腑虚实,须向经寻。

原夫起自中焦,水初下漏。太阴为始,至厥阴而方终;穴出云门,抵期门而最后。正经十二,别络走三百余支;正侧仰伏,气血有六百余候。手足三阳,手走头而头走足;手足三阴,足走腹而胸走手。要识迎随,须明逆顺。

况夫阴阳,气血多少为最。厥阴太阳,少气多血;太阴少阴,少血多气。而又气多血少者,少阳之分;气盛血多者,阳明之位。先详多少之宜,次察应至之气。轻滑慢而未来,沉涩紧而已至。既至也,量寒热而留疾;未至者,据虚实而候气。气之至也,如鱼吞钩饵之浮沉;气未至也,如闲处幽堂之深邃。气速至而速效,气迟至而不治。

观夫九针之法,毫针最微,七星上应,众穴主持。本形金也,有蠲邪扶正之道;短长水也,有决凝开滞之机;定刺象木,或斜或正;口藏比火,进阳补羸。循机扪而可塞以象土,实应五行而可知。然是三寸六分,包含妙理;虽细桢于毫发,同贯多歧。可平五脏之寒热,能调六腑之虚实。拘挛闭塞,遣八邪而去矣;寒热痹痛,开四关而已之。凡刺者,使本神朝而后入;既刺也,使本神定而气随。神不朝而勿刺,神已定而可施。定脚处,取气血为主意;下手处,认水木是根基;天地人三才也,涌泉同璇玑百会;上中下三部也,大包与天枢地机。阳跷阳维并督带,主肩背腰腿在表之病;阴跷阴维任冲脉,去心腹胁肋在里之疑。二陵二跷二交,似续而交五大;两间两商两井,相依而别两支。

大抵取穴之法,必有分寸,先审自意,次观肉分。或伸屈而得之,或平直而安定。在阳部筋骨之侧,陷下为真;在阴分郄腘之间,动脉相应。取五穴用一穴而必端,取三经用一经而可正。头部与肩部详分,督脉与任脉易定。明标与本,论刺深刺浅之经;住痛移疼,取相交相贯

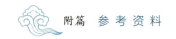笔记栏

之径。岂不闻脏腑病，而求门、海、俞募、之微；经络滞，而求原别交会之道。更穷四根三结，依标本而刺无不痊；但用八法五门，分主客而针不无效。八脉始终连八会，本是纪纲；十二经络十二原，是为枢要。一日取六十六穴之法，方见幽微；一时取一十二经之原，始知要妙。

原夫补泻之法，非呼吸而在手指；速效之功，要交正而识本经。交经缪刺，左有病而右畔取；泻络远针，头有病而脚上针。巨刺与缪刺各异，微针与妙刺相通。观部分而知经络之虚实，视沉浮而辨脏腑之寒温。

且夫先令针耀，而虑针损；次藏口内，而欲针温。目无外观，手如握虎；心无内慕，如待贵人。左手重而多按，欲令气散；右手轻而徐入，不痛之因。空心恐怯，直立侧而多晕；背目沉掐，坐卧平而没昏。推于十干十变，知孔穴之开阖；论其五行五脏，察日时之旺衰。伏如横弩，应若发机。阴交阳别而定血晕，阴跷阳维而下胎衣。痹厥偏枯，迎随俾经络接续；漏崩带下，温补使气血依归。静以久留，停针待之。必准者，取照海治喉中之闭塞；端的处，用大钟治心内之呆痴。大抵疼痛实泻，痒麻虚补。体重节痛而输居，心下痞满而井主。心胀咽痛，针太冲而必除；脾冷胃疼，泻公孙而立愈。胸满腹痛刺内关，胁疼肋痛针飞虎。筋挛骨痛而补魂门；体热劳嗽而泻魄户。头风头痛，刺申脉与金门；眼痒眼痛，泻光明与地五。泻阴郄止盗汗，治小儿骨蒸；刺偏历利小便，医大人水蛊。中风环跳而宜刺，虚损天枢而可取。

由是午前卯后，太阴生而疾温；离左酉南，月朔死而速冷。循扪弹努，留吸母而坚长；爪下伸提，疾呼子而嘘短。动退空歇，迎夺右而泻凉；推内（纳）进搓，随济左而补暖。

慎之！大患危疾，色脉不顺而莫针；寒热风阴，饥饱醉劳而切忌。望不补而晦不泻，弦不夺而朔不济。精其心而穷其法，无灸艾而坏其皮；正其理而求其原，免投针而失其位。避灸处而加四肢，四十有九；禁刺处而除六俞，二十有二。

抑又闻高皇抱疾未瘥，李氏刺巨阙而后苏；太子暴死为厥，越人针维会而复醒。肩井、曲池，甄权刺臂痛而复射；悬钟、环跳，华佗刺躄足而立行。秋夫针腰俞而鬼免沉疴；王纂针交俞而妖精立出。取肝俞与命门，使瞽士视秋毫之末；刺少阳与交别，俾聋夫听夏蚋之声。

嗟夫！去圣逾远，此道渐坠。或不得意而散其学，或愆其能而犯禁忌。愚庸智浅，难契于玄言；至道渊深，得之者有几？偶述斯言，不敢示诸明达者焉，庶几乎童之蒙心启。

十八、金针赋（明·徐凤《针灸大全》）

观夫针道，捷法最奇，须要明于补泻，方可起于倾危。先分病之上下，次定穴之高低。头有病而足取之，左有病而右取之。男子之气，早在上而晚在下，取之必明其理；女子之气，早在下而晚在上，用之必识其时。午前为早属阳，午后为晚属阴，男女上下，凭腰分之。手足三阳，手走头而头走足；手足三阴，足走腹而胸走手。阴升阳降，出入之机。逆之者为泻为迎，顺之者为补为随。春夏刺浅者以瘦，秋冬刺深者以肥。更观原气厚薄，浅深之刺犹宜。

原夫补泻之法，妙在呼吸手指。男子者，大指进前左转，呼之为补，退后右转，吸之为泻，提针为热，插针为寒；女子者，大指退后右转，吸之为补，进前左转，呼之为泻，插针为热，提针为寒。左与右各异，胸与背不同，午前者如此，午后者反之。

是故爪而切之，下针之法；摇而退之，出针之法；动而进之，催气之法；循而摄之，行气之法。搓而去病，弹则补虚，肚腹盘旋，扪为穴闭。重沉豆许曰按，轻浮豆许曰提。一十四法，针要所备。补者一退三飞，真气自归；泻者一飞三退，邪气自避。补则补其不足，泻则泻其有余。有余者为肿为痛，曰实；不足者为痒为麻，曰虚。气速效速，气迟效迟。死生贵贱，针下皆知。贱者硬而贵者脆，生者涩而死者虚，候之不至，必死无疑。

且夫下针之法，先须爪按，重而切之，次令咳嗽一声，随咳下针。凡补者呼气，初针刺至皮内，乃曰天才；少停进针，刺至肉内，是曰人才；又停进针，刺至筋骨之间，名曰地才，此为极处，就当补之。再停良久，却须退针至人之分，待气沉紧，倒针朝病，进退往来，飞经走气，尽在其中矣。凡泻者吸气，初针至天，少停进针，直至于地，得气泻之，再停良久，即须退针，复至于人，待气沉紧，倒针朝病，法同前矣。其或晕针者，神气虚也，以针补之，以袖掩之，口鼻气回，热汤与之，略停少顷，依前再施。

及夫调气之法，下针至地之后，复人之分。欲气上行，将针右捻；欲气下行，将针左捻；欲补先呼后吸，欲泻先吸后呼。气不至者，以手循摄，以爪切掐，以针摇动，进捻搓弹，直待气至。以龙虎升腾之法，按之在前，使气在后，按之在后，使气在前。运气走至疼痛之所，以纳气之法，扶针直插，复向下纳，使气不回。若关节阻涩，气不过者，以龙虎龟凤通经接气大段之法，驱而运之，仍以循摄爪切，无不应矣，此通仙之妙。

况夫出针之法，病势既退，针气微松，病未退者，针气如根，推之不动，转之不移，此为邪气吸拔其针，乃真气未至，不可出之，出之者其病即复。再须补泻，停以待之，直候微松，方可出针豆许，摇而停之。补者吸之去疾，其穴急扪；泻者呼之去除，其穴不闭。欲令腠密，然后吸气，故曰下针贵迟，太急伤血；出针贵缓，太急伤气。以上总要，于斯尽矣。

考夫治病之法有八：一曰烧山火，治顽麻冷痹，先浅后深，用九阳而三进三退，慢提紧按，热至紧闭插针，除寒之有准。二曰透天凉，治肌热骨蒸，先深后浅，用六阴而三出三入，紧提慢按，徐徐举针，退热之可凭。皆细细搓之，去病准绳。三曰阳中隐阴，先寒后热，浅而深，以九六之法，则先补后泻也。四曰阴中隐阳，先热后寒，深而浅。以六九之方，则先泻后补也。补者直须热至，泻者务待寒侵，犹如搓线，慢慢转针。盖法在浅则用浅，法在深则用深，二者不可兼而紊之也。五曰子午捣臼，水蛊膈气，落穴之后，调气均匀，针行上下，九入六出，左右转之，千遭自平。六曰进气之诀，腰背肘膝痛，浑身走注疼，刺九分，行九补，卧针五七吸，待气上行。亦可龙虎交战，左捻九而右捻六，是亦住痛之针。七曰留气之诀，痃癖癥瘕，刺七分，用纯阳，然后乃直插针，气来深刺，提针再停。八曰抽添之诀，瘫痪疮癫，取其要穴，使九阳得气，提按搜寻，大要运气周遍，扶针直插，复向下纳，回阳倒阴。指下玄微，胸中活法，一有未应，反复再施。

若夫过关过节，催运气血，以飞经走气。其法有四：一曰青龙摆尾，如扶船舵，不进不退，一左一右，慢慢拨动。二曰白虎摇头，似手摇铃，退方进圆，兼之左右，摇而振之。三曰苍龟探穴，如入土之象，一退三进，钻剔四方。四曰赤凤迎源，展翅之仪，入针至地，提针至天，候针自摇，复进其原，上下左右，四围飞旋。病在上吸而退之，病在下呼而进之。

至夫久患偏枯，通经接气之法，已有定息寸数。手足三阳，上九而下十四，过经四寸；手足三阴，上七而下十二，过经五寸。在乎摇动出纳，呼吸同法，驱运气血，顷刻周流，上下通接，可使寒者暖而热者凉，痛者止而胀者消。若开渠之决水，立时见功，何倾危之不起哉？虽曰病有三因，皆从气血；针分八法，不离阴阳。盖经脉昼夜之循环，呼吸往来之不息，和则身体康健，否则疾病竟生。譬如天下，国家地方，山海田园，江河溪谷，值岁时风雨均调，则水道疏利，民安物阜。其或一方一所，风雨不均，遭以旱涝，使水道涌竭不同，灾伤遂至。人之气血，受病三因，亦犹方所之干旱涝也。盖针砭所以通经脉，均气血，蠲邪扶正，故曰捷法最奇者哉。

嗟夫！轩岐古远，卢扁久亡。此道幽深，非一言而可尽；斯文细密，在久习而能通。岂世上之常辞，庸流之乏术，得之者，若科之及第而悦于心；用之者，如射之发中而应于目。述自先圣，传之后学，用针之士，有志于斯，果能洞察造微，而尽其精妙，则世之伏枕之疴，有缘者遇针到病除，其病皆随手而愈。

十九、百症赋 (明·高武《针灸聚英》)

百症俞穴,再三用心。囟会连于玉枕,头风疗以金针。悬颅、颔厌之中,偏头痛止;强间、丰隆之际,头痛难禁。

原夫面肿虚浮,须仗水沟、前顶;耳聋气闭,全凭听会、翳风。面上虫行有验,迎香可取;耳中蝉噪有声,听会堪攻。目眩兮,支正、飞扬;目黄兮,阳纲、胆俞。攀睛攻少泽、肝俞之所,泪出刺临泣、头维之处。目中漠漠,即寻攒竹、三间;目觉眈眈,急取养老、天柱。观其雀目肝气,晴明、行间而细推;审他项强伤寒,温溜、期门而主之。廉泉、中冲,舌下肿疼堪取;天府、合谷,鼻中衄血宜追。耳门、丝竹空,住牙疼于顷刻;颊车、地仓穴,正口㖞于片时。喉痛兮,液门、鱼际去疗;转筋兮,金门、丘墟来医。阳谷、侠溪,颔肿口噤并治;少商、曲泽,血虚口渴同施。通天去鼻内无闻之苦,复溜祛舌干口燥之悲。哑门、关冲,舌缓不语而要紧;天鼎、间使,失音嗫嚅而休迟。太冲泻唇㖞以速愈,承浆泻牙疼而即移。项强多恶风,束骨相连于天柱;热病汗不出,大都更接于经渠。且如两臂顽麻,少海就傍于三里;半身不遂,阳陵远达于曲池。建里、内关,扫尽胸中之苦闷;听宫、脾俞,祛残心下之悲凄。

久知胁肋疼痛,气户、华盖有灵;腹内肠鸣,下脘、陷谷能平。胸胁支满何疗,章门、不容细寻。膈疼饮蓄难禁,膻中、巨阙便针。胸满更加噎塞,中府、意舍所行;胸膈停留瘀血,肾俞、巨髎宜征。胸满项强,神藏、璇玑已试;背连腰痛,白环、委中曾经。脊强兮,水道、筋缩;目瞤兮,颧髎、大迎。痉病非颅息而不愈,脐风须然谷而易醒。委阳、天池,腋肿针而速散;后溪、环跳,腿疼刺而即轻。梦魇不宁,厉兑相谐于隐白;发狂奔走,上脘同起于神门。惊悸怔忡,取阳交、解溪勿误;反张悲哭,仗天冲、大横须精。癫疾必身柱、本神之令,发热仗少冲、曲池之津。岁热时行,陶道复求肺俞理;风痫常发,神道须还心俞宁。湿寒湿热下髎定,厥寒厥热涌泉清。寒栗恶寒,二间疏通阴郄暗;烦心呕吐,幽门开彻玉堂明。行间、涌泉,主消渴之肾竭;阴陵、水分,去水肿之脐盈。痨瘵传尸,趋魄户、膏肓之路;中邪霍乱,寻阴谷、三里之程。治疸消黄,谐后溪、劳宫而看;倦言嗜卧,往通里、大钟而明。咳嗽连声,肺俞须迎天突穴;小便赤涩,兑端独泻太阳经。刺长强与承山,善主肠风新下血;针三阴与气海,专司白浊久遗精。

且如肓俞、横骨,泻五淋之久积;阴郄、后溪,治盗汗之多出。脾虚谷以不消,脾俞、膀胱俞觅;胃冷食而难化,魂门、胃俞堪责。鼻痔必取龈交,瘿气须求浮白。大敦、照海,患寒疝而善蠲;五里、臂臑,生疬疮而能治。至阴、屋翳,疗痒疾之疼多;肩髃、阳溪,消瘾风之热极。

抑又论妇人经事改常,自有地机、血海;女子少气漏血,不无交信、合阳。带下产崩,冲门、气冲宜审;月潮违限,天枢、水泉细详。肩井乳痈而极效,商丘痔瘤而最良。脱肛趋百会、尾翳之所,无子搜阴交、石关之乡。中脘主乎积痢,外丘收乎大肠。寒疟兮商阳、太溪验,痃癖兮冲门、血海强。

夫医乃人之司命,非志士而莫为;针乃理之渊微,须至人之指教。先究其病源,后攻其穴道,随手见功,应针取效。方知玄理之玄,始达妙中之妙。此篇不尽,略举其要。

二十、席弘赋 (明·徐凤《针灸大全》)

凡欲行针须审穴,要明补泻迎随诀,胸背左右不相同,呼吸阴阳男女别。

气刺两乳求太渊,未应之时泻列缺;列缺头痛及偏正,重泻太渊无不应。

耳聋气痞听会针,迎香穴泻功如神。谁知天突治喉风,虚喘须寻三里中。

手连肩脊痛难忍,合谷针时要太冲。曲池两手不如意,合谷下针宜仔细。

心疼手颤少海间，若要寻根觅阴市。　　但患伤寒两耳聋，金门听会疾如风。

五般肘痛寻尺泽，太渊针后却收功。　　手足上下针三里，食癖气块凭此取。

鸠尾能治五般痫，若下涌泉人不死。　　胃中有积刺璇玑，三里功多人不知。

阴陵泉治心胸满，针到承山饮食思。　　大杼若连长强寻，小肠气痛即行针。

委中专治腰间痛，脚膝肿时寻至阴。　　气滞腰疼不能立，横骨大都宜救急。

气海专能治五淋，更针三里寻呼吸。　　期门穴主伤寒患，六日过经犹未汗，

但向乳根二肋间，又治妇人生产难。　　耳内蝉鸣腰欲折，膝下明存三里穴，

若能补泻五会间，且莫向人容易说。　　睛明治眼未效时，合谷光明安可缺。

人中治癫功最高，十三鬼穴不须饶，　　水肿水分兼气海，皮内随针气自消。

冷嗽先宜补合谷，却须针泻三阴交。　　牙齿肿痛并咽痹，二间阳溪疾怎逃。

更有三间肾俞妙，善除肩背浮风劳。　　若针肩井须三里，不刺之时气未调。

最是阳陵泉一穴，膝间疼痛用针烧。　　委中腰痛脚挛急，取得其经血自调。

脚痛膝肿针三里，悬钟二陵三阴交，　　更向太冲须引气，指头麻木自轻飘。

转筋目眩针鱼腹，承山昆仑立便消。　　肚疼须是公孙妙，内关相应必然瘳。

冷风冷痹疾难愈，环跳腰俞针与烧。　　风池风府寻得到，伤寒百病一时消。

阳明二日寻风府，呕吐还须上脘疗。　　妇人心痛心俞穴，男子疝癖三里高。

小便不禁关元好，大便闭涩大敦烧。　　髋骨腿疼三里泻，复溜气滞便离腰。

从来风府最难针，却用工夫度深浅。　　倘若膀胱气未散，更宜三里穴中寻。

若是七疝小腹痛，照海阴交曲泉针。　　又不应时求气海，关元同泻效如神。

小肠气撮痛连脐，速泻阴交莫在迟。　　良久涌泉针取气，此中玄妙少人知。

小儿脱肛患多时，先灸百会次鸠尾。　　久患伤寒肩背痛，但针中渚得其宜。

肩上痛连脐不休，手中三里便须求。　　下针麻重即须泻，得气之时不用留。

腰连膝肿急必大，便于三里攻其隘，　　下针一泻三补之，气上攻噎只管在，

噎不住时气海灸，定泻一时立便瘥。　　补自卯南转针高，泻从卯北莫辞劳，

逼针泻气便须吸，若补随呼气自调。　　左右捻针寻子午，抽针行气自迢迢，

用针补泻分明说，更有搜穷本与标。　　咽喉最急先百会，太冲照海及阴交。

学者潜心宜熟读，席弘治病最名高。

二十一、玉龙赋（明·高武《针灸聚英》）

夫参博以为要，辑简而舍繁，总《玉龙》以成赋，信金针以获安。

原夫卒暴中风，顶门、百会；脚气连延，里、绝、三交。头风鼻渊，上星可用；耳聋腮肿，听会偏高。攒竹、头维，治目疼头痛；乳根、俞府，疗气嗽痰哮。风市、阴市，驱腿脚之乏力；阴陵、阳陵，除膝肿之难熬。二白医痔漏，间使剿疟疾；大敦去疝气，膏肓补虚劳。天井治瘰疬瘾疹，神门治呆痴笑咷。

咳嗽风痰，太渊、列缺宜刺；尪羸喘促，璇玑、气海当知。期门、大敦，能治坚痃疝气；劳宫、大陵，可疗心闷疮痍。心悸虚烦刺三里，时疫疟疾寻后溪。绝骨、三里、阴交，脚气宜此；睛明、太阳、鱼尾，目症凭兹。老者便多，命门兼肾俞而着艾；妇人乳肿，少泽与太阳之可推。身柱蠲嗽，能除膂痛；至阳却疸，善治神疲。长强、承山，灸痔最妙；丰隆、肺俞，痰嗽称奇。风门主伤冒寒邪之嗽，天枢理感患脾泄之危。风池、绝骨，而疗乎伛偻；人中、曲池，可治其痿伛。期门刺伤寒未解，经不再传；鸠尾针癫痫已发，慎其妄施。阴交、水分、三里，蛊胀直刺；商丘、解溪、丘墟，脚痛堪追。尺泽理筋急之不用，腕骨疗手腕之难移。肩脊痛兮，五枢兼于背缝；肘挛痛兮，尺泽合于曲池。风湿传于两肩，肩髃可疗；壅热盛乎三焦，关冲最宜。手臂

红肿,中渚、液门要辨;脾虚黄疸,腕骨、中脘何疑。伤寒无汗,攻复溜宜泻;伤寒有汗,取合谷当随。

欲调饱满之气逆,三里可胜;要起六脉之沉匿,复溜称神。照海、支沟,通大便之秘;内庭、临泣,理小腹之膜。天突、膻中医喘嗽,地仓、颊车疗口喝。迎香攻鼻窒为最,肩井除臂痛如拿。二间治牙疼,中魁理翻胃而即愈;百劳止虚汗,通里疗心惊而即瘥。大小骨空,治眼烂能止冷泪;左右太阳,医目疼善除血翳。心俞、肾俞,治腰肾虚乏之梦遗;人中、委中,除腰脊痛闪之难制。太溪、昆仑、申脉,最疗足肿之迍;涌泉、关元、丰隆,为治尸劳之例。

印堂治其惊搐,神庭理乎头风。大陵、人中频泻,口气全除;带脉、关元多灸,肾败堪攻。腿脚重疼,针髋骨、膝关、膝眼;行步艰楚,刺三里、中封、太冲。取内关于照海,医腹疾之块;搐迎香于鼻内,消眼热之红。肚痛秘结,大陵合外关于支沟;腿风湿痛,居髎兼环跳于委中。上脘、中脘,治九种之心痛;赤带白带,求中极之异同。

又若心虚热壅,少冲明于济夺;目昏血溢,肝俞辨其实虚。当心传之玄要,究手法之疾徐。或值挫闪疼痛之不定,此为难拟定穴之可祛。辑管见以便诵读,幸高明而无哂诸。

二十二、肘后歌(明·高武《针灸聚英》)

头面之疾针至阴,腿脚有疾风府寻。心胸有病少府泻,脐腹有病曲泉针。
肩背诸疾中渚下,腰膝强痛交信凭。胁肋腿叉后溪妙,股膝肿起泻太冲。
阴核发来如升大,百会妙穴真可骇。顶心头痛眼不开,涌泉下针定安泰。
鹤膝肿劳难移步,尺泽能舒筋骨疼。更有一穴曲池妙,根寻源流可调停。
其患若要便安愈,加以风府可用针。更有手臂拘挛急,尺泽刺深去不仁。
腰背若患挛急风,曲池一寸五分攻。五痔原因热血作,承山须下病无踪,
哮喘发来寝不得,丰隆刺入三分深。狂言盗汗如见鬼,惺惺间使便下针。
骨寒髓冷火来烧,灵道妙穴分明记。疟疾寒热真可畏,须知虚实可用意。
间使宜透支沟中,大椎七壮合圣治。连日频频发不休,金门刺深七分是。
疟疾三日得一发,先寒后热无他语。寒多热少取复溜,热多寒少用间使。
或患伤寒热未休,牙关风壅药难投。项强反张目直视,金针用意列缺求。
伤寒四肢厥逆冷,脉气无时仔细寻。神奇妙穴真有之,复溜半寸顺骨行。
四肢回还脉气浮,须晓阴阳倒换求。寒则须补绝骨是,热则绝骨泻无忧。
脉若浮洪当泻解,沉细之时补便瘥。百合伤寒最难医,妙法神针用意推。
口噤眼合药不下,合谷一针效其奇。狐惑伤寒满口疮,须下黄连犀角汤。
虫在脏腑食肌肉,须要神针刺地仓。伤寒腹痛虫寻食,吐蛔乌梅可难攻。
十日九日必定死,中脘回还胃气通。伤寒痞气结胸中,两目昏黄汗不通。
涌泉妙穴三分许,速使周身汗自通。伤寒痞结胁积痛,宜用期门见深功。
当汗不汗合谷泻,自汗发黄复溜凭。飞虎一穴通痞气,祛风引气使安宁。
刚柔二痓最乖张,口噤眼合面红妆。热血流入心肺腑,须要金针刺少商。
中满如何去得根,阴包如刺效如神。不论老幼依法用,须教患者便抬身。
打扑伤损破伤风,先于痛处下针攻。后向承山立作效,甄权留下意无穷。
腰腿疼痛十年春,应针不了便惺惺。大都引气探根本,服药寻方枉费金。
脚膝经年痛不休,内外踝边用意求。穴号昆仑并吕细,应时消散即时瘥。
风痹痿厥如何治?大杼曲泉真是妙。两足两胁满难伸,飞虎神针七分到。
腰软如何去得根,神妙委中立见效。

二十三、通玄指要赋（元·窦默《针经指南》）

必欲治病,莫如用针。巧运神机之妙,工开圣理之深。外取砭针,能蠲邪而扶正;中含水火,善回阳而倒阴。

原夫络别支殊,经交错综。或沟池溪谷以歧异,或山海丘陵而隙共。斯流派以难揆,在条纲而有统。理繁而昧,纵补泻以何功? 法捷而明,曰迎随而得用。

且如行步难移,太冲最奇。人中除脊膂之强痛,神门去心性之呆痴。风伤项急,始求于风府;头晕目眩,要觅于风池。耳闭须听会而治之,眼疼则合谷以推之。胸结身黄,取涌泉而即可;脑昏目赤,泻攒竹以偏宜。若两肘之拘挛,仗曲池而平扫;四肢之懈惰,凭照海以消除。牙齿痛,吕细堪治;头项强,承浆可保。太白宣通于气冲,阴陵开通于水道。腹膨而胀,夺内庭兮休迟;筋转而疼,泻承山而在早。

大抵脚腕痛,昆仑解愈;膝股疼,阴市能医。痫发癫狂兮,凭后溪而疗理;疟生寒热兮,仗间使以扶持。期门罢胸满血膨而可已,劳宫退胃翻心痛亦何疑。

稽夫大敦去七疝之偏坠,王公谓此;三里却五劳之羸瘦,华佗言斯。固知腕骨祛黄,然谷泻肾。行间治膝肿目疾,尺泽去肘疼筋急。目昏不见,二间宜取;鼻塞无闻,迎香可引。肩井除两臂难任,丝竹疗头疼不忍。咳嗽寒痰,列缺堪治;眵䁾冷泪,临位尤准。髋骨将腿痛以祛残,肾俞把腰疼而泻尽。

以见越人治尸厥于维会,随手而苏;文伯泻死胎于阴交,应针而陨。圣人于是察麻与痛兮,实与虚。实则自外而入也,虚则自内而出与! 故济母而裨其不足,夺子而平其有余。观二十七之经络,一一明辨;据四百四之疾证,件件皆除。故得夭枉都无,跻斯民于寿域;几微已判,彰往古之玄书。

抑又闻心胸病,求掌后之大陵;肩背痛,责肘前之三里。冷痹肾败,取足阳明之土;脐连腹痛,泻足少阴之水。脊间心后者,针中渚而立瘥;胁下肋边者,刺阳陵而即止。头项痛,拟后溪以安然;腰脚疼,在委中而已矣。夫用针之士,于此理苟能明焉,收祛邪之功,而在乎捻指。

第三节　子午流注针法、灵龟飞腾八法

一、子午流注针法

子午流注针法,是根据"天人相应"的中医生理病理观以及"因时制宜"的治疗原则,遵循与时间相应的十二脏腑、经脉气血流注、盛衰、开阖的规律,选取四肢肘膝关节以下的井、荥、输、原、经、合 66 个经穴,配合阴阳、五行、天干、地支等概念逐日按时开穴的一种针刺取穴方法。

子午是指时间而言,是中国传统记时法地支中的第 1 和第 7 支,是古代用来记述年、月、日、时的符号。子为夜半,午为日中,代表阴阳对立的两极,子为阳之始,午为阴之始。子午中含有阳极生阴、阴极生阳、阴阳转化、循环不息的意义。流注二字,是将人体的气血循环比喻成水流,有出、流、注、行、入的脉气流注规律。"子午流注"将人体经脉气血循行比拟水流,从子至午,再从午至子,随时间变动,阴阳各经脉气血的盛衰也不同并具有一定规律。这种认识是"人以天地之气生,以四时之法成"的人顺应自然理念的延承。根据不同年、月、日、时的经脉气血盛衰状态的变化,根据阴阳相应、五行相生的原理择时择穴针刺,便形成了"子午流注"这一特殊的取穴法。

子午流注的理论体系溯源于《黄帝内经》，其中天人相应、运气学说等内容为子午流注针法的创制奠定了基础。《难经》《针灸甲乙经》等书明确了五输穴的五行属性，并对十天干的运用做了概括性的阐述。在此基础上，后世医家如南唐何若愚，开始运用子午流注针法，至金元时期如窦默(汉卿)等医家均重视按时治疗。明代诸多医家对子午流注的原理和运用更做了发挥性的阐述，使子午流注针法日趋丰富和成熟。

(一) 子午流注针法的应用基础

1. 干支六十记年法　干，指十天干，支，指十二地支，是中国自夏商时期用于编排历法、记述年、月、日、时的符号。十天干是：甲、乙、丙、丁、戊、己、庚、辛、壬、癸；十二地支是：子、丑、寅、卯、辰、巳、午、未、申、酉、戌、亥。《汉书·食货志》注云："干，犹个也。"故十天干犹如代表 1、2、3、4、5、6、7、8、9、10 十个数字，而十二地支犹如代表 1、2、3、4、5、7、8、9、10、11、12 十二个数字。而且，十干和十二支的名称具有说明事物从萌芽、壮盛，直至衰老的进展变化、反复循环过程的含义。把天干与地支配合起来记述年、月、日、时，便于从中了解六气的变化，如《素问·六微旨大论》中曰："天气始于甲，地气始于子，子甲相合，命曰岁立，谨候其时，气可与期。"

天干起于甲而终于癸，计有十数；地支起于子而终于亥，计有十二数。两者配合，从第一个干支"甲子"轮回一周，天干需要轮六数，地支轮五次，总计 60 次又循环至"甲子"，这就是六十环周法。它是计算年、月、日、时干支的基础。如附表 1。

附表 1　干支配合六十甲子序数表

1 甲子	2 乙丑	3 丙寅	4 丁卯	5 戊辰	6 己巳	7 庚午	8 辛未	9 壬申	10 癸酉
11 甲戌	12 乙亥	13 丙子	14 丁丑	15 戊寅	16 己卯	17 庚辰	18 辛巳	19 壬午	20 癸未
21 甲申	22 乙酉	23 丙戌	24 丁亥	25 戊子	26 己丑	27 庚寅	28 辛卯	29 壬辰	30 癸巳
31 甲午	32 乙未	33 丙申	34 丁酉	35 戊戌	36 己亥	37 庚子	38 辛丑	39 壬寅	40 癸卯
41 甲辰	42 乙巳	43 丙午	44 丁未	45 戊申	46 己酉	47 庚戌	48 辛亥	49 壬子	50 癸丑
51 甲寅	52 乙卯	53 丙辰	54 丁巳	55 戊午	56 己未	57 庚申	58 辛酉	59 壬戌	60 癸亥

2. 干支配五行　干支纪年法与阴阳五行理论结合，据阴阳五行属性划分干支，正如《皇极·内篇》云："十干者，五行有阴阳也。"关于天干配五行，《素问·脏气法时论》说："肝主春……其日甲乙(王冰注：甲乙为木，东方干也)；心主夏……其日丙丁(王冰注：丙丁为火，南方干也)；脾主长夏……其日戊己(王冰注：戊己为土，中央干也)；肺主秋……其日庚辛(王冰注：庚辛为金，西方干也)；肾主冬……其日壬癸(王冰注：壬癸为水，北方干也)。"如此，将干支统一于阴阳五行属性之中。它们的分配是：甲乙寅卯属木配春；丙丁巳午属火配夏；戊己辰戌丑未属土配长夏；庚辛申酉属金配秋；壬癸子亥属水配冬。其歌诀：

　　　　东方甲乙寅卯木，南方丙丁巳午火，西方庚辛申酉金，
　　　　北方壬癸亥子水，辰戌丑未旺四季，戊己中央皆属土。

干支配四季、五行如附表 2。

附表 2　干支配四季、五行表

天干	甲	乙	丙	丁	戊		己		庚	辛	壬	癸
地支	寅	卯	巳	午	辰	未	戌	丑	申	酉	亥	子
四季	春		夏		长夏				秋		冬	
五行	木		火		土				金		水	

3. 干支配阴阳 干支配阴阳,是依据其奇偶之序划分,奇数为阳、偶数为阴。因十干的次第,甲、丙、戊、庚、壬分别为1、3、5、7、9,奇数也,为阳干;乙、丁、己、辛、癸分别为2、4、6、8、10,偶数也,为阴干。地支中的子、寅、辰、午、申、戌为阳支,丑、卯、巳、未、酉、亥为阴支。在干支配合上,又是阴与阴配,阳与阳合。见附表3。

附表3 干支配阴阳表

代数	1	2	3	4	5	6	7	8	9	10	11	12
天干	甲	乙	丙	丁	戊	己	庚	辛	壬	癸	甲	乙
地支	子	丑	寅	卯	辰	巳	午	未	申	酉	戌	亥
阴阳	阳	阴	阳	阴	阳	阴	阳	阴	阳	阴	阳	阴

4. 干支配脏腑经脉 天干与脏腑经脉的配合:应用子午流注针法的纳干法时,需按日时干支"按日起时,循经寻穴",故要掌握天干与脏腑、经脉的配合,这就是"十二经纳天干法"。其配属可参看以下歌诀和附表4。

甲胆乙肝丙小肠,丁心戊胃己脾乡,庚属大肠辛属肺,壬属膀胱癸肾脏。

三焦阳腑须归丙,包络从阴丁火旁,阳干宜纳阳之腑,脏配阴干理自当。

附表4 十二经纳天干表

天干	甲	乙	丙	丁	戊	己	庚	辛	壬	癸
经脉	胆	肝	小肠 三焦	心 心包	胃	脾	大肠	肺	膀胱	肾

地支与脏腑经脉的配合:应用子午流注针法的纳支法时,需按一天中的十二地支时辰为主,以十二时辰配十二经脉来取穴。其经脉气血的循行流注次序按《灵枢·营气》《灵枢·经脉》的次序排列,从肺经开始,依次与寅、卯……子时相配,周而复始。如《灵枢·营气》中说:"谷入于胃,乃传之肺,流溢于中,布散于外,精专者行于经隧,常营无已,终而复始,是谓天地之纪。故气从太阴出注手阳明,上行注足阳明……复出太阴。此营气之所行也,逆顺之常也。"《针灸大成》所载十二支与脏腑经脉配合的歌诀如下,并可参看附表5。

肺寅大卯胃辰宫,脾巳心午小未中。申膀酉肾心包戌,亥焦子胆丑肝通。

附表5 十二经脉营气流注及分配地支表

时间	23:00 — 1:00	1:00 — 3:00	3:00 — 5:00	5:00 — 7:00	7:00 — 9:00	9:00 — 11:00	11:00 — 13:00	13:00 — 15:00	15:00 — 17:00	17:00 — 19:00	19:00 — 21:00	21:00 — 23:00
地支	子	丑	寅	卯	辰	巳	午	未	申	酉	戌	亥
经脉	胆	肝	肺	大肠	胃	脾	心	小肠	膀胱	肾	心包	三焦

5. 五输穴配阴阳五行 子午流注针法所用经穴为五输穴。五输穴是指十二经脉分布在肘膝关节以下的井穴、荥穴、输(原)穴、经穴、合穴5个特定穴,出自《灵枢·九针十二原》《灵枢·本输》《灵枢·根结》等篇,代表了十二经脉在四肢远端的气血流注规律。它们是经气出入、气血周流、阴阳交会的重要处所,故也是临床治疗各种疾病常用而有效的针灸部位,所以历代医家都特别重视。《标幽赋》中说:"一日取六十六穴之法,方见幽微;一时取一十二经之原,始知要妙。"六十六穴即指十二经脉五输穴与原穴。廖润鸿认为:"周身三百六十六,统于六十六穴。"可见五输穴为历代医家重视。子午流注针法的取穴,就是运

笔记栏

用五输穴配合天干、地支,根据针刺日、时的经脉气血流注的盛衰来按时开穴。掌握五输穴的阴阳五行属性,是应用子午流注针法的基础。现将十二经的五输穴与五行配合关系列表如附表6。

附表6 五输穴与脏腑、阴阳、五行的分配

阴经五输穴						阳经六输穴						
穴名 经别	井 (木)	荥 (火)	输 (土)	经 (金)	合 (水)	穴名 经别	井 (金)	荥 (水)	输 (木)	原	经 (火)	合 (土)
肝(木)	大敦	行间	太冲	中封	曲泉	胆(木)	窍阴	侠溪	临泣	丘墟	阳辅	阳陵泉
心(火)	少冲	少府	神门	灵道	少海	小肠(火)	少泽	前谷	后溪	腕骨	阳谷	小海
脾(土)	隐白	大都	太白	商丘	阴陵泉	胃(土)	厉兑	内庭	陷谷	冲阳	解溪	三里
肺(金)	少商	鱼际	太渊	经渠	尺泽	大肠(金)	商阳	二间	三间	合谷	阳溪	曲池
肾(水)	涌泉	然谷	太溪	复溜	阴谷	膀胱(水)	至阴	通谷	束骨	京骨	昆仑	委中
心包(君火)	中冲	劳宫	大陵	间使	曲泽	三焦(相火)	关冲	液门	中渚	阳池	支沟	天井

6. 年、月、日、时干支推算法 子午流注是按时开穴针刺,其"按时"即指按患者就诊时间的日时干支找出对应的经脉及穴位。这就需要掌握年、月、日、时的干支,特别是日、时干支更为重要。

(1)年干支的推算法:推算年干支,只要掌握六十环周法,按其次序顺推即得。如1984年为甲子年,则1985年为甲子的下一个干支,为乙丑年,2000年为庚辰年,以此类推。

如果不知道过去任何一年的干支,则可以用欲求年份的公元年数减3(因为公元4年正是甲子年),所得余数再除以60花甲周期之数,所得余数就是所求年干支的代数,按次序推算或查看六十甲子序数表即可得到该年的干支。如推算2000年的干支,即(2000-3)/60=33,余17,按六十环周顺推,可知为"庚辰"。如果余数等于0,则干支序数加上60。例如:求公元1983年的干支纪年:(1983-3)/60=33,余0,则0+60=60(干支序数),查表为癸亥年。

另一种算法原理与此相同,以公元数减3,再分别除以天干的周期数10、地支的周期数12,所得余数即分别为该年的天干和地支数。如(2000-3)/10=199,余7,7代表天干的"庚",(2000-3)/12=166,余5,5代表地支的"辰",即2000年为"庚辰"年。

以上算法适用于公元4年以后的任何一年。

(2)月干支的推算法:月干支的地支为一月为寅月,五月为午月,十一月为子月,是固定不变的。月的天干的推算是在年上起月,即逢甲、己年,它的一月的干支为丙寅;逢乙、庚年,它的一月的干支为戊寅;逢丙、辛年,它的一月的干支为庚寅;逢丁、壬年,它的一月的干支为壬寅;逢戊、癸年,它的一月的干支为甲寅。其他月份的干支顺推即可。可记忆以下歌诀推算月干支。

甲己之年丙作首,乙庚之年戊为头,丙辛之岁庚寅上,
丁壬壬寅顺行流,若言戊癸何方起,甲寅之上去寻求。

(3)日干支的推算法:因为农历的大小月和闰月不固定,在月上起日的推算较为复杂。现多用阳历计算农历日干支。

日干 =(元旦天干序数)+(所求日数)+(各月天干加减数,闰年三月后加1)/10= 商……余数(日干序数)

日支 =(元旦地支序数)+(所求日数)+(各月地支加减数,闰年三月后加1)/12= 商……余数(日支序数)

笔记栏

各月的加减数归纳为以下歌诀,供参考。

一五双减一,二六加零六;三减二加十,四减一加五;

七零九加二,八加一七走;十上加二八,冬三腊三九;

闰从三月起,余数均加一。

2008—2043 年的元旦干支数见附表 7。月份加减数见附表 8。

附表 7　2008—2043 年的元旦干支表

闰年		平年					
年份	元旦干支	年份	元旦干支	年份	元旦干支	年份	元旦干支
2008	庚子	2009	丙午	2010	辛亥	2011	丙辰
2012	辛酉	2013	丁卯	2014	壬申	2015	丁丑
2016	壬午	2017	戊子	2018	癸巳	2019	戊戌
2020	癸卯	2021	乙酉	2022	甲寅	2023	己未
2024	乙丑	2025	庚午	2026	乙亥	2027	庚辰
2028	乙酉	2029	辛卯	2030	丙申	2031	辛丑
2032	丙午	2033	壬子	2034	丁巳	2035	壬戌
2036	丁卯	2037	癸酉	2038	戊寅	2039	癸未
2040	戊子	2041	甲午	2042	己亥	2043	甲辰

附表 8　各月干支加减数表

月份	一月	二月	三月	四月	五月	六月	七月	八月	九月	十月	十一月	十二月
天干	-1	+0	-2	-1	-1	+0	+0	+1	+2	+2	+3	+3
地支	-1	+6	+10	+5	-1	+6	+0	+7	+2	+8	+3	+9

例 1:求 2011 年 6 月 10 日干支。套用上述公式:

日干 =3(元旦天干序数)+10(所求日数)+0(各月天干加减数)/10=1,余 3(日干序数),即日干为丙。

日支 =5(元旦地支序数)+10(所求日数)+6(各月天干加减数)/12=1,余 9(日支序数),即日支为申。

即 2011 年 6 月 10 日为丙申日。

例 2:求闰年 2012 年 4 月 4 日干支。套用上述公式:

日干 =8(元旦天干序数)+4(所求日数)+(-1)+1(各月天干加减数,闰年三月后加 1)/10=1,余 2(日干序数),即日干为乙。

日支 =10(元旦地支序数)+4(所求日数)+5+1(各月天干加减数,闰年三月后加 1)/12=1,余 8(日支序数),即日支为未。

即 2012 年 4 月 4 日为乙未日。

(4)时干支的推算法:子午流注、灵龟八法都是从日干支、时干支上开穴,因此必须推算出时干支。时干支为日上起时,时辰地支固定不变,因此时辰干支只需求出时辰天干即可。方法为:根据求出的某日天干推算具体时辰天干。具体为:甲日与己日的十二时辰,都是从

笔记栏

甲子开始,乙日、庚日从丙子开始,丙日、辛日从戊子开始,丁日、壬日从庚子开始,戊日、癸日从壬子开始。歌诀如下。

甲己还生甲,乙庚丙作初,丙辛起戊子,

丁壬庚字头,戊癸起壬子,周而复始求。

例:求2012年4月4日上午8点的时干支。因该日日干支为乙未,故子时的干支为丙子,上午8点为辰时,由此推知8点的干支为庚辰时。

(二)子午流注针法的运用

子午流注针法的运用分为两种,一为按天干开穴,称为纳干法;一为按地支开穴,称为纳支法,后者又称为广义的流注法。现分述如下。

1. 纳支法　纳支法取穴的推算较纳干法简易。此法以一天十二时辰的地支顺序配合相应的经脉流注顺序,选取相应经脉的穴位治疗疾病。并运用五输穴的五行关系,通过补母泻子理论选取相应五输穴进行补泻。

(1)按时循经取穴:以一天分为十二时辰,每一时辰分配一经,即寅时合肺经,卯时合大肠经,辰时合胃经……当某经发生病变时,在相应时辰取穴针刺。如肺经病变在寅时针刺,胃经病变在辰时针刺。以此类推。

(2)补母泻子取穴:是根据脏腑配合时辰,结合各经症状的虚实,通过十二经的井荥输经合的五行关系,按"虚则补其母,实则泻其子"的原则取穴。

如治疗肺经实证,症见胸胀喘满、胸痛、咳嗽等,可在寅时取肺经合穴尺泽,用泻法,这是因为寅时乃肺经气血旺盛之时,肺在五行属金,肺经合穴属水,金能生水,为本经子穴,故按"实则泻其子"的原则,取其合穴尺泽以泻肺经实邪。其他各经实证,均依此类推。

如治疗肺经虚证,症见咳喘无力、畏寒肢冷、面色苍白、气弱脉微等,可在卯时取肺经的输穴太渊,用补法,因为卯时肺经气血已流注至大肠经,气血方衰,肺经输穴属土,土能生金,为本经母穴,故按"虚则补其母"的原则,取其输穴太渊以补肺经虚损。其他各经虚证,均依此类推。

如遇补泻时间已过,或不虚不实的症状,亦可取与本经同一五行属性的五输穴(本穴)、原穴,如肺经疾病,可取经渠;大肠经疾病,可取合谷;脾经疾病,可取太白等。补母泻子取穴法见附表9。

附表9　纳支法补母泻子取穴表

经脉	补		泻		补泻时辰已过	
	腧穴	时辰	腧穴	时辰	本穴	原穴
肺(金)	太渊(土)	卯	尺泽(水)	寅	经渠(金)	太渊
大肠(金)	曲池(土)	辰	二间(水)	卯	商阳(金)	合谷
胃(土)	解溪(火)	巳	厉兑(金)	辰	足三里(土)	冲阳
脾(土)	大都(火)	午	商丘(金)	巳	太白(土)	太白
心(火)	少冲(木)	未	神门(土)	午	少府(火)	神门
小肠(火)	后溪(木)	申	小海(土)	未	阳谷(火)	腕骨
膀胱(水)	至阴(金)	酉	束骨(木)	申	通谷(水)	京骨
肾(水)	复溜(金)	戌	涌泉(木)	酉	阴谷(水)	太溪

续表

经脉	补		泻		补泻时辰已过	
	腧穴	时辰	腧穴	时辰	本穴	原穴
心包(相火)	中冲(木)	亥	大陵(土)	戌	劳宫(火)	大陵
三焦(相火)	中渚(木)	子	天井(土)	亥	支沟(火)	阳池
胆(木)	侠溪(水)	丑	阳辅(火)	子	临泣(木)	丘墟
肝(木)	曲泉(水)	寅	行间(火)	丑	大敦(木)	太冲

2. 纳干法　纳干法是临床常用的一种子午流注开穴方法。运用此法,首先需要推算出患者就诊的日、时干支,然后结合十二经脉的流行和五输穴五行相生的规律顺次开穴,《医学入门》谓之"按日起时,循经寻穴,时上有穴,穴上有时"。

(1)按时开穴:按时开井穴的取穴规律是根据日、时的干支,阳日阳时开阳经之穴,阴日阴时开阴经之穴,本着阳进阴退的规律循环。阳进阴退是推算次日开井穴的干支时辰的方法,阳进指天干为阳主进,即从甲→乙→丙……阴退指地支为阴主退,即戌…> 酉…> 申…>……如甲日甲戌时开取足少阳胆经井穴足窍阴,要推算次日(乙日)开井穴的时间,根据阳进阴退的原则,则天干从甲进为乙,地支从戌退为酉,则次日(乙日)开足厥阴肝经井穴大敦的时辰是乙酉时,余皆类推。

要注意的是,至癸日开足少阴肾经的井穴涌泉时,则不按"阴退"的原则在癸丑时开穴,而应在癸亥时开井穴。这是因为每经值日 11 时,10 日共 110 时,比 10 天的时辰 120 时相差 10 时,故最后交至癸日,就空余 10 个时辰,因此癸日肾经井穴的开穴时间不能起于癸丑,应提前 10 个时辰,于癸亥时开井穴涌泉。开井穴时辰见附表 10。

附表 10　纳甲法按时开井穴表

日干	甲	乙	丙	丁	戊	己	庚	辛	壬	癸
时辰	甲→ 戌…>	乙→ 酉…>	丙→ 申…>	丁→ 未…>	戊→ 午…>	己→ 巳…>	庚→ 辰…>	辛→ 卯…>	壬→ 寅…>	癸 亥
经脉	胆	肝	小肠	心	胃	脾	大肠	肺	膀胱	肾
井穴	窍阴	大敦	少泽	少冲	厉兑	隐白	商阳	少商	至阴	涌泉

(2)经生经、穴生穴开五输穴:在开井穴之后,以下时辰中的开穴则按照经生经、穴生穴的原则开穴。如甲日为胆经主气,应在甲戌时开胆经的井穴窍阴。据阳日阳时开阳经之穴的原则,甲戌的下一个阳时为丙子时,其开穴则应按经生经、穴生穴原则,取胆木的子经小肠火(木生火,为经生经)的荥穴前谷(阳经井穴五行属金,荥穴属水,金生水,为穴生穴);丙子时的下一个阳时为戊寅时,则应开胃经(火生土)的输穴陷谷穴(水生木);戊寅的下一个阳时为庚辰,开大肠经(土生金)的经穴阳溪(木生火);庚辰的下一个阳时为壬午,开膀胱经(金生水)的合穴委中(火生土);最后一个阳时是甲申,甲日两次见到甲时叫"日干重见",这是因为天干有十数,地支有十二数,十天干配合十二地支组成时辰干支,起于甲必重见于甲,起于乙必重见于乙,其他天干无不如此。逢"日干重见"之时,五输穴已开过,则按阳经"气纳三焦"以及"他生我"的原则,开三焦经的五输穴荥水液门。如阴日逢"日干重见",则按阴经"血归包络"以及"我生他"的原则取穴。以甲乙两日为例,其开穴时辰及穴位如附表 11、附表 12,其余以此类推。

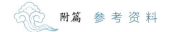

附表 11　甲日开穴表

阳时	阳经	五输穴					
		井(金)	荥(水)	输(木)	原	经(火)	合(土)
甲	胆	窍阴(甲戌)			丘墟(戊寅)		
丙	小肠		前谷(丙子)				
戊	胃			陷谷(戊寅)			
庚	大肠					阳溪(庚辰)	
壬	膀胱						委中(壬午)
甲(气纳)	三焦			液门(甲申)			

附表 12　乙日开穴表

阴时	阴经	五输穴					
		井(木)	荥(火)	输(土)	原	经(金)	合(水)
乙	肝	大敦(乙酉)			太冲(己丑)		
丁	心		少府(丁亥)				
己	脾			太白(己丑)			
辛	肺					经渠(辛卯)	
癸	肾						阴谷(癸巳)
乙(血归)	心包			劳宫(乙未)			

（3）"返本还原"开原穴：运用纳甲法经穴相生顺序开穴，当开到的穴位是"输"穴时，同时开值日经的原穴，即返本还原开穴。本，指的是本日的值日经，原指的是值日经的原穴。如甲日胆经值日，当穴位开到足阳明胃经"输"穴陷谷时，应同时开胆经原穴丘墟。若为阴经，则以"输"穴代之。

为便于迅速推算纳甲法逐日按时开穴，可参考徐凤《针灸大全》所载的《子午流注逐日按时定穴歌》。

（4）合日互用，增加开穴：合日互用又称"夫妻互用"。《医学入门》指出："阳日阳时已过，阳日阴时已过，遇有急疾奈何？曰：夫妻、母子互用，必适其病为贵耳。妻闭则针其夫，夫闭则针其妻，子闭针其母，母闭针其子，必穴与病相宜，乃可针也。"因子午流注纳甲法每天只有六个时辰可以开穴，其余六个时辰无穴可开，为扩大流注针法的使用范围，可按天干逢五相合的原则，即甲与己合，乙与庚合，丙与辛合，丁与壬合，戊与癸合的规律，在甲日的阴时开取己日的经穴，反之在己日的阳时开取甲日的经穴，余此类推。如甲日乙亥时无穴可开，即可借用己日乙亥时所开穴中封，余此类推。依此方法，仍然剩余 12 个时辰无穴可开，称为"闭穴"，可根据五行化生的规律，逢甲寅开侠溪，逢甲午开临泣，逢乙巳开太冲，逢丙辰开后溪，逢己未开商丘，逢庚午开阳溪，逢辛巳开经渠，逢辛酉开尺泽，逢壬辰开昆仑，逢壬申开委中，逢癸卯开然谷，逢癸未开太溪。此即合日互用方法，从而扩大了流注取穴的范围。

临床运用子午流注取穴法，不能墨守成规，机械开穴，而应在逐日开穴的基础上，结合病情症状以及腧穴主治功能，灵活运用，这样才能更好发挥子午流注的效能，增强针灸疗效。临床在应用子午流注针法时，经常与常用辨证施治取穴法共同应用，增加治疗效果。还可在不影响病情的情况下，采用"定时治疗"的方法，约定针刺时间。另外，配合应用表里两经共用、原络配穴等方法以及根据正虚邪实的病机采用适当的针刺补泻手法,从而更好地调整经脉气血,以提高针治疗效。

二、灵龟飞腾八法

与子午流注一样,灵龟八法与飞腾八法也是中国古代按时针刺的重要内容,是以经络学说为基础,结合古代哲学、天文、历法等知识,根据不同的时间选取不同穴位的治疗方法。

(一) 灵龟八法

灵龟八法又称"奇经纳甲法""奇经纳卦法",它是运用古代哲学的九宫八卦学说,结合人体奇经八脉气血的会合,选取与奇经八脉相通的八个经穴,按照日时干支推演数字变化,采用相加、相除的方法,按时取穴的一种针刺法。

1. 灵龟八法应用基础

(1)九宫八卦:古人将阴(用"- -"代表)阳(用"—"代表)的符号变化组成八种形式,叫作八卦,每一卦形代表一定的事物,即乾代表天,坤代表地,坎代表水,离代表火,震代表雷,艮代表山,巽代表风,兑代表泽。将八卦与空间方位即东南西北、东南东北、西南西北、中央相配,即成九宫。九宫又与数字相合,即"戴九履一,左三右七,二四为肩,六八为足,五十居中,寄于坤局"。每宫再配上一条奇经及其交会的穴位,就形成八脉交会穴与九宫八卦的对应关系,即"坎一联申脉,照海坤二五,震三属外关,巽四临泣数,乾六是公孙,兑七后溪府,艮八系内关,离九列缺主"。参看附图1。

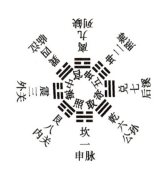

附图1 九宫图

(2)逐日干支代数:逐日干支代数是根据五行生成数和干支顺序的阴阳定出的,它是演算灵龟八法穴位的基本数字(附表13)。推算歌诀:

甲己辰戌丑未十,乙庚申酉九为期,丁壬寅卯八成数,
戊癸巳午七相宜,丙辛亥子亦七数,逐日干支即得知。

附表13 八法逐日干支代数表

代数	10	9	8	7
天干	甲 己	乙 庚	丁 壬	戊丙 癸辛
地支	辰戌 丑未	申 酉	寅 卯	巳亥 午子

(3)临时干支代数:在灵龟八法中,每日每个时辰的干支亦各有一个代数,也是推演八法必须掌握的内容(附表14)。推算歌诀:

甲己子午九宜用,乙庚丑未八无疑,丙辛寅申七作数,丁壬卯酉六须知,
戊癸辰戌各有五,巳亥单加四共齐,阳日除九阴除六,不及零余穴下推。

附表14 八法临时干支代数表

代数	9	8	7	6	5	4
天干	甲己	乙庚	丙辛	丁壬	戊癸	己亥
地支	子午	丑未	寅申	卯酉	辰戌	

2. 灵龟八法应用方法　运用灵龟八法,是将八法逐日、临时的干支代数共同相加,以四个数字的和按照阳日除以九、阴日除以六的原则,求得余数;余数即为九宫数,然后根据九宫数与八脉交会穴的对应关系开取相应穴位。

如求甲子日甲子时所开穴位:八法逐日干支代数,甲为十,子为七;八法临时干支代数,甲为九,子亦为九。四数相加的总和为35,甲子日属阳,故除以九,所得余数为八。八对应的八脉交会穴是内关。即甲子日甲子时应开内关穴。另外,也可按照内关、公孙八脉交会穴配伍方式,同时开取内关、公孙穴。

(二)飞腾八法

飞腾八法又称"奇经纳干法",是以天干为主,按时开取八脉交会穴的方法。与灵龟八法略有不同的是,飞腾八法不论日干支和时干支,均以时干支的天干为主,取用天干所对应的八脉交会穴进行治疗。

1. 飞腾八法应用基础　飞腾八法的应用基础是知晓天干与八脉交会穴、八卦的对应关系(附表15)。歌诀是:

壬甲公孙即是乾,丙居艮上内关然,戊为临泣生坎水,庚属外关震相连,
辛上后溪装巽卦,乙癸申脉到坤传,己土列缺南离上,丁居照海兑金全。

附表15　天干八穴八卦配合表

时辰	壬甲	丙	戊	庚	辛	乙癸	己	丁
八卦	乾	艮	坎	震	巽	坤	离	兑
腧穴	公孙	内关	临泣	外关	后溪	申脉	列缺	照海

2. 飞腾八法应用方法　飞腾八法的应用方法是,只要推算出某时的天干,即可选取与天干所对应的八脉交会穴进行针灸治疗。另外,也可按照八脉交会穴配穴配伍方式,同时开取两穴配合治疗。

第四节　针灸现代研究概况

目前针灸现代研究主要体现在文献、临床、开发、标准化以及实验研究等方面,并分别取得了一定进展。

一、针灸文献研究

1. 古代文献研究　针灸古典文献研究主要集中在归类整理、鉴别真伪、理清渊源、探索新的传播途径、发掘新的文献价值等方面。通过对经络、穴位、刺法灸法、针灸治疗等古典文献的梳理,目前出版了针灸学术专著《中国针灸经络通鉴》《中国针灸穴位通鉴》《中国针灸刺灸法通鉴》《中国针灸证治通鉴》《中国针灸史图鉴》《中国针灸学术史大纲》《经脉理论还原与重构大纲》《中国古典针灸学大纲》等。针灸古典文献浩如烟海,《现存针灸医籍》一书共收录清以前针灸文献129种,其中针灸专书99种,综合性医书所载针灸专篇者30种。《针灸名著集成》则通过研究指出,古典针灸文献存在伪书、伪本,需考镜源流,鉴别真伪。《针灸古典聚珍》全书30卷,从海内外现存数百种针灸古籍中精选出57种,进行系统整理校读,以影印和排印结合对照的方式出版,该书纵论针灸文献的发生积累过程,分析诸家学说的演进变迁,是一部完整的针灸学术发展史。《针灸典籍考》全书收录清以前(包括

清代)针灸医籍 66 种,将每一书置于整个针灸学术发展的大背景下考察其学术源流。近年来,学者还对明代医家杨珣编著的《针灸集书》进行了初步研究,该书目前唯一的"孤本"藏于日本国立公文书馆(内阁文库《针灸集书》抄本)。该书汇集了明代以前诸多针灸著作,并保存了一些已经亡佚的针灸文献,如"针法歌""行针补泻法""论针气法"及《小易赋》等,具有较高的文献价值、学术价值和版本价值。另外,针灸古典文献的研究已经结合运用现代计算机信息技术、数据挖掘等技术,制作成多媒体、光盘、数据库等多种新兴形式,为针灸古典文献的储存和传播起到了良好的作用。在人工智能时代,古籍数字化将越来越体现出专业化、精细化和规模化的特点。

2. 现代文献研究　现代文献研究主要包括两方面内容,一是采用循证医学方法对针灸现代文献进行挖掘和系统评价,二是对文献挖掘分析的结果进行再利用。

2009 年出版的《针灸数据挖掘与临床决策》是一部指导如何挖掘利用针灸文献的专著,同时运用现代计算机信息技术、数据挖掘等技术开发的软件系统"针灸数据挖掘系统"亦投入使用,相关研究对现代文献的开发运用提供了方法学的指导。

对针灸文献的挖掘其中已经完成的针灸治疗中风、抑郁、癫痫、精神分裂症、原发性头痛、偏头痛、肩痛、术后恶心、呕吐、放化疗后呕吐、经前综合征、失眠、哮喘、类风湿关节炎、骨关节炎、慢性便秘、肠易激综合征、小儿遗尿、下腰背痛、可卡因依赖、阿片依赖、戒烟、网球肘、血管性痴呆、贝尔面瘫、腕管综合征、颈部疾患、慢性乙型肝炎病毒感染、慢性盆腔疼痛综合征、急性眼睑炎、纤维肌痛以及子宫内膜异位症疼痛等的循证医学系统评价已经被 Cochrane 图书馆收录。

对针灸文献的利用主要是在针灸适宜病症研究中,方法学上会涉及循证医学方法、医学文献检索和电子文献流程。其中会大量用到针灸文献的研究方法,包括古代文献研究、现代文献研究、国外针灸文献研究等。其中,基于现代文献的针灸适宜病症研究是大规模的回顾性研究,包括针灸适宜病症现代文献全文库、现代针灸适宜病症数据库两大部分。质量控制主要包括研究人员资质培训、文献流程序化控制、数据库质量监控三大部分。

3. 针灸理论研究　近年来,对于针灸理论的研究进展总结起来,主要包括创新针灸理论的研究方法、解读经典理论的科学内涵、全面整合针灸古典文献与资源等方面。2014 年出版的《针灸学基本概念术语通典(上下册)》是对针灸传统理论概念术语、古代相关文献的首次系统整理。该书共选入术语 589 个,每个术语条目包括出处、文献精选、析要和释义 4 项,提供系统文献资料、综合分析及古今解释。2015 年出版的《系统针灸学——复兴"体表医学"》,从生物本能的角度,从系统生理学、系统生物学和系统生物医学的高度阐述针灸的科学基础。以上研究都从不同角度丰富、完善和发展了针灸传统理论。2018 年出版的《针灸影像学》全面介绍了影像学技术在针灸科研及临床的广泛应用,展示了脑功能成像技术在针灸机制研究中应用的新成果。

4. 针灸科普研究　针灸科普是文化传播的重要方式,近年相继出版了如《黄龙祥看针灸》《针灸图说》《针灸史话》《缘术入道——开启古典针灸之门》《针灸入门九讲》等多部高水平的针灸科普著作,促进了针灸知识的普及与大众的认同,也促进了针灸学科的跨学科传播。

二、针灸临床研究

1. 针灸临床适应病谱　针灸临床适应证广泛,1979 年 WHO 向全世界推荐使用针灸疗法治疗 43 种病证;1996 年 WHO 意大利米兰会议通过的针灸适应病证有 64 种;2002 年 WHO "针灸临床研究报告的回顾与分析",将针灸适应证更新为 4 类 107 种疾病。近年来,我国学者在针灸适宜病证研究方面取得了新的进展,2002年天津中医药大学对现代针灸临床病谱进行了初步探讨,通过参考国内外现代针灸名家的著作,提出了针灸疾病谱的4级划分概念。随着研究的进一步深入,目前对于"针灸病谱"的科学内涵的认识已经达成一致,多采用专著《现代针灸病谱》中指出的"针灸疾病谱是指针灸疗法适宜的病症范围,即采用针灸治疗可达到治愈、临床治愈或缓解症状、或改善生活质量的病症"。通常所说的4级划分,即Ⅰ级病谱、Ⅱ级病谱、Ⅲ级病谱和Ⅳ级病谱。所谓Ⅰ级病谱指可以独立采用针灸治疗并可获得治愈或临床治愈的疾病。Ⅱ级病谱指以针灸治疗为主,对其主要症状和体征能产生较好治疗作用的疾病。Ⅲ级病谱指针灸治疗对于疾病本质缺乏确切的实质性意义,而只能对其所派生的部分症状起到缓解的疾病。Ⅳ级病谱指针灸疗效不确切或其治疗已有明确的高效手段,很少再用针灸治疗的疾病。后来也有学者认为第Ⅳ级对研究意义不大,提出了3级病谱。

国内针灸病谱肯定了针灸能够治疗414类疾病。其中72种具有较好疗效;国外针灸病谱研究涉及16个系统130种病证,其中文献一致认为有效者116种,大部分认为有效者16种。国内外针灸病谱研究从总体上肯定了针灸疾病谱的多样性,说明针灸作用广泛且疗效显著。基于针灸明确的疗效,研究更从侧面展示了国内外针灸发展态势良好,前景广阔。针灸病谱研究凸显针灸对于功能性疾病和疼痛症状改善的优势,揭示了针灸治疗疾病涵盖多系统、多器官。按照疾病系统分类的针灸病谱研究主要包括神经系统疾病、肌肉骨骼系统和结缔组织疾病、消化系统疾病、精神和行为障碍疾病、眼和附器疾病、皮肤病。按照具体病证分类,研究主要集中于带状疱疹、功能性消化不良这两类代表性针灸优势病种。按照针灸病谱3级分类法纵观各研究结果,可预见目前针灸病谱研究的趋势为从系统向单一优势病种的过渡与整合。而归纳各报道中Ⅰ级针灸病谱可见针灸病谱在多样性之外存在一定的共性,即Ⅰ级病谱多为慢性功能性的疾患,例如功能性消化不良、带状疱疹、肠易激综合征、胃肠功能紊乱、肩周炎、颈椎病、睡眠障碍、痤疮(囊肿型)、慢性荨麻疹、神经性皮炎(局限性)等,或者单一症状,如疼痛、瘙痒等,说明针灸对于功能性疾病以及改善某些特定症状的临床疗效优势显著。而器质性病变则多为针灸的Ⅱ、Ⅲ级病谱。2016年,中国中医科学院研究团队采用临床试验证明了电针能有效治疗严重功能性便秘,研究论文《针刺治疗慢性严重功能性便秘的随机对照试验》发表在《内科学年鉴》上。2017年,该团队在《美国医学会杂志》上发表《电针对女性压力性尿失禁漏尿量疗效的随机临床试验》论文,证实针刺能有效控制女性压力性尿失禁,正式将针灸临床疗效评价体系的雏形推向世界;2020年,其最新研究成果《电针与普芦卡必利治疗严重慢性便秘:一项多中心、随机、对照、非劣效性试验》在线发表于《美国胃肠病学杂志》,在前述研究基础上,此次研究将电针与阳性药物普芦卡必利进行对照,通过非劣效性研究的试验设计,进一步明确了电针治疗严重慢性便秘的临床及后效应优势。

在针灸治疗疑难疾病方面,中国中医科学院首创"调经促孕十三针",发挥了针灸在辅助生殖中的优势,形成了"调整促孕十三针临床、科研协作体系",世界针灸学会联合会和中国针灸学会挂牌13家规范化和标准化的卵巢早衰专家工作室。

2. 针灸临床穴位主治、配伍研究 自北宋以来,针灸的"国家标准"一直未经修订,经穴功能主治异常混杂、错乱。国家中医药管理局2003年设立《中华人民共和国针灸穴典》专项研究项目,该研究对腧穴功能主治进行了临床示范性研究,探索了针灸临床研究新思路,同时编撰出台了一部国家标准的针灸穴典。历代医家对腧穴配伍可提高针灸的临床疗效早有共识,提出了许多配伍方法,然而腧穴配伍疗效是否优于单穴尚无科学依据,不同腧穴配伍效应差异的评价体系和腧穴优选方案缺乏,影响腧穴配伍效应的关键因素也尚未阐明。因此,国家重点基础研究发展计划(973 计划)项目"腧穴配伍方案优选及效应影响因素研究",围绕单穴与腧穴配伍是否存在效应差异、影响腧穴配伍效应的因素、腧穴配伍如何优选等重大科学问题,建立了原发性失眠、糖尿病性胃轻瘫的针灸腧穴数据库及配伍规律谱,系统阐明了腧穴配伍效应的影响因素,建立了科学合理的评价方法,形成腧穴配伍的优选方案,为指导针灸临床实践提供理论依据。

3. 经穴效应特异性研究 "经穴特异性是否存在"是目前国内外针灸研究领域共同关注的焦点,2011 年美国针灸协会发表的白皮书也将该问题列为针灸研究中具有挑战性的研究命题之一。成都中医药大学团队,在"973 计划"连续两期项目"基于临床的经穴特异性基础研究"和"经穴效应循经特异性规律及关键影响因素基础研究"的支持下,围绕经穴特异性规律及其生物学机制开展研究,取得了一系列重要的研究成果。通过研究针灸治疗急性偏头痛的即刻效应,客观表明了经穴与非经非穴效应存在显著差异,证明了经穴效应特异性的存在。该研究成果得到英国国家医疗服务体系(NHS)的认可,并作为针刺治疗急性期偏头痛的高质量证据收录。另外,该研究团队还首次发现了与功能性消化不良患者病情相关的核心脑区,并证明这也是针刺治疗功能性消化不良作用的靶点脑区。研究团队在《加拿大医学协会杂志》(Canadian Medical Association Journal)、《头痛》(Headache)等杂志上发表了系列论文,为针灸在治疗急性偏头痛等方面的应用提供了循证证据。

2014 年出版的《经穴特异性研究与应用》,基于临床的经穴效应特异性基础研究,从"经穴特异性的理论研究""经穴特异性研究实践""经穴特异性的临床运用"三大部分,总结历年经穴特异性研究成果,科学诠释和准确把握经穴效应特异性基本规律及影响因素,有利于创新针灸理论,指导针灸临床实践和提高临床疗效。

另有研究也提出了穴位敏化学说:穴位具有功能可塑性,疾病状态下穴位呈现敏化状态,其位置是动态的,面积明显增大,临床有规律可循。疾病通过在相关的敏化穴位局部形成"穴位敏化池",呈现出神经肽 - 肥大细胞 - 致敏物质释放的病理反应过程,同时激活中枢神经的不同水平发生敏化。穴位敏化现象的研究为动态理解穴位的定位和功能带来了新内涵。研究者认为穴位功能是动态的,会因相应功能状态的变化而使其处于相对的"静息态"或"敏化态",从而实现其"开 / 合"功能。穴位在疾病状态下其位置、面积、大小以及穴位局部生物活性物质会发生相应改变,这种改变导致机体自稳态调控的启动和级联反应的起始,而针灸刺激正是在此条件下,促进这一机体稳态调控功能,达到治疗疾病的目的。

对热刺激呈现敏化状态的穴位,又叫热敏腧穴,其在艾热的刺激下出现透热、传热、扩热等特性。在临床上艾灸热敏态腧穴可以起到更好的临床疗效。腧穴热敏化理论认为腧穴的本质属性具有状态之别,腧穴的功能状态可以分为两种,随着人体疾病与健康两种状态的转化而转化,即当人体产生疾病时,与疾病相关的某些体表部位的功能态由"静息态"转化为"敏化态",从而形成了"腧穴"的特征。而当人体从疾病状态向健康状态转变时,与疾病相关的某些体表部位的功能态由"敏化态"转化为"静息态",从而呈现的仅仅是体表的"部位"特征。因此,腧穴是产生疾病时,与疾病相关的某些"敏化"了的体表部位。国家自然科学基金"十二五"重大项目"穴位的敏化研究",针对穴位敏化的关键科学问题,从溯源理论、明确现象、揭示规律、阐明机制、证实意义等角度,揭示穴位敏化在不同病证发生、发展、转归的时空动态规律,为临床选穴、选法、选时间提供依据;实现穴位敏化从"沉寂"到"激活"的动态可视化显像;揭示敏化穴位微理化环境三磷酸腺苷(ATP)、5- 羟色胺(5-HT)、组织胺(HA)等物质的动态响应特征,明确敏化穴位小分子代谢物质基础;证实穴位敏化是中枢敏化外在表现的创新学说,阐释穴位敏化神经科学原理;明确穴位不同功能态在针灸临床疾病诊断、预防、治疗和预后判断中的运用价值,促进穴位敏化向针灸临床应用转化的全面推广。在针灸效应临床研究的方法学上，1995 年 WHO 西太平洋地区办事处出版的《针灸临床研究方法指南》指出：多中心、随机、对照临床试验（RCTs）是针灸临床研究必须遵循的研究原则。目前已开展的针灸疗法临床 RCT 研究主要集中在有效性、安全性、耐受性的评价；针灸疗法和其他疗法综合运用的临床研究主要从增效、减毒两方面进行。目前，按照循证医学的方法开展针灸临床研究已经越来越多，随机对照试验已经成为针灸临床研究的主要方法，研究质量也得到大幅度的提高。

2009 年出版的《循证针灸学》提供了针灸常见病证临床最佳、实用、先进、公认的治疗方案。全书分上、下两篇。上篇主要介绍循证针灸学的原则与方法，包括循证针灸学概述、循证针灸学实践的基本原则与方法等内容，下篇介绍了针灸临床常见病证的循证针灸学治疗。2015 年出版的《循证针灸治疗学》，则从 6 个方面对循证针灸治疗特点进行了阐述：即基于高质量临床证据的治疗方案；依据针灸自身效能等级筛选的治疗方案；治疗方案疗效的定量分析说明；简明扼要的临床评估要点；简洁实用的针灸治疗流程图；针灸疗效影响因素与分析。

除了随机对照试验，病例序列研究、回顾性研究在针灸临床也有重要价值。在假针灸设计中，应根据不同的试验目的，设计不同的对照形式。如研究穴位的特异性可采用邻近假穴对照，研究针灸安慰剂效应可采用目标疾病导向安慰法，无论采用何种对照，试验过程中的主、客观因素都要充分考虑到，并参考已有国际标准，尽量给予量化处理。

三、针灸开发研究

通过与物理、化学等学科的交叉、借鉴，已经开发出多种多样的新一代针灸器材和仪器、设备，主要适用于诊断、治疗、康复、保健等相关领域。针灸器材有磁极针、穴位注射针、超声针、激光针、美容针、灸架、灸盒、无烟灸条、含药灸条、刮痧板、扶阳罐、灸罐、进针器、新型埋线针等。新的针灸仪器设备有电针仪、激光灸疗仪、生物信息反馈红外治疗仪、智能中医灸疗床、耳穴诊疗仪、穴位探测仪、经络导平仪、电子冷针仪、电热针仪、针刺手法仿真系统、针刺补泻仪、针灸专家诊疗系统、针灸病历处方计算机系统、子午流注针灸开穴系统等。并从外治法的角度针对不同人群、不同疾病或症状开发出了新的穴位用药产品。

近年来，出现了循证针灸智能诊疗设备的研发、临床针灸辅助软硬件一体化系统的设计与研发，虚拟三维针灸模型等的研究，但均属于探索过程中，技术尚未成熟，临床推广使用尚有时日。

四、针灸标准化研究

中医药标准的发展中，针灸标准的制定一直走在前列。针灸是我国少数拥有自主知识产权的科学领域之一，拥有制定国际标准的相对优势。针灸国际标准的制定可以进一步促进针灸在全球的推广，促进中医药国际化进程，让中医针灸传统理论得到国际社会的广泛认同。

在组织机构方面，目前国内有中医、中药、针灸、中药材种子（种苗）4 个标准化技术委员会。

在行业指南方面，目前已颁布完成并颁布了 28 项针灸临床实践指南。其中，第一批启动的是针灸治疗抑郁症、带状疱疹、中风后假性球麻痹、偏头痛、贝尔面瘫等 5 种疾病的世界卫生组织西太平洋地区的编制工作；中国针灸学会还颁布了《"冬病夏治穴位贴敷"疗法临床应用指导意见》。2014 年、2015 年、2018 年、2019 年中国针灸学会又发布了 23 项《循证针灸临床实践指南》，分别为神经根型颈椎病、慢性便秘、腰痛、原发性痛经、失眠、成人支气管哮喘、肩周炎、膝骨关节炎、慢性萎缩性胃炎、过敏性鼻炎、突发性耳聋、原发性三叉神经痛、糖尿病周围神经病变、单纯性肥胖病、坐骨神经痛、痞满、胁痛、腱鞘炎所致疼痛、下肢静脉曲张所致疼痛、术后尿潴留、目赤痛、踝关节扭伤后疼痛、牙痛。循证指南的制定,对科学指导针灸临床实践、保障针灸临床疗效、安全性与实用性、规范针灸行业管理、推进针灸现代化信息化具有重要现实意义与重大促进作用。

在国家标准方面,2005 年以来,已组织研制包括《针灸技术操作规范》系列国家标准在内的针灸国家标准共 28 项,其中 23 项已正式发布。其中,已颁布的《腧穴名称与定位》和《耳穴名称与定位》分别获得 2009 年、2010 年中国标准创新贡献二等奖。

针灸国际标准化方面,从已制定的针灸国家标准中选择了有国际需求的 4 个项目——《针灸针》《耳穴名称与定位》《针灸技术操作规范头针》和《针灸技术操作规范艾灸》,先期开展世界针联国际行业组织标准的制定,利用世界针灸学会联合会作为国际行业组织的优势,推动针灸国际标准的研制。2018 年,国际标准化组织 / 中医药技术委员会颁布了艾叶国际标准(ISO20759 : 2017, Traditional Chinese medicine—Artemisia argyi leaf)。受世界卫生组织西太平洋地区委托,世界针联先后开展了世界卫生组织《针灸临床研究方法指南》的培训工作、"针灸治疗优势病种的分析与临床调查""针灸基础培训术语标准化"的规范调研工作。

五、针灸实验研究

1. **实验研究的重心和成果** 在经络研究方面,我国从"七五"开始即将其列入国家攀登计划进行研究,以冀找到经络的实质。研究结果"有进展,无突破"。目前,由不同的研究者从不同角度提出的经络实质假说已逾 100 种,但尚未达成一致。到目前为止,经络的研究已经从寻找经络的物质结构转向经络功能的研究,并从单一经脉深入到了两条或两条以上相关经脉的研究(如表里经脉的研究)以及古典经络系统理论的现代科学阐释(如经脉上下会聚的联系基础的研究)。我国的国家重点基础研究发展计划(973 计划)已经将针灸研究列入专项支持,2005 年至 2015 年一共有 11 项"973 计划"项目纳入研究。2017 年至 2019 年,国家重点研发项目"中医药现代化研究"重点专项中一共有 8 项针灸项目立项。

在穴位研究方面,穴位的形态结构研究显示,穴位所在部位与神经、血管、淋巴管等组织密切相关。目前的研究主要集中在穴位 - 经脉 - 脏腑相关的联系基础方面,以阐明脏腑经脉气血输注于穴位这一特殊部位的理论基础。并由国家自然科学基金委员会牵头,于 2006 年启动"穴位与靶器官相互关系研究"重点项目研究,采用严谨的现代科学方法,在中国医学数千年经验的基础上,借助现代生命科学研究的成果和方法,对穴位与内脏、穴位与体表其他部位以及远端器官联系的规律加以系统地研究,对其联系的机制作出科学阐释。这不仅为中医经络问题的研究奠定实证基础,而且将为医学科学的理论创新带来新的机遇。

在针法研究方面,主要集中在古典针法理论(烧山火、透天凉、子午流注针法等)的合理性、有效性的验证,古典针法的生物学基础(如缪刺的脊神经元交互支配理论研究、刺络疗法的血管生物学基础,提插、捻转等手法操作的生物力学基础等)、留针时间、疗程的科学性与合理性研究、不同针灸方法的效应差异等方面。

在灸法研究方面,2009 年开始的"973 计划"项目"灸法作用的基本原理与应用规律研究",是国家首次针对灸法进行的系统性研究。该研究从艾灸的材料、光热、艾燃烧生成物、穴位等角度,全方位阐述艾灸疗法的作用机制。完成了艾灸治疗溃疡性结肠炎、克罗恩病等疑难病症、肠易激综合征、慢性胃炎和膝骨关节炎等 3 400 例患者的临床研究。基于《灸法文献数据库》数据,回顾了 1954 年以来有关灸法针灸论文,采用计量分析方法进行统计分

笔记栏

析,灸法疾病谱有 364 种。研究创新性总结出艾灸疗法温通温补效应规律,阐明了中医艾灸温热刺激、艾灸和穴位红外辐射共振是艾灸起效的重要机制。2014 年"973 计划""基于临床的灸法作用机理研究"项目,深入阐明艾灸内源性黏膜保护、修复机制;明确艾灸内源性痛觉调制效应和中枢整合机制;明确温和灸热、光、烟与灸效的关系,揭示艾灸热、光、烟效应的生物学基础;阐明得气、灸温、灸材是影响灸效的生物学基础,基本阐明艾灸、针刺启动的作用途径和中枢调控的异同。研究发现,艾灸的镇痛效应可以发挥在痛觉信号的发生、传递以及整合各个环节,并发现艾灸可以调节痛觉调制相关分子,实现对各级中枢敏化态的调节。体表的灸热刺激与结直肠的伤害性传入信号在脊髓水平的背角会聚,抑制内脏伤害性反应;从中枢响应的角度发现艾灸镇痛效应是伴随着神经通路信号整合及神经可塑性变化而发挥的;在艾灸起效机制研究中,发现穴区嘌呤受体(P2X)、瞬时感受器电位通道等分子的作用与艾灸镇痛效应关系密切。艾灸镇痛效应发挥的另一种重要途径是通过对免疫系统的调节而发挥效应。在立足于热效应研究艾灸镇痛机制的同时,也开展了光和烟效应的研究,例如深入探索红外激光最佳照射剂量,并从中枢、外周揭示其治疗炎性疼痛的效应机制;揭示艾灸光谱、量效与波段的关系,拟证实艾灸红外光谱在艾灸 - 穴位能量传递中起重要作用等。以上推动了灸法新一轮的创新与发展。

在针灸作用原理方面,一是通过运用各种不同针灸方案研究针灸疗法对机体神经系统、循环系统、消化系统、呼吸系统、运动系统、免疫系统、血液系统、生殖系统、内分泌系统等的影响,初步表明针灸疗法的三大作用:针刺镇痛、对免疫系统的调整和对脏腑组织器官的调整。并总结出针灸疗法的作用特点:良性、双向性、整体性、综合性、功能性、早期性。目前,正在深入研究针灸疗法作用特点(如双向性、整体性等)的物质基础。二是正在逐步深入研究针灸作用特点的规律,如针刺信息特征的提取、储存;针刺作为生物电信息等在机体的传入、整合、编码、传出的信号通路及其规律;针刺疗法对细胞水平的信号传导途径和规律;针刺疗法对神经系统、对大脑水平影响的整体神经信息特征。三是针灸作用原理研究已经从细胞、分子水平深入到了基因组、蛋白组学水平,并将提升到系统针灸学、计算针灸学层次。

2. 研究技术的发展与更新　针灸学实验研究与研究技术的发展密不可分。不同时代、不同学科的研究技术都可运用到针灸研究领域。无论是还原论指导下的解剖学、组织形态学、病理学、生物化学、分子生物学等研究技术,还是系统论指导下的整体行为学、基因组学、蛋白质组学、转录组学、代谢组学等系统生物学研究技术,都可在针灸学实验研究中充分运用。鉴于针灸学经络腧穴动物和人体的种属差异,正逐步引入各种无创伤人体检测研究技术(如磁共振、单光子发射扫描、正电子发射扫描、红外热像图、脑内光学成像、脑磁图等)进行临床机制探讨,以更真实反映针灸作用原理本质和把握针灸作用特点与规律。

● (崔 瑾　刘 密)

主要参考书目

［1］河北医学院.灵枢经校释[M].北京:人民卫生出版社,1982.

［2］黄帝内经素问(影印本)[M].北京:人民卫生出版社,1956.

［3］张志聪.黄帝内经素问集注[M].上海:上海科学技术出版社,1957.

［4］王冰.补注黄帝内经素问[M].北京:人民卫生出版社,1963.

［5］吴崑.黄帝内经素问吴注[M].济南:山东科学技术出版社,1984.

［6］奚永江.针法灸法学[M].上海:上海科学技术出版社,1985.

［7］邱茂良.针灸学[M].上海:上海科学技术出版社,1988.

［8］杨甲三.针灸学[M].北京:人民卫生出版社,1989.

［9］徐恒泽.针灸学[M].北京:人民卫生出版社,2002.

［10］石学敏.针灸学[M].北京:中国中医药出版社,2007.

［11］赵吉平,李瑛.针灸学[M].3版.北京:人民卫生出版社,2016.

［12］梁繁荣,王华.针灸学[M].4版.北京:中国中医药出版社,2016.

［13］高树中,杨骏.针灸治疗学[M].4版.北京:中国中医药出版社,2016.

◇◇◇ 腧 穴 索 引 ◇◇◇

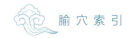

五画

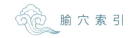

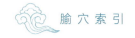

复习思考题
答案要点

模拟试卷